现代关节置换术
加速康复与围术期管理

主　审　邱贵兴

主　编　裴福兴　翁习生

副 主 编　周宗科　孙学礼　周一新
　　　　　曹　力　钱齐荣　徐卫东
　　　　　廖　刃

主编助理　谢锦伟

人民卫生出版社

图书在版编目（CIP）数据

现代关节置换术加速康复与围术期管理/裴福兴，
翁习生主编. —北京：人民卫生出版社，2017
　　ISBN 978-7-117-24121-2

　　Ⅰ.①现…　Ⅱ.①裴…②翁…　Ⅲ.①人工关节-移
植术（医学）-康复②人工关节-移植术（医学）-围手术期-
护理　Ⅳ.①R687.4②R473.6

　　中国版本图书馆 CIP 数据核字（2017）第 027446 号

| 人卫智网 | www.ipmph.com | 医学教育、学术、考试、健康，购书智慧智能综合服务平台 |
| 人卫官网 | www.pmph.com | 人卫官方资讯发布平台 |

现代关节置换术加速康复与围术期管理

主　　编：裴福兴　翁习生
出版发行：人民卫生出版社（中继线 010-59780011）
地　　址：北京市朝阳区潘家园南里 19 号
邮　　编：100021
E - mail：pmph @ pmph. com
购书热线：010-59787592　010-59787584　010-65264830
印　　刷：三河市宏达印刷有限公司（胜利）
经　　销：新华书店
开　　本：787×1092　1/16　印张：23
字　　数：560 千字
版　　次：2017 年 3 月第 1 版　2018 年 11 月第 1 版第 3 次印刷
标准书号：ISBN 978-7-117-24121-2/R·24122
定　　价：106.00 元
打击盗版举报电话：010-59787491　E-mail：WQ @ pmph. com
（凡属印装质量问题请与本社市场营销中心联系退换）

编者名单 (以姓氏笔画为序)

马保安（第四军医大学唐都医院）

马　俊（四川大学华西医院）

王　炜（北京协和医院）

王浩洋（四川大学华西医院）

田晓滨（贵州省人民医院）

宁　宁（四川大学华西医院）

冯　宾（北京协和医院）

吕　龙（内蒙古自治区人民医院）

朱庆生（第四军医大学西京医院）

刘忠堂（第二军医大学附属长海医院）

安晶晶（四川大学华西医院）

许伟华（华中科技大学同济医学院附属协
　　　　和医院）

孙学礼（四川大学华西医院）

孙　康（青岛大学医学院附属医院）

杨　柳（第三军医大学西南医院）

李彦林（昆明医科大学第一附属医院）

肖涟波（上海市光华中西医结合医院）

沈　彬（四川大学华西医院）

张怡元（厦门大学附属福州市第二医院）

张轶超（解放军总医院第一附属医院）

张晓岗（新疆医科大学第一附属医院）

张敬东（沈阳军区总医院）

林　进（北京协和医院）

周一新（北京积水潭医院）

周宗科（四川大学华西医院）

侯晓玲（四川大学华西医院）

姚振均（复旦大学附属中山医院）

袁　宏（新疆维吾尔自治区人民医院）

夏　冰（浙江省人民医院）

党晓谦（西安交通大学第二附属医院）

钱文伟（北京协和医院）

钱齐荣（上海长征医院）

徐卫东（上海长海医院）

翁习生（北京协和医院）

高忠礼（吉林大学中日联谊医院）

郭　菁（四川大学华西医院）

黄　伟（重庆医科大学附属第一医院）

黄　强（四川大学华西医院）

曹　力（新疆医科大学第一附属医院）

康鹏德（四川大学华西医院）

彭慧明（北京协和医院）

韩一生（第四军医大学西京医院）

谢锦伟（四川大学华西医院）

蒲兴翠（四川大学华西医院）

甄　平（兰州军区兰州总医院）

廉永云（哈尔滨医科大学附属第四医院）

裴福兴（四川大学华西医院）

廖　刃（四川大学华西医院）

廖威明（中山大学附属第一医院）

3

前　言

近年来,国内外骨科快速发展,各种新技术、新材料和新器械不断推出,医疗技术水平提高很快。然而,医务人员常常首先关心的是手术本身,对手术方法的新进展很感兴趣,对患者的围术期管理却常按传统方法进行,使围术期管理措施进展缓慢,手术后常出现并发症或并存疾病复发或加重,手术后效果欠佳。

加速康复外科(enhanced recovery after surgery,ERAS)是围术期管理的新概念,始于 20 世纪 90 年代,倡导以患者为中心的围术期全程优化管理,以循证医学证据为基础,对围术期的一系列措施进行优化整合,目的是降低手术应激反应、减少并发症、加速患者康复。尽管加速康复外科的发展已有十余年历史,但目前尚无介绍关节外科加速康复的专著,国内大多学者对加速康复外科怀有很大的兴趣,正在开展或试图开展加速康复,这也是本书编写的初衷之一。

华西医院骨科、协和医院骨科与上海长征医院、北京积水潭医院、新疆医科大学附一院等医院于 2012 年开始进行关节置换术加速康复的探索与推广,围绕关节置换术加速康复围术期管理的方方面面进行了大量的前瞻性临床研究;同时基于卫生计生委行业科研专项《关节置换术安全性与效果评价》,建立了涵盖 26 家大型医院和 50 家推广医院的数据库。本书是在总结华西医院等医院大量前瞻性临床研究及数据库结果的基础上,参阅国内外文献,结合我国实际情况编撰而成。

本书主要分为关节置换术加速康复发展、关节置换术患者全身健康状况评估与处理、关节置换术加速康复麻醉管理、现代关节置换术加速康复围术期管理、关节置换术加速康复围术期并发症防治及关节置换术加速康复护理管理六个部分。本书具有简洁、贴近临床、实用性强等特点,可作为骨科医师特别是年轻骨科医师在临床工作的参考用书;同时也可作为医学生、骨科研究生的培训教材。

由于加速康复外科在中国刚刚起步,还有很多围术期的管理有待进行进一步的随机对照研究,加之编者水平有限,编写时间较为仓促,书中可能存在些许疏漏与错误,欢迎广大读者拨冗斧正,以便我们再版时及时修正。

最后,向所有参与本书编写工作的专家表示衷心的感谢,同时也对人民卫生出版社对我我们的信任和支持致以诚挚的感谢!

卫生计生委行业科研专项《关节置换术安全性与效果评价》项目组负责人

裴福兴　翁习生

2016.10.20

目　　录

第一篇　关节置换术加速康复发展

第二篇　关节置换术病人全身健康评估与处理

第三篇　关节置换术加速康复麻醉管理

第四篇　现代关节置换术加速康复围术期管理

第五篇　关节置换术加速康复围术期并发症防治

第六篇　关节置换术加速康复护理管理

关节置换术加速康复发展

第一章 概 论

第一节 加速康复外科的起源

一、加速康复外科的概念及发展

加速康复外科(enhanced recovery after surgery,ERAS)也称"快速通道外科(fast track surgery,FTS)",是指采用一系列有循证医学证据的围术期优化措施,阻断或减轻机体的应激反应,促进病人术后快速康复,达到缩短病人住院时间、降低术后并发症发生以及降低再入院风险和死亡风险的目的。其终极目标是达到手术无痛无风险(pain and risk free)。

ERAS 概念由丹麦外科医生 Kehlet 教授于 1997 年首次系统提出,在这之前,以快速康复外科(FTS)应用最多。FTS 体现的是术前和术后的管理流程优化,临床关注的是优化病人诊治流程,如缩短检查时间和麻醉气管插管时间;腹部手术体现在改善围术期饮食管理方面。这期间,微创外科已有所发展,但其作用未能充分体现。1997~2006 年,快速通道外科(FTS)和加速康复外科(ERAS)同时应用;微创技术在加速康复外科中的作用突显,不但降低了外科手术导致的应激反应和并发症,同时也缩短了住院时间。因此,加速康复外科(ERAS)曾也使用 enhanced recovery program after surgery,这强调了微创技术在 ERAS 中的关键作用。2006 年至今以使用 ERAS 为主,这期间主要围绕微创技术、围术期管理的优化进行了大量的深入研究。

ERAS 最早在结直肠手术中应用,欧洲营养和代谢委员会(ESPEN)提出的围术期整体管理方案,奠定了 ERAS 的基础。欧洲临床营养与代谢学会于 2005 年提出了围术期 ERAS 的整体管理方案;欧洲 ERAS 学会于 2010 年在瑞典成立;欧洲第一届 ERAS 学术会议于 2012 年在法国召开;美国第一届 ERAS 学术会议于 2015 年 5 月在华盛顿召开。目前,ERAS 已在多个其他外科领域中成功应用,如骨科、泌尿外科、胸外科和妇科等。

国内 ERAS 的临床应用起步于 2007 年,南京军区南京总医院黎介寿院士领导的团队首先在结直肠手术中进行了探索。目前已成立了相应的 ERAS 协作组,并发布了相应的专家共识。相应的,华西医院裴福兴教授领导的团队于 2012 年开始进行髋、膝关节置换术 ERAS 的临床研究及应用,目前相应的 ERAS 协作组已成立,并发布了《中国髋、膝关节置换术加速康复—围术期管理策略专家共识》。这些都表明我国的 ERAS 研究与应用正进入一个快速发展的上升期。

二、加速康复外科的内容

ERAS 的核心目标是降低手术应激,其主要内容包括:运用多模式镇痛充分的术后镇痛;早期术后下床活动;早期经口进食;减少或尽量不使用鼻胃管减压;缩短禁食禁饮的时间;避免术中过度补液或补液不足;鼓励使用微创技术。随着对 ERAS 的不断深入研究,其内容在不同的专业领域有所补充和完善,包括营养支持治疗、血液管理、麻醉管理、优化引流管及尿管、止血带应用优化、术后康复及出院后随访管理等。

三、加速康复外科的评估标准

住院时间和术后并发症是目前评估 ERAS 方案是否成功的两大主要标准,主要原因在于:加速康复起源于欧洲和北美,住院费用和并发症发生率过高存在保险支付的问题,这两个指标易于评价和引起医疗机构的重视。欧美国家区域内各家医院管理模式一致,易于评估;医疗结构和医生易于理解和运用。

其余评估指标也包括脏器功能参数,如关节活动度、定量评分等,经济学参数。目前,随着对评价指标的深入,更多从医生角度转向"以病人为中心"的评价标准,即病人报告结果(patient-reported outcomes,PROs)。

（谢锦伟　裴福兴）

第二节　骨科领域的加速康复

一、概述

加速康复外科(ERAS)的概念最早由丹麦的 Henrik Kehlet 教授于 1997 年提出,他发现在结直肠手术病人中,器官功能不全、疼痛、恶心、呕吐、肠梗阻、疲惫、精神障碍等术后常见问题是延缓术后康复的主要因素,而单一的干预措施并不能改善这一状况。因此,他提出了多模式多学科协作的方式以减少手术应激,降低手术创伤应激对机体生理平衡的干扰,从而促进病人康复,减少住院时间,降低并发症及死亡率。而临床实践结果及循证医学证据均证实了这一理论的有效性及安全性。Adamina 通过一系列的系统评价结果提示了采用 ERAS 的结直肠手术病人的平均住院日较传统的管理方式明显降低,而再入院率及并发症发生率未见增加。在全球经济负担急剧增加的今天,各国的医疗卫生工作者对此也表现出了巨大的兴趣。各国相应成立了 ERAS 研究协会,并针对特定疾病种类制定了相应的 ERAS 流程。

同胰十二指肠切除术、胃癌根治术、结直肠手术类似,骨科手术中也有较多种类同属于择期或限期手术,例如髋、膝关节置换术、腰椎融合术、股骨颈骨折内固定术等。不同的是,骨科手术病人术后疼痛更重、术中失血更多、术后功能康复更加重要。而如今,疾病的治疗不仅仅体现在症状的缓解、畸形纠正方面,病人更加关注治疗过程中的感受。因此,ERAS 在骨科中的应用有其独有的特点,同时在不同的骨科亚专业中,其具体体现仍有差别。

二、加速康复在关节骨科中的应用

随着世界人口老龄化的进程,关节置换术在全世界呈逐年上升趋势,据研究报道,至

2030 年,美国地区每年选择行初次全髋关节置换术病人将比 2005 年增加 174% 达 57 万人,选择行初次全膝关节置换术将增加 673% 达 348 万人。传统髋、膝关节置换术后病人的平均住院日为 5 ~ 7 天,Meyers 的研究曾指出随着平均住院日的缩短,将导致术后并发症发生率的增高。出于对此种情况的顾虑,医疗花费的控制主要集中于减少植入假体的费用。然而,医疗改革提出的医疗质量控制强调在减少医疗费用的同时,提高病人的就医满意度。因此,如何优化疾病诊治过程中的各个环节,在提高病人满意度、减少住院时间的同时,不增加术后并发症的发生率成为一个亟须考虑和解决的问题。

加速康复外科在髋、膝关节置换术中的成功应用,使得这一问题得以解决。各种微创理念与优化手术操作技术的兴起,关节外科医师更加注重在手术过程中尽量减少剥离,避免软组织损伤;各种新型手术入路及器械的发明,使得真正的肌肉间隙入路成为可能。同时,选择行关节置换手术病人多为老年甚至高龄病人,术前多并存一种或多种内科疾病;而术前正确的评估与处理,可提高病人对手术打击的耐受力,同时也是保证手术安全的前提。另一方面,髋、膝关节置换手术出血量较大,术前术后疼痛反应明显,睡眠质量较差,完善的围术期血液管理、疼痛管理、睡眠管理可降低手术应激,加快术后关节功能恢复,缩短住院时间,提高病人满意度。术后静脉血栓栓塞症、感染、脱位是髋膝关节置换术后的主要并发症,有效的围术期预防可显著降低术后再入院率。

因此,加速康复在关节置换术中的实施涉及到术前、术中、术后的方方面面,同时在实施过程中需要关节外科医师、内科医师、麻醉医师、护士、物理治疗师、心理治疗师等多个学科的联合与配合。关于加速康复在关节置换术围术期的具体实施措施及方法,后续章节将逐一详细介绍,在此不再赘述。

在骨科的各个亚专业中,加速康复在关节骨科中的应用较早且较成熟。其临床应用效果也获得了较多的循证医学证据支持。Auyong 等学者通过对比实施 ERAS 路径前后的病人数据,结果发现实施 ERAS 路径后,平均住院日从 76.6 小时降低至 56.1 小时,术后 30 天再入院率从 5.6% 降低至 2.4%,术后疼痛反应更轻,阿片类药物使用更少,术后功能恢复更好。加速康复关节外科在减少平均住院日的同时,另一重要目的在于改善病人围术期的主观体验(free of risk),提高病人满意度。Jones 通过对 8 项临床研究进行系统评价后指出,ERAS 髋、膝关节置换术后病人的生活质量(QoL)及病人满意度均较传统关节置换术后病人高。但尚缺乏统一的定量评价标准,且国内尚缺乏相关研究。华西医院骨科自 2016 年以来有 101 例全髋关节置换术病人严格执行 ERAS 措施,平均术后住院时间从以往的 4.7 天缩短到 3.2 天,且 52 例病人(51.5%)术后住院时间 ≤48 小时,具体的加速康复流程管理可参见本书第二章内容。

三、加速康复在脊柱骨科及创伤骨科中的应用

与关节置换术相比,ERAS 在脊柱骨科及创伤骨科中的探索仅限于特定的疾病种类及手术方式中;其原因在于脊柱手术方式多变,手术时间较长,术后疼痛重且卧床时间长,创伤手术有其急诊性质也限制了 ERAS 的应用。Wainwright 等学者通过严谨、广泛的文献检索后发现,目前仅有四篇文献简单报道了 ERAS 在脊柱手术病人中的应用经验,其中三篇仅报道了单一的微创手术方式、多模式镇痛及恶心、呕吐管理、血液管理在促进术后病人康复中的作用,仅有一篇文献报道了联合应用术前宣教、早期下床活动、术后自我评判式康复锻炼及早

期出院标准建立的 ERAS 方案在退变性脊柱滑脱病人中的应用效果。研究结果也发现实施 ERAS 方案后,平均住院日降低了 4.7 天。基于有限的循证医学证据,笔者也认为 ERAS 在脊柱手术中的应用仍有待进一步深入研究,同时也应针对不同的疾病种类及手术方式制定更加细化的 ERAS 方案。但是,ERAS 在脊柱手术中是有效的,至少目前的证据支持在适当的病人中联合应用术前宣教、多模式疼痛管理、血液管理、早期活动及制定出院标准与康复方案将有助于加速病人术后功能康复。

据 2014 年一项《近十年我国各地区骨质疏松症流行病学状况》报告,目前我国 60 岁以上的老年人已达 2 亿,全国 40 岁以上的骨质疏松病人已达到 1.12 亿。骨质疏松病人易发生跌倒,导致骨折,其中以髋部骨折多见。国际骨质疏松基金会(IOF)报告也指出,在 2010 年,中国 50 岁及以上的人口中发生了大约 230 万例骨折,这一数字预计将在 2050 年上升到 600 万例。英国国家髋部骨折数据库显示,髋部骨折手术病人的平均住院日为(19.5±4.9)天。因此,有效的实施 ERAS 以减少住院日将有重大意义。目前关于 ERAS 在髋部骨折病人的临床应用研究较少,暂无统一的 ERAS 方案,有待进一步研究。但髋部骨折病人与关节置换术病人类似,多为老龄人,并存疾病较多;且髋部骨折病人术前即存在明显隐性失血,术前需卧床,发生贫血、营养不良、肺部感染、尿路感染、静脉血栓栓塞症等并发症的风险较高。因此,笔者认为除了关节置换术 ERAS 方案外,髋部骨折病人 ERAS 的成功实施需更多关注营养支持、血液管理、早期活动及并发症预防。

(谢锦伟 裴福兴)

第三节 关节外科加速康复

一、概述

世界许多国家正经历人口老龄化进程,目前,全世界 60 岁以上人口已经达到 8.93 亿人,80 岁以上人口是增长最快的人群。据最新估计,到 2050 年,60 岁及以上的人将会有 20 亿人,占世界人口的 22%。中国第六次全国人口普查数据显示,以 2010 年 11 月 1 日零时为准,我国总人口为 13.4 亿人,其中 60 岁及以上人口占比已经达到 13.26%。据预测,到 2020 年 60 岁以上老年人口将达到 2.3 亿,占总人口的 15.3%;到 2050 年将增加到 4 亿左右,占总人口的达 27.8%。

随着人口老龄化的进程,因终末期髋、膝关节疾病选择行全关节置换术(total joint arthroplasty,TJA)的病人将会逐年增多,而老年人多并存一定程度的内科疾病。因此,如何降低手术创伤导致的应激反应,保证围术期安全性,促进病人术后康复,成为目前关节外科医师亟须解决的问题。

加速康复外科(ERAS)概念自 1997 年 Kehlet 教授提出后,目前已成功应用于结直肠外科、胸外科、妇科、乳腺外科、泌尿外科及关节外科领域。在加速康复外科理念的指导下,初次髋、膝关节置换术术后平均住院日从 5~7 天缩短至目前的 2~3 天,而并发症发生率、再入院率并没有增加。相反的,围术期失血量、输血率明显降低,疼痛明显减轻,病人满意度更高。同时,相应的加速康复关节外科协作组成立、并召开加速康复关节外科学术会议,发布了相应的指南及专家共识。

二、关节外科加速康复流程优化

应激反应是神经内分泌系统对疾病或医疗行为的刺激所产生的应答,其可以影响多脏器和多系统,包括促进分解代谢、降低免疫功能、增加血栓形成、抑制胃肠功能、加重心血管和呼吸系统负担,甚至诱发脏器功能不全等。

ERAS 的核心理念在于通过采取有循证医学证据支持的各项措施,优化围术期管理,降低手术对病人造成的应激反应,减少并发症发生,促进病人功能康复,从而使传统的病人模式(sick patient model)转换为健康人模式(well patients model)。在关节外科领域,加速康复理念贯穿于围术期整个过程,其具体流程主要包含以下几个方面:

1. 术前宣教 在实施手术前,应向病人介绍疾病及手术的相关知识,包括告知及示范术后功能康复锻炼的方式及时间;鼓励病人主动加强肌肉力量及关节活动度的锻炼。术前宣教的目的在于减少病人的焦虑及恐惧,增加病人及家属的依从性。

2. 液体管理 传统的术前禁食禁饮时间要求病人术前一天晚上需保持空腹状态,手术当天清晨只允许病人在口服药物时饮少量的水。尽管 2011 年的美国麻醉协会指南就指出允许病人在术前 2 小时口服一定的清水,但直到 2015 年,许多医院仍保持着传统的做法。术前过度的液体限制的本意在于减少麻醉过程误吸的发生风险,却会导致机体过度脱水而影响机体对疼痛刺激的阈值及对麻醉药物的敏感性。通过功能 MRI 对脑部活动的研究结果显示,脱水状态下机体的疼痛阈值降低,疼痛相关的中枢性活动增加。而通过测量饮用含有少量葡萄糖、电解质溶液后的胃容积发现,2 小时候胃内残留液体量<25ml。以上研究结果均证实了术前 2 小时禁饮的科学性。

3. 血液管理 髋、膝关节置换术围术期常并存较大的失血量及较高的异体输血率,这不仅会增加术后肢体肿胀、疼痛,同时也会增加术后感染风险,甚至增加术后死亡率,严重阻碍了术后早期活动及关节功能的康复。因此,围术期血液管理应是实施 ERAS 的核心环节。一系列行之有效的血液管理措施已被大量的研究所证实,如止血带应用、自体血回输技术、抗纤溶药物应用、限制性输血策略等。其中,最引人注目的需属抗纤溶药物-氨甲环酸的应用。氨甲环酸不仅能够减少髋、膝关节置换术围术期失血量及输血率,同时对于术后炎症控制、疼痛控制也有一定作用,而术后血栓并发症并没有增加。可以说,氨甲环酸的成功应用,是血液管理中的里程碑事件。然而,仍需要更多研究来证实其最佳的使用途径及最合适的剂量范围。

4. 疼痛控制 有效的术后疼痛控制对于髋、膝关节置换术后的加速康复至关重要。目前的证据表明围术期疼痛管理需遵循预防性镇痛、多模式镇痛及个体化镇痛的原则。文献证实有效的措施包括:解热镇痛药、NSAIDs、阿片类药物、加巴喷丁、周围神经阻滞、关节腔周围浸润麻醉等。

5. 术后恶心、呕吐的预防 术后恶心、呕吐(PONV)在全麻术后发生率较高(20% ~ 83%),严重影响病人的饮食恢复及功能锻炼。其危险因素包括了病人自身因素、麻醉因素、药物因素等多个方面。尽管目前预防 PONV 的措施较多,但尚无特别有效的措施。而相对有效的措施包括小剂量的糖皮质激素的应用、促胃肠动力药的应用等。

三、现状及展望

加速康复外科发展已走过了 19 年,在诸多领域均取得了较好的临床效果,明显减少了住院时间、降低了并发症发生率及再入院率。而各国政府也开始积极应用并推广 ERAS。在关节外科领域,ERAS 虽然取得了一定的临床效果,但仍存在许多值得进一步改进和研究的内容。

1. 研究显示,全髋、膝关节置换术后股四头肌肌力会分别降低 30%、80%,而肌力对术后早期下床活动尤为重要,因此,未来需增加对肌无力的发病机制研究及早期肌肉力量的康复研究。

2. 文献报道术后早期下床活动的病人存在一定比例的眩晕及直立不耐受,这主要是由于外周血管张力下降而导致的体位性低血压,因此,如何有效避免此类情况发生仍需进一步研究。

3. 目前的血栓预防策略均基于传统的髋、膝关节置换术围术期处理,有研究显示在加速康复关节置换术后,出院后的继续抗凝治疗并不是必需的。因此,需要大样本的前瞻性对照研究来证实加速康复关节置换术后延长抗凝的必要性,以及如何筛选需要延长抗凝的高危病人。

4. 尽管自 ERAS 提出以来,已经有大量的临床数据支持其优越性,但在临床实践中却推行缓慢。其面对的主要困难有:医院规模的多样性、基于阿片类药物为主的麻醉与镇痛、术前病人健康档案不完善及缺乏较好的出院标准等。因此,如何完善多学科、多模式的协作以更好地实施 ERAS 需要更深入的探索。

尽管在 ERAS 的实践中仍存在诸多问题与不足之处,我们仍然相信加速康复关节外科的前途是光明的。

(谢锦伟　裴福兴)

参 考 文 献

1. Kehlet H. Multimodal approach to control postoperative Pathophysiology and rehabilitation. Br J Anaesth,1997,78(5):606-617.

2. Kehlet H,Wilmore DW. Multimodal strategies to improve surgical outcome. Am J Surg,2002,183(6):630-641.

3. 江志伟,黎介寿. 加速康复外科的现状和展望. 中华外科杂志,2016,54(1):6-8.

4. 黎介寿,江志伟. 加速康复外科的临床意义不仅仅是缩短住院日. 中华消化外科杂志,2015,14(1):22-24.

5. 车国卫,刘伦旭,石应康. 加速康复外科临床应用现状与思考. 中国心血管外科临床杂志,2016,23(3):211-215.

6. 周宗科,翁习生,裴福兴,等. 中国髋、膝关节置换术加速康复——围术期管理策略专家共识. 中华骨与关节外科杂志,2016,9(1):1-9.

7. Kehlet H. Fast-track hip and knee arthroplasty. Lancet,2013,381(9878):1600-1602.

8. Ogino Y,Kakeda T,Nakamura K,Saito S. Dehydration enhances pain-evoked activation in the human brain compared with rehydration. Anesth Analg,2014,118(6):1317-1325.

9. Nakamura M,Uchida K,Akahane M,et al. The effects on gastric emptying and carbohydrate loading of an oral nutritional supplement and an oral rehydration solution:a crossover study with magnetic resonance imaging.

Anesth Analg,2014,118(6):1268-1273.

10. Kjaersgaard-Andersen P,Kehlet H. Should deep venous thrombosis prophylaxis be used in fast-track hip and knee replacement? Acta Orthop. 2012,83(2):105-106.

11. Auyong DB,Allen CJ,Pahang JA,et al. Reduced Length of Hospitalization in Primary Total Knee Arthroplasty Patients Using an Updated Enhanced Recovery After Orthopedic Surgery(ERAS)Pathway. J Arthroplasty, 2015,30(10):1705-1709.

12. Jones EL,Wainwright TW,Foster JD,et al. A systematic review of patient reported outcomes and patient experience in enhanced recovery after orthopaedic surgery. Ann R Coll Surg Engl,2014,96(2):89-94.

13. Wainwright TW,Immins T,Middleton RG. Enhanced recovery after surgery(ERAS)and its applicability for major spine surgery. Best Pract Res Clin Anaesthesiol,2016,30(1):91-102.

14. Wainwright TW,Immins T,Middleton RG. Enhanced recovery after surgery:An opportunity to improve fractured neck of femur management. Ann R Coll Surg Engl,2016,98(7):500-506.

第二章 关节置换术加速康复流程管理

第一节 髋、膝关节置换术加速康复流程管理

一、概述

加速康复外科(ERAS)是指外科手术前、术中及术后应用各种已有循证医学证据支持的一系列围术期优化处理措施。手术病人的康复速度与所受围术期应激(stress)程度成反比,应激越弱,康复越快,因此减少病人术后生理、心理创伤应激,降低术后并发症发生率及死亡率,使病人获得快速康复,回归社会,并减少医疗费用。

髋、膝关节置换术(THA/TKA)作为治疗终末期髋、膝关节疾病的主要方式,可有效缓解疼痛、改善关节功能,提高病人的生活质量。而 ERAS 在髋、膝关节置换术中的成功应用需要多模式或多学科协作完成,真正实现从"疾病治疗到健康管理"的转变;这其中就需要对流程和管理进行优化。华西医院关节外科于 2012 年开始探索 ERAS 在髋、膝关节置换术中的应用,逐渐不断优化病人从门诊接诊、入院手术、术后出院直至回归正常生活中的各个环节,达到"无血、无栓、无肿、无痛,无感、无管、无吐、无带",将术后平均住院日从 5~7 天减少至 2~3天,提高了手术安全性和病人满意度。下面将简要介绍髋、膝关节置换术加速康复流程。

二、门诊病人评估

针对有手术指征拟入院行髋、膝关节置换术的病人,门诊接诊病人时即开始询问病人的并存疾病及其目前的控制情况,评估病人肌力、心肺功能,筛查病人血常规、肝肾功能、炎性指标(ESR、CRP、IL-6);针对贫血及营养不良病人,指导其调整膳食结构(高蛋白、高维生素含量),口服铁剂改善贫血。同时,教会病人咳嗽锻炼肺功能及关节周围肌肉力量及活动度锻炼。

三、术前流程管理

1. 病史询问及查体 病史询问重点关注病人目前的关节功能状态、对日常生活的影响,静息或活动疼痛状况,并存疾病、用药情况及目前的控制水平。查体时重点关注关节周围软组织张力、皮肤状况、关节活动度及肌力水平。

2. 术前检查 常规检查包括三大常规、肝肾功能、凝血功能、输血前全套、血气分析、炎性指标(ESR、CRP、IL-6)、心电图、胸片、腹部彩超、下肢动脉彩超;THA 病人需摄骨盆正位 X 线片、患侧股骨颈正斜位 X 线片,TKA 病人需摄患侧膝关节位 X 线片及双下肢站立位

全长 X 线片。

3. 隐匿感染灶筛查　隐匿感染灶的筛查需结合病史、查体及辅助检查,病史上需注意有无咳嗽、咳痰、咽喉部肿痛等呼吸道感染症状;尿频、尿急、尿痛等尿路感染症状;最近 3 个月有无拔牙史、牙龈肿痛等症状。查体时需注意咽喉部有无红肿、有无龋齿或牙龈红肿、肺部有无干湿啰音、鼻窦有无叩压痛、全身皮肤有无破溃或皮癣、有无足癣或甲沟炎等体征。同时结合炎性指标(通常 CRP、IL-6 升高 2 倍以上需考虑体内存在隐匿感染灶)综合判断,如存在隐匿感染灶,需治愈后方可手术。

术前每晚对术区皮肤使用肥皂清洗,切忌搔抓,避免导致皮肤破损;每天可用浸有氯己定(洗必泰)及乙醇消毒液的纱布对手术切口部位上下 10cm 进行轻柔擦拭清洁。如病人皮肤有破损,可使用活力碘进行皮肤消毒,直至皮损结痂。

4. 并存疾病评估及处理　针对老年病人,常规监测血压、血糖变化情况,高血压病人控制目标为 140/90mmHg,糖尿病病人空腹血糖控制在 6 ~ 11.1mmol/L 之间,同时评估病人的靶器官受累情况。如病人既往冠心病病史或临床怀疑冠脉病变的病人,需行心肌核素灌注扫描和(或)CT 冠状动脉造影明确心肌供血情况。如病人既往存在心律失常病史或心电图提示,需行动态心电图明确病人的心率、心律。针对病人吸烟病人,如存在咳嗽、咳痰,需行痰培养、血气分析、胸部 CT 或肺功能明确肺通气/换气功能。如病人术前查体提示足背动脉搏动微弱或不可扪及,彩超提示动脉粥样硬化,需行下肢血管 CT 造影明确动脉血供。

5. 术前宣教与预康复　术前向病人及其家属介绍手术方案和加速康复措施,如何缓解疼痛,如何缓解焦虑,何时出院。达到良好沟通,取得病人及家属的积极合作;强调主动功能锻炼的重要性,增强肌力和增加关节活动度;鼓励吹气球、咳嗽或行走锻炼,提升心肺功能。

6. 营养支持　术前与营养科共同进行营养测评,制定营养方案,进食高蛋白食物(鸡蛋、肉类)或蛋白粉,术前白蛋白纠正≥35g/L。对于食欲欠佳病人,可给予促胃肠动力药物。

手术当日饮食和输液管理:麻醉前 6 小时进食蛋白质,麻醉前 4 小时进食碳水化合物,麻醉前 2 小时进饮清饮料,麻醉清醒后可进饮,进食。多数病人手术日均可进食 2 ~ 3 餐,输液量控制在 1000ml 左右。

术后饮食指导:麻醉清醒后可饮少量水,饮水不呛咳即可饮开胃汤(我院营养科调制,可提高病人的食欲),饮开胃汤无呕吐即可进食。

7. 预防性镇痛　术前病人教育对于术后疼痛控制尤为重要,术前进行多形式疼痛宣教:疼痛展板、宣教卡片、床旁卡、评估卡等。合理评估:每天评估 2 次,在体温单上记录。预防性镇痛药物可选择塞来昔布胶囊,每次 200mg,每天 2 次。

8. 心理支持及睡眠管理　老年病人常常并存抑郁、焦虑等精神障碍及睡眠障碍,术前常规使用"华西心情指数"评估病人心理状况,如存在精神障碍或睡眠障碍,协同精神卫生中心制定处理方案。可使用奥氮平、来士普、舍曲林等抗焦虑;地西泮、思诺思等镇静催眠。

9. 术前贫血管理　如术前检查提示贫血(男性:Hb<130g/L;女性:Hb<120g/L),需完善贫血相关检查(血清铁、铁蛋白、转铁蛋白饱和度)明确贫血原因。术前贫血多为缺铁性贫血,此时可调整病人饮食结构(高蛋白、高维生素饮食),同时使用以下治疗方案。门诊治疗:术前 21、14、7 天以及手术当日 EPO 40 000IU/d,皮下注射;口服铁剂 300mg/d。住院治疗:术前 5 ~ 7 天 EPO 10 000IU/d,皮下注射;经门诊口服铁剂治疗未达正常值或入院后诊断为缺铁性贫血者,继续口服铁剂或静脉注射铁剂治疗。

10. 术前麻醉评估 术前需与麻醉科共同评估病人一般情况、麻醉风险、气道情况,与麻醉科协作进行全身情况优化。

四、术中流程管理

1. 术中感染预防 病人在麻醉成功、体位摆放完成后,可再次使用氯己定及乙醇对手术切口上下 10cm 进行清洁,消毒时采用三遍叠瓦式消毒法,以手术切口为中心。预防性抗生素可选择第一代(头孢唑林)或第二代头孢菌素(头孢呋辛),如对 β-内酰胺类抗生素过敏,可选择克林霉素;万古霉素适用于携带有 MRSA 的感染高风险人群,切皮前 30 分钟静滴完毕;如手术时间过长(>3 小时),术中追加一剂抗菌药物可降低感染风险。

2. 术中血液管理 ERAS 成功实施的关键是减少出血,减少创伤反应,术中血液管理尤为重要,包括:

(1) 控制性降压:术中 MAP 降至基础血压的 70%(60 ~ 70mmHg),或收缩压控制在 90 ~ 110mmHg 减少术中出血。

(2) 严格微创化操作:无论微创入路或传统入路,将微创理念贯穿于手术全过程,以缩短手术时间、减少术中出血。

(3) 术中血液回输:预计术中出血量达全身血液的 10% 或者 400ml 以上,或失血可能导致输血者建议采用术中血液回输技术。

(4) 应用抗纤溶药物:①THA:切开皮肤前 5 ~ 10 分钟,氨甲环酸 15 ~ 20mg/kg 静脉滴注完毕,关闭切口时氨甲环酸 1 ~ 2g 局部应用;②TKA:松止血带前或切开皮肤前(不用止血带者)5 ~ 10 分钟氨甲环酸 15 ~ 20mg/kg 静脉滴注完毕,关闭切口时以氨甲环酸 1 ~ 2g 局部应用。

3. 术中预防性镇痛 麻醉诱导时静脉注射地塞米松 10mg 或甲泼尼龙 55mg 抗炎镇痛。罗哌卡因 200mg+80ml 生理盐水,切口周围细针多点注射或镇痛泵(PCA)+切口周围注射或特耐(帕瑞昔布注射液)+股神经或隐神经阻滞。

4. 微创理念与优化手术操作技术 针对不同病人个体化选择手术入路,强调将微创理念贯穿始终,分段切开,优先显露血管,电凝或结扎后切开;有限分离,减少软组织剥离与损伤。

5. 优化止血带应用 膝关节置换术中常用止血带,止血带引起的缺血再灌注损害常引起肿胀疼痛。对于畸形重、手术时间长、凝血功能轻度障碍的病人可考虑使用止血带。应用止血带时注意止血带的压力高于收缩压 100mmHg 即可;选择宽袖套减少止血带损伤,尽量减少止血带的使用时间。对于手术时间<1.5 小时,控制性降压稳定,出血量<200ml,下肢动脉粥样硬化狭窄的病人,不用止血带,减少缺血再灌注损伤。

6. 选择性安置引流管 THA 和 TKA 病人术后安置引流管可以减轻关节周围的肿胀及瘀斑,缓解疼痛。但安置引流管会加重病人的心理负担,造成病人行动不便以及增加意外脱落的风险,不利于病人的早期功能锻炼,降低病人的舒适度及满意度。不安置引流或于手术当天拔除引流管明显有利于术后的加速康复。Meta 分析表明,THA 和 TKA 术后安置引流管并不能缓解疼痛和减少局部炎症反应,还会影响关节早期功能锻炼和增加感染风险。不安置引流管指征:①采用微创操作技术、关节囊内操作或无关节囊外操作及畸形矫正;②出血少。安置引流管指征:①严重关节畸形矫正者;②创面渗血明显者。拔出引流管指征:①当天拔出引流管:术后 6 小时出血趋于停止(引流管无明显出血或引流管血清已分离),可当天拔出引流管;②第 2 日拔出引流管:术后第 2 日出血明显停止者。

7. 选择性留置尿管　留置导尿管可以减少术后尿潴留等并发症,促进膀胱功能恢复。但术后留置导尿管明显增加尿路感染的发生率、不利于早期功能锻炼、降低病人满意度、延长住院时间,因此不推荐常规安置尿管。手术时间长、术中出血量多、同期双侧 THA 和 TKA 术后发生尿潴留的风险高,应安置导尿管预防尿潴留,但不应超过 24 小时。安置导尿管的指征:①手术时间>1.5 小时,手术失血超过 5% 或>300ml;②同期双侧 THA 和 TKA。

8. 伤口管理　无止血带下操作,伤口皮下脂肪清创:清除皮下脂肪颗粒,让创面呈渗血良好的纤维间隔,利于伤口愈合。氨甲环酸多次静脉应用,抑制炎症反应,减少出血、渗液、瘀斑、肿胀。

五、术后流程管理

1. 术后血液管理　术中的显性及隐性失血常常导致或加重术后贫血,影响病人加速康复。因此,术后血液管理仍很重要,具体措施包括:

(1) 减少出血:加压包扎、术后冰敷。

(2) 药物及输血治疗:针对于术前诊断为缺铁性贫血或术后急性失血性贫血者:①铁剂治疗:Hb<100g/L 者可先选择铁剂静脉滴注,Hb≥100g/L 者可口服铁剂;②EPO 治疗:Hb<100g/L 者 EPO 10 000IU/d,皮下注射,术后第 1 日开始连用 5 ~ 7 天;③输血:掌握指征,Hb<70g/L 或 Hb<80g/L,有贫血症状者输血。

2. 术后预防性镇痛及疼痛治疗　术后疼痛管理应用抗炎、镇痛、镇静、抗焦虑的“四位一体”原则。术后 2 小时再次静脉注射地塞米松 10mg 或甲泼尼龙 55mg 抗炎镇痛。术后口服 NSAIDs 药物或抗神经痛药物普瑞巴林(乐瑞卡),根据需要加用中枢镇痛药物盐酸羟考酮或曲马朵。NSAIDS 药物一直使用至拆线当天,根据门诊随访情况决定是否继续使用或者调整剂量。同时术后继续使用镇静催眠或抗焦虑药物。

3. VTE 预防　VTE 预防需平衡血栓与出血的风险,尽早启动抗凝。使用 TXA 后,华西医院 2013 年注重抗凝血药的平衡,采取尽早抗凝,即:髋、膝关节置换术后 6 小时以后应根据引流量的变化,伤口出血趋于停止时开始应用抗凝血药物。在 6 ~ 8 小时内应用抗凝血药,若个别病人术后 6 ~ 8 小时以后仍有明显出血可酌情延后应用抗凝血药。

4. 术后恶心、呕吐预防　术后恶心、呕吐是全麻术后常见并发症,发生率 20% ~ 30%,高危病人发生率 70% ~ 80%。华西医院通过前期研究和围术期干预,关节置换术后恶心、呕吐发生率从 49.6% 降低到 10.6%。措施包括:预防体位:头高 40° ~ 50°,脚高 30°;麻醉诱导时应用地塞米松 10mg,术后饮水时可联用莫沙比利或昂丹司琼。地塞米松联用莫沙比利或昂旦司琼或三者联用会取得更好效果。

5. 功能康复锻炼　早期的功能康复锻炼有利于预防 VTE 发生,同时可促进肌力恢复、早期下床、早期进食,促进 ERAS 实施。麻醉清醒后即可开始踝泵运动锻炼、股四头肌肌力,THA/TKA 术后 4 ~ 6 小时以后如生命体征平稳,术中无假体不稳定或假体周围骨折等即可下床站立、踮脚尖,加强小腿肌肉收缩,促进静脉回流;或在助行器辅助下完全负重下床行走。

THA 术后 2 小时以后开始康复锻炼,以髋外展、屈髋肌力锻炼为主,不限制髋关节屈曲、外展活动度,促进病人早期恢复日常活动。

TKA 术后康复锻炼以伸膝、屈膝肌力锻炼及活动度锻炼为主。

6. 出院管理及随访管理　　出院标准：①髋关节活动度：屈髋>100°、外展>40°；②膝关节：伸0°~5°，屈>100°；③肌力Ⅳ级以上；④精神、食欲、睡眠等一般情况良好，切口愈合良好。髋关节术后1~3天出院，膝关节术后2~4天出院。

出院后管理由专人负责，设立 Call Center，华西医院150km内的病人，出院后回家；150km以上的病人暂住酒店，方便随访，术后2~3周拆线后复诊无异常再回家。出院当天晚上，出院后3、7、14天专人电话随诊指导：特别是对病人饮食、睡眠、疼痛和功能锻炼的指导，同时指导病人服药，必要时门诊随诊。随访时需注意病人康复锻炼方式及效果、评估改善营养、疼痛及睡眠，防止功能丢失。

（谢锦伟　裴福兴）

第二节　髋、膝关节置换术的快速康复流程管理

快速康复已经成为目前我国关节外科发展的一个重要热点问题，然而如何使快速康复流程管理规范化、程序化、标准化是个非常重要的问题。

一、历史由来

目前大家公认国内快速康复的创始人是南京军区总医院黎介寿教授领导的普外科研究所，他们在2007年提出了快通道外科的概念。

上海长征医院关节外科从2005年开始进行关于关节外科快速康复的相关研究工作。

早期探索发现：对病人进行术前和术后充分的教育、沟通和指导，有效地对病人进行镇痛管理，对病人的康复非常有利，也有利于降低血栓的风险。

2008年上海长征医院开始探索手术后不留置引流管，发现全膝、全髋关节置换的术后感染率没有明显的改变，而不留置引流管对病人术后的康复训练非常有利。

2009年上海长征医院通过探索实现了全膝关节置换手术不需要输血就可以完成，极大地节省了社会资源，也从而降低了由于输血可能引起的各种并发症，同时大大加快了病人的康复进程。

2010年开始上海长征医院通过摸索开始采用 X 因子抑制剂进行全髋、全膝关节置换术后血栓的防治，从而大大降低了术后病人发生深静脉栓塞以及肺栓塞的风险，提高了手术的安全性以及病人术后的康复进程。

2011年上海长征医院实现了不输血可以完成大部分的全髋关节置换术。通过这一系列的努力我们的病人住院时间大大缩短，全髋关节置换手术病人住院时间由原来的20天缩短到现在的5天，全膝关节置换术的病人住院时间由原来的23天缩短到现在的7天。

对髋、膝关节置换手术围术期管理的这一系列探索研究工作，使病人获益：康复又快又好；使科室获益：床位严重匮乏的状况通过以时间换空间、通过减少单个病人住院时间从而大大增加单位时间内收治病人的数量；使医院获益：不增加硬件投资、不添加病房等却实现主要医疗指标增长、同时增加病人收治数量；使社会获益：同期更多病人得到更快、更好、费用更低的治疗，医患矛盾在一定范围、一定程度上得到一定缓解，多方共赢。

通过总结所获得的经验和良好结果，并吸取国内外关于快通道外科或者快速康复外科的理念经验，长征医院关节外科于2014年9月在国内首次提出了快速康复关节外科的倡议

和学术研讨,并在上海成功举办了全国的第一次以快速康复关节外科为唯一主题的高峰论坛,与国内的各地同道共同就快速康复关节外科的相关问题进行了广泛而深入的讨论和宣讲,并将长征医院关节外科关于快速康复工作管理方法和经验体会向国内的同道们做了详尽的介绍。

通过这次会议,长征医院关节外科关于快速康复关节外科的理念和方法得到了全国关节外科同道的接受和认同,由此开启了我国关节外科领域关于关节外科快速康复的广泛地合作研究和探索的崭新局面,我国快速康复关节外科工作由启蒙阶段迅速发展到目前蓬勃开展的兴旺阶段。

二、快速康复的核心内涵

快速康复关节外科,这是长征医院关节外科最早提出的中文提法。但通过汇聚一年来全国专家们的共同研究和探讨,达成共识,称为快舒康复外科,更能精准地表达和传递这一理念的真正核心内涵:更加快地康复、更加好的疗效、更加舒适的治疗过程。

快速康复的英文是 Fast Tract Surgery,缩略语 FTS,翻译为快通道外科。同时,还有一个英文名称 Enhanced Recovery After Surgery,缩略语 ERAS,翻译加速康复外科。Recovery After Surgery 指手术后恢复,Enhanced 则不只是单纯的快速,而重在增强、强化、提高、改善的意思。它的目标是:促进术后康复,降低并发症,缩短住院时间,提高病人满意度,改善治疗过程的舒适度。

我们通过围术期的一系列管理工作使病人康复加速,只是其中的获益之一。如果说快速康复外科,或者快通道外科,容易让人认为它的核心是缩短住院时间。但是,快舒康复外科的真正核心意义在于提高病人在治疗过程中的舒适度和对治疗结果的满意度。

三、快速康复管理的内容和影响因素

尽管关于快速康复关节外科的相关因素很多,但是其核心是"四无"管理:无疼痛、无输血、无感染、无血栓。

而要实现快速康复的目标,适宜的、规范化的、有针对性的、同时也是个体化的管理流程是非常重要的。它有许多的方方面面,可以概括为时间轴的"条",以及有关内容轴的"块"。

快速康复管理的时间跨度应该为:自病人就诊、医师明确诊断拟手术治疗开始,直至病人所治疗的关节功能完全康复为止。因此,时间轴"条条"可以大致分为:手术前、手术中、手术后 3 个主要时间段。手术前阶段又可以分为:门诊接诊期-住院-手术前夜等 3 个阶段。手术后阶段又可以分为:手术后院内康复期、出院后院外继续康复期等 2 个阶段。

为实现快速康复关节外科的目标而需要关注的相关管理内容很多,目前其"内容轴"初步可以大致归纳为以下几个"块":①医患交流(包括医患交流、病人教育);②预防感染(包括皮肤、脚部、牙齿、泌尿道、呼吸系统等潜在感染源的排查与预防处理等)以及安全性评价(全身相关系统脏器功能的评价和调理);③营养与液体(包括饮食营养平衡、避免饥渴,尤其是手术前合理饮用糖盐水等);④血液管理(包括促进血液生成、减少血液丢失、补充血液容量)以及手术操作微创化;⑤防栓治疗(了解血管系统状况、掌握血液出凝血功能状况、预防血栓等栓塞性事件);⑥疼痛管理(包括消除病人焦虑、预防镇痛、多模式镇痛);⑦舒适管理(包括防治呕吐、优化睡眠、减少管道留置;术中保护体温等);⑧功能康健(包括病人学习康复方法、进行康复锻炼等)。

通过条条块块的分类、分期有效组织和对应处理,将有助于实现快舒康复关节外科的管理目标。

四、快速康复的医院管理与科室间协作

影响快舒康复外科管理工作的因素很多,主要的有以下几个方面:拟手术病人的全身情况评价,医师的麻醉技术、手术技术、镇痛方案、血液管理、VTE 事件的预防、手术并发症的预防和管理,医疗管理规定因素,医疗经济学的考量,康复治疗的人员、设施和实施路径等等,尤其是病人早期康复锻炼的指导,肌肉功能康复的方法,术后住院时间的决定,出院后镇痛措施的执行,病人意识状态的有效管控等。这些都需要医院统一组织、医院各个部门和多个相关科室的共同协作。以长征医院为例,分享我们的经验和做法。

长征医院大力支持快速康复工作,专门出台政策和红头文件协调各个职能科室支持"以关节外科为试点的快速康复建设",从而保证了快速康复关节外科工作的顺利进行。

从门诊确定病人需要进行人工关节置换手术开始,就进入了快速康复管理的流程,直至病人完全恢复正常生活为止。

1. 在门诊部首先由治疗组医生开始对病人进行教育,主要的内容有 3 个方面:①医生向病人介绍病人所患疾病对特点与可供选择对治疗方法及其相关对利弊分析;②拟进行对治疗措施的过程、步骤、可能出现的各种状况,医疗方面需要采取的各种措施和方法,需要病人及家属共同参与进行的各种工作和方法、以及注意事项;③病人与家属可以询问一切想了解的相关问题,医生均知无不言。当医患双方就治疗方法取得一致后,医疗组开始进行相关事项的安排。

2. 在门诊即与检验科、影像科、门诊药房、甚至麻醉科积极协作,开始比较详细的体格检查、部分化验检查、影像学检查,记录重要的事项,进行需要病人配合的其他准备事项,比如药物调整(如停止服用含有利血平成分的降压药等)。

3. 在适当时刻安排病人入院,与护理人员、麻醉师以及其他相关科室(如血管外科、心内科等)医生有效协作,再进一步由医生和护士共同对其进行相关问题的介绍和手术前教育,进一步完善各种检查、药物准备、手术准备、各种医疗文书的准备。完善手术前的各项准备工作。

4. 手术前夜、接入手术室前,再次对其进行手术前夕对教育指导以及最后完成各项手术前的准备工作。如:微创手术方案设计、镇痛、防栓、预防感染等。完善所制定的、并且要求真正执行临床路径相关的各个环节、细节的准备工作。接入手术室之前可以饮用糖盐水。

5. 手术中与手术室护士们、麻醉师们、转运工等密切协作,采用有利于快速康复的恰当麻醉方式、完成微创手术、镇痛、防止呕吐、保温等各项工作。

6. 手术后自手术刚刚结束即开始镇痛、康复训练、预防呕吐、补充血液的总量和促进造血、预防感染、早期康复训练等一系列工作。

7. 病人回到病房,立即按照临床路径的要求进行康复训练、药物辅助等快速康复共识所要求的标准流程管理,并且根据病人的具体情况,做出相应的安排。

手术后,治疗组医生与护士、相关科室同仁,根据病人情况按照快速康复的临床路径和全国专家共识的要求进行镇痛、预防感染、预防血栓等工作,进行手术后康复的要求与病人共同协作、充分沟通、及时答疑解惑、督促康复训练。

表 2-2-1　髋、膝关节置换术加速康复流程图

内容轴	时间轴	手术前			手术	手术后	
		门诊	病房	手术前		院内	院外
1 医患交流	医患交流	了解知识	介绍治疗流程	了解各种可能情况	配合医护人员	康复训练	加强锻炼
	病人教育	学会锻炼	学习康复方法	掌握并开始锻炼方法		康复之星病友活动	定期指导
2 预防感染	病史、体检、化验、影像学	排除感染源	病史、体检、检查	前夜:手术区清洁与洗澡	麻醉诱导期预防性抗生素静滴	必要的个性化有效抗生素(一般只是一个剂量)	必要的个性化有效抗生素(一般不用)
		处理危险源	足部抗真菌处理		无菌操作:酌情冲洗术野		
3 营养液体	营养饮食	个体化(有效营养)	麻醉前2小时止	麻醉前6小时不禁食;不喝糖盐水;输液	适量输液	补充营养 适量输液 适时饮水	
	补铁剂	口服补铁钙钾	铁剂				
	促血液生成	EPO	EPO			EPO术后4天使用	EPO
4 血液管理	减少血液丢失			切皮前;缝皮前:氨甲环酸 局部+静脉	控制性低血压 / 手术微创	氨甲环酸:静脉	
	输血	输血			输血	输血	

A. 全身相关系统脏器处置、调理

17

续表

B. 手术相关操作：微创手术；减少管道留置；保护体温

内容轴	时间轴	手术前 门诊	手术前 病房	手术前	手术	手术后 院内	手术后 院外
5 防栓治疗	了解下肢血管系统状况					活动、弹力袜、气压泵	活动；弹力袜
	了解血液出凝血功能状况	采取相应预防措施			采取相应预防措施	药物（低分子肝素、X 因子抑制剂、阿司匹林）	药物
6 疼痛管理	消除焦虑	病人教育	心理辅导	镇静药物	镇静药物	镇静药物	镇静药物
	多模式镇痛			术前预防镇痛：NSAIDs	术中镇痛：鸡尾酒	缝皮前：帕瑞昔布注射液	药物消炎镇痛、冰敷
7 舒适管理	预防呕吐				激素、胃复安等	胃复安、昂丹斯琼等	
	优化睡眠	患肢运动	地洋类药物		减少吗啡使用量	地西洋类药物　镇静药物	地西洋类药物、镇静药物	地西洋类、镇静药物
8 功能康健	学习、锻炼	了解方法	练习康复方法			早期康复锻炼	强化康复锻炼

8. 当病人手术后达到出院标准时,及时安排病人出院、并且同时对病人以及家属再次进行出院前的各项指导教育。

9. 手术后 2 周,病人回到门诊,治疗组医生对其进行恢复情况、伤口愈合情况等进行评价,提出后续治疗、康复方法,并且再次与病人及家属进行充分沟通,力争病人治疗不满意。

10. 手术后 4～6 周,再多次对病人恢复情况进行分析比较、检查、指导,促进其尽快恢复活动功能范围、提高肌力、恢复正常生活(表 2-2-1)。

(钱齐荣　丁喆如)

第三节　加速康复全髋关节置换术后 48 小时内出院流程管理

加速康复外科(enhanced recovery after surgery,ERAS),采用有循证医学证据证明有效的围术期处理措施,降低手术创伤的应激反应、减少并发症、提高手术安全性和病人满意度,从而达到快速康复的目的。我科自 2016 年以来有 101 例全髋关节置换术(total hip arthroplasty,THA)病人严格执行 ERAS 措施,平均术后住院时间从以往的 4.7 天缩短到 3.2 天,且 52 例病人(51.5%)术后住院时间≤48 小时。术后 48 小时以内出院的病人与 48 小时以上出院的病人的一般情况比较结果显示,48 小时以内出院病人的男性比例较大、美国麻醉医师协会(ASA)评分较低、关节畸形比例较低(表 2-3-1)。现总结这部分 THA 术后 48 小时内出院病人的处理流程如下:

表 2-3-1　术后 48 小时内出院病人一般情况比较

	≤48 小时出院病人 ($n=52$)	>48 小时出院病人 ($n=49$)	P 值
男性比例	40.4%	28.6%	0.011
年龄	52.0 岁	52.3 岁	0.87
BMI	24.7	25.1	0.76
ASA	1.2	2.7	0.032
关节畸形比例	7.7%	22.4%	0.012

一、术前处理

1. 健康教育　门诊决定要做手术时,即开始对病人(及其家属)进行健康教育,向病人大致讲解手术方式、手术效果和手术风险。入院后医护一体再通过视频宣教、健康指导手册、床旁宣教等方式详细向病人及家属介绍手术相关过程、住院期间的大致流程、缓解病人的焦虑情绪,并教会病人用视觉模拟评分(VAS)对自己的疼痛程度进行自我评估。

2. 术前康复指导　门诊时即教会病人咳嗽、咳痰和髋关节屈曲、外展、伸膝锻炼。入院后进一步加强前述锻炼,要求病人每小时每个动作至少分别锻炼 10 次;对于咳嗽、咳痰较差或有慢性支气管炎的病人要求每半小时锻炼咳嗽咳痰至少 10 次。教会病人使用助行器、正确上下床(患侧先下、健侧先上)。鼓励病人多行走锻炼,每次行走至少 20 分钟,每天至少 3 次。

3. **术前镇痛和睡眠管理**　对于术前静息时疼痛 VAS≥3 分、活动时疼痛≥5 分的病人给予扶他林(双氯芬酸钠)50mg bid 镇痛,如病人有消化道溃疡病史则给予西乐葆(塞来昔布),每次 200mg,每天 2 次。对于睡眠不佳的病人给予安定(地西泮)5mg 或艾司唑仑 1～2mg 口服,如睡眠仍不佳或有焦虑情绪,则加服奥氮平 2.5mg 或 5.0mg。手术前一晚可给予安定 10mg 肌内注射。

4. **营养支持及纠正贫血**　重点是增加病人优质蛋白质的摄入,要求病人每天至少进食 2 枚鸡蛋、100g 瘦肉,对于食欲不佳,或消化不良的病人给予莫沙必利、胃蛋白酶等药物加强胃肠蠕动、促进消化。必要时请营养科共同进行营养状况测评,个体化制定营养补充方案。目标是让病人术前白蛋白水平至少大于 35g/L,最好达到 40g/L 以上。

通常这部分病人术前都没有贫血,只有个别病人术前血红蛋白男性<130g/L,女性<120g/L,根据世界卫生组织(WHO)的标准即诊断为贫血。如证实为小细胞低色素性贫血(MCV<80fl,MCH<28pg,MCHC<32%),在营养支持的前提下,给予促红细胞生成素(EPO)首剂 40 000IU,以后每天 10 000IU 皮下注射;口服铁剂 300mg/d,或静脉滴注铁剂 200mg 隔天一次,同时口服叶酸、复合维生素。连用 3～5 天后手术,手术后继续使用该方案纠正术后贫血,这样可减少病人术后贫血带来的精神、食欲不佳、乏力等不适感,加快病人术后康复。

5. **控制并存疾病**　这类病人的一般情况都比较好,没有或只有不严重的并存疾病。但合并高血压和 2 型糖尿病的概率仍较高(分别为 28% 和 13%)。高血压病人入院后常规监测血压每天 4 次,如血压都控制在 140/90mmHg 以下,就继续使用病人原来的降压方案。如病人入院前用利血平类药物降压,或入院后用原降压方案血压控制不理想,则需要更换降压药物。利血平类药物手术前需停药 7 天,因为利血平可减弱心肌和血管对儿茶酚胺的反应性,麻醉时可能导致心动过缓和低血压,增加围术期心血管意外的风险。降压药通常首选钙通道阻滞剂(非洛地平、硝苯地平、尼群地平等)或 ACEI/ARB(卡托普利、依那普利、贝那普利或氯沙坦、伊贝沙坦等),如病人无心动过缓或传导阻滞可联用 β 受体阻滞剂(美托洛尔、普萘洛尔、比索洛尔);如仍达不到理想的降压效果则再联用利尿剂(氢氯噻嗪、螺内酯、吲达帕胺)等。目标是将血压控制在 140/90mmHg 以下。同时,高血压病人如年龄>60 岁或心电图提示有 ST-T 改变,或病人自述既往有胸痛、胸闷等疑似心肌缺血、心绞痛的症状,还需行核素心肌灌注成像必要时甚至行冠脉 CT 或冠状动脉造影检查以排除心肌缺血和中-重度冠脉狭窄。

入院后常规监测空腹和三餐后 2 小时血糖。无糖尿病史病人,如监测 1～2 天后血糖都在正常水平则可停止监测血糖;糖尿病病人,如连续监测显示血糖均控制在 6.0～11.1mmol/L 范围内,则继续病人原降糖方案。如果血糖控制不佳,则需要使用胰岛素控制血糖,具体方案是:首先每餐定量,饮食限碳水化合物但不限蛋白质摄入。通常三餐前选择短效胰岛素,根据体重及餐后血糖高低调整胰岛素剂量,空腹血糖高可在夜间睡前选择长效胰岛素皮下注射。目标是控制空腹及三餐后血糖在 6.0～11.1mmol/L 的目标血糖范围内。

6. **感染灶筛查**　重点询问病人近期有无感冒、咽痛、慢性支气管炎急性发作、尿路刺激征、牙痛等症状;询问病人近期(1～3 个月以内)有无关节腔穿刺、针灸、小针刀等有创操作史;如是女性病人,还需询问有无阴道炎、盆腔炎等病史。

重点检查咽部黏膜有无充血、淋巴滤泡,扁桃体有无肿大。老年或有慢支炎病史的病人需进行仔细肺部听诊,明确有无干、湿啰音。对有慢性肾盂肾炎的病人需检查有无肾区叩击痛。仔细检查病人皮肤有无破溃、疖疮、皮癣及皮疹，特别需注意病人有无足癣和股癣。如怀疑有鼻窦炎，需检查鼻旁窦有无叩压痛。常规检查口腔有无溃疡、龋齿及牙龈肿胀。

术前常规检查血沉、C反应蛋白（CRP）和白介素-6（IL-6）。华西医院骨科的研究表明在排除类风湿、强直性脊柱炎、痛风等炎性疾病的基础上，如血沉或CRP升高到正常值的2倍以上即应怀疑存在感染灶，若两者均升高到正常值的2倍以上时，存在感染灶的阳性预测值高达86.3%，务必进一步检查，必要时推迟甚至取消手术。如是类风湿等炎性疾病，血沉和CRP升高到正常值的3倍以上时，提示炎性反应活跃，需暂缓手术，先用激素和非甾体抗炎药治疗，控制炎性反应后再行手术。IL-6相对于血沉、CRP具有更高的灵敏性，且IL-6与CRP的反应具有高度的一致性，结合IL-6检查可进一步增加隐匿感染灶的检出率。

所有病人需常规检查小便常规，对复查2次小便常规尿沉渣镜检每高倍镜下白细胞数>5个，或细菌数增多的病人应诊断无症状性菌尿，并口服或静脉给予左氧氟沙星等抗生素治疗，复查小便常规正常后再行手术。

7. 术前饮食与输液　与麻醉科和营养科沟通协作，术前2小时可饮用不超过200ml的含糖的清亮液体（营养科配置的碳水化合物餐，含麦芽糖和Na、K电解质）；术前4小时可进食稀饭、馒头等易消化的碳水化合物；术前6小时可饮用含蛋白质的流质（营养科配置的全营养均衡餐，含蛋白质、麦芽糖、少量脂肪以及Na、K电解质）；术前8小时可正常进食早餐（鸡蛋、包子等）。手术当日晨口服莫沙必利5mg促进胃肠蠕动、胃排空。术前无需过多输液，只需手术室接病人前30分钟开始给病人静脉缓慢滴注500ml平衡液或生理盐水即可。接病人前嘱病人解尿，术中常规不安置尿管。

二、术中处理

1. 控制性降压和术中输液　术中控制性降压使病人血压维持在90～110/60～70mmHg范围内，并尽量减少血压大幅波动是减少术中出血的关键。常规使用喉罩或气管插管全身麻醉，在手术开始切皮时即保证足够的麻醉深度和肌松。术中控制输液速度，不要过快过多输液，控制术中输液量600～700ml以内。我科THA术后48小时以内出院的病人术中输液量平均为（637±76）ml而48小时以上出院的病人的术中输液量为（774±87）ml，两者比较具有统计学差异（$P=0.002$）。

2. 术中微创操作和严格止血　我科这部分严格执行ERAS措施的THA病人均采用后外侧入路，术中精确操作、充分止血。在切断外旋肌群、切开关节囊前先显露股骨大转子后方血管网以及梨状肌下方、上孖肌上方两处动脉分支，将其电凝。然后紧贴梨状肌、上下孖肌、闭孔外肌大转子附着处电刀将其切断。切断股方肌时，留少部分肌纤维附着在股骨骨面上，以便有出血点时可用电凝使其滋养血管回缩止血。股骨颈截骨后先用2/3块骨蜡覆盖断面止血后再进行后续操作。磨锉髋臼时，磨锉到软骨下骨均匀渗血即可，不需磨锉过多髋臼骨质增加出血。髋臼假体和内衬放置完毕后先在髋臼内填塞氨甲环酸湿纱布后再进行股骨侧操作。股骨扩髓时，如骨质疏松病人髓腔渗血多，可先用氨甲环酸湿纱布填塞压迫股骨髓腔2～3分钟后再继续操作，这样可明显减少髓腔内出血。股骨假体植入后用骨蜡封闭近端髓腔减少术后髓腔内出血。假体安放完毕冲洗后，再次检查有无出血点，重点是检查关节腔内有无出血，充分电凝止血，常规不安放引流管。

3. 氨甲环酸应用　氨甲环酸(tranexamic acid,TXA)是赖氨酸的合成衍生物,和纤溶酶原的赖氨酸结合位点具有高亲和性,可以阻断含有赖氨酸残基的纤维蛋白与纤溶酶原相互作用,从而抑制纤维蛋白分解,起到止血作用。四川大学华西医院的大量临床研究已证明,围术期应用氨甲环酸可以有效减少失血和降低输血率。在以往氨甲环酸使用方案的基础上,在这部分严格执行 ERAS THA 的病人中,手术当天静脉用 3 ~ 4 剂氨甲环酸,术后第一天再用 1 剂,共静脉用 4 ~ 5 剂氨甲环酸。具体方案是:切皮前输完第一剂,剂量为20mg/kg;第一剂输完后3、6、12、24 小时分别再输第二、第三、第四和第五剂,剂量均为 1g;如为 11:00 后开始的手术,则手术当天就只输 3 剂氨甲环酸,术后第一天早上 8:00 输第四剂氨甲环酸,剂量也为 1g。

4. 局部浸润麻醉　这部分病人在关闭切口前用 1% 的罗哌卡因 20ml+1% 的氨甲环酸 80ml 的混合液在切口周围深筋膜层及深筋膜浅层局部浸润麻醉,这样不仅能起到镇痛的作用,还可以发挥氨甲环酸局部抗纤溶、止血、抗炎的作用。

5. 麻醉复苏　通过对比本组 ERAS THA 术后 48 小时以内出院的病人和 48 小时以上出院的病人的麻醉时间显示,48 小时以内出院的病人麻醉时间平均为(63±13)分钟,显著短于 48 小时以上出院病人的(77±16)分钟($P=0.001$)。手术一开始即给予足够的麻醉深度和肌松,避免中途反复加药,假体安装完毕后及时停药以及术中保持病人体温是术后病人尽快复苏的关键。

三、术后处理

1. 术后饮食及输液　麻醉复苏回病房清醒后即开始少量进饮,并口服莫沙必利 5mg 促进胃肠蠕动,防止恶心、呕吐,可咀嚼榨菜开胃、补充电解质;另外,研究表明咀嚼口香糖也有预防恶心、呕吐的作用。术后 2 小时静脉注射地塞米松 10mg 抗炎、预防恶心、呕吐。如无不适继续进食稀饭等半流质或软食,适当增加饮食内的盐分。手术当晚如病人无恶心、呕吐等不适反应即可恢复正常饮食。术后第一天开始饮食方案同术前,糖尿病病人参照术前降糖方案,根据血糖动态监测情况调整胰岛素用量。

因病人术后可尽快恢复饮食,故不需额外过多静脉补液。本组 ERAS 病人术后输液量平均输液量为(650±85)ml(包括 2 ~ 3 组氨甲环酸和 1 ~ 2 组抗生素),手术当天输液量平均为(1450±175)ml。术后 48 小时内出院的病人手术当天输液量平均为(1390±95)ml,少于 48 小时以上出院的病人为(1510±155)ml,但差异没有统计学意义($P=0.054$)。

2. 术后镇痛及睡眠管理　THA 术后病人疼痛没有 TKA 明显,本组病人绝大部分术后无明显疼痛,术后当天静息时 VAS 评分平均(2.1±1.4)分。术后常规仅给予扶他林(每次 50mg,每天 2 次)或西乐葆(每次 200mg,每天 2 次)镇痛,仅个别病人额外追加使用了奥施康定 10mg bid 镇痛。术后睡前常规给予安定 5mg 或舒乐安定(艾司唑仑)1 ~ 2mg 口服镇静催眠,如病人术前睡眠即较差,或有焦虑情绪,则术后睡前加服奥氮平 2.5mg 或 5.0mg。

3. 术后功能锻炼　病人术后回病房麻醉清醒后即开始咳嗽、咳痰锻炼,并主动做踝关节背伸跖屈和屈髋动作,肌力较好的病人手术当日即可做髋外展和直腿抬高动作。如病人麻醉清醒较好,无头昏、恶心、呕吐等反应,可屈髋将脚抬离床面并维持 5 秒以上,且能对抗重力主动伸膝,则可早期扶助行器下地站立和行走。本组术后 48 小时以内出院的病人中有

72%的病人手术当天即下地,而48小时以上出院的病人中只有43%的病人手术当天下地,两者差异具有统计学意义($P=0.013$)。术后第一天即常规进行咳嗽、咳痰和屈髋、外展和伸膝功能锻炼,每小时至少10~20次,并扶助行器下地练习行走。

4. 抗凝和预防深静脉血栓/肺栓塞(DVT/PE)　术前即常规行下肢静脉彩超筛查有无深静脉血栓。术后尽早进行主动功能锻炼是预防DVT的关键。术后当日持续使用足底静脉泵、间歇充气加压装置。6~8小时如切口内无明显出血(对于没有放置引流管的病人则观察切口周围有无肿胀,有无异常压痛),则常规给予低分子肝素钠半剂(0.2ml)皮下注射或利伐沙班半颗(5mg)口服抗凝。术后24小时再根据病人体重和切口内出血情况酌情调整抗凝药剂量。对于血小板降低或PT、APTT、INR延长的病人应暂缓或停用抗凝药,同时加强功能锻炼。出院前复查静脉彩超证实无DVT方可出院。

5. 出院标准　华西医院骨科THA术后病人出院标准为:①病人生命体征平稳、精神食欲恢复、大小便正常;②切口干燥,无红肿、硬结等感染征象;③术侧髋关节主动屈曲至少达到100°、外展至少达到35°、伸直0°(对于术前髋关节严重畸形或僵硬的病人要求屈髋至少达到90°,外展至少达到30°);能扶助行器自主下地行走、如厕无明显困难;④术侧髋关节疼痛不明显,口服镇痛药可有效缓解,不影响病人睡眠和功能锻炼。

6. 出院后管理　出院后继续住院期间的镇痛方案1~2周;如无禁忌,继续口服利伐沙班10mg qd预防DVT;继续住院期间功能锻炼,注意术后1个月以内不应过多下地行走,主要加强屈髋外展和伸膝锻炼,以防术侧下肢水肿。如病人住家离医院较远(100km或2小时车程以上),则需找寻较近的临时住处下榻,直到功能恢复较好,切口拆线后,复查无DVT后再回家。设立随访中心,专人负责通知病人定期随访。常规术后一周门诊第一次随访,复查病人恢复情况,并监督和指导病人功能锻炼。术后2~3周(具体时间根据手术医生门诊时间而定)门诊第二次随访并安排切口拆线和复查下肢静脉彩超,如无异常,外地病人可回家。之后常规术后1个月、3个月、6个月、1年,以后每年门诊随访,如有异常情况随时拨打随访电话及时就诊。

(黄强　裴福兴)

第四节　日间手术管理模式在髋膝关节置换术的应用

一、概述

日间手术是指选择一定适应证病人,在1个工作日内完成病人入院、手术以及出院。Bertin于2005年开始髋关节置换日间手术的探索,2009年,Berger等通过对150例全髋关节置换术日间手术和80例膝关节置换术日间手术术后3月随访,得出髋关节置换术日间手术是可行性的,比住院手术节省大量的医疗开支,但是再入院的风险增加。Lovald等通过对23 134例术后住院超过5天,71 341例术后住院3~4天,7755例术后住院1~2天和454例日间手术的膝关节置换病人进行为期两年的研究发现,日间手术和住院1~2天的病人满意度高,但是翻修率增加,建议日间关节置换术严格筛选适宜病人,多途径多方面保证日间手术条件支持,保障病人安全离院,形成安全有效的随访机制。Aynardi通过对同一名医生主刀,采用直接前入路(DDA)入路119例髋关节置换术日间手术的病人和78例传统住院关节置换术的病人进行回顾性分析发现,日间手术具有更少的住院天数和更少的医疗花费,在术后并发症和血液丢失方面没有差异,选择合适的病人行日间手术安全有效。Lovecchio 等人研究证实:关节置换术日间手术具有明显的优势,也存在较大的风险,应做好积极有效的措施预防出院后相关并发症风险。

髋、膝关节置换术在世界范围内广泛开展,我国每年实施人工关节数量近40万台,以25%~30%的速度逐年递增。手术操作技术不断提高,围术期管理不断加强,大大提升了髋、膝关节置换术病人的安全性和效果。目前,随着加速康复外科(Enhanced recovery after surgery,ERAS)理念在我国关节外科领域的不断普及和深入,术后功能康复大大提前,术后住院天数不断缩短,在部分教学医院术后当天病人可以下地行走,术后2~3天出院。因此,在一些具备条件的医院探索髋、膝关节置换术日间手术是可行的。

二、开展髋、膝关节置换术日间手术的优点

目前,大多数手术病人希望医疗机构在保证治疗效果的同时,能提供一个更方便、更早回归日常生活的治疗方式。而当前普遍的医疗现状是病人入院后术前等待时间长,住院时间长,发生院内感染的风险大;长时间的住院生活,对病人生理和心理造成一定影响,不利于病人的术后康复,而日间手术可有效避免上述不利。我国目前人口基数大,髋、膝关节疾病病人数量多,需要在保障病人安全的基础上实施日间手术缓解和改变当前的医疗供需矛盾。

我国医疗资源供需矛盾突出,日间手术的服务模式就是通过简化就医流程、提高医疗资源使用效率、降低医疗费用。髋、膝关节置换术日间手术可显著降低住院时间和花费,减轻病人治疗负担。平均住院日降低使得花费减少,在目前我国门诊病人和住院病人量不断增加的情况下,医院和国家不必花大量的资金用于医院床位的扩建,而是通过改变管理运行模式来增加床位使用率,满足广大人民群众日益增加的医疗需求。

另外,病人早日回到家庭,其优雅舒适的环境有利于病人康复,避免院内交叉感染,同时也利于家属陪护和照顾。

三、开展髋、膝关节置换术日间手术的支持条件

1. 训练有素的医护团队　髋、膝关节置换术日间手术的安全开展依赖于训练有素的医护团队,包括手术医师、麻醉师,康复师及专业护士在内的医护人员以及他们之间密切地配合。由他们来评估和选择适合的病人,完善院前准备与术前评估,制定合理的麻醉与围术期镇痛及手术方案,做好术后并发症的预防措施及术后疼痛和睡眠的管理方案,制定合理科学的康复计划,评估术后出院标准,制定周密的随访计划和术后再入院的应急方案。从而最大程度地保障医疗安全与病人利益,避免潜在的安全隐患。

2. 实施加速康复外科理念和措施　加速康复外科(enhanced recovery after surgery,ERAS)是采用有循证医学证据证明有效的围术期处理措施,降低手术创伤的应激反应、减少并发症、提高手术安全性和病人满意度,从而达到加速康复的目的。ERAS 在髋、膝关节置换术(total hip/knee arthroplasty,THA/TKA)中的重点在于提高手术操作技术和优化围术期管理,包括减少创伤和出血、疼痛管理、预防感染、预防静脉血栓栓塞症,以及优化引流管、尿管和止血带的应用等,以降低手术风险、提高手术安全性及病人满意度。

四、髋、膝关节置换术日间手术安全保障

（一）严格筛选病人

髋、膝关节置换术日间手术病人严格筛查，确保纳入的病人符合日间手术条件，保障病人安全。纳入日间手术的病人必须满足以下条件：①疾病诊断明确，具备手术指征；②麻醉风险 ASA 评估≤2 级，无明显心肺疾病；③估计手术时间一般不超过 1 小时；④病人有家人陪伴，家庭有较好的护理和观察条件，有条件可随时与医院联系；⑤病人及家属理解日间手术过程和利弊，愿意接受日间手术治疗；根据病人意愿，必要时可以及时调整为住院手术；⑥近期没有使用阿司匹林、双嘧达莫、华法林、利血平等影响凝血功能及血流动力学的药物。

有研究显示，年龄、高血压、心律失常、冠心病、糖尿病是术后并发症的独立危险因子，因此要排除以下病人：①关节畸形严重，预计手术需要清除大量骨赘及广泛软组织松解，手术时间长、出血多，术后需要安置引流管病人；②高龄危重病人，合并严重心肺疾病，血压、血糖控制不佳的病人；③ASA≥3 级，且病情不稳定的病人；④不愿意接受日间手术或无人照顾；⑤有血栓病史及精神疾病。

（二）初筛及术前检查

1. 初筛检查　对门诊就医符合关节置换术的病人开具初筛检查。项目包括：血常规、肝肾功、凝血功能、ESR、CRP、IL-6、胸片、心电图，必要时安排心脏彩超、动态心电图、肺功能等检查。

2. 术前检查　初筛检查合格后，在手术前 1~3 天完成。内容包括：髋或者膝关节部位 X 线片（骨盆正位 X 线片，患侧股骨颈正斜位 X 线片，膝关节正侧位 X 线片，双下肢站立位全长 X 线片，X 线片均放大至 100%），继续完善大小便常规、输血前病原、动脉血气分析、腹部彩超、双下肢动静脉彩超等检查。检查结果由主刀医生及麻醉师再次评估是否适合日间手术，不适合的病人则转为住院手术或延缓手术。

（三）良好的医患沟通

由于日间手术为当日手术，术后当天或第一天即可出院，病人在医院滞留时间短，医患沟通扮演了十分重要的角色。有效的医患沟通可以取得病人及家属的理解和积极配合，降低病人及家属的术前焦虑、恐惧感，提高治疗的依从性。

1. 入院宣教的内容　包括医疗团队的实力支持，当前社会可实现日间手术及日间手术的手术方案，疾病知识、介绍治疗及手术方案、并发症预防方案、术后康复措施，出院计划，出院后的联系渠道随访流程等。

2. 针对病人自身　让病人了解自己在此计划中所发挥的重要作用，包括术后早期进食、早期下床活动等。

3. 针对病人家属　让病人家属、监护人了解手术的全部过程并且同意在家里按照要求尽心护理病人，监督病人家庭康复，完全理解给予的指导，并能够协助对术后症状的准确观察。

（四）术后康复

1. 术后尽早恢复饮食　麻醉清醒后可饮水，饮水无呕吐即可进食。

2. 控制输液量　包括麻醉在内全体液体控制在 1000ml 左右。

3. 麻醉清醒后开始下肢肌力锻炼。

4. 术后 4～6 小时下床扶助行器锻炼行走。

5. 术后镇痛和预防并发症处理与常规措施相同。

（五）暂停手术或调整为住院手术

关节置换术日间手术的安全开展离不开对病人的严密筛选，其目的是在保证手术安全和质量的基础上进行更快的加速康复。因此，在实施日间手术的流程中，手术医生、麻醉医生要多途径、多次数评估病人保障安全，任一不符合日间手术的标准都要引起重视，根据病人情况及时调整为住院手术。

（六）严格的出院标准

过早的离院不仅不容易发现病人存在的并发症风险，也可能导致非计划再入院及相关的法律问题，因此工作中应严格遵循已制定的相应规范。出院标准包括：①精神和饮食状况良好；②无睡眠障碍；③大小便通畅；④无恶心、呕吐；⑤无剧烈疼痛；⑥伤口无红肿，无渗血渗液；⑦病人掌握功能锻炼方法，髋膝关节活动度满足功能要求，屈髋大于 90°，髋外展大于 30°，屈膝大于 90°，伸直接近 0°（概括为：吃好、睡好、无痛、无血、大小便通畅、功能良好）。达到标准后必须由手术医生签字同意出院，并告知术后回家期间注意事项及需要帮助时的联系人。

（七）随访与后效评价

日间手术都应有严密的随访制度来保障手术的安全，并在随访中不断总结经验教训，推动髋、膝关节置换术日间手术的发展。

1. 出院后 3 天在专门的随访门诊复查，检查切口及指导功能锻炼，术后 2～3 周拆线，评价关节活动。病人个体化疼痛、睡眠管理、VTE 的预防及功能锻炼指导应贯穿于随访的始终，医患之间建立紧密联系，充分预防及及时处理术后并发症。

2. 给每名病人建立随访档案，及时评估术后关节恢复情况，锻炼不佳者及时给以干预并在短期内持续镇痛，改善睡眠。

3. 根据随访结果中的经验和出现的问题，团队及管理部门认真总结、及时反思，不断积累并探索关节置换术日间手术的发展，让越来越多的病人从日间手术模式中受益。

4. 对髋、膝关节置换术日间手术的病人进行长期随访，不但要关注其近期疗效、中期疗效，还要研究对比其与住院手术远期的疗效差异，通过总结经验教训，使关节置换术日间手术更见本土化，适应中国医疗的现状。

五、髋、膝关节置换术日间手术流程

1. 初筛　诊断明确，年龄较轻，近 3 个月内无穿刺、针灸史，无严重的心肺疾病，麻醉门诊评估（如有分歧，麻醉医生与手术医生一起讨论后决定）。

2. 再次筛选　确保病人心电图、胸片正常，ESR、CRP 检查结果≤正常高值得 1.5 倍，排除下肢的静脉血栓。筛选通过则完善术前检查，安排入院，行日间手术知情宣讲及康复教育，未通过筛选或拒绝行日间手术则调整为住院手术，择期入院治疗。

3. 术前准备　术前手术医生及麻醉医生反复评估病人手术风险及耐受性，做好全方位规避风险的措施和准备，制定手术及麻醉方案，确保日间手术安全。

4. 开展日间手术，评估出院风险并严密随访　开展日间手术，实施 ERAS，术后早期进食，早期功能锻炼，多模式镇痛，良好的睡眠管理，术后第二天由手术医生、麻醉医生、护理人员、康复师做出院评估,达到出院标准才能出院,出院后密切随访,出院风险大者,继续留观或转入住院病房,详情见图2-4-1。

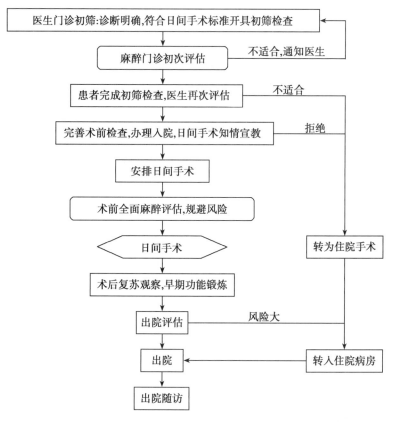

图 2-4-1　日间手术管理流程图

（周宗科　李金龙）

参 考 文 献

1. 邱贵兴. 骨与关节外科新进展. 临床外科杂志,2007,15(1):33-36.

2. 裴福兴. 中国髋、膝关节置换的现状及展望. 中国骨与关节杂志,2012,01(1):4-8.

3. 戴尅戎,李慧武,严孟宁. 我国人工关节加速发展的二十年. 中华关节外科杂志(电子版),2015,(6):691-694.

4. 王坤正. 浅谈中国关节置换外科的现状与未来. 中华关节外科杂志(电子版). 2015,(6):703-706.

5. 康鹏德,王浩洋,沈彬等. 加入局部浸润镇痛的多模式镇痛在全膝关节置换中的应用. 中华骨科杂志,2013,33(3):246-251.

6. 安攟,王振军. 日间手术的概念和基本问题. 中国实用外科杂志,2007,27(1):38-40.

7. 马洪升,戴燕. 日间手术治疗模式国内外发展简述. 中国医院管理,2012,32(1):47-48.

8. Aynardi M,Post Z,Ong A,et al. Outpatient surgery as a means of cost reduction in total hip arthroplasty:a case-control study. Hss j,2014,10(3):252-255.

9. Berger RA,Kusuma SK,Sanders SA,et al. The feasibility and perioperative complications of outpatient knee arthroplasty. Clin Orthop Relat Res,2009,467(6):1443-1449.

10. Berger RA, Sanders SA, Thill ES, et al. Newer anesthesia and rehabilitation protocols enable outpatient hip replacement in selected patients. Clin Orthop Relat Res, 2009, 467(6):1424-1430.

11. Bertin KC. Minimally invasive outpatient total hip arthroplasty: a financial analysis. Clin Orthop Relat Res, 2005, (435):154-163.

12. Dervin GF, Madden SM, Crawford-Newton BA, et al. Outpatient unicompartment knee arthroplasty with indwelling femoral nerve catheter. J Arthroplasty, 2012, 27(6):1159-1165. e1151.

13. Dorr LD, Thomas DJ, Zhu J, et al. Outpatient total hip arthroplasty. J Arthroplasty, 2010, 25(4):501-506.

14. Hartog YM, Mathijssen NM, Vehmeijer SB. Total hip arthroplasty in an outpatient setting in 27 selected patients. Acta Orthop, 2015, 86(6):667-670.

15. Ibrahim MS, Khan MA, Nizam I, et al. Peri-operative interventions producing better functional outcomes and enhanced recovery following total hip and knee arthroplasty: an evidence-based review. BMC Med, 2013, 11:37.

16. Kerkhoffs GM, Servien E, Dunn W, et al. The influence of obesity on the complication rate and outcome of total knee arthroplasty: a meta-analysis and systematic literature review. J Bone Joint Surg Am, 2012. 94(20): 1839-1844.

17. Kolisek FR, McGrath MS, Jessup NM, et al. Comparison of outpatient versus inpatient total knee arthroplasty. Clin Orthop Relat Res, 2009, 467(6):1438-1442.

18. Kort NP, Bemelmans YF, van der Kuy PH, et al. Patient selection criteria for outpatient joint arthroplasty. Knee Surg Sports Traumatol Arthrosc, 2016.

19. Lovald ST, Ong KL, Malkani AL, et al. Complications, mortality, and costs for outpatient and short-stay total knee arthroplasty patients in comparison to standard-stay patients. J Arthroplasty, 2014, 29(3):510-515.

20. Lovecchio F, Alvi H, Sahota S, et al. Is Outpatient Arthroplasty as Safe as Fast-Track Inpatient Arthroplasty? A Propensity Score Matched Analysis. J Arthroplasty, 2016.

21. Smith MD, McCall J, Plank L, et al. Preoperative carbohydrate treatment for enhancing recovery after elective surgery. Cochrane Database Syst Rev, 2014, (8):Cd009161.

22. Whippey A, Kostandoff G, Paul J, et al. Predictors of unanticipated admission following ambulatory surgery: a retrospective case-control study. Can J Anaesth, 2013, 60(7):675-683.

第三章　关节置换术加速康复质量管理

第一节　关节置换术加速康复质量管理内容

一、概述

疗效与安全性、病人体验以及临床效率，是快速优质康复的三大目标。髋、膝关节置换术的加速康复，在带给医患双方高效率的同时，需要保证原有的疗效、安全性和病人体验，甚至需要在原有的基础上有所提高。倘若效率的提高是以牺牲疗效、安全性和病人体验为代价，这将有悖于医疗的宗旨和伦理。

质量控制（以下简称质控，常用英译为 quality control），是医务人员、医院和医疗管理机构在推行加速康复时应尽的义务，也是永久的研究课题。

本节将从临床结果评价、临床管理制度和医疗政策制定三个层面，阐述关节置换术加速康复的质控。

二、临床结果评价

加速康复与传统康复体系相比，也是一种新的临床干预措施。如同应用一种新的术式，在应用加速康复的过程中，需要不断进行临床结果评价。这种评价通常由临床研究来完成，由骨科医生来主导。

关节置换术的临床疗效评价，应采用常用的评分系统，在术后不同时期（短期随访、中期随访和远期随访）进行评价。这些评分系统包含的内容主要涉及——疼痛评估、畸形评估、功能评估和影像学评估。文献报道中常用制式评分系统有以下几种：

1. 总体生活质量评分　SF-12（the Short Form-12 survey）问卷，SF-36（the Short Form-36 survey）问卷

2. 疼痛评分　VAS（Visual Analogue Scale/Score）病人主观评分，Pain Map 疼痛部位定位图

3. 髋关节　WOMAC（Western Ontario and McMaster Universities Osteoarthritis Index）病人主观问卷，Oxford Hip Score 病人主观问卷，HHS（Harris Hip Score）临床评估问卷

4. 膝关节　WOMAC 病人主观问卷，KOOS（Knee Injury & Osteoarthritis Outcome）病人主观问卷，KSS（Knee Society Score）临床评估问卷，Oxford Knee Score 临床评估问卷

除了采用评分系统进行评分之外，临床疗效评价还应包括假体生存率这一常用核心指

标。文献中常用 10 年生存率/翻修率/非感染翻修率等指标,并绘制 Kaplan-Meier 生存曲线。

临床安全性评价,应观察常见并发症。这不仅应包括手术相关并发症,还应包括围术期其他全身并发症和死亡率。文献报道中,常涉及的手术相关并发症包括:手术部位感染/假体周围感染、关节不稳定和脱位、假体周围骨折、神经血管损伤、双下肢不等长、关节僵硬、无菌性松动、人工关节磨损和断裂、骨溶解、金属病/锥度病等。文献常涉及的围术期全身并发症包括:围术期猝死、静脉血栓栓塞疾病、心脑血管意外、肺部感染、术后恶心、呕吐(postoperation nausea and vomiting,PONV)、术后认知功能障碍(postoperative cognitive dysfunction,POCD)、尿潴留、泌尿系感染等。

病人体验评价,尚缺乏广泛使用的评分系统。文献报道的病人满意度研究,均采用的是研究者自制的问卷,往往针对设定的研究问题进行设计。大宗病例报道病人满意度的国内研究,可参考唐浩、杜辉等作者发表于 Journal of arthroplasty 和 The knee 的文章。另外,医院相应管理部门(医务处或医患关系协调办公室)也会掌握相应病人群的表扬、投诉和医疗纠纷等信息,可为相关研究提供数据。

临床效率评价,常包括对时间相关效率的评价和对经济相关效率的评价。时间相关效率评价,常采用住院时间(length of stay,LOS)这一指标。笔者认为,除了 LOS 这一指标外,还可以进一步增加术前等待时间、术后下地行走时间、出院时功能评分等指标。一方面区分 LOS 中术前和术后的时间分布,另一方面评价术后各项功能恢复的速度。经济相关效率评价,文献中常采用平均住院费用作为指标。这一指标不包括出院后康复所需费用和相关社会支持的花费(如家属误工费用、陪护人员费用等),实际上无法囊括整个治疗周期中的全部经济成本,存在一定局限性。另外,这一指标因受地区经济条件差异影响,存在较大的地区差异和医疗机构间差异,文献中常仅将其用于同一医疗机构内应用加速康复方案前后的经济学比较。

三、临床管理制度

临床管理制度包含同行监督和医院管理两个层面。

同行监督常包括科室查房制度和多科室会诊制度。笔者所在科室每周定期举行两次科室大查房,集体查看所有术前、术后病例,重点评估手术适应证和术后影像学结果。这一监督机制能有助于严格把握手术指征和严格控制手术技术。Vasireddy 等作者也报道,常规集体评价术后 X 线片并反馈给术者的体系及其营造的监督氛围,有助于提高骨科医生的技术,同时有利于在控制医疗质量的前提下,在低年资医生中进行技术推广,从而提高手术承载量。

多科会诊制度,是加速康复病人筛选和病人非手术部位并发症防治的重要机制。笔者所在单位的病人术前评估系统,是由骨科医生和麻醉科医生共同制定并实施的。其内容包括:所有病人在手术前必须常规完成的检查项目,高龄或有内科合并症病人术前检查项目,麻醉科/内科会诊指征,以及内科合并症的监测指标及控制界值。类似的多科室会诊机制,有利于选择合适的病人进入快速康复流程,并可促进更多病人有条件进行快速康复。

医院管理部门需监督临床科室制定相应的临床规范和制度,定期对其执行情况进行监测。同时,医务处、感控科等要对围术期并发症进行监测、反馈和敦促整改。

四、医疗政策制定

为规范人工髋、膝关节置换技术的临床应用,保证医疗质量和医疗安全,2012 年,国家卫生计生委(原卫生部)制定并下发了《人工髋关节置换技术管理规范(2012 版)》和《人工膝关节置换技术管理规范(2012 年版)》。

除推行各项常规政策法规之外,临床路径也是医疗行政部门常用的管理工具。2012 年,人民卫生出版社出版《骨科临床路径》,汇编了卫计委颁发的膝关节骨关节炎、髋关节骨关节炎等疾病的临床路径。

医疗管理机构制定的相应政策法规,可促进加速康复在规范的框架内发展。随着加速康复(甚至髋膝关节置换的日间手术)的开展,骨科医生需要关注并学习相应的政策法规。

五、小结

总之,关节置换术的加速康复需要在提高效率的同时,保证疗效、安全性和病人体验。医疗团队、医院和医疗管理机构均需进行合理的质控,方可促进加速康复向健康的方向发展,从而最终造福于病人和社会。

(杨德金　周一新)

第二节　髋、膝关节置换术加速康复住院时间延长的影响因素

一、概述

髋、膝关节置换术(THA/TKA)是有效缓解中晚期髋、膝关节疾患病人疼痛、改善关节功能、提高生活质量的常规治疗方法。随着人口老龄化的进展,THA/TKA 的社会需求将越来越大:据预测至 2030 年,美国行初次 THA 的病人与 2005 年相比将增加 174% 达 57 万,而行初次 TKA 病人也将增加 673% 达 348 万,这不仅增加了医疗资源的投入与消耗,也对医疗机构的快速周转及服务效率提出了更高的要求。近年来随着加速康复外科(ERAS)模式在 THA/TKA 中的广泛实行,病人术后可以早下床、早锻炼,明显缩短了术后恢复时间和住院时间,为这一问题的解决提供了很好的方案。

但是,尽管 ERAS 模式的实行已经显著缩短了 THA/TKA 病人的住院时间,仍有部分病人因各种原因而导致住院时间延长,这不仅增加了医疗资源的利用,也会减缓病人的术后康复,降低病人满意度,因此,探究影响 THA/TKA 病人住院时间延长的相关因素,对于进一步改善医疗服务,促进病人康复具有重要意义。

二、ERAS 模式下 THA/TKA 病人住院时间延长的影响因素

(一) 病人特征

1. 年龄　年龄是 THA/TKA 病人住院时间延长的重要预测因素。有研究发现,在 ERAS 模式下行 THA 的病人中,70 岁病人与 60 岁病人相比其住院时间延长超过 1 天的比例要高达 1.8 倍,在类似 TKA 的研究中也发现,65 岁以上尤其是 80 岁以上病人较 65 岁以下病人

其住院时间延长。老年人病人往往内科合并症更多,手术应激反应能力差,因而需要更多的照顾和关注,住院时间也较年轻人延长。

2. 性别 通过问卷调查发现,女性行 THA/TKA 病人手术时其疾病状态相对更晚,下肢功能更差,因而住院时间较男性长。女性病人在功能训练方面较男性行动能力差,女性下肢肌力较男性弱,也可能是导致女性病人需要更长的恢复时间的原因之一。

3. 体重指数 体重指数(BMI)是国际上常用的衡量人体胖瘦程度以及是否健康的指标之一,其作为 THA/TKA 病人住院时间延长的预测因素一直存在争议。有学者发现,在ERAS 模式下行 THA 病人其 BMI 每增加 $5kg/m^2$,住院时间超过 1 天的概率便增加 1.4 倍,BMI 数值越大,其术后出现并发症的风险越高。一些学者得出了相反的结论,他们认为低体重病人(BMI≤19)较正常体重病人(BMI 19.0~24.9)及肥胖病人(BMI≥40)住院时间延长,这可能与低体重病人术后并发症风险高有关。也有学者在研究中发现 BMI 与住院时间的延长并无相关性,严重甚至病态肥胖(BMI≥35)TKA 病人住院时间较正常体重病人并未明显延长。这种结论的不一致性可能与地区差异导致人口分布不同有关。然而我国国内人口肥胖情况与国外相差甚大,目前国内相关研究较少,尚不能确定国内人口的 BMI 与住院时间的相关性。

4. 居住状态 单独居住或者家中缺乏亲友照顾被证实是 THA/TKA 病人住院时间延长的影响因素。在一项 ERAS 模式下 TKA 病人住院时间的回顾性研究中发现,适当的家庭照料可以给予病人一定的自信心和安全感,鼓励和帮助病人早期下床活动。显然,病人出院后获得家人或亲友的照料很有必要。

5. 术前下肢功能差 病人术前的下肢功能状态如关节活动度、步行距离、上下楼梯的能力及助行器的使用等都有可能会影响到其术后的下肢锻炼,从而导致住院时间延长。术前膝关节屈伸活动度差、助行器的使用是住院时间延长的独立预测因素。一项来自荷兰的关于 THA 病人住院时间影响因素的研究发现,术前使用助行器的病人其术后出现上、下楼梯困难的概率增加 23.6%,其住院时间延长超过 6 天的概率增加 18.5%。因而关注病人的术前下肢功能状态,指导病人早期的功能训练,是缩短住院时间的可控因素。

6. 贫困和种族 有学者通过对美国 40 州 1000 家医院 192 万例 ERAS 模式下 TKA 病人的住院时间研究发现,非白种人或者少数民族病人、低家庭收入病人住院时间延长的概率更高,通过进一步社会人口学的综合考量发现,低收入少数民族女性病人住院时间延长的风险增加 32%,低收入少数民族高龄病人住院时间延长的风险增加 60%。前者多是由于少数民族、种族人群下肢功能评分、疼痛控制较差所致,后者则与低收入者因为资金限制病程晚期就诊或合并症多延误治疗有关。就国内而言,对于少数民族或经济困难病人,医生计划的出院时间可能要相对晚些。

(二)并存疾病

合并症的存在往往与 THA/TKA 病人住院时间延长有着密切的联系,这可能与严重合并症病人更易出现术后并发症或术后早期不能自立而需要更多的恢复时间有关。此外,不同系统的合并症、同一系统的不同疾病对于住院时间延长的影响程度也不尽相同,这都要求骨科医生在诊疗过程中密切关注并处理。下面将对可能影响住院时间的并存疾病一一阐述。

1. 总体合并症情况 对于评估总体合并症情况的指标,目前学者们常用的主要有合并症数量、美国麻醉师协会分级(ASA 分级)和查尔森合并症指数(CCI),不过这些指标各有优缺点。一般而言,合并症数量越多,其导致 THA/TKA 病人住院时间延长的风险就越高。但是,在合并症统计和评估过程中,对于并非直接导致住院时间延长的合并症是否应该纳入考量,目前尚无研究提及。因此合并症数量并不是一个绝对可靠的评估指标。有研究证实,ASA 分级 3~4 级病人其住院时间往往延长。尽管 ASA 分级可以全面体现疾病的复杂性和手术危险性,但其不能反映某种疾病的具体情况,作为 THA/TKA 手术的合并症指标缺乏一定的敏感性和精确性。CCI 是一种基于病人所患疾病数目和严重程度且涉及权重因素的评分系统,其将影响病人生存的合并症量化,可用作判断病人预后的指标。研究发现 THA/TKA 病人 CCI 评分 3 分以上或 1~2 分者较 0 分病人其住院时间均延长。但 CCI 可能更专注于疾病的严重程度,而忽略对人体功能状态的评估,所以对于评价 THA/TKA 病人的生活质量缺乏敏感性。尽管 ASA 分级和 CCI 各有缺陷,但仍是有效而可靠的评估合并症的指标,在临床工作中值得密切关注。

2. 心脑血管疾病　心脑血管疾病如冠心病、心力衰竭、脑血管疾病等都是内科较为常见且严重的病症,术前并存此类疾病的病人其行 THA/TKA 术后住院时间往往延长。这可能是因为此类疾病导致病人存在一定的功能障碍而限制了其早期的功能训练。心脑血管疾病的存在不仅导致病人术前准备时间延长,而且该类病人术后也多易出现相关并发症,因而对于此类病人,优化围术期管理及合并症的处理,制定个体化的出院计划显得尤为重要。

3. 呼吸系统疾病　循证医学证据证实,呼吸系统疾病的存在是导致 THA 病人住院时间延长的主要因素。术前合并慢性阻塞性肺疾病的病人术后并发肺部感染的概率明显增加。ERAS 模式倡导病人围术期加强咳嗽训练,术后早期下床活动,一定程度上降低了术后肺部感染的发生率。肺栓塞是 THA/TKA 术后严重的并发症,其主要是由于术后下肢静脉血栓形成经血液循环栓子入肺所致。尽管随着预防血栓药物和方案的快速发展,致命性肺栓塞发生率已明显降低,但血栓高危因素的筛查仍是预防这类疾病发生的重中之重。

4. 泌尿系统疾病　泌尿系感染、肾功能异常、术后尿潴留等泌尿系统疾病是导致 THA/TKA 病人术后住院时间延长的重要影响因素。国外学者在 ERAS 模式下 THA/TKA 的研究中发现,术后严重肾脏及泌尿系并发症会导致住院时间延长,加强术前肾病病人的筛查和围术期液体管理非常重要。一项前瞻性对照研究也发现,THA 病人术后尿潴留的发生将导致住院时间延长 1.6 天。随着 THA/TKA 手术技术及围术期管理的快速发展,术前不安置尿管已广泛开展,但仍应注意到各种疾病如前列腺增生对术后留置尿管的需求。

5. 糖尿病　糖尿病的存在被证实是导致 ERAS 模式下 TKA 病人住院时间超过 3 天的预测因素。口服药物或皮下注射胰岛素的糖尿病病人其行 THA/TKA 手术的住院时间往往延长超过 4 天,这可能与该类病人血糖控制不佳容易出现术后并发症有关。但应该注意到,合并糖尿病并不是都一定会对病人的康复产生影响,这主要取决于血糖的控制水平和稳定情况,关注可疑糖尿病病人围术期血糖水平及控制情况对于降低术后并发症发生率,缩短住院时间具有重要意义。

6. 术前贫血　术前贫血会导致 THA/TKA 术后输血风险增加,进而导致住院时间延长。有学者研究发现,TKA 病人术前血红蛋白(Hb)水平<130g/L 是住院时间延长的独立危险因素。ERAS 模式下 THA/TKA 倡导围术期优化贫血诊治如术前对贫血病人(Hb:男性<130g/L;女性<120g/L)给予口服或静脉铁剂和促红细胞生成素促进造血,这在一定程度上减少了病

人围术期的输血需求,但术前 Hb 评估及治疗仍是应该关注的重点。

7. 限制活动的合并症　荷兰学者首次研究"限制活动的合并症"对 THA/TKA 病人住院时间的影响,尽管在其研究结果中并未指明具体疾病类型,也没有发现其与住院时间延长的相关性。目前认为,THA/TKA 病人术前合并其他骨骼肌肉疾病如慢性腰痛、纤维肌痛等可能通过影响术后早期的功能锻炼和康复,而导致住院时间延长。神经系统的合并症如脑梗死后遗症期残留下肢功能障碍也可能导致住院时间延长。关于此类合并症的定义和对住院时间的影响尚待进一步研究。

此外,其他一些因素如术前疼痛评分、病人期望出院目的地、手术日期、术后功能训练情况及术后并发症等都可能是 THA/TKA 病人住院时间延长的影响因素,这些都值得后期的进一步研究和证实。

三、结论与展望

尽管 ERAS 模式在 THA/TKA 围术期的广泛应用已明显缩短了病人的住院时间,仍有一些因素会妨碍病人的加速康复,导致住院时间延长。病人特征如高龄(TKA 病人 65 岁以上;THA 病人 70 岁以上)、女性、低体重或肥胖(BMI≤19 或≥40)、单独居住、下肢功能差(使用助行器)、低收入及少数民族;并存疾病如术前合并心肺疾病、泌尿系疾病、糖尿病、术前贫血及限制活动的合并症,都可能是导致 ERAS 模式下 THA/TKA 病人住院时间延长的影响因素。在临床工作中,对于 ERAS 模式下 THA/TKA 病人的出院计划应该个体化制定,密切关注病人的基本特征及并存疾病情况,从而进一步促进病人加速康复,提高病人满意度。

目前关于 THA/TKA 病人住院时间的相关研究以欧美国家人群研究为主,亚洲人群研究较少,影响我国 THA/TKA 人群住院时间的因素尚待进一步研究证实,围术期外科因素及术后相关因素也可能导致住院时间延长,并且值得进一步的研究。随着 ERAS 模式在我国的进一步广泛推广和开展,THA/TKA 病人术后康复必将更好更快,THA/TKA 日间手术甚至门诊手术的施行也将来临。

(张少云　裴福兴)

第三节　关节置换术加速康复非计划再入院的影响因素

一、概述

近年来,随着加速康复外科(ERAS)模式在髋、膝关节置换术(THA/TKA)围术期的广泛开展,THA/TKA 病人术后可以早下床、早锻炼,不仅明显缩短了术后康复时间和住院时间,提高了住院满意度,也有利于医疗服务质量的提高和医疗资源的合理分配。但是,随着病人住院时间的逐年缩短,THA/TKA 病人出院后非计划再入院率并未降低,甚至有逐年递增的趋势。据多中心大样本研究发现,美国初次 THA 病人出院后 30 天及 90 天中位再入院率分别为 5.8% 和 10.5%,初次 TKA 病人出院后 30 天及 90 天中位再入院率分别为 4.9% 和8.6%。非计划性再入院是指相对于计划性再入院而言,前次住院诊疗结束,病人在出院后无法预测的再入院,且病人再入院的原因是相同或相关疾病。非计划性再入院不仅导致病人身心及经济负担加重,亦会导致社会卫生资源浪费和医疗成本的高涨,因而成为国际上普遍使用的评价医疗质量的重要指标。关注 THA/TKA 病人非计划再入院率尤其是出院后 30 天及 90 天内再入院率,找出非计划再入院的危险因素和原因并加以控制,对于提高医疗服务质量,减少医疗资源浪费具有重要意义。

二、THA/TKA 病人出院后 30 天及 90 天内再入院危险因素

（一）病人因素

1. 年龄　高龄病人往往一般情况差、合并症多,因而容易出现术后并发症而导致住院时间延长,再入院风险增加。有研究发现,对于 65 岁以上 THA 病人,年龄每增加 1 岁,出院后 30 天内再入院的可能性增加 3%。80 岁以上行 THA/TKA 病人其出院后 30 天内并发症及再入院率明显增加,90～99 岁病人出院后 30 天及 90 天内不良事件如非计划气管插管、心血管事件甚至死亡发生率亦明显增加。尽管 THA/TKA 已能明显提高病人生活质量,但对于 90～99 岁者仍应综合考虑其治疗方案。

2. 性别　性别是病人特征中的不可控因素,对于 THA/TKA 住院时间及再入院风险的预测尤为重要。女性病人多数手术时其疾病状态相对更晚,下肢功能更差,因而住院时间及出院后 30 天内再入院率增加。但也有学者提出,男性病人出院后 30 天内伤口感染率高于女性,故再入院风险增加,性别对于 THA/TKA 术后再入院的影响尚待进一步研究。

3. 体重指数（BMI）　美国一项研究发现,肥胖病人（BMI≥30）行 THA/TKA 出院后 30 天内再入院率较非肥胖病人（20≤BMI<30）增加 40%。病态肥胖病人（BMI≥40）出院后 30 天内再入院率较正常体重病人增加 7.4%。肥胖病人往往并存较多内科合并症如高血压、糖尿病等,术后出现并发症的发生率高,故对于肥胖病人的出院标准和出院计划应个体化制定。

4. 种族和社会经济水平　种族差异是 THA/TKA 出院后再入院的独立危险因素。有研究发现,黑色人种行 THA/TKA 术后并发症及病死率明显高于白色人种,因而住院时间延长,非计划再入院率增加。这可能与黑种人更多趋向于接受低质量医疗及低水平手术或者缺乏术后及出院后护理有关。少数民族及低社会收入者行 THA/TKA 出院后 30 天内再入院风险也明显增高。此外,支付类型也可能是再入院风险增加的危险因素,享受医疗保险或医疗补助病人其再入院率较自费病人高出 86%。为此,国外有研究指出可通过采取医保病人再入院报销上限及惩罚制度以降低再入院率,但是其有效性及安全性尚待确定。

5. 合并症　术前合并内科疾病或一般情况差者行 THA/TKA 术后往往住院时间延长,出院后 30 天及 90 天内再入院率也明显升高。美国麻醉师协会分级（ASA 分级）和查尔森合并症指数（CCI）均是反映病人合并症情况较好的指标,ASA 3～4 级或 CCI 评分超过 2 分是非计划再入院的重要危险因素。系统性疾病如循环系统、呼吸系统、泌尿系统、内分泌系统等的存在也是病人再入院的高危因素,优化术前及术后病人并存疾病的管理,降低其严重程度,是减少术后并发症和再入院风险的重要措施。

此外,疾病的诊断类型也与非计划再入院的风险增加有关。比如,类风湿性关节炎、创伤性膝骨关节炎病人行 TKA 术后康复训练差,并发症多,因而出院后 30 天及 90 天内再入院风险也明显高于原发性膝骨关节炎病人。对于此类病人,应该重点关注其围术期管理和术后功能锻炼,从而有利于降低再入院率。

（二）临床因素

1. 外科因素 外科因素主要是指与外科手术及围术期处理措施相关的影响因素。研究发现，围术期输血将会导致 THA 病人再入院风险增加 14%，TKA 病人出院后再入院风险增加 13%。全身麻醉、手术时间延长及抗凝方案等也是 THA/TKA 出院后 30 天及 90 天内再入院的危险因素。其中，手术时间是反映手术难易程度的重要指标，一般而言，病人畸形或局部病变越重，手术时间和麻醉时间也相应延长。有研究指出，手术时间每延长 5 分钟，THA/TKA 病人术后并发症发生、住院时间延长及 30 天内再入院的危险均明显提高。

2. 术后并发症 THA/TKA 术后出现并发症会导致病人住院时间延长，术后任何不良事件如感染、出血、症状性静脉血栓栓塞症等的发生都会导致再入院风险增加。对于出现相关并发症的病人，应该适当延长其住院时间，出院后密切随访一定程度上可能降低再入院的发生率。

3. 住院时间 有研究指出，从 1991 年至 2010 年，医疗保险病人行 TKA 出院后 30 天再入院率在逐渐增加，并与住院时间的减少保持一致的趋势，这说明早期出院可能与这一趋势有关，尽管近年来 THA/TKA 术后总体不良事件的发生率并无明显变化，但目前越来越多的不良事件发生在出院后，这也是导致出院后非计划再入院率增加的可能原因。然而，来自加拿大的一项研究发现，THA/TKA 术后 2 天内出院并未增加出院后 30 天内主要并发症及再入院的发生率。目前，ERAS 模式下 THA/TKA 病人住院时间已明显缩短，但一些原因如高龄、手术时间长、合并症发生率高等会导致部分病人术后 30 天内并发症发生率升高，住院时间延长。住院时间延长超过 3 天尤其是超过 5 天病人的非计划再入院风险显著增加。因此，个体化安排出院计划对于降低 THA/TKA 出院后再入院率至关重要。

4. 出院去向 目前，THA/TKA 病人术后出院去向主要包括回家、前往特护疗养院或住院康复机构等。出院后直接回家可降低 THA 病人再入院风险达 28%，降低 TKA 病人出院后再入院风险达 25%，故被认为是出院后 30 天内非计划再入院的保护因素。出院后前往特殊疗养院或住院康复机构者可能病情更复杂，康复训练更差而不适合直接回家，此类病人再入院的风险也明显增加。因此，对于出院不能回家的病人应密切关注其病情变化和下肢康复情况。

（三）医院因素

大型综合性医院由于外科医生众多，每年 THA/TKA 手术量大，且经常转诊病情复杂的病人，故出院后 30 天及 90 天内再入院率往往较高。但也有研究发现，中小型医院、农村医院行 THA/TKA 术后再入院率较高，这可能与低级医院技术水平及医疗设备较差有关。此外，有研究指出，医院所在地区也可能是非计划再入院的独立危险因素，美国西部地区再入院率明显低于其他地区，其潜在原因尚待进一步研究。

三、THA/TKA 病人出院后 30 天及 90 天内再入院原因分析

美国学者于 2010～2013 年间设计全国性调查研究，研究包括全国 442 333 例初次 THA 病人和 952 593 例初次 TKA 病人，结果发现 THA 病人出院后 30 天和 90 天再入院原因前 5 项依次为脱位、深部感染、伤口感染、假体周围骨折和血肿，对应的 TKA 病人前 5 项再入院原因依次为伤口感染、深部感染、房颤、下肢脓肿、肺栓塞。感染被证实是导致再入院率增加的最主要原因之一，术前排除可能感染灶、术中及术后优化感染预防措施，对于降低感染发

生率至关重要。加强外科并发症(脱位、手术部位感染、假体周围骨折、出血)的预防和病人指导,重视血栓及栓塞的多模式预防也是降低再入院率的重要措施。此外,内科疾病的诱发或加重尤其是心血管事件、呼吸系统疾病的发生也是造成 THA/TKA 病人出院后 30 天及 90 天内再入院的重要原因,优化围术期心肺功能状态也显得尤为重要。

四、总结

非计划再入院率是反映病人出院后健康状况的重要指标,尽管 ERAS 模式通过优化围术期管理措施,使得 THA/TKA 病人术后并发症和住院时间均明显缩短,但病人出院后再入院率仍居高不下,探究 THA/TKA 出院后再入院的危险因素可以提出可行的风险预测模式,总结导致再入院的直接原因可以提出进一步的优化措施,二者对于降低病人再入院率,提高病人满意度,节约医疗资源具有重要意义。

THA/TKA 病人出院后 30 天及 90 天内再入院的危险因素主要包括病人因素、临床因素和医院因素三方面,其中高龄(65 岁以上)、性别、肥胖(BMI≥30)、黑色人种、少数民族、低社会收入及合并症等是重要的病人因素;围术期输血、全麻、手术时间延长、住院时间延长、出院后不回家等是导致再入院风险增加的临床因素。医院类型及所在地区作为医院因素也是再入院风险增加的潜在因素。综合考量各方面因素,提出可行的风险预测模式,优化可控因素,将有利于临床决策的提出和病人的优化管理。

导致 THA/TKA 病人出院后 30 天及 90 天内再入院的原因主要为外科并发症(脱位、手术部位感染、假体周围骨折、出血和血栓栓塞症)和内科疾病(心血管事件、呼吸系统疾病、胃肠不适),因此优化病人围术期管理措施,加强病人教育和出院后指导(用药、饮食、锻炼、身体状况的监测及并发症的处理),制定合理的出院计划和详细的随访制度,建立非计划性再入院风险筛查和评估工具,值得广大临床医生关注和重视。

值得注意的是,受到目前就诊条件的影响,THA/TKA 病人出院后因并发症等情况再入院时,并不全是再次返回手术所在医院,而医院之间信息不能共通,导致统计的非计划再入院率往往低于实际值。目前国内对于 THA/TKA 病人出院后再入院率尚无相关统计数据,相信通过对相关危险因素和原因的进一步分析和认识,在医患双方的共同努力下,THA/TKA 病人出院后非计划再入院风险的评估和管理必将更加完善,非计划再入院率也将逐步下降。

(张少云　裴福兴)

参 考 文 献

1. Tang H, Du H, Tang Q, et al. Chinese Patients' Satisfaction With Total Hip Arthroplasty: What Is Important and Dissatisfactory? Journal of Arthroplasty, 2014, 29(12): 2245-2250.

2. Du H, Tang H, Gu J M, et al. Patient satisfaction after posterior-stabilized total knee arthroplasty: a functional specific analysis. Knee, 2014, 21(4): 866-870.

3. Kurtz S, Ong K, Lau E, et al. Projections of primary and revision hip and knee arthroplasty in the United States from 2005 to 2030. J Bone JointSurg Am, 2007, 89(4): 780-785.

4. Sibia US, MacDonald JH, King PJ. Predictors of Hospital Length of Stay in an Enhanced Recovery After Surgery Program for Primary Total Hip Arthroplasty. J Arthroplasty, 2016, 31(10): 2119-2123.

5. El Bitar YF, Illingworth KD, Scaife SL, et al. Hospital Length of Stay following Primary Total Knee Arthroplasty:

Data from the Nationwide Inpatient Sample Database. J Arthroplasty,2015,30(10):1710-1715.

6. Anoushiravani AA,Sayeed Z,Chambers MC,et al. Assessing In-Hospital Outcomes and Resource Utilization After Primary Total Joint Arthroplasty Among Underweight Patients. J Arthroplasty,2016,31(7):1407-1412.

7. Courtney PM,Rozell JC,Melnic CM,et al. Who Should Not Undergo Short Stay Hip and Knee Arthroplasty? Risk Factors Associated With Major Medical Complications Following Primary Total Joint Arthroplasty. J Arthroplasty,2015,30(9 Suppl):1-4.

8. Elings J,Hoogeboom TJ,van der Sluis G,et al. What preoperative patient-related factors predict inpatient recovery of physical functioning and length of stay after total hip arthroplasty? A systematic review. Clin Rehabil,2015,29(5):477-492.

9. David M,Arthur E,Dhuck R,et al. High rates of postoperative urinary retention following primary total hip replacement performed under combined general and spinal anaesthesia with intrathecal opiate. J Orthop,2015,12(Suppl 2):S157-160.

10. den Hartog YM,Mathijssen NM,Hannink G,et al. Which patient characteristics influence length of hospital stay after primary total hip arthroplasty in a 'fast-track' setting? Bone Joint J,2015,97-B(1):19-23.

11. Cram P,Lu X,Kates SL,et al. Total knee arthroplasty volume,utilization,and outcomes among Medicare beneficiaries,1991-2010. JAMA,2012,308(12):1227-1236.

12. Kurtz SM,Lau EC,Ong KL,et al. Which Hospital and Clinical Factors Drive 30-and 90-Day Readmission After TKA? J Arthroplasty,2016,31(10):2099-2107.

13. Paxton EW,Inacio MC,Singh JA,et al. Are There Modifiable Risk Factors for Hospital Readmission After Total Hip Arthroplasty in a US Healthcare System? Clin Orthop Relat Res,2015,473(11):3446-3455.

14. Tayne S,Merrill CA,Smith EL,et al. Predictive risk factors for 30-day readmissions following primary total joint arthroplasty and modification of patient management. J Arthroplasty,2014,29(10):1938-1942.

15. Silber JH,Rosenbaum PR,Kelz RR,et al. Medical and financial risks associated with surgery in the elderly obese. Ann Surg,2012,256(1):79-86.

16. Hanly RJ,Marvi SK,Whitehouse SL,et al. Morbid Obesity in Total Hip Arthroplasty:Redefining Outcomes for Operative Time,Length of Stay,and Readmission. J Arthroplasty,2016,31(9):1949-1953.

17. Keeney JA,Nam D,Johnson SR,et al. Socioeconomically Disadvantaged CMS Beneficiaries Do Not Benefit From the Readmission Reduction Initiatives. J Arthroplasty,2015,30(12):2082-2085.

18. Inneh IA,Lewis CG,Schutzer SF. Focused risk analysis:regression model based on 5,314 total hip and knee arthroplasty patients from a single institution. J Arthroplasty,2014,29(10):2031-2035.

19. Huddleston JI,Maloney WJ,Wang Y,et al. Adverse events after total knee arthroplasty:a national Medicare study. J Arthroplasty,2009,24(6 Suppl):95-100.

20. Sutton JC,3rd,Antoniou J,Epure LM,et al. Hospital Discharge within 2 Days Following Total Hip or Knee Arthroplasty Does Not Increase Major-Complication and Readmission Rates. J Bone Joint Surg Am,2016,98(17):1419-1428.

21. Pugely AJ,Callaghan JJ,Martin CT,et al. Incidence of and risk factors for 30-day readmission following elective primary total joint arthroplasty:analysis from the ACS-NSQIP. J Arthroplasty,2013,28(9):1499-1504.

第二篇

关节置换术病人全身健康评估与处理

第四章　躯体系统疾病的评估与处理

第一节　感染性疾病或潜在感染灶的诊断与处理

由于手术的打击,病人术后机体抗感染能力明显下降,如病人体内存在感染灶,感染灶内的细菌易侵入机体并在体内繁殖,形成菌血症,当细菌到达内置物周围后,在此定植并形成生物膜,令抗生素很难抵达从而引发手术部位感染。一般而言,明显的感染灶通过病史采集和体格检查不难被发现,但无明显症状体征的隐匿感染灶的筛查却存在一定困难。以下方法有助于隐匿感染灶的筛查:

一、问诊

重点询问病人近期有无感冒、咽痛、慢性支气管炎急性发作、尿路刺激征、牙痛等症状;询问病人近期(1~2个月以内)有无关节腔穿刺、针灸、小针刀等有创操作史;如是女性病人,还需询问有无阴道炎、盆腔炎等病史。

二、体格检查

近期有感冒的病人,需重点检查咽部黏膜有无充血、淋巴滤泡,扁桃体有无肿大。老年或有慢支炎病史的病人需进行仔细肺部听诊,明确有无干、湿啰音。对有慢性肾盂肾炎的病人需检查有无肾区叩击痛。仔细检查病人皮肤有无破溃、疖疮、皮癣及皮疹,特别需注意病人有无足癣和股癣。如怀疑有鼻窦炎,需检查鼻旁窦有无叩压痛。常规检查口腔有无溃疡、龋齿及牙龈肿胀。

三、炎性指标

主要检查血沉、C反应蛋白(CRP)和白介素-6(IL-6)。血沉和CRP作为反映体内炎性水平的重要指标,一直用于临床炎症性疾病的筛查与诊断。华西医院骨科的研究表明通过术前血沉和CRP的筛查可极大的提高隐匿感染灶的检出率。在排除类风湿、强直性脊柱炎、痛风等炎性疾病的基础上,如血沉或CRP升高到正常值的2倍以上即应怀疑存在感染灶,当血沉升高至正常值的2倍以上,存在隐匿感染的阳性预测值为76.5%;当CRP升高至正常值的2倍以上时,存在隐匿感染的阳性预测值达到82.4%;当两者均升高到正常值的2倍以上时,存在隐匿感染灶的阳性预测值高达86.3%,务必进一步、全面地仔细检查各个可能出现隐匿感染灶的部位,必要时推迟甚至取消手术。如是类风湿等炎性疾病,血沉和 CRP 升高到正常值的 3 倍以上时,提示炎性反应活跃,需暂缓手术,先用激素和非甾体抗炎药治疗,控制炎性反应后再行手术。IL-6 相对于血沉、CRP 具有更高的灵敏性,且 IL-6 与 CRP 的反应具有高度的一致性,结合 IL-6 检查可进一步增加隐匿感染灶的检出率。

四、其他检查

所有病人需常规检查小便常规,对复查 2 次以上小便常规尿沉渣镜检每高倍镜下白细胞数>5 个,或细菌数增多以及有脓细胞的病人需行尿培养,明确有无尿路感染或无症状性菌尿。对怀疑有鼻窦炎的病人需行鼻窦 CT 以明确诊断。对怀疑有口腔、眼耳鼻部、生殖道等部位感染灶的病人,需行相关的专科检查以明确有无感染灶。

五、隐匿感染灶的常见部位

病人体内的感染灶除可能存在于常见的上呼吸道、肺部、泌尿道外,还可能存在于皮肤黏膜、口腔、生殖道及眼耳鼻部。华西医院骨科研究发现,髋膝关节置换术前隐匿感染灶最常见的部位是肺部和上呼吸道,分别占所有隐匿感染灶的 21% 和 20%,其次依次为:泌尿生殖道(15%)、近期有创操作(13%)、口腔(12%)、皮肤软组织(11%)、眼、耳、鼻部(4%)以及骨关节(4%)。因此,当怀疑存在隐匿感染灶时需对上述部位进行全面检查。

(黄强 裴福兴)

第二节 心脏疾病评估

一、高血压病及靶器官损害

高血压是一种以体循环动脉压升高引起动脉粥样硬化病变,导致多靶器官如心、脑、肾等损害的全身性疾病,是围术期心脑血管意外的重要危险因素。围术期监测血压、降压治疗及维持血压稳定对于预防心脑血管意外、提高围术期安全性至关重要。

(一)血压控制目标

2014 年美国成人高血压指南(JNC8)血压控制目标为:大于 60 岁人群收缩压<150mmHg 和舒张压<90mmHg,小于 60 岁人群收缩压<140mmHg 和舒张压<90mmHg,合并慢性肾脏病或糖尿病病人收缩压<140mmHg 和舒张压<90mmHg。由于高血压病人血管长期处于痉挛状态,降压治疗达到目标血压后需要 5~7 天才能解除这种痉挛状态,因此,围术期血压控制达到目标血压并维持 5~7 天后实施择期手术比较安全。对于不合并高血压脑病或心、肾功能不全的高血压病人,通过规范的围术期降压治疗,对手术耐受性较好。

(二)血压监测及处理

高血压病人应该常规进行血压监测,通过连续血压监测,掌握血压控制情况,并根据需要调整降压药物剂量及种类,从而将血压维持在目标血压以内,围术期抗高血压药物不能中断,必须持续到手术当天,可以于术晨少量清水将当天的药物吞服,术后根据血压回升情况灵活掌握,保证围术期安全性。

1. 血压监测方法 分别在清晨、中午、晚上测量血压 3 次,并且测量前病人需卧床平静休息 30 分钟,以免因活动、情绪激动产生误差。

2. 入院前已明确诊断高血压的处理 服用利血平或利血平类药物降压治疗,或服用阿司匹林、波利维(氯吡格雷)预防心脑血管意外的高血压病人,入院前或术前需停药 5~7 天,并改用其他降压药物,因为利血平可减弱心肌和血管对儿茶酚胺的反应性,麻醉时可能导致心动过缓和低血压,增加围术期心血管意外的风险,而阿司匹林和波利维会影响血小板的功能,导致凝血功能异常,引起术中/后大量出血。

入院后通过连续血压监测掌握血压控制情况,如果血压控制良好并且在目标血压以内,则维持原降压方案不变;如果血压控制不佳,未达到目标血压,则需要通过调整降压药物剂量或种类来达到目标血压。

3. 入院后首次诊断高血压的处理 除了连续动态监测血压外,应该在第一时间选择血管紧张素转化酶抑制剂(ACEI):卡托普利、依那普利、贝那普利;或血管紧张素 II 受体阻滞剂(ARB):氯沙坦、伊贝沙坦、缬沙坦;或钙离子通道阻滞剂(CCB):硝苯地平、非洛地平、氨氯地平、尼群地平;或 β 受体阻滞剂:萘洛尔、比索洛尔、美托洛尔;或利尿剂:氢氯噻嗪、螺内酯、吲达帕胺,这几类降压药物中的一种单用或者几种联合使用进行降压治疗,通常有以利尿剂为基础的联合用药方案和以钙通道阻滞剂为基础的联合用药方案,使用方法上推荐一种药物使用到最大剂量仍未达到降压目标后才加用另一类降压药,不推荐多种药物小剂量联用。或者请心脏内科医师会诊处理。

4. 特殊情况下高血压的处理 对于难以控制的重度高血压或需要急诊手术,但未正规治疗的高血压病人,可静滴硝普钠控制血压,其药效快、作用强、持续时间短,能直接扩张小动脉及静脉血管,给药过程中需密切监测血压和心率,随时调整剂量,但是长期大剂量应用可引起硫氰化物蓄积中毒,必要时应测定血中硫氰化物浓度。

(三)靶器官损害评估

由于高血压病可导致心、脑、肾等全身重要脏器病变,因此高血压病人应常规评估这些重要靶器官是否损伤及损伤程度,临床症状和体征是提示靶器官损伤的重要线索和依据,辅以相应的影像或实验室检查,可以对靶器官进行比较全面的评价,从而预估手术风险,提供手术安全性。

1. 高血压脑部评估 高血压可引起颈动脉粥样硬化、颅内小血管硬化、栓塞和出血,导致颅内供血不足从而出现头痛、头晕甚至肢体感觉、运动障碍等。因此,对于高血压病人如果伴随上述临床症状或体征,应该进行颈动脉彩超检查,明确是否有颈动脉粥样硬化或狭窄,后者是颅内供血不足以及小血管病变的可靠预测指标,必要时进行头部 CT/MRI 检查,明确是否有腔隙性脑梗死等病变,这些颅内血管病变会增加围术期脑血管意外的风险。

2. 高血压心脏评估 高血压可引起冠状动脉粥样硬化导致冠脉狭窄、心肌供血不足,从而导致冠心病、心绞痛及心肌梗死。对于伴随心前区不适、疼痛、胸闷的高血压病人,应考虑是否有心脏损害的可能,除了常规心电图检查以外,应进行冠脉 CT 造影或心肌核素灌注显像检查,明确冠脉是否有狭窄及狭窄程度、心肌是否有缺血及缺血程度。

高血压由于心脏前/后负荷增大,因而会引起心脏结构发生改变,如左室肥厚、左房增大等,严重时可导致心脏收缩/舒张功能受限,心脏泵血不足从而导致心力衰竭。因此,对于高血压病人,如伴随心慌、心累、呼吸困难或乏力等临床症状或胸部 X 线片提示心影增大或心电图提示左室高电压,应考虑高血压性心脏病或心衰的可能性,应进行心脏彩超及前脑性尿钠肽(BNP)检查,前者可以明确心脏结构改变,心室收缩/舒张功能以及射血分数,后者是诊断心衰比较可靠的检查指标,并且与预后密切相关。

对于严重的冠脉狭窄、心肌缺血、心室收缩/舒张功能受限,应先治疗心脏疾病后再考虑关节置换手术,心衰病人经过治疗心功能纠正到Ⅰ或Ⅱ级一般能耐受手术,Ⅲ级心功能慎重手术,Ⅳ级心功能禁忌手术。

3. 高血压肾脏评估　高血压可引起肾脏血管硬化、肾小球萎缩及肾萎缩,从而出现肾功能损害,后者反馈分泌肾素-血管紧张素-醛固酮类激素,导致血压进一步升高,形成恶性循环。肾功能损害除了进一步加剧血压升高外,还增加骨科围术期各种并发症的发生风险,如心脑血管意外、感染、水电解质紊乱及呼吸衰竭等。常规的肾功能、肾脏彩超及小便常规检查对肾功能能够进行比较全面的评估,肾动脉彩超血流成像(CDFI)可以评估肾脏动脉血流灌注情况,而核素扫描肾图可以估算肾小球滤过率(GFR),对肾功能损伤程度是比较客观的评价标准。

二、冠心病

冠心病是指冠状动脉粥样硬化使管腔狭窄或阻塞,或冠状动脉功能性改变即冠状动脉痉挛,导致心肌缺血、缺氧而引起的心脏病,亦称缺血性心脏病。临床上可分为无症状性心肌缺血型、心绞痛型、心肌梗死型、缺血性心肌病型和猝死型五种临床类型。冠心病是围术期死亡的独立危险因素,对于合并冠心病的病人,术前仔细评估,围术期谨慎处理是保障手术安全性的关键。

（一）冠心病控制目标

维持血流动力学稳定及冠状动脉通畅,降低心肌氧耗,避免诱发冠状动脉粥样斑块破裂、脱落或冠脉痉挛的危险因素,如血压波动、疼痛、情绪紧张、睡眠障碍等,防止发生心肌急性严重缺血出现急性冠状动脉综合征(ACS)导致心源性死亡。对于冠状动脉疾患已经稳定,心电图重复检查无变化,心绞痛发作后经过3个月以上已稳定者,可实施择期手术;新近发生过心肌梗死而施行大型骨科手术,会导致死亡率显著增高,如果不是挽救生命的急诊手术,应尽可能推迟至少三周,择期关节置换手术尽可能推迟半年以后。

（二）冠心病的诊断与处理

1. 冠心病诊断　冠心病的诊断依赖病史、查体和必要的辅助检查,通过详细地病史询问和体格检查,通常能够发现有助于诊断的有用线索。胸骨后或心前区压榨性疼痛,常放射至左肩、左臂内侧达无名指和小指,也可放射至颈、咽或下颌部,伴心慌、胸闷,可有烧灼感,一般无针刺或刀扎样疼痛,休息或舌下含服硝酸甘油后缓解,提示心绞痛;胸骨后或心前区针刺或刀扎样剧烈疼痛,可放射至颈、咽或下颌部,持续时间长,可达数小时或数天,休息和含服硝酸甘油不能缓解,常伴烦躁不安、出汗、恶心、呕吐、恐惧或有濒死感提示心肌梗死,不典型表现为上腹部疼痛,少数病人无明显疼痛,以休克或急性心力衰竭为主要表现。

心电图(ECG)是诊断冠心病的重要辅助检查方法,心绞痛最常见的心电图是ST-T改变,包括ST段抬高或降低超过0.1mV,T波低平或倒置,心肌梗死最常见的心电图是坏死区域导联上出现宽而深的Q波(病理性Q波),ST段抬高呈弓背向上或压低,T波倒置,并且宽而深,两肢对称。对于怀疑冠心病病人可进行ECG运动试验,最常用的阳性标准为运动中或运动后持续2分钟以上的ST段水平型或下斜型压低超过0.1mV。近年来心肌核素灌注显像被广泛应用与冠心病的诊断及鉴别诊断,明显优于 ECG 运动试验,心肌灌注核素显像不是诊断急性心肌梗死的首选检查方法,但是,在临床症状、酶学检查和心电图改变不典型的可疑急性心肌梗死病人,静态心肌灌注显像正常可以除外急性心肌梗死和不稳定性心绞痛,并且可以检测心肌梗死后的心肌缺血,估价心肌活力和心肌梗死病人的预后。心肌标志物如肌钙蛋白 I(cTnI)、肌钙蛋白 T(cTnT)和血清超敏 C 反应蛋白(hsCRP)除了辅助心肌梗死诊断外,其峰值越高预示着病人预后越差。

2. 入院前已明确诊断冠心病的处理　已行冠脉支架或冠脉搭桥及服用阿司匹林、波利维的冠心病病人,入院前或术前需停药 5 ~ 7 天,可改为皮下注射低分子肝素,术前 1 天停药,因为阿司匹林和波利维会影响血小板的功能,导致凝血功能异常,引起术中和(或)术后大量出血。对于口服的 β 受体阻滞剂(美托洛尔)、降脂药物(辛伐他汀)、血管紧张素转换酶抑制剂(ACEI,卡托普利、依那普利)等药物应该继续服用。

对于冠状动脉疾患已经稳定或冠状动脉支架/搭桥术后心肌血供已经得到改善,心绞痛发作 3 个月以上、心肌梗死发作 6 个月以上且病情稳定,心电图重复检查无变化,心肌核素灌注扫描未见可逆性灌注缺损,可实施择期手术,否则应该先心脏科治疗病情稳定后才能手术。围术期应该避免引起心肌缺血的诱因,如术前积极降压、控制心律及扩张冠脉改善心肌血供,术中减少失血,维持循环稳定,避免容量不足或过多,术后加强镇痛、改善睡眠及缓解精神紧张等。

3. 入院后首次诊断冠心病的处理　无禁忌证的情况下应尽早口服的 β 受体阻滞剂(美托洛尔)、降脂药物(辛伐他汀)、血管紧张素转换酶抑制剂(ACEI,如卡托普利、依那普利),改善心肌血供及降低心肌氧耗。

评估冠状动脉狭窄程度和是否有心肌缺血。冠脉 CT 造影和冠脉造影是诊断冠状动脉狭窄最直接的检查方法,并且冠脉造影可以安置支架恢复冠脉血供,心肌核素灌注显像对冠心病的诊断具有较高灵敏度和特异性,还可以判断冠状动脉狭窄的部位,心肌灌注显像正常预示病人的预后良好,即使冠状动脉造影显示冠状动脉狭窄的存在,心肌灌注显像正常的病人的预后也是很好的。心肌显像也可以判断处于“高危险状态”的冠心病病人,表现为:可逆性灌注缺损累及 1 个或多个冠状动脉血管床,在定量分析为大面积的灌注缺损;运动试验后左心室心腔一过性扩大。对于重度冠脉狭窄或心肌核素显像证实为高危险状态的冠心病,应该心脏科治疗病情平稳 6 个月后再实施择期手术。

4. 急性心肌梗死的急救措施　住院病人发生急性心肌梗死应该及早发现并立即抢救,同时立即请心脏内科会诊,共同制定抢救治疗原则。治疗原则是尽快行心肌再灌注治疗,保护和维持心脏功能,挽救濒死的心肌,防止梗死面积扩大,缩小心肌缺血范围,及时处理严重心律失常、泵衰竭和各种并发症,防止猝死。

(1) 监护和一般治疗:包括卧床休息、吸氧及心电监护。对病人进行必要的解释和鼓励,缓解病人焦虑和紧张情绪,以便得到充分休息及减轻心脏负担。吸氧对休克或左心室功能衰竭的病人特别有用,能够改善心肌供血,有利于防止心律失常,同时也有利于减轻疼痛。心电监护能够实时监测心率、心律及血压和心功能的变化,指导及时采取治疗措施。

(2) 辅助检查:心电图及心肌酶学对急性心肌梗死的诊断具有重要意义,应该在病人发病第一时间内完成检查。由于心肌酶学相对滞后并且检测需要耗费一定时间,病史及临床症状、查体结合心电图在早期急性心肌梗死的诊断方面显得尤为重要;对于典型临床表现和心电图 ST 段抬高已能明确诊断为急性心肌梗死时,绝不能等待心肌酶学检查结果而延误再灌注治疗。

（3）缓解疼痛:缓解心前区疼痛能够有效缓解急性心肌梗死病人焦虑情绪,有利于预防梗死范围的进一步扩大,改善预后。最有效的方法是心肌再灌注治疗使堵塞血管再通、恢复缺血心肌的供血,但是在再灌注治疗前可选用下列药物尽快解除疼痛。

1）吗啡或度冷丁（哌替啶）:吗啡 2~4mg 静脉注射,必要时 5~10 分钟后重复使用,可有效减轻病人交感过度兴奋和濒死感,但应注意低血压和呼吸功能抑制。或可使用度冷丁 50~100mg 肌内注射。

2）硝酸酯:通过扩张冠状动脉及外周血管、降低阻力,增加冠状动脉血流量以及增加静脉容量,减少静脉回心血流量降低心脏负荷,对于大多数心肌梗死病人都有应用硝酸酯类药物指征,但是明显低血压病人（收缩压<90mmHg）,尤其是合并心动过缓时应禁用。

3）β 受体阻滞剂:β 受体阻滞剂（美托洛尔、阿替洛尔）能阻断交感胺类对心率和心收缩力的刺激作用,减慢心率、降低血压、减低心肌收缩力和氧耗量,从而缓解心绞痛的发作,并且能够有效降低急性心肌梗死病人心室颤动发生率,在最初几小时内,使用 β 受体阻滞剂可以限制梗死面积。因此,上述药物在循环稳定的情况下应尽早常规应用,尤其适用于窦性心动过速和高血压的病人。禁忌情况包括:心力衰竭、低血压（收缩压<90mmHg）、心动过缓（心率<60 次/分）或有房室传导阻滞;用法方面首选口服制剂,高危的病人也可静脉推注,每次 5mg,每次推注后观察 2~5 分钟,如果心率<60 次/分或收缩压<100mmHg 则停止给药,静脉注射美托洛尔总量可达 15mg。

（4）抗血小板及抗凝治疗:阿司匹林对各种类型的急性冠脉综合征都有效,为了迅速达到治疗性血药浓度,首次剂量至少需 300mg,通过咀嚼药片促进口腔黏膜吸收,其后 100mg/d 长期维持。氯吡格雷与阿司匹林有协同抗血小板作用,但机制不同,首剂至少 300mg,以后 75mg/d,推荐氯吡格雷和阿司匹林联合应用。

抗凝治疗目前临床较多应用低分子肝素,在急性心肌梗死中的应用视临床情况而定,对于溶栓治疗的病人抗凝治疗通常作为辅助用药,对于未溶栓治疗的病人使用肝素是否有利并无充分证据。

（5）再灌注治疗:再灌注治疗即是使闭塞的冠状动脉再通,使缺血心肌得到再灌注,包括溶栓治疗和紧急经皮冠状动脉介入术（PCI）。早期再灌注治疗能够挽救濒临坏死的心肌或缩小坏死范围,改善病人预后。因此,怀疑或明确诊断急性心肌梗死时应该立即联系心脏内科医师,争取在发病 90 分钟内进行溶栓治疗或急诊行紧急经皮冠状动脉介入术（PCI）,及时有效地恢复心肌再灌注。

（三）冠心病危险因素评估

冠心病是多因素作用所致,通过对冠心病危险因素分析,有助于识别早期不典型冠心病。

1. 高脂血症　高脂血症与动脉粥样硬化密切相关,尤其是中等和低密度脂蛋白,对于高脂血症病人合并心前区不适、疼痛、胸闷等症状,应该考虑有无冠心病的可能,应进行冠脉 CT 造影或心肌核素灌注显像检查。

2. 高血压　高血压与冠心病直接相关,对于伴随心前区不适、疼痛、胸闷的高血压病人,除了常规心电图检查以外,应进行冠脉 CT 造影或心肌核素灌注显像检查。

3. 糖尿病 糖尿病可引起冠状动脉粥样硬化,发生较早并且很常见,对于伴随心前区不适、疼痛、胸闷的糖尿病病人,应进行冠脉 CT 造影或心肌核素灌注显像检查。

4. 遗传因素 动脉粥样硬化有在家族中聚集发生的倾向,对于家族中有冠心病的病人,如伴随心前区不适、疼痛、胸闷等症状,应进行冠脉 CT 造影或心肌核素灌注显像检查,明确是否有冠脉狭窄及心肌缺血。

三、心力衰竭

心力衰竭是指在各种致病因素作用下,心脏的收缩/舒张功能发生障碍,心输出量下降,从而使组织、器官血液灌注不足,同时伴有肺循环和(或)体循环淤血表现的临床综合征,是非心脏手术围术期心脏不良事件和死亡率增高的独立危险因素。

(一) 心衰控制目标

针对引起心衰病因治疗,减轻心脏负荷,控制心衰症状,改善心功能。心功能Ⅰ或Ⅱ级能耐受手术,心功能Ⅲ级慎重手术,心功能Ⅳ级禁忌手术。

(二) 心衰诊断及处理

1. 心衰诊断 急性心衰发病急骤,临床表现早期症状为突然出现不同程度的烦躁、心慌或胸闷等症状,常伴有心率增快、血压升高、呼吸急促,逐渐出现典型的端坐呼吸或夜间呼吸困难,不能平卧,严重时咳粉红色泡沫痰,查体颜面部皮肤饱满、球结膜水肿是常见的体征,早期肺部听诊可有轻微的哮鸣音,随后出现细湿啰音,影像学检查 X 线片或 CT 上可能会出现肺纹理增多、增粗或模糊,双肺门呈放射状分布的大片云雾状阴影或大结节影,非心脏手术围术期通常由静脉液体入量过多、出量过少引起,因此仔细计算出入量平衡是诊断心衰的重要依据,同时严重的心律失常或心肌梗死也可导致急性心衰,应加以鉴别。

慢性心衰需要通过详细的询问病史及查体来判断,日常活动受限是慢性心衰的典型表现,常表现为轻微活动后心慌、心累、气促等,外周静脉充盈也是慢性心衰的主要表现之一,包括颈静脉怒张、肢体水肿、腹痛等症状,另外颜面部皮肤饱满、球结膜水肿也是常见的体征,严重病例可能有胸、腹水表现。

除了临床症状体征外,影像和实验室检查是诊断心衰的重要参考,心脏彩超可以明确心脏结构改变,心室收缩/舒张功能以及射血分数,前脑性尿钠肽(BNP)检查是诊断心衰比较可靠的检查指标,并且与预后密切相关。

2. 心功能评估 目前通常采用美国纽约心脏病协会(NYHA)分级标准,将心功能分为四级、心衰分为三度。Ⅰ级:体力活动不受限,日常活动不引起过度的乏力、呼吸困难或心悸,即心功能代偿期;Ⅱ级:体力活动轻度受限,休息时无症状,日程活动即可引起乏力、心悸、呼吸困难或心绞痛,亦称Ⅰ度或轻度心衰;Ⅲ级:体力活动明显受限,休息时无症状,轻度日常活动即可引起上述症状,亦称Ⅱ度或中度心衰;Ⅳ级:不能从事任何体力活动,休息时也有充血性心衰或心绞痛症状,任何体力活动后加重,亦称Ⅲ度或重度心衰。

3. 入院前已明确诊断心衰的处理 首先进行心功能评估及导致心衰的基础疾病评估,对于治疗后心功能达到Ⅰ或Ⅱ级并且基础疾病控制良好的病人,可维持原治疗方案,对于治疗后心功能未达到Ⅰ或Ⅱ级或者基础疾病控制不佳的病人,则需要通过调整药物剂量或种类来改善心功能和控制基础疾病。

4. 入院后首次诊断心衰的处理 首先进行心功能评估和改善心衰症状治疗,同时积极搜寻导致心衰的基础疾病。改善心衰症状的治疗上首先应记录24小时出入量,严格限制液体入量,尽早使用螺内酯、氢氯噻嗪等利尿剂,降低心脏前/后负荷,并注意维持电解质平稳,氨茶碱可以有效解除支气管痉挛、减轻呼吸困难,同时其还有正性肌力、扩张外周血管和利尿作用,宜尽早使用,必要时使用洋地黄强心治疗。基础疾病明确后应针对引起心衰的基础疾病进行治疗,必要时请心脏科医师协助治疗。

5. 特殊情况下心衰的处理 急性心衰发病急骤,症状重,死亡率高。除了严格限制液体入量、利尿维持水电解质平衡外,吗啡能够抑制中枢性交感神经而反射性降低外周静脉和小动脉张力,减轻心脏前后负荷,降低呼吸中枢兴奋性,使呼吸频率减慢,改善通气功能,其中枢镇静作用可减轻病人烦躁不安而减低耗氧,但是伴有呼吸抑制者禁用;氨茶碱可以解除支气管痉挛、减轻呼吸困难,同时其还有正性肌力、扩张外周血管和利尿作用;扩血管药物如硝普钠或硝酸甘油,能够有效增加外周血管容量,降低外周血管张力,减轻心脏前、后负荷;糖皮质激素可以降低外周血管阻力和解除支气管痉挛。对于因大面积心肌梗死、严重的心律失常引起的心衰,应该及时请心脏科医师协助治疗,防止病情进一步恶化。

(三) 导致心衰的基础疾病评估

心力衰竭是各种致病因素导致心脏的收缩/舒张功能发生障碍,心输出量下降,从而使组织、器官血液灌注不足的一种疾病。明确导致心衰的基础疾病并针对性地进行治疗,是治疗心衰、改善心功能的重要基础。

1. 甲状腺疾病 甲亢或甲减可导致心律失常、组织水肿及心衰等。合并心律失常、情绪易激动或低落的心衰病人,应进行甲状腺激素及彩超检查,对于甲状腺疾病导致心衰的病人,应该首先治疗甲状腺疾病,激素水平正常后才能手术。

2. 高血压 长期未经控制的高血压由于心脏前/后负荷增大,会引起心脏结构发生改变,如左室肥厚、左房增大等,严重时可导致心脏收缩/舒张功能受限,心脏泵血不足从而导致心力衰竭。合并高血压的心衰病人应进行胸部X线片、心电图及心脏彩超检查,明确心脏结构改变、心室收缩/舒张功能以及射血分数。

3. 心律失常 严重的心律失常会导致心脏有效收缩/舒张功能下降,从而引起心脏泵血功能下降导致心衰。心律失常导致的心衰病情危急,应该及时转心脏科或请心脏科医师协助治疗。

4. 心肌梗死 大面积心肌梗死会导致心脏室壁失活或运动不协调,从而引起心脏泵血功能下降导致心衰。急性大面积心肌梗死导致的心衰病情危急,应该及时转心脏科或请心脏科医师协助治疗。陈旧性大面积心肌梗死引起的心衰,围术期发生急性冠脉综合征及急性心衰的风险极高,应慎重手术,围术期除了改善心衰症状治疗改善心功能外,应进行心脏彩超检查,明确心脏结构改变、心室收缩/舒张功能以及射血分数,并可进行冠脉造影或心肌核素灌注检查,评估再发心肌梗死的风险。

5. 心脏瓣膜疾病 晚期心脏瓣膜疾病会引起心脏泵血功能下降导致心衰。应进行心脏彩超检查,严重的心脏瓣膜疾病应该先在心脏科治疗后再进行手术。

6. 心肌病 心肌炎及各种心肌病导致心肌受损,心肌收缩/舒张功能异常,引起心脏泵血功能下降导致心衰。应进行心脏彩超检查,严重的心肌病应该先在心脏科治疗后才能手术。

7. 肾脏疾病 各种晚期肾脏疾病,由于肾功能排泄障碍导致水钠潴留、全身组织水肿及血容量增高,长期心脏负荷过高从而出现心衰,应进行肾功能、肾脏彩超及小便常规检查,并针对肾脏疾病进行治疗,必要时进行血液透析或请肾脏科医师治疗,改善心衰症状。

四、心律失常

心律失常是各种心内外疾病或生理情况下心脏激动的起源、频率、节律、传导速度和传导顺序异常,是心肌细胞的电生理异常。严重的心律失常会导致明显的血流动力学改变甚至死亡,因此围术期应积极排查及纠正引起心律失常的病因,保证手术的安全性。

(一)心律失常控制目标

心律失常控制目标是心脏泵血功能能够维持血流动力学稳定。鉴别心律失常性质属于良性(功能性)、潜在恶性(有害)还是恶性(严重有害)对手术的安全性非常重要。一般认为,良性心律失常见于无器质性心内外疾病人,常由自主神经功能失衡等所致,多无症状,可表现为窦性心动过速、窦性心动过缓、窦性心律不齐、房性或室性期前收缩、一度或二度房室传导阻滞、右束支传导阻滞,多不需要抗心律失常药物治疗,一般能耐受手术;心房纤颤病人心室率控制在 80~90 次/分才可手术;对于潜在恶性或恶性心律失常,需要纠正基础疾病、抗心律失常治疗或安置心脏起搏器后才能手术。

(二)心律失常诊断及处理

1. 心律失常诊断 心律失常的诊断依赖病史、查体和必要的辅助检查,通过详细的病史询问和体格检查,通常能够发现有助于诊断的有用线索,如心律失常的病因与诱因、发作频率与终止方式、病人的感受和对血流动力学的影响以及血压高低、心音强弱、心脏杂音及刺激迷走神经等方法对心律失常的影响等。常用的辅助检查包括心电图、动态心电图及心脏彩超等。

2. 入院前已明确诊断心律失常的处理 服用阿司匹林、波利维、华法林预防血栓的心律失常病人,入院前或术前需停药 5~7 天,因为阿司匹林和波利维会影响血小板的功能,导致凝血功能异常,引起术中/后大量出血。

对于良性心律失常,无需特殊处理,一般能耐受手术,对于潜在恶性或恶性心律失常,应评估导致心律失常的基础疾病治疗情况,如果基础疾病控制良好,既往抗心律失常方案有效,则维持原治疗方案,如果基础疾病控制不佳或抗心律失常方案无效,则需要调整用药方案,或者请心脏科医师协助治疗。

房颤病人应进行心脏彩超检查,如果有心内附壁血栓,应先到心脏科治疗后才能手术,心率控制在 80~100 次/分、心内无附壁血栓可实施手术,围术期应加强抗凝治疗;窦性心动过缓阿托品试验心率较基础心率<20% 或极限疲劳运动后心率<90 次/分、三度房室传导阻滞、完全性左束支传导阻滞、完全性右束支传导阻滞合并左束支分支传导阻滞有发生心脏停搏的危险,需要安置临时或永久心脏起搏器后才能手术。

3. 入院后首次诊断心律失常的处理 详细询问病史及体格检查,辅助心电图、实验室及影像学检查,鉴别是良性、潜在恶性还是恶性心律失常。对于良性心律失常,无需特殊处理,对于明确病因的潜在恶性或恶性心律失常,如甲状腺功能异常、电解质紊乱、酸碱失衡及缺血性心脏病、充血性心力衰竭和心源性休克等,应针对基础疾病进行治疗,或者请心脏内科医师协助抗心律失常药物治疗。对于潜在恶性或恶性心律失常,基础疾病控制良好,心律失常控制满意或安置心脏起搏器后才能手术。

4. 特殊情况下心律失常的处理　对于急性心肌梗死伴室性心动过速等紧急情况,可首先利多卡因治疗,常用剂量静脉注射每次 50～100mg,必要时 5～10 分钟后重复静注,1 小时内总量不超过 300mg,有效后 1～4mg/min 静滴维持。

对于合并冠心病等器质性心脏病或心功能不全伴潜在恶性和恶性快速性心律失常,如各型期前收缩、心动过速(室性、室上性)、房扑、房颤和预激综合征所致的房室折返性心动过速,可首先胺碘酮缓慢静脉注射,剂量为 2.5～5.0mg/kg,稀释后缓慢静脉注射(5 分钟以上),有效后 0.5～1.0mg/min 静滴维持。

对于突然发作的室上性阵发性心动过速,可压眼眶、颈动脉窦或咽部刺激迷走神经来终止发作,如刺激无效可选用普罗帕酮、胺碘酮等静脉注射。

对于心脏骤停、心室颤动等紧急情况,应选择肾上腺素抢救,常用剂量为 3～5mg 静脉注射或气管内滴入,无效时 3～5 分钟后重复静注。对于严重窦性心动过缓、窦性停搏、窦房传导阻滞,可使用阿托品静脉注射。

心律失常发作时出现心绞痛、心功能不全、晕厥或休克等严重症状或药物治疗无效时,应立即进行电复律等治疗。

（三）导致心律失常的基础疾病评估

1. 心脏器质性病变　各种器质性心脏病是引发心律失常最常见的病因,该类疾病产生心肌缺血、缺氧及损伤和瘢痕形成均可导致心肌细胞电生理异常。对于心律失常的病人,首先应进行高血压、冠心病、心肌梗死及瓣膜疾病等筛查,明确是否由于心脏的器质性病变导致。

2. 甲状腺疾病　甲亢或甲减可导致心律失常。心律失常病人合并情绪易激动或低落,应进行甲状腺激素及彩超检查,对于甲状腺疾病导致心律失常的病人,应该首先治疗甲状腺疾病,激素水平正常后才能手术。

3. 水电解质紊乱和酸碱失衡　各种原因引起的低钾血症、高钾血症、心衰等水电解质紊乱和酸碱平衡失衡均可导致心律失常。通过血气分析和电解质检查,可以明确诊断,并指导治疗。

4. 物理与化学因素　电击等物理因素,以及工业毒物(如有机溶剂)、农药(如有机磷农药)、动植物毒素(如蛇毒、乌头)和药物(抗心律失常药物、抗肿瘤药物)等均可引起心律失常,在病史询问时应仔细具体,有相关病史时应考虑其所存心律失常的可能性。

（马俊　裴福兴）

第三节　呼吸系统疾病评估

近年来,随着全球工业化水平的不断发展和大气污染程度的逐渐加重,呼吸系统疾病患病率迅速增加。呼吸系统疾病成为危害我国人民健康的常见疾病,最新的全国部分城市及农村前十位主要疾病死亡原因的统计数据显示,呼吸系统疾病(不包括肺癌)占城市居民死亡病因的第四位,占农村居民的第三位。

另一方面,现在关节置换病人的年龄上限在不断增加,甚至达百岁高龄,而随着年龄的增长,病人呼吸系统器官储备功能不断下降。在接受关节置换术病人中,相当大比例合并有不同程度的呼吸系统疾病。因此,如何准确评估这些病人呼吸系统并存疾病和术后相关并发症的风险,妥善进行围术期的预防和处理,有效降低围术期呼吸系统的并发症发生率是外科医生必须重视的问题。

一、呼吸系统疾病控制目标

呼吸系统疾病常伴发感染,是关节置换术的禁忌证。呼吸系统疾病控制的首要指标是控制、治愈感染,咳嗽有力、无痰或少量白色泡沫痰;其次是维持肺血氧交换基本正常,血气分析:动脉血氧分压>70mmHg;若<70mmHg则进行矫正试验,病人鼻导管吸氧 2~3L/min,吸氧 5 分钟后再行血气分析,如动脉血氧分压>70mmHg 则可考虑手术;如仍<70mmHg 则需做肺康复锻炼以达到 mMRC 呼吸困难严重程度分级 2 级以下、FEV_1 占预计值>50%。

二、老年关节置换病人常见呼吸系统并存疾病

(一) 慢性阻塞性肺疾病

慢性阻塞性肺疾病(chronic obstructive pulmonary disease,COPD,简称慢阻肺)是一种严重危害人类健康的常见病、多发病,严重影响病人的生命质量,病死率较高,并给病人及其家庭以及社会带来沉重的经济负担。我国对 7 个地区 20 245 名成年人进行调查,结果显示 40 岁以上人群中慢阻肺的患病率高达 8.2%,其中男性 12.4%,高于女性 5.1%,农村 8.8% 高于城市 7.8%。

COPD 的诊断应根据临床表现、危险因素接触史、体征及实验室检查等资料,综合分析确定。我国 2013 年慢性阻塞性肺疾病诊治指南明确指出肺功能检查是诊断 COPD 的金标准。通过肺功能检查可以很客观地反应气流受限程度,对 COPD 的诊断、严重程度评价、疾病进展、预后及治疗反应等均有重要意义。气流受限是以 FEV_1 和 FEV_1/FVC 降低来确定的。$FEV_1/FVC\%$ 是慢阻肺的一项敏感指标,可检出轻度气流受限。病人吸入支气管舒张剂后的 $FEV_1/FVC\% < 70\%$,可以确定为持续存在气流受限,此时除外其他疾病后即可确诊为 COPD。因此,持续存在的气流受限是诊断 COPD 的必备条件,凡具有吸烟史和(或)环境职业污染及生物燃料接触史,临床上有呼吸困难或咳嗽、咳痰病史的病人,均应进行肺功能检查。

慢阻肺的病程可分为:①急性加重期:病人呼吸道症状超过日常变异范围的持续恶化,并需改变药物治疗方案,在疾病过程中,病人常有短期内咳嗽、咳痰、气短和(或)喘息加重,痰量增多,脓性或黏液脓性痰,可伴有发热等炎症明显加重的表现;②稳定期:病人的咳嗽、咳痰和气短等症状稳定或症状轻微,病情基本恢复到急性加重前的状态。一篇发表在 2013 年 JBJS 上探讨全膝置换围术期危险因素的文章就指出,急性期的 COPD 病人或者痰液、肺泡液检查提示感染存在时,手术必须推迟,同时应用抗生素治疗感染。只有经过规律的治疗,当 COPD 临床症状控制到最小,病人一般情况最好时才可手术。即使如此,COPD 仍然是导致围术期呼吸系统并发症的重要危险因素。Duggan 等研究指出,合并 COPD 的病人围术期呼吸系统并发症发生率显著升高。并且呼吸系统并发症发生率与 COPD 的严重程度呈正相关,严重的 COPD 病人其围术期呼吸系统并发症发生率高达 23%,轻、中度病人的发生率为 4%~10%。

COPD 骨科手术术前控制目标:病情稳定期,咳嗽有力,无痰或白色泡沫痰,听诊肺部无明显湿啰音、哮鸣音,动脉血氧分压>70mmHg 和血氧饱和度低>90%,一般能耐受手术。吸

气性屏气试验可作为能否手术的参考:>60 秒者,能耐受手术;40～60 秒者,一般能耐受手术;20～40 秒,术前充分准备后依病情决定手术;<20 秒,禁忌手术。

（二）慢性支气管炎,肺气肿

慢性支气管炎是老年人常见的呼吸系统疾病,是由吸烟、大气污染等因素长期刺激气管、支气管和周围组织引起的慢性炎症反应。本病早期症状多轻微,病情进展缓慢,常不引起人们重视,但随着病程的进展,常常发展成为肺气肿,甚至肺心病。

老年人咳嗽、咳痰或伴有喘息反复发作,每年至少连续 3 个月,持续 2 年或以上,并排除心肺其他疾病所致者即可诊断。实验室检查白细胞总数可以不高,但中性粒细胞增高。X线检查可见双下肺野出现斑片模糊影,如果有并存肺气肿,胸片透光度增加,肋间隙增宽。慢性支气管炎的病程可分 3 型:①急性发作期:1 周内病情突然加重,咳嗽、咳痰加剧,痰量增加,痰转呈脓性或黏液-脓性,或伴有其他炎症表现;或 1 周内任何一种症状加重至重度;或重症病人的症状明显加剧者;②慢性迁延期:病人的咳、痰、喘等症状迁延不愈,或发作 1 个月以上仍未恢复到发作前水平;③临床缓解期:经过治疗或自然缓解,病情稳定,各项症状明显减轻或消失,维持时间达 2 个月以上者。

慢性支气管炎急性发作,肺部感染时手术必须推迟,同时应用抗生素治疗感染。只有经过治疗或自然缓解,病情稳定,各项症状明显减轻或消失,处于临床缓解期时才适宜手术。即使如此,慢性支气管炎、肺气肿病人围术期出现肺部感染等并发症的发生率仍然极高。

（三）过敏性哮喘

患有过敏性哮喘的病人需要麻醉或手术的情况临床上并不少见。由于过敏性哮喘病人具有气道高反应性和气道慢性炎症等特征,且可能伴有一定程度的肺功能损害,这就决定了过敏性哮喘病人的围术期并发症尤其是呼吸系统的并发症均比普通人群要高,可达普通人群的三倍。其发生率与手术时过敏性哮喘的严重程度、手术类型、麻醉方式等因素密切相关。因此,在术前对过敏性哮喘病人的病情进行全面评估(包括非急性发作期的病情评价和急性发作时严重程度的评价),并选择适当的手术、麻醉方式,在围手术期采取相应的控制、治疗措施,以防止围手术期过敏性哮喘急性发作和术后并发症的发生。

全球哮喘防治创议(Global INitiative for Asthma , GINA)将本病分为 3 期:①急性发作期,指当前仍然有气促、咳嗽、胸闷等症状发生,常有呼吸困难,PEF 或 FEV1 降低;②慢性持续状态,指在过敏性哮喘非急性发作期,病人在吸入糖皮质激素治疗时很少或没有症状,过敏性哮喘病人可有不同程度的过敏性哮喘症状或呼吸流量降低,需按时吸入 β_2 受体激动剂;③过敏性哮喘缓解期,指未经治疗症状、体征消失,肺功能恢复到急性发作前水平,并维持 4 周以上,不需要用 β_2 受体激动剂。

因为在急性发作期间和(或)临床的不稳定或临界状态的手术危险性将大大增加,所以在本病急性发作期,应延期手术,并采取积极有效的治疗措施尽快控制症状,并对治疗后的病情做出再次的评估。当 FEV1/FVC<50% 为手术禁忌证。当动脉血气分析 PaO_2<70mmHg或 $PaCO_2$>50mmHg 也不宜手术。假如病人根据严重程度进行阶梯规范化治疗,处于慢性迁延状态,术前应继续治疗,必要时可在术前 1～2 周适当加大吸入糖皮质激素的剂量。在围术期自然应继续吸入糖皮质激素治疗,直至麻醉的当天。值得注意的是,即使病人处于临床缓解期,不使用任何治疗的情况下也没有任何症状,仍需要和麻醉医师沟通,麻醉策略应按照隐匿性气道高反应性来处理。因为不管是处于哪一期的过敏性哮喘病人,围术期均可能出现重度甚至于致命性的危重度急性发作。

三、合并呼吸系统并存疾病老年关节置换病人术前处理

(一) 戒烟

吸烟对呼吸系统并发症的影响已是共识,但术前戒烟能否降低呼吸系统并发症的发生率尚存争议。有研究显示在手术临近时戒烟或者减量的病人呼吸系统并发症发生率反而要大于未戒烟病人,其原因可能是由于戒烟后短暂的痰分泌增加从而导致了术后分泌物清除困难,以及临近手术的戒烟产生尼古丁戒断等。但是已有研究证实,吸烟对免疫系统有害,并影响组织愈合过程中氧气的输送。早期研究显示术前 6~8 周戒烟可显著降低术后呼吸系统并发症的发生率。对于关节置换手术而言,如果术前能戒烟 6~8 周,感染、血肿及伤口并发症发生率都将显著低于未戒烟者。

(二) 深呼吸、咳嗽呼吸功能锻炼

呼吸功能锻炼可显著减少肺部感染,主要包括深呼吸和咳嗽训练。深呼吸锻炼主要是通过深呼吸练习增加病人膈肌、腹肌和肋间肌肉的力量,并增大通气量,从而改善肺通气功能,增加氧气和二氧化碳的交换,降低肺部并发症的发生。

咳嗽、排痰训练能将呼吸道内分泌物排出体外,防止分泌物淤积滋养细菌和痰液阻塞气道。但咳嗽和排痰必须正确有效,无效的咳嗽只会给病人带来痛苦而不能起到排痰的作用,在研究中发现有很多病人不会咳嗽,术前教育就显得非常重要,一定要确保病人能掌握正确的咳嗽动作。

(三) 血气分析

血液中氧分压的维持需要肺部通气功能及换气功能的共同支撑,因此血气分析反应的是肺部功能的综合代偿能力,故有文献认为关节置换病人查血气较之肺功能更能说明肺部问题。

有研究报道老年人由于全身器官有不同程度的衰退,代偿能力减退,尤其是肺功能降低,对于手术、麻醉导致的创伤和机体的应激反应使病人的病情处于不断变化过程中,各种原因都可能导致低氧血症发生;另外,研究表明安静时动脉血 PCO_2、肺泡气氧分压(PAO_2)基本上不随年龄增加而改变,而 PaO_2 却明显减少,故 PAO_2 与 PaO_2 差加大,表明 CO_2 在肺内的弥散不受年龄的影响;O_2 在肺内的弥散随年龄增加而降低。因此对于老年病人而言,血气分析结果中最值得被关注的是动脉血氧分压。

(四) 肺功能检查

肺功能检查主要反映病人的肺通气功能和呼吸动力情况。故行胸部或腹部等可能影响肺叶和呼吸动力的手术时行肺功能检查很有必要,但对拟行非胸部或腹部手术的病人,文献报道并不建议常规安排检查。不过对于合并肺部病征者,肺功能检查仍然可以协助临床诊断,判断肺功能障碍的有无以及障碍的性质与程度,如肺间质疾患早期表现可以是弥散功能减低;小气道功能异常可以是慢性阻塞性肺疾患如慢性支气管炎肺功能障碍的早期表现。其可指导临床治疗,如支气管哮喘病人应用支气管扩张剂后,肺功能检查可作为一项重要的疗效判断指标。

1. **肺通气功能**　潮气量(tidal volume,TV)、补吸气量(inspiratory reserve volume,IRV)和补呼气量(expiratory reserve volume,ERV)是反应肺通气功能的重要指标。IRV 和 ERV 分别

代表吸气和呼气的贮备能力,其随着年龄增加而逐渐减少,但 ERV 更容易受到损害,因此反应肺通气功能更敏感。肺活量(vital capacity,VC)= TV+IRV+ERV,是静态肺通气功能的重要指标,随年龄增长而减少,70~76 岁老年人较同性别 20~30 岁年轻人 VC 减少约 30%。

残气量(residual volume,RV)和功能残气量(functional residual volume,FRV)两者常呈同方向变化,均随年龄增长而增加。临床上主要用残气量/肺总量(%)反映肺气肿的程度,在青年人为 20%~25%,60 岁以后可增大到 40%。

肺通气量包括每分静息通气量(minute ventilation volume,MV)、最大随意通气量(maximum volnmtary ventilation,MVV)和肺泡通气量(alveolar ventilation volume,AVV)。MV 随年龄增长的改变不明显,而 MVV 和 AVV 则显著降低,反映老年人肺通气贮备能力明显下降。

2. 呼吸动力学　用力呼气量(forced expiratory volume,FEV),FEV_1 指第一秒用力呼气量,其 65 岁以后每年平均下降 38ml;临床上常用 $FEV_1/FEV\%$ 反映较大气道的气流阻力情况,以评价阻塞性肺疾患。

用力呼气流速(forced expiratory flow,FEF)是将用力呼气量的曲线人为地平均划分为 4 段,计算各段的斜率,得到各段肺活量时的呼气流速(L/s)。老年人 FEF 25~75、FEF 25、FEF 50 下降十分明显,说明老年人小气道的气流阻力增大。

用力肺活量(forced vital capacity,FVC)过去称时间肺活量,是指尽力最大吸气后,尽力尽快呼气所能呼出的最大气量,略小于没有时间限制条件下测得的肺活量。该指标是指将测定肺活量的气体用最快速呼出的能力。

闭合气量(closing volume,CV)与闭合容量(closing capacity,CC):前者是指深吸气后再缓慢匀速呼气中,肺下部小气道开始闭合后,再继续呼出的气量;后者是指此时的肺容量,它是闭合气量与残气量之和。分别以 CV 占肺活量的百分比(CV/VC%)和 CC 占肺总量的百分比(CC/TCL%)表示,是评价小气道功能状态的重要指标。CV/VC% 和 CC/TCL% 随年龄增加而显著升高。其中老年人 CV/VC% 升高 150% 以上,CC/VC% 升高约 50%(男)或 30%(女)。

(五) COPD 的术前评估

COPD 术前评估目的是确定疾病的严重程度,预判手术危险程度,并指导治疗。

1. 症状评估通常采用改良版英国医学研究委员会呼吸问卷(breathlessness measurement using the modified British Medical Reseach Council,mMRC)对呼吸困难严重程度进行评估(表 4-3-1)。

表 4-3-1　mMRC 呼吸困难严重程度分级

呼吸困难评价等级	呼吸困难严重程度
0 级	只有在剧烈活动时感到呼吸困难
1 级	在平地快步行走或步行爬小坡时出现气短
2 级	由于气短,平地行走时比同龄人慢或者需要停下来休息
3 级	在平地行走约 100m 或数分钟后需要停下来喘气
4 级	因为严重呼吸困难而不能离开家,或在穿脱衣服时出现呼吸困难

2. 肺功能评价　应用气流受限的程度进行肺功能评估,即以 FEV_1 占预计值% 为分级标准。慢阻肺病人气流受限的肺功能分级分为 4 级(表4-3-2)。

表 4-3-2　呼吸功能气流受限严重程度分级

肺功能分级	气流受限程度	FEV_1 占预计值%[*]
1 级	轻度	≥80%
2 级	中度	50% ~79%
3 级	重度	30% ~49%
4 级	极重度	<30%

[*] 吸入支气管扩张剂后测定 FEV_1 值

根据前述两个评价标准,如果 mMRC 分级≥2 级表明临床症状较重,而呼吸功能气流受限分级达到 3 级或 4 级表明具有高风险;另外根据病人急性加重的病史进行判断,在过去一年中急性加重次数≥2 次或上一年因急性加重住院≥1 次,表明以后频繁发生急性加重的风险大。术者在术前应该通过上述的综合症状评估、呼吸功能分级和急性加重的风险判断,预判手术危险程度,决定是否需要推迟或避免手术。

(马俊　裴福兴)

<h2 align="center">第四节　肝脏疾病评估</h2>

慢性肝病是指各种病毒、药物、酒精、胆汁淤积及自身免疫反应等病因导致的肝细胞坏死和慢性炎症反应,包括肝硬化。肝脏是人体重要代谢器官,具有代谢、储备和解毒功能,由于肝脏无法像肺、肾脏进行替代治疗,严重时可出现肝衰竭死亡,因此,合并慢性肝病的病人围术前更应该进行仔细评估和处理,提高手术安全性。

一、慢性肝病控制目标

连续肝功能评估证实病情稳定,短期内未进一步恶化,无严重门静脉高压及腹水,白蛋白>35g/L,转氨酶升高在 3 倍以内或者胆红素升高在 1 倍以内,凝血功能正常,一般可耐受初次髋、膝关节置换术。

二、慢性肝病诊断与处理

(一)慢性肝病诊断

慢性肝病根据肝脏损伤程度临床表现上症状轻重不一,常见的症状是容易疲乏、食欲减退、消化不良及厌油腻,偶有上腹不适、黄疸、肝掌及蜘蛛痣等。通常根据病史、临床表现及肝功能检查即可诊断。

(二)入院前已明确诊断慢性肝病的处理

首先进行连续的肝功能评估。如果疾病在控制目标以内,无需特殊处理,一般能耐受中小手术,围术期注意避免使用加重肝脏损害的药物;轻微的凝血功能 PT 延长,可以肌注维生素 K_1 治疗。转氨酶或胆红素升高超过控制目标,予以还原型谷胱甘肽、S-腺苷蛋氨酸和 N-

乙酰半胱氨酸等保肝治疗,熊去氧胆酸降胆红素治疗,或者请消化科医师协助治疗,达到控制目标后才能手术;严重的门静脉高压或腹水病人禁忌手术。

（三）入院后首次诊断慢性肝病的处理

完善肝功能及腹部彩超检查,明确导致慢性肝病的病因,如病毒、酒精、药物等,并连续评估肝功能状态。如果病情稳定,并且疾病在控制目标以内,无需特殊处理,一般能耐受中小手术或 1 小时左右的手术,凝血功能 PT 延长,可以肌注维生素 K_1 治疗,转氨酶或胆红素升高超过控制目标,予以保肝降胆红素治疗,或者请消化科医师协助治疗,达到控制目标后才能手术;如果疾病处于进展期,连续肝功能评估短期内有进一步恶化趋势,或者严重的门静脉高压或腹水,应先到消化科或传染病科治疗。

（四）特殊情况下慢性肝病的处理

慢性肝病短期内肝功能急剧恶化可导致肝性脑病,大多数肝性脑病发病可以找到诱发因素,如消化道出血、高蛋白饮食、低钾碱中毒、低血容量和缺氧及使用加重肝脏损伤的药物,如地西泮、巴比妥类药物。应及早识别肝性脑病并去除诱发因素,减少和去除肠道内氨源性毒物的生成和吸收,同时促进体内氨的清除和拮抗神经毒素对神经递质的抑制作用,包括限制蛋白摄入、清洁肠道、防治便秘,静脉使用鸟氨酸门冬氨酸、氟马西尼及支链氨基酸治疗等。

三、常见并发症评估

（一）肝性脑病

肝性脑病是肝功能衰竭引起的中枢神经系统功能障碍,是慢性肝病最严重的并发症,死亡率高。慢性肝病病人临床上出现人格改变、行为失常、扑翼样震颤或意识障碍、昏迷等症状,应考虑肝性脑病可能,大多数肝性脑病发病可以找到诱发因素,早期识别肝性脑病并去除诱发因素是治疗成功的关键。

（二）急性出血

肝脏是人体的代谢器官,多种凝血因子均在肝脏合成,慢性肝病肝功能恶化可导致凝血功能障碍,引起消化道、颅内及手术部位出血,应密切关注病人出血倾向,高危病人及出现急性出血的病人应及时予以输血浆补充凝血因子。

（马俊 裴福兴）

第五节 肾脏疾病评估

慢性肾功能不全是指感染、药物、代谢疾病及免疫反应等因素导致的各种慢性肾脏病进行性发展,引起肾单位和肾功能不可逆地丧失,导致代谢产物和毒素潴留、水电解质和酸碱平衡紊乱以及内分泌失调为特征的临床综合征,最终进展为终末期肾衰竭。慢性肾衰竭会增加围术期发生并发症的风险,严重时可导致死亡,术前应该仔细评估和积极治疗,保证手术安全性。

一、慢性肾功能不全控制目标

连续肾功能评估证实病情稳定,短期内未进一步恶化,肾功能不全代偿期,尿素氮和肌酐升高在正常上限 1.5 倍以内,无水电解质及酸碱平衡紊乱,血红蛋白至少维持在 100g/L 以上,24 小时尿量>1000ml,一般可耐受中小手术或 1 小时左右的手术,肾功能不全失代偿期的挽救手术或肾衰竭期的抢救手术,术前或术后需要血液透析治疗。

二、慢性肾功能不全诊断及处理

(一)慢性肾功能不全诊断及分期

临床表现上症状轻重不一,常见症状有夜尿增多、乏力,严重时可有心肺功能不全表现,根据慢性肾病史,结合肾功能检查血清肌酐、尿素氮升高,肾小球滤过率降低可作出诊断(表 4-5-1)。

表 4-5-1　慢性肾功能不全分期

肾功能不全分期	血清肌酐(μmol/L)	肾小球滤过率(ml/min)
肾功能不全代偿期	133～177	80～50
肾功能不全失代偿期	178～450	50～20
肾衰竭期	450～707	20～10
肾衰竭终末期(尿毒症期)	>707	<10

(二)入院前已明确诊断慢性肾功能不全的处理

首先记录 24 小时尿量,并进行连续的肾功能评估,包括血肌酐、肾小球滤过率,同时明确病人用药情况。如果疾病在控制目标以内,则维持原治疗方案,无需特殊处理,一般能耐受手术,围术期避免血压波动导致肾脏灌注不足及使用肾毒性药物;如果疾病不在控制目标以内,予以活性炭片、爱西特(药用炭片)等保肾药物治疗,同时利尿、纠正贫血、水电解质和酸碱平衡紊乱,或者请肾脏内科协助治疗,达到控制目标以后才能手术。肾衰竭期和尿毒症期慎重手术,必须手术时需要先进行血液透析治疗。

(三)入院后首次诊断慢性肾功能不全的处理

完善病史及肾脏彩超检查,记录 24 小时尿量,并进行连续的肾功能评估。如果疾病在控制目标以内,无需特殊处理,一般能耐受手术;如果疾病不在控制目标以内,予以保肾药物治疗,同时利尿、纠正贫血、水电解质和酸碱平衡紊乱,或者请肾脏内科协助治疗,达到控制目标以后才能手术。肾衰竭期和尿毒症期慎重手术,必须手术时需要先进行血液透析治疗。

(四)特殊情况下慢性肾功能不全的处理

对于慢性肾功能不全病人出现尿少/无尿、容量过多出现心肺功能不全、血钾>6.5mmol/L 或严重的酸碱失衡,应及时进行血液透析治疗。

三、常见并发症评估

(一)水电解质和酸碱平衡紊乱

慢性肾功能不全由于肾脏滤过、排泄功能障碍,导致水钠潴留、血钾升高和代谢性酸中毒,对于出现尿少或无尿的病人,应及时进行血液透析。

(二)充血性心力衰竭

充血性心力衰竭是慢性肾功能不全病人死亡的主要原因之一。慢性肾功能不全常合并严重的高血压,水钠潴留进一步加重了血压升高和心脏负荷,同时贫血、酸中毒及电解质紊乱均会导致心肌缺血缺氧,加重心脏损害,对于出现心累、心慌、胸闷、乏力及心前区疼痛的病人,应考虑充血性心力衰竭的可能,胸部 X 线片、心脏彩超及前脑性尿钠肽(BNP)对诊断具有一定的参考价值。

(马俊　裴福兴)

第六节　血液系统疾病评估

　　血液系统疾病是指原发性(如白血病)或主要累及血液和造血器官的疾病(如缺铁性贫血)。由于血液是执行不同生理功能的血细胞和血浆成分的综合体,并且与造血组织共同构造一个完整的动态平衡系统,所以,血液系统疾病的症状和体征多种多样,缺乏特异性,而且几乎全身所有器官和组织的病变都可以引起血象的改变,因此,血液系统疾病的诊断往往需要特殊的实验室检查来明确。绝大部分并存有血液系统疾病的病人来关节外科就诊时诊断已经明确,且已接受过或正在接受血液内科的相关治疗。但也有不少病人是在术前检查时才发现血常规结果有异常,主要为红细胞、白细胞以及血小板的数量和形态异常,或是术前凝血常规结果异常。本章主要介绍髋或膝关节置换(THA/TKA)病人围术期常见的几种血液系统疾病(或异常表现),以及对其评估和处理的思路。

一、血液系统疾病控制目标

　　准备接受 THA/TKA 的病人无论是有无明确诊断有血液系统疾病,都要求达到以下血液系统方面相关的指标方可进行手术:①血红蛋白(Hb)≥110g/L;②白细胞计数(WBC)在 $(3\sim10)\times10^9$/L 范围之内,中性粒细胞百分率(NEUT%)在 40%~75% 范围之内,淋巴细胞百分率(LYMPH%)在 20%~50% 范围之内;③血小板计数(PLT)≥ 50×10^9/L,且血浆凝血酶原时间(PT)、活化部分凝血酶原时间(APTT)正常。

二、贫血

(一) 贫血的诊断

　　临床常用的贫血分型方法是根据病人的平均红细胞体积(mean cell volume,MCV)、平均红细胞血红蛋白量(mean corpuscular hemoglobin,MCH)以及平均红细胞血红蛋白浓度(mean corpusular hemoglobin concerntration,MCHC)将贫血分为三型:①小细胞低色素性贫血:MCV<80fl,MCH<27pg,MCHC<320g/L,主要见于缺铁性贫血(iron-deficiency anemia,IDA)、铁幼粒红细胞性贫血、珠蛋白生成障碍性贫血及慢性疾病性贫血等。THA/TKA 病人最常并存的就是 IDA,其诊断流程如图 4-6-1;②正细胞正色素性贫血:MCV 正常(80~100fl),MCH 正常(27~34pg),MCHC 正常(320~360g/L),急性失血性贫血即为此型;③大细胞性贫血:MCV>100fl,MCH>34pg,MCHC 正常(320~360g/L),大多为正色素型贫血。主要见于叶酸和(或)维生素 B_{12} 缺乏引起的营养性巨幼细胞贫血。

(二) 贫血的评估和干预

　　术前血色素至少应达到 110g/L,最好能达到世界卫生组织(WHO)的正常血色素标准(男性≥130g/L,女性≥120g/L)才有利于术后加速康复、减少围术期异体血输注。如不达

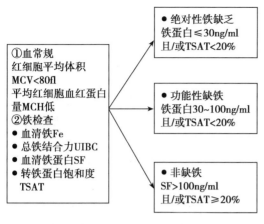

①血常规
红细胞平均体积
MCV<80fl
平均红细胞血红蛋白
量MCH低
②铁检查
● 血清铁Fe
● 总铁结合力UIBC
● 血清铁蛋白SF
● 转铁蛋白饱和度
　TSAT

● 绝对性铁缺乏
铁蛋白≤30ng/ml
且/或TSAT<20%

● 功能性缺铁
铁蛋白30~100ng/ml
且/或TSAT<20%

● 非缺铁
SF>100ng/ml
且/或TSAT≥20%

图 4-6-1　缺铁性贫血诊断流程

WHO 标准,则术前需要纠正贫血。具体措施是首先治疗出血性原发疾病,如消化道溃疡出血、肠息肉出血或痔疮出血等,然后加强饮食营养尤其是蛋白质摄入。

1. 巨细胞贫血的药物治疗　叶酸,每次 5 ~ 10mg,每天 3 次,口服不耐受者改用甲酰氢叶酸钙,每次 3mg,肌内注射,每天 1 次;维生素 B_{12},每次 0.5mg,肌内或静脉注射,每周 3 次。

2. IDA 的药物治疗　主要包括促红细胞生成素(erythropoietin,EPO) 和铁剂。可在门诊或住院后给予治疗。门诊治疗:EPO 每周 1 次,每次 40 000IU 皮下注射,口服铁剂每次 300mg,每天 1 次;住院后治疗:EPO 首剂 40 000IU,以后每天 10 000IU 皮下注射,蔗糖铁每次 200mg,每天 1 次,术前用 5 ~ 7 天,直到血红蛋白≥110g/L,术后继续使用 5 ~ 7 天,共用 12 天左右。其他类型的贫血需在血液科的协助下进行治疗。

三、白细胞数量异常

(一) 白细胞减少

白细胞减少指外周血的白细胞计数(WBC)持续低于 $4.0×10^9/L$,主要是因为中性粒细胞减少所致。其病因多种多样,可归纳为:①生成减少或成熟障碍;②破坏或消耗过多;③分布异常。当病人术前 WBC<$3.0×10^9/L$ 时,就需要进行干预。

1. 诊断　根据血常规检查结果即可作出白细胞减少(WBC<$4.0×10^9/L$) 、中性粒细胞减少(中性粒细胞<$2.0×10^9/L$)或粒细胞缺乏(中性粒细胞<$0.5×10^9/L$)的诊断。但要找到致病原因,则还需确认以下信息:

(1) 病史:明确有无药物、毒物或放射线接触史或放化疗史。有病毒感染或败血症者,中性粒细胞在血液或炎症部位消耗增多,但随访血常规数周后可恢复正常。有自身免疫性疾病者要考虑是疾病在血液系统的表现。

(2) 家族史:询问家族成员中有无相似疾病病人,如有家族史则需怀疑周期性中性粒细胞减少,应定期检查血象,明确中性粒细胞减少发生的速度、持续时间和周期性。

(3) 查体:如有脾大,则骨髓粒细胞增生伴脾功能亢进的可能性较大。如淋巴结、肝、脾大,胸骨有压痛,则要注意有无白血病、转移瘤等。

(4) 实验室检查:如伴红细胞和血小板减少,应考虑各种全血细胞减少疾病的可能(如再生障碍性贫血)。肾上腺素试验阳性者提示有粒细胞分布异常的假性粒细胞减少的可能。如存在中性粒细胞特异性抗体,则应考虑自身免疫性疾病。

2. 干预　已有感染或原发病症状比较严重的病人往往都不会考虑进行手术,而是先进行血液内科的专科治疗。而术前检查发现 WBC 减少的病人通常都没有明显的症状体征,对于这部分病人在请血液科协助诊治的同时可以先积极的干预和进行术前准备。

首先仔细筛查病人正在使用的药物,停止可疑的可能会导致白细胞减少的药物或其他可能的致病因素。自身免疫性原因导致的粒细胞减少可用糖皮质激素如泼尼松(每次 10mg,每天 1 次)。重组人粒细胞集落刺激因子(吉赛欣)可有效提升粒细胞数量,缩短病程,使用时每天复查血象,当 WBC≥$3.0×10^9$/L 即停药。

(二) 白细胞增多

白细胞增多是指外周血的 WBC>$10×10^9$/L,其原因有生理性和病理性升高两大类。

1. 生理性白细胞增多　一些生理情况下,WBC 也会增多,有时甚至还会显著升高,主要有以下情况:

(1) 年龄:新生儿 WBC 较多,一般在 $15.0×10^9$/L 左右,个别可高达 $30.0×10^9$/L 以上,通常 35 天后降至 $10.0×10^9$/L 左右,约保持 3 个月,然后逐渐降至成人水平。

(2) 日间变化:静息状态下 WBC 较低,活动后进食后较高;早晨较低,下午较高;一天中最高值与最低值之间可相差 1 倍。剧烈运动、剧痛和激动可使 WBC 显著增多。剧烈运动可于短时间内使 WBC 高达 $35.0×10^9$/L,且以中性粒细胞为主,运动结束后即可迅速恢复至原有水平。这种短暂的急剧变化主要是由于循环池和边缘池的粒细胞重新分布所致。

(3) 妊娠与分娩:妊娠期 WBC 常常增高,尤其是妊娠最后一个月,WBC 常波动于($12.0～17.0$)×10^9/L 范围之间,分娩时可高达 $34.0×10^9$/L,分娩后 2～5 天恢复正常。

2. 病理性白细胞增多　病理性 WBC 增高多见于中性粒细胞增多,也可见于淋巴细胞、单核细胞细胞增多。

(1) 中性粒细胞增多:中性粒细胞增多最常见于:①急性感染,特别是化脓性细菌感染;②严重组织损伤及大量血细胞破坏。如严重外伤、较大手术后、大面积烧伤、急性心肌梗死(心绞痛时不增高)及严重的血管内溶血;③急性大出血,可为内出血的早期诊断提供线索;④急性中毒,如糖尿病酮症酸中毒、尿毒症和妊娠中毒症、急性化学药物(如铅、汞中毒等)中毒;⑤白血病及肝癌、胃癌等恶性肿瘤恶性肿瘤。

(2) 淋巴细胞增多:淋巴细胞增多,多由于病毒感染所致,如风疹、麻疹、流行性腮腺炎、传染性单核细胞增多症、传染性淋巴细胞增多症、病毒性肝炎及肾病综合征出血热等。此外,某些杆菌,如百日咳鲍特杆菌、结核分枝杆菌、布氏杆菌及梅毒螺旋体、弓形虫等。另外,淋巴细胞增多还可见于淋巴细胞性恶性疾病,如急性和慢性淋巴细胞白血病、淋巴肉瘤白血病、毛细胞白血病等。

(3) 单核细胞增多:单核细胞生理性增多见于婴幼儿及儿童,病理性增多见于:①某些感染,如感染性心内膜炎、疟疾、黑热病、急性感染恢复期、活动性肺结核等;②血液病,如单核细胞白血病,粒细胞缺乏恢复期、多发性骨髓瘤、恶性组织细胞病、淋巴瘤、骨髓增生异常综合征等。

3. 干预　对于术前评估和术前准备而言,发现病人 WBC 增高,首先要明确原因。当 WBC 持续高于 $10.0×10^9$/L 的情况下,首要需排除的是病人有无隐匿的感染灶,具体方法参见本书第二篇第一章《感染性疾病或潜在感染灶的诊断与处理》。排除感染后再明确是否有其他导致 WBC 病理性增高的原因,如诊断困难需请血液内科会诊协助诊治。总之,在没有明确 WBC 升高的原因之前,不可急于进行 THA/TKA 这类择期内植物植入手术。

四、血小板减少

(一) 血小板减少的诊断

血小板减少的病因繁多,发病机制复杂,总的来说主要有以下几个方面:①血小板破坏或消耗增加,如特发性血小板减少性紫癜(ITP)、血栓性血小板减少性紫癜(TTP)、感染相关性血小板减少症和药物相关性血小板减少等;②血小板分布异常,多见于脾功能亢进或低温、缺氧等原因;③血小板生成减少,如获得性巨细胞生成障碍、再生障碍性贫血(AA)、肿瘤等原因。血小板减少原发病的诊断较困难,通常需要血液内科的专科检查和会诊。

(二) 血小板减少的评估和干预

围术期血小板计数≥$50×10^9$/L,且凝血常规正常(PT、APTT 正常)、血小板功能正常(血块收缩试验、血小板聚集试验)则无需特殊处理。如血小板计数<$50×10^9$/L,则需进行治疗。可先使用糖皮质激素(等效量的泼尼松 10mg/d)和免疫球蛋白(0.4g/kg,分 4~5 日输完),如效果不佳则需输注单采血小板,1 袋单采血小板含有的血小板数量至少在 $2.5×10^{11}$ 以上,通常术前和术后各用 1~2 袋就能使围术期血小板计数保持在 $50×10^9$/L 以上,降低出血风险。

五、血友病

(一) 血友病的诊断

血友病是一种 X 染色体连锁的血液系统隐性遗传病,凝血因子Ⅷ(FⅧ)和Ⅸ(FⅨ)的缺乏分别导致 A 型和 B 型血友病的发生。男性 A 型血友病的发病率为 0.2‰,是 B 型血友病发病率的 5 倍。凝血功能障碍致关节腔反复出血,发生继发性炎症,继而出现慢性滑膜炎、关节软骨破坏、关节周围组织纤维化并最终导致血友病性关节炎(hemophilic arthritis,HA)。HA 晚期出现肌肉萎缩、骨质疏松和关节纤维性强直,严重影响关节功能。HA 较常累及膝关节,几乎占病例数的一半;而髋关节则较少受累,仅占 4%。

血友病病人大多在到关节外科就诊准备行关节置换术前就已经在内科得到了确诊。极少数出血症状轻的病人通过术前常规检查发现活化部分凝血酶时间(APTT)延长,而凝血酶原时间(PT)、血小板计数正常,继而进一步通过 FⅧ和 FⅨ活性测定加以确诊和分型。

(二) 血友病的评估和干预

一旦确诊病人患有血友病,围术期就需要进行凝血因子替代疗法,维持恰当的凝血因子活性。每公斤体重输注 1IU 的 FⅧ或 FⅨ可使其血浆内活性提高 2% 或 1%。凝血因子量补充公式为:凝血因子补充量(FⅧ或 FⅨ)=(目标活性水平-基础活性水平)×体重(kg)/2。凝血因子的目标活性水平依据世界血友病联盟 2013 年颁布的大手术凝血因子替代治疗指南所制定的标准(表 4-6-1)。

表 4-6-1 世界血友病联盟大手术围术期凝血因子替代治疗标准

分型	手术当日	术后 1~3 天	术后 4~6 天	术后 1~2 周
A 型	80%~100%	60%~80%	40%~60%	30%~50%
B 型	60%~80%	40%~60%	30%~50%	20%~40%

根据华西医院马俊等报道的方法,手术前一天进行预输试验,为围术期用量提供更准确参考。手术当天分别选择世界血友病联盟表征的上限(A 型 100%,B 型 80%)根据前述公式计算需要补充的凝血因子理论用量。输入这一理论用量 30 分钟后立即检查凝血因子实际活性,如果实际活性高于或低于 A 型 100%,B 型 80% 这一标准,说明实际每公斤体重输注 1IU 的因子,病人凝血因子活性提高幅度超过或不足 2%。根据前述公式可计算出实际可提高的幅度和实际所需补充的剂量。

术晨开始按照此实际用量补充凝血因子,切皮前再次检测凝血因子活性,确认 A 型提高 100%,B 型提高到 80% 开始手术。手术过程每 30 分钟查凝血因子浓度,确保术中其浓度稳定,且 APTT 正常。术后根据"指南"推荐的范围减少因子用量,每天早 8 点至 9 点、晚 21 点至 22 点补充凝血因子,每天 7:30、16:30 检测因子活性。2 周后停止补充凝血因子,术后 3 周伤口拆线。双侧病变病人同期手术,以减少凝血因子用量,节约医疗成本。

六、PT/APTT 延长

术前常规检查常常发现病人凝血酶原时间(PT)和(或)部分凝血酶时间(APTT)延长,其中 PT 是外源性凝血系统常用和灵敏的筛选指标,而 APTT 是内源性凝血系统常用和敏感的筛选指标。

(一) PT 延长临床意义

PT 延长见于:①先天性凝血因子Ⅰ、Ⅱ、Ⅴ、Ⅶ、Ⅹ缺乏;②后天性凝血因子缺乏,如严重的肝病、维生素 K 缺乏、纤溶亢进、DIC、使用抗凝药、维生素 K 拮抗或不足,以及异常凝血酶原增加等。

(二) APTT 延长临床意义

APTT 延长见于凝血因子Ⅻ、Ⅺ、Ⅸ、Ⅷ、Ⅹ、Ⅴ、Ⅱ、PK、HMWK 和纤维蛋白缺乏,另外,应用肝素、华法林等拮抗维生素 K 的拮抗剂或维生素 K 不足也会导致 APTT 延长。

(三) PT/APTT 延长的干预

对于术前常规检查发现 PT/APTT 延长的病人的处理思路如下:①首先明确或排除血液系统相关的原发病和肝病,如有此类疾病,则需先治疗原发病,待 PT 和 APTT 正常后再考虑手术;②筛查病人所用的药物中有无抗凝血和拮抗维生素 K 的成分,如有则需停用该药物至少 5 个药物半衰期后复查 PT 和 APTT,正常后方可考虑手术;③可肌内注射维生素 K 10mg qd 纠正维生素 K 不足或拮抗所致的 PT/APTT 延长。

(黄强　裴福兴)

第七节　风湿免疫系统疾病评估

风湿免疫性疾病主要包括一组侵犯关节、骨骼、肌肉、血管及有关软组织或结缔组织的疾病,其中多数为自身免疫性疾病,发病多较隐蔽而缓慢,病程较长。接受髋或膝关节置换术(total hip arthroplasty/total knee arthroplasty,THA/TKA)的病人中有相当一部分是由于风湿免疫系统疾病本身或其治疗过程中的副作用所导致的髋或膝关节的终末期病变,如类风湿关节炎、强直性脊柱炎所致的髋或膝关节的损害以及系统性红斑狼疮治疗过程中糖皮质激素导致的股骨头坏死等。这类病人准备行 THA/TKA 前,风湿免疫性疾病的诊断往往已经明确，且已进行了长期正规或不正规的内科治疗，而且因为风湿免疫性疾病不仅仅累及骨骼关节，其疾病本身以及治疗药物的副作用还会引起关节外其他系统器官（如心血管系统、肺、肾脏、血液系统、神经系统等）的损害和功能障碍。所以，对于这类病人，为了保障手术的安全性、最佳的手术效果，避免不良反应和降低并发症，加速康复，详细、完善的术前评估和术前准备必不可少。

一、风湿免疫疾病控制目标

准备接受 THA/TKA 的病人术前风湿免疫疾病病情应稳定，心理状态稳定，精神食欲良好，炎性反应得到有效控制，血沉、C 反应蛋白（CRP）、白介素-6（IL-6）在正常值的 3 倍以内；功能锻炼积极，股四头肌力、屈髋、髋外展肌力 3 级以上，双手可扶助行器行走；血红蛋白（Hb）≥110g/L，白蛋白（ALB）≥35g/L。

二、术前评估和处理

（一）贫血和低蛋白状态评估

风湿免疫疾病的病人病程往往都较长，长期承受慢性疼痛和关节功能障碍，精神、食欲通常较差，且风湿免疫疾病本身（如类风湿、强直性脊柱炎等）以及治疗过程中长期使用非甾体抗炎镇痛药（NSAID）所导致的消化道慢性出血等原因都容易造成病人术前贫血和低蛋白血症状态。故术前需通过问诊、查体以及血液学检查了解病人的精神状态、食欲和进食量以及血红蛋白和白蛋白水平，及时纠正贫血和低蛋白状态达到目标值。

小细胞低色素的缺铁性贫血病人，在治疗出血性原发病如慢性消化道出血的基础上加强饮食营养，增加蛋白质的摄入，保证每公斤体重 2g 蛋白质的摄入，同时补充叶酸和复合维生素。在此前提下，给予促红细胞生成素（EPO）和铁剂促进红细胞生成。具体方案：①营养支持：鸡蛋 2~4 枚/天，每天 100g 以上瘦肉，叶酸 5~10mg 每天 2~3 次，复合维生素每天 1次；②EPO 和铁剂：可在门诊或住院后给予治疗。门诊治疗：EPO 每周 1 次，每次 4 万单位皮下注射，口服铁剂每次 300mg，每天 1 次；住院后治疗：EPO 首剂 4 万单位，以后每天 1 万单位皮下注射，蔗糖铁 200mg 每天 1 次，直到血红蛋白≥110g/L。

（二）炎性指标控制

因为疾病本身的原因，此类病人的炎性指标（血沉、CRP、IL-6）很难在正常范围内。根据国内外文献报道和华西医院骨科的研究表明，风湿免疫疾病的病人术前炎症指标控制在正常值的三倍以内行关节置换术后的安全性和效果较好。但往往很多病人术前的抗风湿、抗炎治疗都不规范，因此术前需要调整药物控制炎性指标在目标范围以内，具体方案如下：①筛查感染灶，排除全身可能存在的隐匿感染灶；②继续使用 NSAID 类药物，术前可选用COX-2 特异性抑制剂（如塞来昔布），减轻胃肠道不良反应和对血小板聚集的影响；③甲氨蝶呤、来氟米特等缓解病情抗风湿药（DEMARD）围术期可继续服用，不需停药；④如炎性指标高于正常值 3 倍以上且已排除隐匿感染灶者，可加用泼尼松每次 5~10mg，每天 1 次抗炎，控制炎性指标。手术麻醉诱导前静脉给予氢化可的松 100mg，术后当日血流动力学稳定者再给予氢化可的松 100mg；术后第一天静脉给予氢化可的松 100mg；术后第二天静脉给予氢化可的松 50mg；术后第三天该口服泼尼松 10mg，之后再逐渐减量到术前水平；⑤术前需停用肿瘤坏死因子（TNF）抑制剂等生物制剂（如依那西普、益赛普等）4~5 个药物半衰期，术后拆

63

线并排除感染后重新使用。

（三）关节功能状态评估

类风湿关节炎、强直性脊柱炎等风湿免疫病病人往往都是多关节受累,术前仔细的体格检查、综合评估受累关节的畸形和功能状态对于手术方案设计和指导病人功能锻炼尤为重要。如类风湿关节炎的病人同侧髋、膝关节均具有手术指征,则通常先行髋关节置换,后行同侧膝关节置换;如强直性脊柱炎病人脊椎屈曲强直畸形严重,预计先行髋关节置换后病人不能恢复直立行走和平视的功能,则需先行脊柱的矫形手术后再考虑行关节置换。这类病人的肌肉力量往往较差,术前鼓励并指导病人加强伸膝、屈髋、髋外展等主动锻炼,提高病人功能锻炼的积极性,术前使伸膝、屈髋、髋外展肌力达到 3 级以上。

强直性脊柱炎的病人术前需行颈椎功能位 X 线片,了解颈椎活动度和畸形强直情况,以评估麻醉气管插管难度以及是否需准备纤支镜插管。类风湿关节炎病人除颈椎功能位 X 线片外还需行寰枢椎正侧位 X 线片,以了解有无寰枢椎不稳或半脱位。

（四）肺功能评估

类风湿关节炎病人的肺间质病变,系统性红斑狼疮病人的狼疮肺炎,强直性脊柱炎病人的胸廓动度下降等,都可能导致病人的肺功能受损。因此,术前需详细询问病人有无相关肺部病史,并仔细进行肺部的查体。另外,还需教会病人进行咳嗽锻炼,每小时深呼吸或咳嗽锻炼 10～20 次,这有利于增强呼吸肌力量、增加肺活量、减少痰液淤积,降低围术期肺部感染风险。对于风湿免疫疾病病人术前应常规查血气分析,动脉血氧分压≥70mmHg 可行手术,如动脉血氧分压<70mmHg,则需加强咳嗽锻炼并进行矫正试验:病人鼻导管吸氧 2～3L/min,吸氧 5 分钟后再行血气分析,如动脉血氧分压≥70mmHg 则可考虑手术;如仍<70mmHg 或肺功能测定 FEV1/FVC<50%,则需先做肺康复锻炼改善肺功能后再考虑手术。

（五）心血管功能评估

风湿免疫疾病如类风湿关节炎、系统性红斑性狼疮等可引起心包炎、心包积液、心包纤维化等疾病,因此,对于这类病人需仔细进行心脏查体,如发现异常体征或常规术前检查的心电图、胸片提示异常者需进一步行超声心动图明确诊断,并评估左室射血分数(EF),如 EF≥50% 且病人心功能评估达到美国纽约心脏病协会(NYHA)分级标准的Ⅲ级以上,则可耐受手术。

风湿免疫疾病病人可合并有大动脉炎和外周血管病变导致大动脉、中等动脉壁和外周小动脉的炎症和狭窄以及血栓性静脉炎,引发肢体甚至内脏器官的供血不足、静脉血栓形成,如动脉炎发生在冠状动脉开口处,病人还会有胸痛和心肌梗死的表现。因此,对于这类病人,仔细检查双侧体表动脉搏动是否对称,并常规行双下肢动静脉彩超检查,必要时还需行颈内外动脉和椎动脉以及锁骨下动脉彩超检查;如病人心电图有心肌缺血的 ST-T 段改变,或病人有胸痛病史,则需行心肌核素灌注显像或冠状动脉 CT 甚至冠状动脉造影检查。

（六）肾脏功能评估

风湿免疫疾病本身和抗风湿药物的副作用均可引起肾脏损害。术前对病人进行肾功能评估,如病人的尿素氮和肌酐升高在正常上限 1.5 倍以内,无水电解质及酸碱平衡紊乱,24 小时尿量>1000ml,则通常可耐受 1 小时左右的 THA/TKA 手术。如病人处于肾功能不全失代偿期或肾衰竭期,则术前或术后需要血液透析治疗。

（七）精神、心理评估

风湿免疫疾病的病人因长期饱受病痛之苦,行关节置换术之前,大部分病人已基本丧失生活自理能力,因此容易产生抑郁、焦虑等负性情绪,甚至会合并焦虑或抑郁综合征。术前耐心地与病人沟通交流,评估病人的情绪和心理状态,判断病人有无焦虑综合征和抑郁综合征的临床表现,必要时请精神科会诊,给予专科的干预。

（黄强　裴福兴）

第八节　内分泌系统疾病评估

一、糖尿病

糖尿病是以糖代谢紊乱出现慢性高血糖为主要表现的临床综合征。长期糖尿病可引起多系统慢性并发症和器官功能障碍、衰竭,围术期监测血糖、降糖治疗及维持血糖稳定对于提高围术期安全性具有重要作用。

（一）血糖控制目标

连续监测显示血糖控制在 $6.0 \sim 11.1$ mmol/L 实施择期大手术比较安全。

（二）血糖监测及处理

糖尿病病人应该常规进行血糖监测。通过连续血糖监测,掌握血糖控制情况,并根据需要调整胰岛素剂量,从而将血糖维持在目标血糖以内,术后根据饮食恢复情况灵活掌握,保证围术期安全性。

1. 血糖监测方法　测量指尖血糖,测量时机为每天清晨空腹及早、中、晚餐后 2 小时。

2. 入院前已明确诊断糖尿病的处理　连续监测血糖,如果血糖控制良好并且在目标血糖以内,不管是口服降糖药物还是胰岛素降糖治疗,维持原降糖方案不变。

如果血糖控制不佳,未达到目标血糖,则需要调整胰岛素,具体方案是:首先每餐定量,饮食限碳水化合物但不限蛋白质,通常选择短效+中效胰岛素混合制剂,根据体重及餐后血糖高低调整胰岛素剂量,空腹血糖高通常在夜间睡前选择长效胰岛素皮下注射。达到目标血糖后才能安排择期手术。

3. 入院后首次诊断糖尿病的处理　连续监测血糖,并且每餐定量,饮食限碳水化合物但不限蛋白质,选择胰岛素控制空腹及餐后血糖。达到目标血糖后才能安排择期手术。

4. 特殊情况下糖尿病的处理　降糖治疗过程中突然出现饥饿乏力、头昏头痛、冷汗淋漓、心慌气短、嗜睡昏迷甚至死亡,应为低血糖反应,需尽快进食饼干、糖果、葡萄糖等含糖食物。

糖尿病病人临床上出现昏迷、酸中毒、脱水、休克等情况时,应考虑糖尿病酮症酸中毒或非酮症高渗性糖尿病昏迷,急需查血糖、血气分析及尿糖、尿酮体。治疗上首先采用等渗液补充容量,并采用短效胰岛素持续静脉滴注,胰岛素起始剂量 0.1 IU/$(kg \cdot h)$,当血糖下降至 13.9mmol/L 时,将生理盐水改为葡萄糖与胰岛素按$(2 \sim 4):1$比例配制的糖盐水,并积极纠正酸中毒,补液过程中应密切监测血钾浓度,及时补钾,血钾低于 3.2mmol/L 时,应先补钾,再开始胰岛素治疗。

（三）靶器官损害评估

1. 糖尿病心脏评估　糖尿病与冠状动脉粥样硬化密切相关。对于伴随心前区不适、疼痛、胸闷的糖尿病病人,应考虑是否有心脏损害的可能,除了常规心电图检查以外,应进行冠脉 CT 造影或心肌核素灌注显像检查,明确是否有冠脉狭窄及心肌缺血。

2. 糖尿病肾脏评估　糖尿病可引起肾脏血管硬化、肾小球及肾萎缩,从而出现肾功能损害。对于合并夜尿增多、全身水肿的糖尿病病人,应考虑肾脏损害的可能,常规的肾功能、肾脏彩超及小便常规检查对肾功能能够进行比较全面的评估。

3. 糖尿病血管病变　糖尿病可引起全身动脉粥样硬化,对于合并头痛、头晕及肢体皮肤色素沉着、肿胀、发凉等肢端循环差的病人,应进行颈动脉及肢体动脉彩超检查。

二、甲亢/甲减

甲亢/甲减是多种病因导致甲状腺激素合成分泌过多/过少,引起代谢亢进/兴奋性降低和代谢缓慢的一种临床综合征。甲亢/甲减可引起整个机体代谢紊乱,严重时可导致死亡,围手术应该进行仔细评估和处理,提高手术安全性。

（一）甲亢/甲减控制目标

甲亢或甲减临床症状减轻或消失,甲状腺激素检查正常。

（二）甲亢/甲减诊断与处理

1. 甲亢诊断　临床上发现不明原因的体重下降、低热、腹泻、手抖、疲乏无力、怕热、多汗、突眼、情绪易激动、多言多动、紧张失眠、焦虑烦躁、心动过速时应怀疑甲亢。甲状腺激素检查 TSH 降低,血 FT_3、FT_4（或 TT_3、TT_4）增高、血 FT_3 或 TT_3 增高、FT_4 或 TT_4 可以明确诊断。

2. 甲减诊断　临床上发现无法解释的乏力、虚弱和易于疲劳,反应迟钝、记忆力减退、畏寒、不明原因的水肿、嗜睡、表情淡漠,面容虚肿苍白、心动过缓及血压下降、四肢肌肉松弛、反射减弱时,应怀疑甲减。甲状腺激素检查 TSH 升高,T_3、T_4、FT_3、FT_4 减低尤其是血 FT_3、FT_4 减低可以明确诊断。

3. 入院前已明确诊断甲亢/甲减的处理　复查甲状腺激素水平,评估甲状腺功能。如果在控制目标以内,则维持原治疗方案,围术期继续用药不能中断,一般能耐受手术。

如果未达到控制目标,则需要调整药物,甲亢病人可选择硫脲类(甲硫氧嘧啶、丙硫氧嘧啶)或咪唑类(甲巯咪唑和卡比马唑)抗甲状腺药物治疗,甲减病人需口服甲状腺素钠(优甲乐)治疗,或者请内分泌科医师协助治疗,达到控制目标后才能安排手术。

4. 入院后首次诊断甲亢/甲减的处理　完善甲状腺激素、甲状腺彩超及心脏彩超检查。及时请内分泌科或甲状腺外科医师协助治疗,甲亢病人可选择抗甲状腺药物治疗、放射性 ^{131}I 治疗或手术治疗,甲减病人需口服甲状腺素钠治疗,达到控制目标后才能安排手术。

5. 特殊情况下甲亢/甲减的处理　精神刺激、感染及术前准备不充分,可诱发甲亢危象,临床表现为原有症状加剧,伴恶心、呕吐、腹痛腹泻、高热,心率增快甚至谵妄、昏迷等。首选丙硫氧嘧啶抑制甲状腺素合成,并加用碘剂抑制甲状腺素释放,β-受体阻滞剂和糖皮质激素能够抑制组织中 T_4 转化为 T_3,若无禁忌,应尽早使用。同时要迅速降温、纠正水、电解质和酸碱平衡紊乱。

（三）靶器官损害评估

1. 心脏评估　甲亢或甲减可导致严重的心律失常、心脏扩大、心力衰竭等。甲亢或甲减病人应常规进行心电图检查及心功能评估,对出现活动后心慌、心累、胸闷及气短的病人,应进行心脏彩超和前脑性尿钠肽(BNP)检查。

2. 消化系统　甲亢可引起胃肠蠕动增加,大便溏稀、次数增加,严重时可出现转氨酶升高、黄疸;甲减可导致厌食、腹胀、便秘,严重时可出现麻痹性肠梗阻,消化系统功能异常可导致营养不良和铁利用障碍,出现严重贫血。

三、肾上腺皮质功能减退症(或激素替代治疗)

肾上腺皮质功能减退症是肾上腺自身病变或下丘脑和垂体功能不良导致肾上腺皮质激素分泌不足所引起的疾病。肾上腺皮质功能减退治疗不当容易出现肾上腺危象,危及生命,围术期应仔细评估及规范治疗,保证手术安全性。

(一)肾上腺皮质功能减退症控制目标

皮质激素替代治疗控制良好,无头晕、虚弱疲乏、食欲减退及血压低等症状,脱水、电解质紊乱得到完全纠正。

(二)肾上腺皮质功能减退症诊断与处理

1. 肾上腺皮质功能减退症诊断　临床上出现虚弱疲乏、厌食、恶心、呕吐、腹泻、消瘦及低血压、低血糖、皮肤黏膜色素增加甚至反应淡漠或嗜睡等症状时应考虑本症,血浆皮质醇降低($\leqslant 30\mu g/L$)可确诊本症,基础 ACTH 测定对于本症的诊断和鉴别诊断具有重要意义,ACTH 兴奋试验可以明确垂体-肾上腺皮质轴功能状态。根据临床症状,血浆皮质醇、ACTH 基础值测定及 ACTH 兴奋试验,可确诊本症。

2. 入院前已明确诊断肾上腺皮质功能减退症的处理　评估皮质激素替代治疗控制效果。如果达到控制目标,则维持原治疗方案,术前应适当增加替代量,一般麻醉时静滴氢化可的松 100mg,术后再静滴氢化可的松 100mg,术后第 1 天和第 2 天分别予以静滴 100mg 和 50mg,之后过渡到原治疗方案。如果未达到控制目标,则应逐渐增加口服氢化可的松剂量,并充分摄盐,必要时加服盐皮质激素(9α-氟氢可的松),或者请内分泌科医师协助治疗,达到控制目标后才能实施手术。

3. 入院后首次诊断肾上腺皮质功能减退症的处理　完善血浆皮质醇、基础 ACTH 测定和 ACTH 兴奋试验,同时完善肾上腺和蝶鞍的 CT/MRI 检查进一步确定病因和定位。病因明确并且通过消除致病因素可以缓解肾上腺皮质功能减退的病人,则先到相关专业进行治疗。不可逆性肾上腺皮质功能减退则应尽早使用糖皮质激素替代治疗,并充分摄盐,必要时加服盐皮质激素,并积极纠正水电解质紊乱,或者请内分泌科医师协助治疗,达到控制目标后才能实施手术。

4. 特殊情况下肾上腺皮质功能减退的处理　肾上腺皮质功能减退病人突然出现高热、恶心、呕吐、腹痛腹泻、循环不稳血压偏低、极度虚弱无力、反应淡漠甚至昏迷、或烦躁不安、瞻望、惊厥等症状时,应考虑肾上腺危象。应立即采血测 ACTH 和血浆皮质醇,同时开始静脉补充糖皮质激素,补充血容量并纠正电解质紊乱,去除诱发因素如感染、创伤。

(三)围术期激素替代治疗适应证

对于明确诊断肾上腺皮质功能减退症以及类风湿关节炎、系统性红斑狼疮、银屑病等免疫系统疾病正在服用糖皮质激素,或激素停药时间小于 6 个月的病人,围术期需要进行激素替代治疗,防止肾上腺功能减退导致术后肾上腺功能危象,具体方案是:麻醉时静滴氢化可的松 100mg，术后再静滴氢化可的松 100mg，术后第 1 天和第 2 天分别予以静滴 100mg 和 50mg，之后过渡到原治疗方案。

（马俊　裴福兴）

第九节　髋、膝关节置换术围术期神经-骨骼肌肉系统评估

一、神经系统的评估

（一）概述

神经系统的衰老可以表现为很多形式，主要的细胞形态都会发生结构改变，包括神经细胞死亡、树突伸缩、突触丢失和重组等。周围神经随着年龄的增长也会发生改变，神经活性逐渐降低，神经、肌肉之间的信号传导也会发生改变，进而导致认知功能、情感控制能力、社会行为和动机的衰退。我国是老龄化国家，研究发现，我国 65 岁以上人群老年痴呆的发病率为 5.4%，且发病率随年龄增长而持续升高，严重影响我国老年病人的身体健康及生活质量。

髋、膝关节置换术（THA/TKA）的病人以老年人群为主。有研究发现，60 岁以上准备接受关节置换的病人人群中，40% 以上的病人存在不同程度的认知功能障碍，在手术和麻醉的打击下这些病人的认知障碍可能会进步一加重，增加向老年痴呆症发展的风险。Paavolainen 等研究发现，认知功能退化与关节置换术后病人死亡率密切相关。TKA 术后 10 年以上的随访人群中，因老年痴呆症导致的病人死亡人数占总人数的 68%。因此，临床上我们需要评估关节置换术病人的中枢认知功能和外周神经功能，这样病人才能更好地理解和落实在围术期对其下达的相关康复指令，实现加速康复。

（二）临床表现

早期以情景记忆障碍为临床特征，中期则表现为认知功能全面下降，伴有精神行为异常和生活自理能力受损。主要表现为：①情感方面：多数表现为焦虑、抑郁、情绪低落、兴趣减少，容易产生情绪波动；②记忆方面：主要表现为健忘；③睡眠方面：大都睡眠减少、睡眠浅、易惊醒；④思维方面：思维反应迟缓，注意力下降；⑤行为方面：行动不灵活，精神减退，动作迟缓。

（三）评估指标

1. 颈动脉超声　颈动脉超声可以了解颈部血管的粥样斑块及狭窄程度，有助于评估脑梗死、脑出血及冠心病的风险。一般认为颈动脉狭窄<50% 时，不会引起明显的血流动力学障碍，但当颈动脉狭窄>70% 时，则需尽早明确诊断，有手术指征，如颈动脉内膜切除术或介入治疗。

2. 影像学检查　CT 和 MRI 是临床上常用的检查方法，主要表现为皮质的萎缩，脑沟增宽，可能会伴有微小、陈旧的梗死灶，但不具有特异性。一些新型的功能影像学检查，如正电子发射/计算机断层扫描（positron emission tomography/computed tomography，PET/CT）、磁共振波谱分析（magnetic resonance spectroscopy，MRS）等常规用于临床评估，还有待于进一步研究。

3. 神经心理学量表测试　临床上常用筛查的量表有简易精神状态检查表（SPMSQ）、7

分钟筛查量表、蒙特利尔认知评估表等。我国痴呆与认知障碍诊治指南推荐采用 SPMSQ 评定认知功能。SPMSQ 由 10 个评分项目构成,得分为 0 ~ 10 分。SPMSQ≥8 分代表认知正常,6 ~ 7 分代表轻轻度认知障碍,3 ~ 5 分代表中度认知障碍,0 ~ 2 分代表重度认知障碍。

4. 其他检查 脑电图、肌电图、神经生物学标志物及脑脊液检查等也有助于神经系统相关疾病的诊断。

(四) 耐受髋、膝关节置换术的要求

1. 近期无活动性脑出血或脑梗死病史,发生脑出血或脑梗死至少大于 3 ~ 6 个月以上。

2. 既往脑出血或脑梗死不影响肢体活动。

3. 帕金森病控制良好,能够自主活动、控制肢体。

4. 精神状况良好、意识清楚、能合作。

5. 具有一定的自理能力、行走距离及在社交活动中的积极程度。

6. 记忆能力尚可,无明显认知功能障碍,SPMSQ≥8 分。

二、老年骨质疏松症的评估

(一) 概述

老年骨质疏松症是一种以骨量减少、骨微细结构破坏为特点,导致骨脆性增加以及骨折风险增加的一种全身骨代谢性疾病。骨质疏松发病率已跃居世界各种常见病的第 7 位,中国已是世界上拥有骨质疏松症病人最多的国家,约有病人 9000 万。据统计,60 岁以上老年人中,骨质疏松症的患病率为 20% 到 30%,常引起病人腰背部及四肢关节的慢性疼痛,严重影响病人的生活质量。

很多老年骨关节炎的病人常同时患有骨质疏松症。据国外文献报道,在拟行关节置换术的病人中,约 25% 的病人有骨质疏松症,约 37% 的病人出现骨量减少。但研究发现,关节置换术后骨质疏松症的诊断和治疗率比较低,大约 9.7% 到 27%。而骨质疏松影响 THA/TKA 手术的效果,是影响关节置换手术效果的独立危险因素。因此,在加速康复理念指导下,我们需加强对关节置换病人的骨质疏松症的诊断及处理,提高手术效果及病人满意度,加速病人康复。

(二) 临床表现

疼痛是骨质疏松症最常见、最主要的症状,以酸痛、胀痛、钝痛、深部痛为主,当出现脆性骨折时可引起急性剧痛。以腰背部疼痛最多见,其次骨盆、髋部、膝踝部及骶尾部等,较重的病人可出现全身疼痛。

老年骨质疏松的其他临床症状还包括有:脊柱变形、身材缩短、驼背等。病理性骨折也是骨质疏松症常见的临床症状,有时甚至是骨质疏松症病人的首诊原因。骨折好发于胸、腰椎,以及髋部和前臂。

(三) 评价指标

1. 骨密度 骨密度测量是应用仪器对骨骼中的矿物质进行测量和定量分析、以骨矿密度代表骨量,是诊断骨质疏松的最简单、经济、有效的检查方法。临床上常用检测方法为双能 X 线吸收测定,用 T 值表示骨密度的大小。根据世界卫生组织(WHO)及我国骨质疏松和骨矿盐疾病分会制定的标准为:①正常:T 值≥-1.0;②低骨量(骨量减少):-1.0>T 值>-2.5;③骨质疏松症:T 值≤-2.5。

2. 影像学检查　X 线检查是诊断骨质疏松最基本的检查方法,表现为骨透光性增强、骨皮质变薄、骨小梁稀疏、椎体变形等。但 X 线片诊断骨质疏松存在一些不足:其敏感度及特异度较低,且不能早期诊断骨质疏松症(需骨矿丢失 30% 以上 X 线片才能显示出骨质疏松症影像)。近年来,随着影像学发展,显微 CT 技术(mCT)和显微磁共振(uMRI)可以精确测出骨丢失程度和骨微结构指标(如骨容积、骨小梁数目、骨小梁厚度),对骨质疏松症做出早期、明确的病理诊断有了突破性地促进作用,但在临床上普及还需进一步研究。

3. 骨代谢血清学检查　骨转换生化标志物是骨组织本身的代谢(分解与合成)的产物,可以在血或尿中测量。这些指标的测定有助于判断骨转换类型、骨丢失率、骨折风险评估、了解病情进展、干预措施选择及疗效监测等。目前国际骨质疏松基金会(IOF)推荐Ⅰ型原胶原 N-端前肽(PINP)和血清Ⅰ型胶原交联 C-末端肽(S-CTX)是敏感性相对较好的两个骨转换指标。其他常用的检测指标包括:①反映骨形成的指标:血碱性磷酸酶、血骨钙素;②反映骨吸收的指标:血抗酒石酸酸性磷酸酶,尿或血清Ⅰ型胶原降解产物。

(四) 处理

1. 健康宣教　首先应提高认识普及关节置换术中骨质疏松症的相关知识,改变不良生活习惯,应戒烟、忌酒、注意营养,适当体力活动和体育锻炼,去除骨质疏松发生的危险因素,术后应尽早进行康复训练。

2. 基础治疗　国内外指南在抗骨质疏松中都特别强调钙剂和维生素 D 的摄入。钙剂和维生素 D 作为抗骨质疏松药物治疗的基本补充剂。欧洲指南和英国指南都建议对于绝经后妇女和 50 岁以上男性每天摄入钙剂 1000mg,维生素 D 800IU,蛋白质按体重 1g/kg 进行补充。

3. 抗骨质疏松药物　目前大量研究已经证实 THA/TKA 术后应用抗骨质疏松治疗可以减少术后假体的松动率及假体周围骨折的发生率,进而降低 THA/TKA 术后的翻修率。临床上常用的抗骨质疏松的药物有双膦酸盐类(如福善美、密固达)、降钙素类、甲状旁腺激素等。伴有骨质疏松症的病人在门诊上决定行髋、膝关节置换术后,建议术前应抗骨质疏松治疗 2 个月以上。

三、老年肌肉萎缩的评估

(一) 概述

随年龄的增加,骨骼肌数量和质量(包括体积和数量)下降,力量减低,肌耐力和代谢能力下降以及结缔组织和脂肪增多等改变,临床表现为肌肉无力、易疲乏、活动能力下降,同时神经-肌肉的反应时间也延长,神经传导速度迟缓,固有感受器敏锐度降低而表现出动作迟笨的倾向。大致从 40 岁起,骨骼肌系统就开始衰老,数量和质量平均每年减少 8% 左右。在小于 70 岁的人群中,肌肉减少症的发生率约 20%,到了 70～80 岁,发生率就已经达到了 30%,而超过 80 岁,这一情况更是达到了近五成的比例。

在拟行关节置换术的病人中,约 50% 的病人有肌肉萎缩的症状。术前肌肉质量和功能的下降可以影响病人术后康复功能锻炼,并且髋、膝关节置换术后病人的肌肉力量会受到一定的影响,则会进一步限制病人的加速康复。研究发现,接受 TKA 手术 1 个月后,患侧股四头肌的横截面积(quadriceps cross-sectional area,CSA)比术前下降约 10%。在关节置换术术后 1 年甚至更长的时间内,病人股四头肌无力、萎缩的现象仍然存在。TKA 术后 1 年内膝关节伸膝力量与健康人对比依然有30%~40%的缺失。而术前系统的肌力训练可以增加关节置换术后早期关节活动度,加快病人康复速度。因此,关节外科医生需要在围术期关注和评估病人的肌肉力量,以便病人术后加速康复。

（二）临床表现

病人主要表现为肌肉萎缩、肌力衰退、行动迟缓,使老年人活动能力降低,造成老年人行走、坐立、登高等日常活动完成困难,平衡能力下降,极易摔倒。

（三）评价指标

1. 肌力检查　物理检查可以查看髋、膝关节的活动度、是否肌肉萎缩、是否肌力下降。肌力评价标准可参考2013年英国医学研究委员会的分级标准划分为0~5级（表4-9-1）。

表4-9-1　肌力的分级标准

肌力分级	评 级 标 准	评 定 结 果
0级	肌肉完全瘫痪,毫无收缩	肌力为正常的0%
1级	可看到或者触及肌肉轻微收缩,但不能产生动作	微有收缩,肌力为正常的10%
2级	肌肉在不受重力影响下,可进行运动,即肢体能在床面上移动,但不能抬高	差,肌力为正常的25%
3级	在和地心引力相反的方向中尚能完成其动作,但不能对抗外加的阻力	尚可,肌力为正常的50%
4级	能对抗一定的阻力,但较正常人为低	良好,肌力为正常的75%
5级	正常肌力	正常,肌力为正常的100%

2. 肌张力检查　触诊肌肉及被动检查可感受肌张力的改变,肌张力增加或减弱常见于锥体系及外周神经病变。

3. 肌容积　观察肌肉有无萎缩及肥大,测量肢体周径,判断肌肉营养状况。临床上可以行超声或MRI定量测得肌容积大小,根据欧洲研究小组（EWGSOP）的制定的诊断标准:肌容积下降（低于同种族、同性别健康成年人平均值2个标准差）、联合肌力下降和身体活动能力下降二者其一即可诊断为老年骨骼肌减少症。

（四）处理

运动和加强营养是预防和治疗老年肌肉萎缩的基本方法,其中抗阻力训练是其中研究最多也最有效的方法。研究还发现,40%年龄超过70岁的老人每天蛋白摄入不足,没有足够的蛋白摄入将导致肌肉质量和力量明显下降,因此保证每天足量的蛋白摄入也是预防和治疗肌肉萎缩的方法。

1. 肌力锻炼　根据病人肌力和体力不同,个体化制定康复训练计划,以增强肌力（muscular strength）、肌耐力（muscular endurance）、爆发力（power）为目标。临床上,拟行THA的病人屈髋和外展髋的肌力需达到4级以上,TKA的病人股四头肌力需达到4级以上（表4-9-2）。

2. 预康复　术前预康复是增强肌力的有效方法,比术后功能锻炼更加重要,通过术前预康复,一则可以增强老龄病人的体质、增加关节周围肌肉的力量;二则可以帮助病人了解术后康复的一般程序,术后可以尽快适应功能锻炼,恢复关节功能。锻炼方法以伸屈踝为基本锻炼,髋关节置换术病人强调主动屈髋、展髋及伸膝三个动作,膝关节置换术病人强调主动伸膝和屈膝两个动作,每 30 ~ 60 分钟做 10 个动作,每个动作保持 3 ~ 5 秒,每天做 200 ~ 300 次练习。

表 4-9-2　不同肌力的训练方法

肌力级别	选用训练方法
1 ~ 2 级	辅助主动运动
3 级	主动抗部分重力运动
	主动抗重力运动
	抗轻微阻力
4 级	抗较大阻力
5 级	抗最大阻力

（谢小伟　裴福兴）

第十节　髋、膝关节置换术围术期下肢血管疾病状况评估

一、动脉闭塞

动脉闭塞可由动脉硬化闭塞症、血栓闭塞性脉管炎、动脉栓塞等多种疾病引起,并出现下肢急性或慢性缺血的临床表现。下肢动脉闭塞可增加髋、膝关节置换术围术期下肢缺血坏死的风险。

（一）下肢动脉检测及评估方法

1. 体格检查　大血管及下肢动脉触诊及听诊,对比肢体皮温、色泽、感觉,观察肢体是否有干燥、脱屑、趾甲变形、趾端发黑、溃疡等异常。记录病人间歇性跛行时间与距离,行肢体抬高试验(Burger 试验)。

2. 超声多普勒检查　同一肢体不同节段或双侧肢体同一平面动脉压,差异超过 20 ~ 30mmHg,提示低的一侧存在动脉阻塞改变。计算踝/肱指数,正常在 0.9 ~ 1.3,<0.9 提示动脉缺血,<0.4 提示严重缺血。

3. 下肢动脉 CTA　无创的动脉血管造影技术,可对下肢动脉进行快速评估,并可了解侧支循环,因造影剂经肾脏排泄,因此检查前应评估病人肾脏功能。

4. 动脉造影术　是评估下肢动脉疾病的金标准,最为准确,分辨率最高,对严重病人可在检查过程中行安置支架等治疗措施。

（二）下肢动脉状况控制目标

1. 临床表现　病人无明显临床症状,或仅有麻木、发凉自觉症状,无间歇性跛行或行走 200m 以上出现间歇性跛行,无静息痛、皮肤色泽改变、溃疡、感染等临床表现。

2. 血管条件　有良好的侧支循环保证肢体存活。胫前动脉、胫后动脉、腓动脉中有两支及以上充盈良好,或仅有轻度狭窄,腘动脉以上平面不伴有重度狭窄。

3. 一般情况　病人血脂、血压、血糖控制良好,不存在血液高凝状态。

4. 若为动脉栓塞,则为稳定的血栓,若为心源性、血管源性的血栓,则排除再发动脉栓塞的可能。

（三）下肢动脉异常处理

1. 一般处理　严格戒烟、肢体保暖、保护肢体皮肤、健康饮食、控制体重、锻炼患肢。

2. 控制基础疾病　合并高血压病人血压建议控制在 140/90mmHg 以下,若同时合并糖尿病或慢性肾病,血压建议控制在 130/80mmHg 以下。减低血脂,将低密度脂蛋白控制在 2.6mmol/L 以下。控制血糖,目标血糖控制在:空腹血糖 4.44 ~ 6.70mmol/L,餐后 6.7 ~ 8.9mmol/L。

3. 药物治疗　改善血液高凝状态、抑制血小板聚集、扩张血管促进血液循环。对于动脉血栓病人可应用纤溶、抗凝药物。术前停用血小板抑制剂,改为低分子肝素或 X a 因子拮抗剂。术后可联合应用抗凝药物及前列地尔等抑制血小板聚集、扩张血管促进血液循环的药物。

4. 手术治疗　经皮腔内血管成形术、旁路转流术、动脉切口取栓术、球囊导管取栓术等多种手术方式可针对性治疗相应动脉闭塞疾病。

5. 治疗再评估　对于动脉循环条件未达到要求的病人,在经药物治疗、手术治疗后,术前需对其动脉循环进行再次评估。对于改善不明显的病人应考虑放弃关节置换手术;对于动脉循环改善并达到控制目标的病人,其发生动脉闭塞造成下肢缺血坏死的风险仍高于普通病人,围术期应与病人及家属做好沟通工作。

6. 止血带应用　应用止血带可能会增加下肢血管闭塞风险。伴有动脉闭塞的膝关节置换术病人,术中应避免使用止血带。

7. 检测凝血功能　治疗期间病人需应用抗凝、抗血小板药物,病人动脉条件达手术要求后入院准备行手术治疗,此时应注意围术期凝血功能,并与血管外科一同针对性调整药物及其剂量。

8. 围术期定期评估　术中及术后应密切关注下肢动脉循环条件,勤做动脉搏动、肢体温度等体格检查,术后定期复查超声多普勒及 CTA 等快速、无创检查了解动脉循环。

二、深静脉血栓

深静脉血栓是指血液在深静脉腔内不正常凝结,阻塞静脉腔,导致静脉回流障碍,未及时治疗,急性期可并发肺栓塞,后期可因血栓形成后综合征,影响生活和工作能力。因此,术前评估下肢深静脉,预防治疗围术期深静脉血栓对提高髋、膝关节置换术围术期安全性有着至关重要的作用。

（一）下肢动脉检测及评估方法

1. 临床表现　肢体肿胀、疼痛、Homans 征、Neuhof 征阳性,严重时可呈现股白肿或股青肿。

2. 彩色超声多普勒　灵敏度及特异性均较高,且具有无创、快速的优点。可显示静脉腔内强回声、静脉不能压缩、或无血流等血栓形成的征象。

3. 放射性核素检查　可同时检查腹部、盆腔、下肢深静脉情况,并可检出早期血栓形成,可用于高危病人的筛选。

4. 静脉造影 为诊断 DVT 的金标准,可判断静脉闭塞或中断、充盈缺损、再通、侧支循环形成等不同情况。

5. 血浆 D-二聚体测定 反映凝血激活及继发性纤溶的特异性分子标志物,对诊断急性 DVT 的灵敏度较高。需要说明的是,如结果阴性则可证实无血栓,而阳性则证实纤溶亢进,但并不能证明是深静脉血栓形成。

（二）深静脉血栓控制目标

手术侧或非手术侧深静脉血栓规范化抗凝治疗 3 个月以上,血栓机化或部分再通,血栓远端无肢体肿胀者,可以行髋、膝关节置换术,但术前应桥接抗凝。

（三）下肢深静脉血栓围术期处理

1. 一般处理 严格戒烟,尽早锻炼患肢,术后抬高患肢、促进静脉回流,围术期适度补液,避免血液浓缩。

2. 术前药物治疗 阿司匹林、双嘧达莫等祛聚药物以扩充血容量、降低血黏度,防治血小板聚集;低分子肝素、普通肝素或华法林等抗凝药物;链激酶、尿激酶等溶栓药物。

3. 术前手术治疗 对于深静脉血栓平面高、发生肺栓塞风险大,具备取栓术手术指征的病人可行取栓术,术后辅用抗凝、祛聚药物 3 个月后再评估下肢深静脉。

4. 桥接抗凝 应在术前 5 天左右停用华法林,给予短效抗凝剂,包括低分子肝素或普通肝素进行替代治疗,并在术前 12~24 小时内停用肝素以便于手术。具体桥接抗凝方案见静脉血栓栓塞预防章节。

5. 手术流程 手术操作规范,减少静脉内膜损伤,熟练手术流程,缩短手术时间,控制术中血压,避免剧烈波动,减少术中失血,维持血流动力学稳定,避免使用止血带。

6. 术后物理预防联合药物预防 包括足底静脉泵、间歇充气加压装置及梯度压力弹力袜等。抗凝药物包括普通肝素、低分子肝素、Ⅹa 因子抑制剂类。具体预防措施见静脉血栓栓塞预防章节。

7. 检测凝血功能 由于病人长期应用抗凝及溶栓药物,围术期应定期检测凝血功能并观察消化道、口腔、皮肤等出血情况,及时调整术后抗凝药物应用方案。

8. 围术期定期评估 术中及术后应密切关注下肢静脉,关注肢体肿胀、压痛、Homans 征、Neuhof 征等临床表现,术后定期复查超声多普勒等快速、无创检查了解下肢深静脉循环条件。

（徐彬 裴福兴）

第十一节 髋、膝关节置换术围术期营养状况评估

一、概述

围术期营养不良通常是指是由于摄入不足、吸收障碍、过度消耗所造成营养元素不足的一类疾病,可分为原发性营养不良和继发性营养不良。髋、膝关节置换术中及术后失血加之围术期病人处于高代谢、高消耗,需要病人拥有良好的营养状况。而行髋、膝关节置换术病人多为中老年人,有相当多病人存在术前营养不良。围术期营养不良,将影响伤口愈合、体能恢复、功能锻炼等,并增加围术期并发症,延长住院时间,阻碍术后康复。因此围术期评估

病人营养状况,纠正营养不良对提高围术期安全性、加速术后康复是极为重要的。

二、营养不良的评估

1. 饮食调查　24 小时饮食回顾调查,评价摄入情况。

2. 体格检查　测量身高、体重,计算 BMI 值(<18,5);可通过测量肱三头肌皮肤褶皱厚度来估算机体脂肪储存;也可通过测量上臂肌肉周径来判断机体肌肉储存。

3. 实验室检查　当血清白蛋白水平<35g/L,或血清总淋巴细胞计数<1500cells/μl 可认为存在营养不良。研究表明,术前血清白蛋白水平<35g/L 将增加髋、膝关节置换术后并发症发生率、输血率,延长术后康复时间。

4. 氮平衡是监测营养支持效果的有效方法,在正常口服饮食的情况下,氮排出量=尿中尿素氮+4g;氮摄入量=静脉输入氮量或口服蛋白质(g)/6.25。当氮排出量大于氮摄入量,氮平衡为负,表明机体蛋白的消耗大于摄入,提示体内蛋白质丢失。

5. 营养状况评价量表:应用 NRS2002 营养评估量表对病人进行评估,总分为 8 分,分数≥3 分表明病人存在营养风险。

三、营养状况控制目标

1. 血清白蛋白水平　初次单侧髋、膝关节置换术病人:血清白蛋白≥35g/L;预计手术创伤大,手术时间长的病人,术前血清白蛋白≥38g/L。

2. 每天摄入热量达 105~126kJ/kg,每天总蛋白摄入在 1.5~2.0g/kg。

四、营养不良的处理

(一) 术前营养不良的处理

1. 术前教育　由于宗教、生活习惯等因素,许多病人长期存在营养膳食结构不合理的问题,入院后需要进行术前教育及营养膳食结构调整。

2. 要求病人围术期以高蛋白食物(鸡蛋、肉类、蛋白粉)为主,每天总蛋白摄入 1.5~2.0g/kg,配合碳水化合物、脂肪、纤维素以均衡膳食。

3. 若白蛋白低于 35g/L,NRS-2002 分数≥3 分,且摄入量达不到上述标准,由营养科根据营养状况配制肠内营养高蛋白制剂,一天 3 次,三餐仍需补充优质蛋白。用以改善病人术前的营养状况,以提高手术耐受能力。

4. 对于食欲欠佳或餐后有饱胀等症状的病人,可口服消化酶及促胃肠动力药。

(二) 病因治疗

营养不良可继发于多种全身系统性疾病,因此对原发病的控制与治疗对纠正营养不良是极为重要的。

1. 内分泌系统疾病

(1) 甲状腺功能减退:是可引起病人消化不良,蛋白质合成障碍等一系列问题的代谢性疾病,甲状腺功能亢进可导致病人代谢旺盛并引起营养与吸收不良,因此评估甲状腺功能,调整甲状腺激素水平对纠正围术期营养不良极为重要。

(2) 肾上腺皮质功能减退:也可引起病人厌食、消瘦等问题而导致病人营养不良,评估肾上腺皮质功能并提升皮质激素对纠正营养不良也同样重要(具体评估及处理方法见内分泌系统疾病评估)。

2. 消化系统疾病　急/慢性胃炎、胃溃疡、胃食管反流、功能性消化不良等消化系统疾病均可影响病人营养摄入和吸收,导致营养不良,因此请相关科室会诊并进行相应的处理是十分重要的。此外,肝功能异常可影响糖、蛋白质、脂肪的合成与代谢,术前对肝脏功能的评估及干预对围术期营养不良的纠正也是必不可少的。

3. 肾脏疾病　众多肾脏疾病可引起肾病综合征,导致蛋白丢失过多,血清蛋白减少,因此对此类病人需要请相关科室评估肾脏功能并治疗原发肾脏疾病。

4. 其他系统疾病　抑郁症、焦虑症、厌食症等精神疾病均可影响病人营养摄入,系统性红斑狼疮等慢性消耗性疾病可导致营养素消耗过多,术前需要请相关科室进行相应处理,待原发疾病控制良好,病人营养状况达基本要求后进行髋、膝关节置换术。

5. 药物引起的营养不良　众多的药物可影响肝肾功能,影响人体物质代谢与合成,因此在疾病控制尚可的条件下,相应药物的暂时减量及停用对营养不良病人提升围术期营养状况是十分必要的。

（三）术后营养支持

（1）尽快恢复肠道功能,回病房后可予以开胃汤等辅食,并鼓励病人进食,先进食流质、半流质食物,辅以胃肠动力药物,密切观察病人排气、排便情况,三餐内需含脂肪类食物,必要时灌肠通便。

（2）术前存在营养风险病人,术后在胃肠道功能恢复后继续进行营养干预,肠内营养支持的方式给予高能量、高蛋白平衡营养液;同时积极调整膳食结构,并配合消化酶及胃肠动力药物。

（3）当白蛋白<30g/L,伤口肿胀,出现低蛋白性渗出,可考虑予以人血白蛋白 10 ~ 20g/d;当白蛋白在 30 ~ 35g/L,若病人饮食差,每天蛋白摄入量低于目标量,且伤口肿胀,出现低蛋白性渗出,可酌情考虑予以人血白蛋白。

（4）当蛋白>30g/L,病人饮食好,无伤口渗液,鼓励病人进食蛋类及肉类等高蛋白食物,对于进食蛋类和肉类不足的病人,可辅助进食蛋白粉等肠内营养制剂。

（徐彬　裴福兴）

参 考 文 献

1. 葛均波,徐永健.内科学 第八版.北京:人民卫生出版,2013.

2. 陈灏珠.实用内科学.第 14 版.北京:人民卫生出版社,2013.

3. Goodnough LT,Maniatis A,Earnshaw P,et al. Detection,evaluation,and management of preoperative anaemia in the elective orthopaedic surgical patient:NATA guidelines. British Journal of Anaesthesia,2011,106:13-22.

4. Beris P,Muñoz M,Garcíaerce JA,Thomas D,Maniatis A,Linden PVD. Perioperative anaemia management:consensus statement on the role of intravenous iron. British Journal of Anaesthesia,2008,100:599-604.

5. Goodnough LT,Skikne B,Brugnara C. Erythropoietin,iron,and erythropoiesis. Blood,2000,96:823-833.

6. GHay CR,Brown S,Collins PW,et al. The diagnosis and management of factor Ⅷ and Ⅸ inhibitors:a guideline from the United Kingdom Haemophilia Centre Doctors Organisation. Br J Haematol,2006,133(6):591-605.

7. Srivastava A,Brewer AK,Mauser-Bunschoten EP,et al. Guidelines for the management of hemophilia. Haemophilia,2013,19(1):e1-e47.

8. 马俊,黄泽宇,杨静.全膝关节置换治疗血友病关节炎围术期处理及短期疗效评价.中华骨科杂志,2015,

35(4):394-400.

9.　Abram SG,Nicol F,Hullin MG,Spencer SJ. The long-term outcome of uncemented Low Contact Stress total knee replacement in patients with rheumatoid arthritis:results at a mean of 22 years. Bone Joint J,2013,95-B(11): 1497-1499.

10.　Jain A,Stein BE,Skolasky RL,Jones LC,Hungerford MW. Total joint arthroplasty in patients with rheumatoid arthritis:a United States experience from 1992 through 2005. J Arthroplasty,2012,27(6):881-888.

11.　Stundner O,Danninger T,Chiu YL,et al. Rheumatoid arthritis vs osteoarthritis in patients receiving total knee arthroplasty:perioperative outcomes. J Arthroplasty,2014,29(2):308-313.

12.　Woo MS,Kang JS,Moon KH. Outcome of total hip arthroplasty for avascular necrosis of the femoral head in systemic lupus erythematosus. J Arthroplasty,2014,29(12):2267-2270.

13.　Chan KY,Wang W,Wu JJ,et al. Epidemiology of Alzheimer's disease and other forms of dementia in China, 1990-2010:a systematic review and analysis. Lancet,2013,381(9882):2016-2023.

14.　Evered LA,Silbert BS,Scott DA,Maruff P,Ames D,Choong PF. Preexisting cognitive impairment and mild cognitive impairment in subjects presenting for total hip joint replacement. Anesthesiology, 2011, 114 (6): 1297-1304.

15.　Domingues VR,de Campos GC,Plapler PG,et al. Prevalence of osteoporosis in patients awaiting total hip arthroplasty. Acta ortopedica brasileira,2015,23(1):34-37.

16.　Ardestani MM,Moazen M. How human gait responds to muscle impairment in total knee arthroplasty patients: Muscular compensations and articular perturbations. Journal of biomechanics,2016,49(9):1620-1633.

17.　American Diabetes A. Standards of medical care for patients with diabetes mellitus. Diabetes care,2003,26 Suppl 1:S33-50.

18.　Guo JJ,Yang H,Qian H,Huang L,Guo Z,Tang T. The effects of different nutritional measurements on delayed wound healing after hip fracture in the elderly. The Journal of surgical research,2010,159:503-508.

19.　Nicholson JA,Dowrick AS,Liew SM. Nutritional status and short-term outcome of hip arthroplasty. Journal of orthopaedic surgery,2012,20:331-335.

20.　Nelson CL,Elkassabany NM,Kamath AF,Liu J. Low Albumin Levels,More Than Morbid Obesity,Are Associated With Complications After TKA. Clinical orthopaedics and related research,2015,473:3163-3172.

21.　中华医学会肠内场外营养学分会. 成人围手术期营养支持指南. 中华外科杂志,2016,54（09）:541-657.

第五章　老年心理特征及常见疾病的评估

第一节　老年期心理特征及应对

一、老年期的划分及评估

老年期总要涉及"老化"和"衰老"两个概念,老年年龄阶段的划分大体分为以下三种:

（一）根据"生理年龄"所定义的老年期

按联合国的规定,60 岁或 65 岁为老年期的起点(根据人均寿命而定),中国目前通常规定为 65 岁。进入老年期后,个体的认知能力,尤其是感知觉、记忆和智力能力常常减退。

（二）根据"社会年龄"所定义的老年期

社会年龄是一个作为社会化的人为社会发展而作贡献的期限。它表明一个人在社会上从事某一职业、某一部门工作或从事社会事业等的长度。有的人工作到退休就结束了,它的社会年龄即告结束;但有的老人即使在退休后,仍然可以为社会继续做出贡献,仍然期望能积极参与社会活动,维持原有的角色,因而这样的社会年龄仍未老化。

（三）根据"心理年龄"所定义的老年期

心理年龄常常被用来表示一个人心理衰老的程度,和个体的遗传、性格、经历、环境等等因素密切相关,甚至受到心情等多变因素的影响。一个人的心理年龄可看做是他对于发展的主观反映。有的人虽然年纪不大,心理却进入了老年,显得忧郁、迟钝、保守、僵化,对未来没有期望和幻想;有的人虽已至垂暮之年,仍朝气蓬勃。而心理年龄的界定不是通过具体数字而是通过心理评估。

（四）"老年期"综合评估的理念

医学临床工作中之所以要界定"老年期",是因为需要保障医疗行为中的安全,提高医疗质量以及使诊疗活动更为精确,如关注心理年龄的"老年期"是为了关注某重要脏器功能衰退对于当前治疗,特别是手术治疗的影响以及风险;关注心理年龄的"老年期"是为了评估病人的心态情绪、行为方式等对当前治疗的影响;关注社会的"老年期"是为了评估社会、家庭支持系统对当前治疗的影响。因此,医学临床工作中老年期的界定年龄数字仅是一个提示,综合评估才是关键。目前国内外对于老年期的综合评估均没有达成较为广泛的共识,以下标准可以作为参考:

1. 生理年龄 65 岁以上。

2. 提示重要脏器功能衰退的证据(即有确切的提示重要脏器疾病的证据,如代谢系统疾病、心血管系统疾病、呼吸系统疾病等）。

3. 存在负性情绪证据，如焦虑、抑郁或情绪不稳定。

4. 存在固执，甚至偏执的心理特征。

5. 存在明显的认知功能减退的证据，如记忆、注意功能减退等。

二、老年期的心理特征及其对求医行为的影响

求医行为（health seeking behavior）也称为患病行为（illness behavior），是指个体在躯体或心理不适或产生某种病感时，或本着预防疾病或疾病早期及早发现并以治疗为目的，而采取的寻求医疗帮助的行为。可分为主动求医、被动求医、无病求医、有病不求医四类行为，其不同的求医行为会导致不同的结果，如病人在发生疾病时不能积极主动求医，那么必然会延误病情，影响诊断和治疗，在一定程度上阻碍了疾病的及时治愈和康复，从而严重威胁着病人的生命健康，同时给整个家庭和社会都带来了极大的伤害。老年病人由于其独特的心理特征，在求医时常易产生异常的心理状态，并在求医行为时候有其独特的特点。

（一）引起关注心理

由于长期独处，而子女、亲属因工作忙等诸方面原因，不能常来看望或长期陪护，老人倍感孤独，疾病角色和住院治疗可能会促进这一情况得到改善。个体一旦生病，而且病程迁延，病情反复，自然受到家人和周围人的特殊照顾，成为被人关注的焦点。同时通过自我暗示，病人也变得被动、服从、依赖、情感脆弱、甚至带有幼稚色彩，本来可以自己做的事情也让别人帮着做，希望得到更多的关心和温暖，沉迷于病人角色而不自觉。这种心理使得病人在求医行为中的被动行为，耽误疾病恢复。

（二）敏感多疑和恐惧心理

老年个体由于身体各部位及其器官功能的衰退、疾病状态等因素，在感受到威胁、面临困难时候更容易产生焦虑情绪。老年病人可表现为敏感多疑、对自己疾病和身体状况的过度担心，稍有不适便会担心自己的病情加重；对医务人员和医疗方式的怀疑与不放心。

另外，在老年期，个体越来越深刻地意识到死亡的临近，并由此产生了许多心理波动，普遍存在恐惧感。即使是所患疾病不严重，也不得不随时做出迎接死亡的准备，表现为焦虑和恐惧。

过度的焦虑和恐惧会影响病人的睡眠、饮食及免疫功能紊乱，从而影响疾病的康复。

（三）固执

虽然随着社会生理年龄的老化，生理功能衰退，社会角色退出，但很多老人仍然希望得到尊重，尤其是曾在社会和家庭中是主角或领导者的个体，习惯指挥他人，还是特别希望周围的人都尊敬恭顺他们，表现为自以为是、固执、独断专行、不讲道理、好挑剔、责备他人。这种心理是老年个体由于恐惧角色和能力改变带来的不适应感，实则是认知层面的焦虑，它造成老年病人在求医行为中表现为不配合、不服从的被动求医行为。

（四）自卑心理

老年个体由于衰老、感觉器官功能下降、认知功能全面减退等多因素的影响，常常对周围事物均心有余而力不足，感到老而无用，甚至认为自己的患病拖累了家人，产生深深的内疚与自责，导致自卑自弃感。这种心理造成老年病人在求医过程中出现被动求医的行为，甚至否认自己生病，出现有病不求医的行为，使得病情延误而得不到治疗。

三、针对老年期心理特征在医疗行为中的应对

（一）充分了解和评估病人的心理状态

心理评估是指医务人员通过观察、晤谈和心理测验等方法获得信息,对个体心理现象作全面、系统、深入的客观描述和评价过程,并有的放矢地实施心理干预。

（二）关注病房环境

对于环境问题主要注意以下几点:

1. 根据马斯洛的需要层次理论,所有生物体均存在生存需要、安全需要、接纳与被接纳的需要、尊重与被尊重的需要以及自我实现的需要。具体落实在病房的环境方面应保障基本的生活空间,避免使病人处在一个十分拥挤和嘈杂的环境对病人就医心态有着重大影响。

2. 目前国内病房的管理模式基本上是将基本诊疗、会客、居住、餐饮、娱乐等集中于病室,再直接点说就是集中在一个病床上,缺少上述的功能区,这是需要商榷和改进的。

（三）充分的医-患沟通

医患沟通的原则与其他年龄病人沟通原则一样,对于老年病人沟通应注意的问题有以下几点:

1. 体现尊重 体现尊重的核心主要是体现在对病人能力、社会角色的尊重。如将退休教师称呼为"某老师"和称呼为"某大爷"对方感受会完全不同。

2. 鉴于老年期注意、记忆等认知功能减退,重要信息的传递最好有亲属在场以及需要重复和强调。

3. 在传递任何信息中,都应传递对病人当前能力认同的信息。

4. 避免过分关注。

（四）关注家庭社会支持

在此主要包括鼓励亲属的探视和陪伴、鼓励对外的信息交流以及与病人讨论术后的生活计划等。

（郭菁 孙学礼）

第二节 焦虑及焦虑综合征

一、概述

焦虑是人的基本情绪,其心理学定义为:焦虑是带有不愉快情绪色调的正常的适应行为,含有对危险、威胁和需要特别努力但对此又无能为力的苦恼的强烈预期。具体表现为内心的恐惧、不安体验、自主神经紊乱的表现以及运动的不安。焦虑的意义在于使个体保持基本的警觉性,而这种警觉性的保持既能使个体规避所面临的危险,又能使机体各重要器官保持正常的功能状态。

病理性焦虑产生的原因:病理性焦虑产生的原因与其他慢性非感染性疾病一样为多元化因素,具体表述至少应该包括:①遗传因素;②重大心理社会因素的影响,如手术;③认知因素。认知因素主要体现在病人的生活经历、神经类型、对生活事件的评价等,而面对病痛,特别涉及到对生命意义的认识。

对于手术群体来说,因为面临危险和不确定情况,高于一般情况的焦虑情绪普遍存在,因此值得关注。过度焦虑对病人心态、治疗依从性、康复等均造成影响,应成为围术期关注的重要问题。老年人群是特殊群体之一,由于身体器官功能的自然衰退、环境适应能力减弱、认知功能减退、体内环境稳定性降低,易于引发各种心理问题,过度焦虑也更为普遍。

精神病学界将病理性焦虑分型为惊恐障碍、广泛性焦虑障碍、强迫障碍、社交焦虑障碍以及创伤后应激障碍并有专科诊疗共识,而外科临床的关键不是给病人下专科诊断,而是识别过度焦虑现象并给予对症治疗,因此宜将焦虑分成若干症状群来加以识别和治疗更有利于临床工作。从心理学层面认识焦虑表现形式主要包括体验层面的焦虑、躯体层面的焦虑和认知层面的焦虑,现分述如下。

二、临床表现

1. 体验层面的焦虑　体验层面的焦虑主要是指病人的体验异常,具体可表现为:①发作或持续出现的恐惧感,甚至是灾难性思维,病人往往感觉惶惶不可终日或大祸临头的感觉;②重要系统器官功能改变:如胸闷、气促、心悸、尿频等;③自主神经功能紊乱:可表现为交感神经兴奋或迷走神经兴奋,前者可出现心率加快、皮肤潮红或苍白、口干、便秘、出汗等症状,而后者则可出现血压下降、头昏、腹泻、心率下降等情况;④伴随睡眠障碍,特别是失眠症状。

2. 躯体层面的焦虑　表达焦虑的躯体症状业内将其暂时称为"激惹性躯体症状",主要是指表现器官功能紊乱的症状,如腹泻、尿频、眩晕等,照此解读,肠激惹综合征是典型的激惹性躯体症状。此外,疼痛是焦虑重要的躯体表现,特别是慢性疼痛。

3. 认知层面的焦虑　认知层面的焦虑主要从病人的思维和行为特征上表现,最常见的现象是病人的思维固化,不接受别人的建议和意见,较为极端的表现是偏执。偏执的病理心理解读是改变自己的思维及行为模式就会引起当事人的恐慌,直接反映了当事人的不自信,故解读为认知层面的焦虑。

三、实验室检查

对病理性焦虑的识别主要是临床观察,而生物及心理检测作为重要的参考。目前临床上主要使用的参考指标包括:

1. 神经内分泌指标

(1) 下丘脑-垂体-肾上腺轴(HPA 轴)的过度活跃,具体体现在血浆 ACTH、血浆皮质醇的增高。

(2) 地塞米松过夜抑制实验阴性。

2. 常规脑电图检测　可能呈现出 α 节律解体,β 活动增加等特征。

3. 皮电检测　可呈现皮肤电阻增加。

4. 生命体征的改变　如呼吸的浅、快;血压,特别是收缩压的增高;心率加快等也可以作为提示焦虑状态的参考指标。

四、诊断标准

正如前面所述,焦虑是人的基本情绪,因此在这里所说的识别主要是对病理性焦虑或综

合征的识别。对于外科临床病人来说,符合以下特点的病人应该给予重视或应该针对焦虑进行医学干预:

1. 符合上述症状描述中的 1 条或 1 条以上,焦虑严重程度可以使用汉密尔顿焦虑量表评估(表 5-2-1)。

表 5-2-1 汉密尔顿焦虑量表(近 2 周)

共 14 项,每项采用 0～4 级 5 级评分方法,具体为:0 无症状,1 轻微,2 中等,3 较重,4 严重。总分≤7 分没有焦虑;8～14 分可能焦虑;15～21 分肯定焦虑;22～29 分明显焦虑;>29 分为严重焦虑。

圈出最适合病人情况的分数					
1. 焦虑心境:担心、担忧、感到有最坏的事发生,容易激惹	0	1	2	3	4
2. 紧张:紧张感、易疲劳、不能放松、情绪反应,易哭、颤抖、感到不安	0	1	2	3	4
3. 害怕:害怕黑暗、陌生人、一人独处、动物、乘车或旅行及人多的场合	0	1	2	3	4
4. 失眠:难以入睡、易醒、睡得不深、多梦、夜惊、醒后疲倦感	0	1	2	3	4
5. 认知功能:或称记忆,注意障碍,注意力不集中,记忆力差	0	1	2	3	4
6. 抑郁心境:丧失兴趣,对以往爱好缺乏快感、抑郁、早醒、昼重夜轻	0	1	2	3	4
7. 躯体性焦虑:肌肉系统:肌肉酸痛、活动不灵活、肌肉抽动、肢体抽动、牙齿打颤、声音发抖	0	1	2	3	4
8. 躯体性焦虑:感觉系统:视物模糊、发冷发热、软弱无力感、浑身刺痛	0	1	2	3	4
9. 心血管系统症状:心动过速、心悸、胸痛、心跳动感、昏倒感、心搏脱漏	0	1	2	3	4
10. 呼吸系统症状:胸闷、窒息感、叹息、呼吸困难	0	1	2	3	4
11. 胃肠道症状:吞咽困难、嗳气、消化不良、肠动感、肠鸣、腹泻、体重减轻、便秘	0	1	2	3	4
12. 生殖泌尿系统症状:尿意频数、尿急、停经、性冷淡、早泄、阳痿	0	1	2	3	4
13. 自主神经系统症状:口干、潮红、苍白、易出汗、起鸡皮疙瘩、紧张性头痛、毛发竖起	0	1	2	3	4
14. 会谈时行为表现:①一般表现:紧张、不能松弛、忐忑不安,咬手指、紧紧握拳、摸弄手帕、面肌抽动、不宁顿足、手发抖、皱眉、表情僵硬、肌张力高,叹气样呼吸、面色苍白。②生理表现:吞咽、打呃、安静时心率快、呼吸快(20 次/分以上)、腱反射亢进、震颤、瞳孔放大、眼睑跳动、易出汗、眼球突出	0	1	2	3	4

2. 出现焦虑症状影响病人的社会功能,或影响治疗依从性,或已经给病人造成明显痛苦的情况。

五、治疗

(一) 体验层面焦虑的治疗

1. 对体验层面焦虑治疗的基本方案是 SSRIs+苯二氮䓬类药物。具体药物的选择及注意事项可参见表 5-2-2。

表 5-2-2　药物说明表

药物名称	常用治疗剂量与用法	相关方案中的剂量及疗程	常见不良反应	注意事项
第一类:苯二氮䓬类镇静催眠药物				
氯硝西泮	1mg,qn（睡前）	1. 境遇性失眠:1mg,qn,3～7 天; 2. 其他复合方案:① 前 7 天:1mg,bid;②第 8 天～1 个月:1mg,qn;③用药满 1 个月停药	走路不稳、近记忆障碍、呼吸抑制	伴有呼吸系统疾病、从事高空危险作业或驾驶人群要慎用或禁用此类药物
地西泮	5mg,qn（睡前）	1. 境遇性失眠:5mg qn 3～7 天; 2. 其他复合方案:① 前 7 天:5mg,bid;②第 8 天～1 个月:5mg,qn;③用药满 1 个月停药	走路不稳、近记忆障碍、呼吸抑制	伴有呼吸系统疾病、从事高空危险作业或驾驶人群要慎用或禁用此类药物
阿普唑仑	0.4mg,qn（睡前）	1. 境遇性失眠:0.4mg,qn,3～7 天; 2. 其他复合方案:① 前 7 天:0.4mg,bid;②第 8 天～1 个月:0.4mg,qn;③用药满 1 个月停药	同氯硝西泮,但程度小于氯硝西泮	同氯硝西泮
艾司唑仑片	1mg,qn（睡前）	1. 境遇性失眠:1mg,qn,3～7 天; 2. 其他复合方案:① 前 7 天:1mg,bid;②第 8 天～1 个月:1mg,qn;③用药满 1 个月停药	同氯硝西泮,但程度小于氯硝西泮	同氯硝西泮
第二类:非苯二氮䓬类镇静催眠药物				
唑吡坦片（思诺思）	5～10mg,qn（睡前）	境遇性失眠:5～10mg,qn,3～7 天	头昏、乏力、嗜睡;镇静及呼吸抑制作用远小于苯二氮䓬类	严重呼吸功能障碍及睡眠呼吸暂停综合征者禁用
扎来普隆	5～10mg,qn（睡前）	境遇性失眠:5～10mg,qn,3～7 天	同思诺思	同思诺思
第三类:选择性 5-羟色胺再摄取抑制剂药物（SSRIs 类药物） ①此类药物中,抗焦虑作用按强弱顺序:赛乐特>左洛复>来士普>喜普妙 ②此类药物中,只有百忧解才有抗抑郁作用 ③此类药物中,副作用按强弱顺序:赛乐特>左洛复>来士普>喜普妙				

药物名称	常用治疗剂量与用法	相关方案中的剂量及疗程	常见不良反应	注意事项
帕罗西汀（赛乐特）	20mg,bid 早、中饭后	适合应用于抗焦虑方案以及抗疼痛方案（对疼痛的焦虑大于疼痛本身）：①第1周：20mg,qd；②第2周：30mg,qd；③第3周开始20mg,bid,至症状消失后维持1个月；④每月递减每日用量10mg,直至减完	头昏、多汗、口干、胃肠道反应,血压增高	禁止与单胺氧化酶抑制剂、三环类抗抑郁药物合用。用药期间需监测血压
艾斯西酞普兰（来士普）	10mg,bid 早、中饭后	适合应用于抗焦虑方案以及抗疼痛方案（对疼痛的焦虑大于疼痛本身）：①第1周：10mg,qd；②第2周：10mg,bid,至症状消失后维持1个月；③每月递减每日用量10mg,直至减完	同赛乐特	
左洛复	50mg,tid 早、中、晚饭后	适合应用于抗焦虑复合方案：①第1周：50mg,qd；②第2周：50mg,bid；③第3周开始50mg,tid,至症状消失后维持1个月；④每月递减每日用量50mg,直至减完	同赛乐特	
西酞普兰（喜普妙）	20mg,bid 早中饭后	适合应用于抗焦虑方案：①第1周：20mg,qd；②第2周：30mg,qd；③第3周开始20mg bid,至症状消失后维持1个月；④每月递减每日用量10mg,直至减完	同赛乐特	
氟西汀	20mg,bid 早中饭后	适合应用于抗抑郁复合方案：①第1周：20mg,qd；②第2周：30mg,qd；③第3周开始20mg,bid,至症状消失后维持1个月；④每月递减每日用量10mg,直至减完	同赛乐特	
第四类:5-羟色胺及去甲肾上腺素再摄取抑制剂（SNRIs类）				
文拉法辛	75mg,tid	适合应用于抗抑郁复合方案：①第1周：75mg,qd；②第2周：75mg,bid；③第3周开始75mg tid,至症状消失后维持3个月；④后每月递减每日用量75mg至75mg qd,再维持6个月后停药	头昏、多汗、口干、胃肠道反应,血压增高。较SSRIs更易发生	

药物名称	常用治疗剂量与用法	相关方案中的剂量及疗程	常见不良反应	注意事项
度洛西汀	30mg,tid	适合应用于抗抑郁以及躯体疼痛的复合方案:①第 1 周:30mg,bid;②第 2 周开始30mg,tid,至症状消失后维持 3 个月;③后每月递减每日用量 30mg 至 30mg qd,再维持 6 个月后停药	同文拉法辛	
第五类:非苯二氮䓬类抗焦虑药物				
盐酸丁螺环酮	5~10mg,tid	适合应用于抗焦虑的复合方案:5~10mg,tid,1 个月后停药	头昏、恶心、呕吐等	
坦度螺酮	5~10mg,tid	适合应用于抗焦虑的复合方案:5~10mg,tid,1 个月后停药	头昏、恶心、呕吐等	
第六类:非典型抗精神病药物				
奥氮平	1.25~7.50mg,qn	适合应用于抗焦虑、抑郁、疼痛、睡眠的复合方案,可适当根据病人的睡眠情况加减用量	嗜睡、代谢综合征、体重增加、水肿	
喹硫平	0.05~0.20g,qn	适合应用于抗焦虑、抑郁、疼痛、睡眠的复合方案,可适当根据病人的睡眠情况加减用量	嗜睡、代谢综合征	

注:qn,每晚 1 次;qd,每天 1 次;bid,每天 2 次;tid,每天 3 次

2. 如果对病人焦虑症状的治疗需要延续到病人的康复期,则主要推荐的治疗方案为:SSRIs+非苯二氮䓬类抗焦虑药物。药物的具体信息仍请参见表5-2-2。

（二）躯体层面焦虑的治疗

1. SSRIs 或 SNRIs+苯二氮䓬类药物

2. SSRIs 或 SNRIs+非典型抗精神病药物

3. SSRIs 或 SNRIs+非典型抗精神病药物+苯二氮䓬类药物

关于以上推荐方案的具体药物选择及注意事项仍请参见表5-2-2。

（三）认知层面焦虑的治疗

对于此类病人,建议通过心理干预措施缓解症状,操作如下:

1. 在不违背原则、不危及安全的情况下,尽量尊重病人原先的习惯,避免引起病人的恐慌。

2. 适当的娱乐活动、运动使病人心情愉悦,从整体缓解病人的焦虑,减轻固执。

3. 个别心理干预无效者,可给予小剂量非典型抗精神病药物。

（郭菁　孙学礼）

第三节　抑郁及抑郁综合征

一、概述

"抑郁"是一种常见的负性情绪,几乎所有个体都会在目标受阻或遭遇丧失性事件时出现,但这种反应正好说明该个体对自己的行为没有丧失希望和所赋予的意义,并不属于精神卫生临床上所指的病理性抑郁综合征,应注意区别。病理性抑郁综合征指缺乏相应的客观因素下而出现的抑郁心境,其核心应该强调病人认知的改变,即不能赋予对生活的意义,并在此基础上出现情绪低落以及兴趣缺失等症状。病理性抑郁的产生同样为多元化因素,具体应该包括:①遗传因素;②重大心理社会因素为诱发因素;③认知功能异常:由下丘脑功能异常以及海马等组织的损害引起。病理性抑郁问题同样广泛存在于老年群体中。抑郁对于老年个体的应激能力、治疗依从性、康复能力削弱,故应成为围术期关注的问题。

二、临床表现

1. 情绪低落　抑郁心境主要强调病人的压抑体验而非忧伤或沮丧,以抑郁情绪持续存在 2 周为基本标准。

2. 兴趣缺失。

3. "三无"症状　是指病人出现无望、无助和无价值感。

4. "三自"症状　即是自责、自罪、自杀。

5. 自杀症状。

6. 认知方面的可伴随症状　可出现感知觉敏感性下降、幻觉、妄想以及注意力下降等。

7. 意志行为的减退和抑制。

8. 躯体方面的可伴随症状　胃胀、乏力等表现为器官功能减弱的抑制性躯体症状。

9. 睡眠方面的可伴随症状　病理性抑郁的特征性失眠主要是早醒,其他可表现为过度睡眠或睡眠节律昼夜颠倒。

三、实验室检查

1. 神经内分泌轴改变　2008～2010 年,由四川大学华西医院孙学礼教授牵头负责的国家科技部"十五"支撑项目结果提示:甲状腺功能轴(HPT 轴)的异常与抑郁综合征的联系更为密切。

2. 功能影像学研究结果的意义　抑郁障碍病人存在海马、杏仁核以及前额叶皮质的体积缩小、神经胶质密度降低以及血流量改变、糖代谢异常等情况。

3. 多导睡眠图研究结果的意义　近 30 年的抑郁多导睡眠图研究结果提示,一组快眼动睡眠指标的改变是病理性抑郁的重要电生理标志。

四、诊断标准

对于外科临床病人来说,符合以下特点的病人应该给予重视或应该针对抑郁进行医学干预:

1. 症状学标准　符合上述临床表现中 1~9 条中的至少 5 条症状,并且至少一项为条目 1 或 2,抑郁严重程度可以使用汉密尔顿抑郁量表评估(表 5-3-1,表 5-3-2)。

2. 出现抑郁症状影响病人的社会功能,或影响治疗依从性,或已经给病人造成明显痛苦的情况。

3. 若参照标准 1 与 2,并使用推荐方案(详见本节"抑郁综合征的治疗")治疗 1 周无效者,需请精神专科人员会员或转诊。

表 5-3-1　汉密尔顿抑郁量表(近 2 周)

共 17 项,总分 8~17 分轻度焦虑;18~24 分中度抑郁;>24 分为重度抑郁。

1	抑郁情绪	0=无症状
		1=只有在问到时候才叙述
		2=在谈话中自发地表达
		3=不用语言也可以从表情、姿势、声音或欲哭中流露出这种情绪
		4=病人的言语和非言语表达(表情、动作)几乎完全表现为这种情绪
2	有罪感	0=无症状
		1=责备自己,感到自己连累他人
		2=认为自己犯了罪,或反复思考以往的过失或错误
		3=认为目前的疾病是对自己错误的惩罚,或有罪恶妄想
		4=罪恶妄想伴有指责或威胁性幻觉
3	自杀	0=无症状
		1=觉得活着没有意思
		2=希望自己已经死去,或常想到与死有关的事
		3=消极观念(自杀念头)
		4=有严重自杀行为
4	入睡困难	0=无症状
		1=主诉有入睡困难,即上床后半小时仍不能入睡
		2=主诉每晚均有入睡困难
5	睡眠不深	0=无症状
		1=睡眠浅,多噩梦
		2=半夜(晚 12 点以前)曾醒来(不包括上厕所)
6	早醒	0=无症状
		1=有早醒,比平时早醒 1 小时,但能重新入睡
		2=早醒后无法重新入睡
7	工作和兴趣	0=无症状
		1=提问时才叙述
		2=自发地直接或间接表达对活动、工作或学习失去兴趣
		3=活动时间减少或效率降低,住院病人每天参加病室劳动或娱乐不满 3 小时
		4=因目前的疾病而停止工作,住院不参加任何活动或者没有他人帮助便不能完成病室日常事务

8	迟滞(指思维和言语缓慢,注意力难以集中,主动性减退)	0=无症状
		1=精神检查发现轻度迟滞
		2=精神检查发现明显迟缓
		3=精神检查进行困难
		4=完全不能回答问题(木僵)
9	激越	0=无症状
		1=检查时表现得有些心神不定
		2=明显的心神不定或小动作多
		3=不能静坐,检查中曾起立
		4=搓手、咬手指、扯头发、咬嘴唇
10	精神性焦虑	0=无症状
		1=问及时叙述
		2=自发地表达
		3=表情和言语流露出明显焦虑
		4=明显惊恐
11	躯体性焦虑	0=无症状
		1=轻度
		2=中度,有肯定的上述症状
		3=重度,上述症状严重影响生活,需加处理
		4=严重影响生活和活动
12	胃肠道症状	0=无症状
		1=食欲减退,但不需要他人鼓励便自行进食
		2=进食需他人催促或请求和需要应用泻药或助消化药
13	全身症状	0=无症状
		1=四肢、背部或颈部沉重感,背痛、头痛、肌肉疼痛,全身乏力或疲倦
		2=症状明显
14	性症状(性欲减退,月经紊乱等)	0=无症状
		1=轻度
		2=重度
		3=不能肯定,或该项对被评者不适合(不计入总分)
15	疑病	0=无症状
		1=对身体过分关注
		2=反复思考健康问题
		3=有疑病妄想
		4=伴幻觉的疑病妄想
16	体重减轻	0=1 星期内减轻不到 0.5kg
		1=1 星期内减轻 0.5kg 以上
		2=1 星期减轻 1kg 以上
17	自知力	0=知道自己有病,表现为抑郁
		1=知道自己有病,但归咎与伙食太差、环境问题、工作忙、需要休息等
		2=完全否认有病

表 5-3-2 WCPA 躯体症状分类量表(具体可参见孙学礼所著
《临床躯体症状的心身医学分类及诊疗共识》)

　　主要用于评估临床上躯体症状分类,主要分为 a 抑制性躯体症状;b 激惹性躯体症状;c 生物性躯体症状;d 想象性躯体症状;e 认知性躯体症状。一般来说总分等于所有项目得分相加,总分越高,表明病人躯体症状程度越重;各项因子分等于各类躯体症状的所有项目得分总和/该类总条目数,以得分较高的类躯体症状为主。

(最近 1 个月的症状)	0 从无	1 轻度	2 中度	3 偏重	4 严重

1. 喉咙异物感或吞咽困难;e

2. 疼痛;b

3. 多汗;b

4. 迟滞症状(少言、少语、少动甚至木僵);a

5. 不能赋予对生活的意义;a

6. 肌肉跳动感;e

7. 体验到症状的性质及部位相对固定,症状清晰、生动;e

8. 症状 c

9. 手足发冷或发热;b

10. 脑鸣或耳鸣;e

11. 健忘;e

12. 不能集中注意力;e

13. 不能快速思考或脑子一片空白;e

14. 类似幻觉的症状;e

15. 认为自己的身体出了严重问题;d

16. 体验到的躯体不适感在身体各部分游走;d

17. 很容易体验到躯体的各种不适;d

18. 有许多不同种类的症状搅扰您;d

19. 如果医生告诉您没发现您有什么病,您不能相信;d

20. 心前区不适;e

21. 短暂神志不清;e

22. 头晕或眩晕;e

23. 感觉躯体某部位丧失功能;d

24. 感觉自己缺氧;e

25. 全身或局部肿胀感;e

26. 入睡困难;b

（最近1个月的症状）	0 从无　1 轻度　2 中度　3 偏重　4 严重
27. 睡眠浅;b	
28. 早醒;a	
29. 症状晨重暮轻;a	
30. 多梦;b	
31. 尿频;b	
32. 无价值感;a	
33. 性欲减退;a	
34. 消化不良;a	
35. 皮肤过敏;b	
36. 便秘;a	
37. 胃肠胀气;a	
38. 溃疡;b	
39. 做事提不起兴趣(非因精力下降);a	
40. 上腹烧灼感;b	
41. 肢体灌铅感;a	
42. 腹泻;b	
43. 恶心或呕吐;b	
44. 鼻腔异物感;e	
45. 心慌或心悸;b	
46. 一阵阵坐立不安心神不定;b	
47. 感到熟悉的东西变成陌生或不像真的(非真实感);a	
48. 您比别人对疼痛更敏感;d	
49. 您体验到的躯体症状内容具有多样性、多变性;d	
50. 您比大多数人更担心自己的健康;d	
51. 如果某种疾病引起您的注意,如通过广播、电视、报纸或您认识的人那看到、听到,您担心自己患这种病;d	
52. 医学实验室辅助检查;c	
53. 有明确诊断的疾病;c	
54. 医生查体的阳性体征;c	
55. 肉眼可见的损害;c	

五、治疗

无论是抑郁情绪还是兴趣缺失都是以病人的认知改变为基础,即不能赋予对生活的意义,故抑郁综合征的治疗需要改善抑郁情绪并联合改善认知的药物。具体方案为 SSRIs 或 SNRIs+非典型抗精神病药物+苯二氮䓬类药物,具体的药物选择以及注意事项可参见表 5-2-2。

(郭菁　孙学礼)

第四节　认知功能障碍

一、概述

认知是机体认识和获取知识的智能加工过程,涉及学习、记忆、语言、思维、精神、情感等一系列随意、心理和社会行为。认知障碍指与上述学习记忆以及思维判断有关的大脑高级智能加工过程出现异常,从而引起严重的学习、记忆障碍,同时伴有失语或失用或失认或失行等改变的病理过程。认知的基础是大脑皮层的正常功能,任何引起大脑皮层功能和结构异常的因素均可导致认知障碍。

老年个体由于大脑皮层退化,又常常合并有多种疾病,故发生认知功能障碍的风险增加。老年常见认知功能障碍包括偏执状态、行为障碍和痴呆。认知障碍同样对病人的治疗依从性、手术可能性及康复造成影响,例如一个围术期病人伴有偏执状态,他固执地认为家属要害自己,医生对他的好事因为家属买通了医生和护士来共同谋害自己,从而出现治疗不合作的情况,故应成为围术期关注的重要问题。

二、临床表现

(一) 偏执状态

狭义的偏执状态是指以系统妄想为特征性表现的精神障碍,病人常见的妄想包括被害妄想、关系妄想、被偷盗妄想等。如病人坚信不移地认为某人或某个团伙要害自己,将周围发生的一切均纳入自己的妄想体系,包括别人对自己微笑是不怀好意,别人让自己先吃东西是食物有毒。与精神分裂症不同的是,症状单一,社会功能保持良好,仍然可以与妄想对象以外的人沟通,生活仍然能够自理。

(二) 行为障碍

行为障碍指个体活动异常,行为障碍与思维、言语、情感障碍有紧密联系。行为障碍是各种心理过程障碍的结果,可由各种原因产生。通常按其表现分为精神运动性抑制与精神运动性兴奋两类。前者指动作和行为的大量减少,后者指动作和行为的大量增多。

(三) 痴呆

痴呆是指慢性获得性进行性智能障碍综合征。临床上以缓慢出现的智能减退为主要特征,伴有不同程度的人格改变。痴呆的病因很多,主要分为中枢神经系统变性疾病(阿尔茨海默病)和血管性痴呆。痴呆的发生多缓慢隐匿。记忆减退是主要的核心症状。

三、各类型老年认知功能障碍的识别标准

一般来说,老年病人若存在认知功能障碍,但若不会明显影响围术期病人治疗进展以及康复,可以另在术后于专科再干预相关问题;故下面所讲的识别标准是针对那些明显存在认知功能障碍、且认知功能障碍的存在已经影响围术期治疗进展的病人;一般来说,需要对病人的认知功能障碍的相关问题进行相关识别和干预,然后再进行手术流程。

1. 符合上述各类认知功能障碍之一的临床表现。

2. 症状影响病人的社会功能,或影响治疗依从性,或已经给病人造成明显痛苦的情况。

四、治疗

1. 偏执状态　以小剂量非典型抗精神病药物干预为主,具体详见表5-2-2。

2. 行为障碍　行为障碍的治疗主要是针对原发的躯体疾病或精神疾病。需要请专科人员会诊对相关问题干预以后再进行手术。

3. 一般来说,痴呆症状的存在不会影响到病人的手术进展,故可以术后专科干预。若伴有情绪或行为相关问题,需要请专科人员会诊对情绪和行为问题干预后再进行手术。

（郭菁　孙学礼）

参 考 文 献

1. 孙学礼. 医学心理学. 北京:高等教育出版社,2013.

2. 孙学礼. 精神病学. 北京:高等教育出版社,2013.

3. 世界卫生组织. ICD-10 睡眠障碍分类.

4. American Psychiatric Association(APA). Diagnostic and Statistical Manual of Mental Disorders Fifth Edition (DSM-5). Washington:American psychiatric Association(APA),2013.

5. 孙学礼,曾凡敏著. 躯体症状的心身医学分类及其优化治疗方案共识(2014-2015). 北京:科学出版社,2015.

6. 孙学礼,张旭著. 双相情感障碍及其非典型症状识别与优化治疗方案共识(2013-2015). 北京:科学出版社,2015.

7. Abreu T,Bragança M. The bipolarity of light and dark:A review on Bipolar Disorder and circadian cycles. J Affect Disord,2015,185:219-229.

第三篇

关节置换术加速康复麻醉管理

第六章 麻醉前评估及处理

第一节 麻醉前评估

围术期麻醉管理是加速康复(ERAS)中很关键的组成部分,与病人重要脏器的功能恢复和维持、不良反应或术后并发症的发生、住院时间等影响康复的因素息息相关。髋、膝关节置换术(THA/TKA)病人多为中老年,心肺等重要脏器合并症多,麻醉医师参与其围术期管理,以期提供最适宜的手术条件,优化病人全身情况,促进病人快速康复。麻醉前需对病人进行尽可能的全面评估,可为麻醉管理做好充分准备,从而降低麻醉相关风险,提高安全性。

一、麻醉前评估的内容

1. 病史采集 需对病人进行详细的病史采集,了解病人主诉、现病史、并存疾病如高血压、COPD、糖尿病等、目前用药情况、过敏史、家族史尤其是有无恶性高热史以及既往疾病和手术史等。病史的采集关系到麻醉方式的选择和风险的控制,例如COPD肺功能受损病人需考虑到若行气管插管全身麻醉术后难以拔管,而可选择椎管内麻醉或神经阻滞;有过敏史病人需避免易导致组胺释放的药物如阿曲库铵;家族中有成员发生过恶性高热的病人应避免使用诱发恶性高热药物如司可林、吸入麻醉药等;既往术后发生恶心、呕吐(PONV)的病人需加强防治,避免应用易于导致PONV的药物如笑气、曲马朵等。此外,还须了解病人目前情况,有无上呼吸道感染或COPD急性发作、有哮喘病史者最近一次发作是什么时候、近3个月内有无心绞痛或心肌梗死发生等。

美国麻醉医师协会(American Society of Anesthesiologists,ASA)针对手术病人的总体情况提出了评估病人手术风险的ASA分级,Ⅰ级代表正常健康不吸烟不饮酒的病人;Ⅱ级代表合并轻度系统性疾病病人如吸烟、肥胖、控制良好的糖尿病等;Ⅲ级代表合并严重系统性疾病病人如未控制的高血压和糖尿病、起搏器植入、术前3个月以上发生心肌梗死等;Ⅳ级代表合并严重系统性疾病且危及生命者,如感染性休克、严重瓣膜疾病、持续透析、术前3个月以内发生心肌梗死等;Ⅴ级代表若不行手术则可能死亡的病人,如严重创伤、胸/腹主动脉瘤破裂等;Ⅵ级代表脑死亡病人。ASA分级越高表示病人围术期死亡率和并发症发生率越高。

2. 查体 查体需关注病人的总体情况、意识状态、基本生命体征、心肺等重要脏器功能、是否有困难气道以及目前疼痛情况等。

气道评估是麻醉科查体的重点。需关注病人的张口度、甲颏距、有无牙齿松动、缺失、可卸下的义牙以及颈椎活动度等。因强直性脊柱炎或类风湿关节炎而行关节置换者,病变常累及颈椎,导致颈部活动度降低或无法活动,需按照困难气道准备,必要时应用纤支镜。

3. 术前检查需充分　所有病人术前均应行三大常规、血生化、凝血功能、心电图、胸部 X 线片检查等。若有心电图异常,结合病人年龄及病史,可考虑做进一步心脏方面的检查如动态心电图、超声心动图、心肌核素扫描、冠状动脉 CT 或冠状动脉造影等。有长期吸烟史、胸部 X 线片提示双肺有异常者,可进行肺功能测定、胸部 CT 等检查。

二、术前病人身体状况的优化

病人身体状况的优化是保障术后快速康复的重要因素。术前疼痛剧烈的病人需早期镇痛,可采用口服镇痛药或神经阻滞的方法进行。指导病人进行咳嗽、排痰、深呼吸等促进肺功能康复的锻炼。若病人有深静脉血栓或血栓形成高危因素,可考虑术前抗凝治疗。维持病人术前血压和血糖的相对平稳,术前不停用抗高血压药物,口服降糖药或胰岛素须停用。

（廖　刃）

第二节　术前禁食禁饮与围术期液体管理

合理术前禁食禁饮与围术期液体管理密切相关,二者对于病人术后加速康复均非常重要,与病人术后并发症的发生率、胃肠道功能的恢复、能否早期康复锻炼等方面均密切相关。近年来,术前禁食禁饮策略与液体管理策略与之前的临床实践均有较多改进。总体来说,在液体管理策略上包括三个时段:术前合理禁食禁饮,术中液体输注以及术后进食和液体管理。

一、术前禁食禁饮

以往对病人术前禁食禁饮的时间均规定为术前 8～10 小时不得饮食和饮水,甚至要求病人术前一天 22:00 以后即不能饮水,其原因为全身麻醉或深度镇静的病人,食管括约肌松弛,若胃未完全排空,胃内容物易反流到口咽部,增加误吸入呼吸道的风险,导致呼吸道梗阻、吸入性肺炎等。但临床研究和循证医学的证据均显示,从凌晨即禁食禁饮并不减少胃内容物的容量,也不升高胃液 pH 值,而将禁饮时间缩短到术前 2 小时给予病人含碳水化合物的清饮料,并不增加反流误吸风险,也不增加相关并发症和死亡率,还可减少术后胰岛素抵抗。并且,术前过长时间禁食禁饮可导致病人不同程度脱水、口渴不适感、低血糖等,对病人术后康复不利。

1. 对病人反流误吸风险的术前评估　虽然目前的指南均建议缩短术前禁食禁饮时间,但仍然需要术前充分评估反流误吸风险,以制定个体化的禁食禁饮时间。在问诊病史时需特别关注病人是否合并有胃食管反流性疾病、吞咽困难、胃肠道功能紊乱、已明确或潜在困难气道以及糖尿病等增加反流误吸风险的疾病。并且需详细告诉病人其禁食禁饮时间,并在术前确认是否已遵从要求禁食禁饮。对于未按照要求禁食禁饮的病人,需根据其进食的食物种类和具体身体状况,评估风险和收益,以计划适宜的手术时机。

2. 清饮料　清饮料包括清水、碳酸饮料、茶、糖水、黑咖啡、无渣果汁等,且均不能含有酒精。ASA 指南推荐择期手术病人,无论其麻醉方式为全身麻醉、神经阻滞麻醉、或麻醉监测等,均应在术前 2 小时饮清饮料。

3. 淀粉类食物 单纯的淀粉类食物如稀饭、馒头等,在胃内的排空时间约为 4 小时,因此术前 4 小时内进食淀粉类食物是安全的。但需注意,若病人进食包子、饺子等,应按照脂肪或蛋白质类食物安排禁食时间。

4. 牛奶和配方奶 牛奶、羊奶和配方奶等在胃内排空时间约为 6 小时,禁食此类食物的时间也需 6 小时。

5. 脂肪类和蛋白类固体食物 含脂肪和蛋白类固体食物如煎蛋、肉类等需经 8 小时才能从胃内排空,此类食物禁食时间为 8 小时。

二、术前液体管理

术前液体管理的目标是让病人在入手术室时无明显脱水,血容量基本正常。需避免从术前的静脉留置针中补充大量液体。ERAS 相关指南建议麻醉诱导前 2 小时饮用含碳水化合物清饮料 5ml/kg,或总量 300ml 作用,可减轻病人口干和饥饿感,并在一定程度上缓解焦虑,以及减少麻醉诱导后发生的低血压。

三、术中液体管理

术中液体管理的目标是维持液体出入的相对平衡和正常血容量,避免水盐超负荷。术中液体管理主要包括维持基础需要量和补充术中损失量两部分。

1. 维持基础需要量的液体治疗 维持人体基础需要量包括补充经不感蒸发和尿量丢失的液体量,而不需要补充既往概念中的"第三间隙"损失量,即机体内的液体仅存在于血管内和组织间质中,而没有所谓的承受液体渗出的无功能腔隙。因此不需过度补液以补充"第三间隙",并且这一概念也不再适用于临床。

已有研究显示,过多的液体输注可使容量超负荷而进一步导致血管内静水压增高,释放心房利钠肽而损害血管内皮细胞,使血管通透性增加,液体流向组织间质而发生组织水肿,导致胃肠蠕动减弱、肠麻痹、肺水增加、切口愈合延迟以及住院日延长等。

术中主要通过补充晶体液来维持基础需要量,剂量为 1~3ml/(kg·h),目标是维持液体的"零平衡",即限制性液体输注策略。最直观的指标保持术前的体重,可大致保持相对正常的血容量。

2. 补充术中损失量的液体治疗 术中液体损失量包括失血和液体或蛋白从血管内转移到组织间质中这两部分,若未行补充可能发生低血容量,而影响病人术后康复。既往对怀疑存在血容量不足的病人可给予补液试验,即 5~10 分钟内给予病人 200~300ml 液体,以观察其心率和血压等指标对其的反应。但这个试验非常粗略,因血流动力学是否稳定并非与补液试验的反应性直接相关,因此无法准确判断病人是否是低血容量,或是周围血管阻力降低,或是心功能不全。此外,心率、血压、中心静脉压等通常用于判断补液试验的指标也并非可靠的血流动力学参数,影响因素太多而导致结果不准确。并且,当病人出现突发大量失血而导致低血压时,补充液体的目的并非单纯维持正常的血压,而需要恢复机体的灌注和氧供。因此,需要更加有利于病人预后和加速康复的输液策略。

目标导向的液体治疗(goal directed fluid therapy,GDFT)指在心输出量相关指标,如每搏输出量变异系数(SVV)等的监测指导下输注液体,以达到个体化液体输注。推荐方案包括通过 200~300ml 的液体输注,观察每搏指数的变化,从而调整液体治疗的方案而达到每搏输出量的最优化;应用缩血管药物如去甲肾上腺素等治疗术中低血压并维持目标平均动脉压为 70mmHg 左右;若经术前液体治疗已达到最优前负荷,而心脏指数仍<2.5L/(min·m²),应用强心药物治疗;应用限制性液体输注策略,避免循环超负荷。

四、术后饮食及液体管理

THA/TKA 病人可在手术结束后 2 小时即开始饮水,24 小时内需饮水约 800ml,并鼓励病人早期进食,从而促进胃肠功能恢复、减少感染风险和缩短住院日。当病人可基本正常饮食后,就不需要静脉补液。对于无持续体液丢失的病人,每天最低口服补液量需达到 1.7L。但对于需持续经静脉补液的严重病人,应继续行 GDFT。

GDFT 在一些大型手术中证实可降低术后并发症的发生率,缩短住院日,但对于常规 THA/TKA 这类时间<2 小时、失血量<400ml 的手术,其在 ERAS 中的作用尚需进一步证实。目前华西医院骨科关节组的液体管理经验是严格遵循 ERAS 指南禁食、禁饮,术前 2 小时口服 200~300ml 碳水化合物饮料;术中输注晶体液<500ml,很少应用胶体液;术后 2 小时少量饮水,且主要口服补液。

（廖　刃）

第三节　麻醉方式的选择

术中麻醉管理的关键在于维持病人的生命体征平稳,消除病人对伤害性刺激的逃避反射,拮抗应激反应,并为手术医师提供良好的手术条件。麻醉方式包括全身麻醉和局部麻醉,后者包括椎管内麻醉(硬膜外麻醉、蛛网膜下腔麻醉及硬膜外蛛网膜下腔联合麻醉)、神经阻滞麻醉以及局部浸润麻醉等。

一、全身麻醉

全身麻醉经静脉或吸入给药,需综合合理应用镇痛药物、镇静药物和肌肉松弛药物,以达到术中镇痛充分、血流动力学稳定、防止术中知晓以及完善肌松的目标。全身麻醉病人术中意识消失,可耐受如俯卧位、侧卧位等体位而增加舒适度。静脉麻醉药物丙泊酚和吸入麻醉药物七氟醚、地氟醚均具有起效迅速、停药后体内清除快,苏醒具有可预测性,是髋膝置换术 ERAS 较理想的药物。短效阿片类药物瑞芬太尼消除半衰期短且无残留作用,与上述药物配合应用于术中,可提高病人苏醒质量而促进康复。

在气道管理方面,有研究证实喉罩较气管插管可明显减少苏醒期喉痉挛、咳嗽、声嘶等不良反应,且放置喉罩较气管插管血流动力学较稳定,因此喉罩可能比气管插管更加适合 THA/TKA 病人。但需注意,喉罩在术中可能移位,因此需严密观察潮气量和气道压,以早期发现喉罩移位的情况。

二、局部麻醉

用于 THA/TKA 的局部麻醉包括椎管内麻醉(硬膜外麻醉、蛛网膜下腔麻醉和腰麻-硬膜外联合麻醉)、神经阻滞麻醉和局部浸润麻醉等。

椎管内麻醉镇痛效果确切,对血流动力学影响较全身麻醉小,术后恶心、呕吐等不良反应发生率较低,可单独应用于心肺功能差的病人。但对于髋膝置换术病人,若老年病人脊柱退行性变如棘上棘间韧带钙化或腰椎骨质增生、骨关节炎等病变累及椎体、强直性脊柱炎至脊柱无法弯曲等,导致穿刺困难或穿刺失败,无法应用椎管内麻醉。此外,若不辅以镇静药物,病人在清醒状态常难以避免对手术室环境的恐惧感和焦虑感,难以耐受体位,并且易于将触觉误以为是痛觉。

用于 THA/TKA 的神经阻滞麻醉主要是阻滞腰丛、骶丛或其发出的各支神经如股神经、隐神经、坐骨神经等,通常在超声引导或神经刺激器指导下进行。神经阻滞可单独应用,例如全膝关节置换可行腰丛加坐骨神经阻滞,对血流动力学影响较全身麻醉和椎管内麻醉小,也很少发生术后恶心、呕吐等不良反应。但神经阻滞麻醉同样有其局限性,可能发生局麻药中毒、阻滞不完善等不良反应。因此髋膝关节置换很少单独应用神经阻滞完成,联合应用全身麻醉加神经阻滞,有研究报道可改善术后镇痛效果,减少阿片类药物用量及其相关不良反应,缩短住院时间,促进快速康复。

局部浸润麻醉主要指切口周围逐层浸润局麻药,如 0.5% 利多卡因、0.2% 罗哌卡因、布比卡因脂质体等,可明显缓解切口疼痛,减少术后阿片类药物用量,而达到加速康复的效果。

在麻醉方式选择中,需根据病人具体情况权衡风险和收益,进行个体化的麻醉方案。例如全身麻醉药物如丙泊酚具有扩张血管、抑制心肌收缩力等不良反应,在麻醉诱导时应缓慢给药以免血流动力学变化过大;阿片类药物虽然镇痛作用强,但对老年病人,呼吸抑制的不良反应也很明显,因此需尽量减少长效阿片类药物的用量;椎管内麻醉对心肺功能影响小,但会影响下肢肌力,同时需要安置尿管,均可延迟病人术后康复。这些都是需要考虑的问题,力争做到对病人生活质量干扰最小的麻醉方案。

(廖 刃)

第四节 麻醉围术期病人血液管理

病人血液管理(PBM)指基于循证医学的证据,以病人预后为中心,合理应用血液制品、止血药物及自体血回输等血液保护措施,从而促进病人康复。

一、纠正术前和术后贫血

行 THA/TKA 约 25% 的病人合并术前贫血,51% 的病人发生术后贫血,且术后平均血红蛋白水平降低 30g/L,可导致异体输血率增加,功能恢复延迟,术后感染增加和住院时间延长以及相关死亡率增加。术前贫血需明确其原因,对于缺铁性贫血病人应补充铁剂,炎症或慢性疾病导致的贫血应针对病因治疗,并可应用促红素或叶酸以治疗贫血。术后血红蛋白的降低及贫血比例的增加提示行 THA/TKA 病人人群中可能存在铁储备降低,因此术后也需补充铁剂。若血红蛋白水平不足以满足机体氧供/氧耗平衡,需输注红细胞。

二、红细胞输注策略

对于 THA/TKA 病人的红细胞输注目前仍存在争议,因病人常合并心肺等重要脏器功能障碍,血红蛋白水平与病人是否发生不良反应如心肌缺血、心肌梗死等相关。虽然理论上较高的血红蛋白水平可携带更多的氧,术后不良反应的发生率应较低,但两项随机对照研究均显示限制性输血策略(启动输血的血红蛋白水平为 70g/L 或 80g/L)较开放性输血策略(启动输血的血红蛋白水平为 100g/L)红细胞输注率明显降低,但并不增加术后 30 天死亡率或严重并发症发生率。基于这些研究,目前建议限制性输血策略,即血红蛋白浓度<60g/L 通常需要输注浓缩红细胞,>100g/L 通常不需输注,60～100g/L 根据病人是否有心肺功能障碍、氧耗增加或氧供不足等具体情况考虑是否输血。

三、抗纤溶药物

已有多项研究证实围术期应用氨甲环酸等抗纤溶药物可减少术中失血,降低围术期红细胞输注需求,并且不增加术后血栓性并发症的发生率,因此建议在 THA/TKA 中常规应用。

四、控制性低血压

控制性低血压指可控地将病人收缩压降低至 80～90mmHg,平均压降低至 50～65mmHg 或其基础值 30% 以内,以达到减少失血和红细胞输注需求的目的。已有研究证实,控制性低血压不会降低脑血流和脑氧代谢,且不会导致心脏、肾脏等重要脏器的缺血缺氧性损害。THA/TKA 病人可通过行控制性低血压而提供清晰的手术野,减少止血带的应用,降低失血量和红细胞输注率,以促进加速康复。

控制性低血压均应在全身麻醉下进行,其要点在于可控性和个体化,即降压范围、降压时间和恢复前血压水平可控,同时需根据手术的要求和病人个体心脑血管和全身情况来决定降压水平和持续时间。若病人有严重心脑血管疾病、未控制的高血压、糖尿病晚期、肾功能不全、以及肺通气和换气障碍等,应视为控制性低血压的禁忌证。应用全身麻醉药物进行控制性低血压,可同时兼顾麻醉和降压两方面,是术中主要采用的方式。短效阿片类药物瑞芬太尼联用异丙酚、吸入麻醉药如地氟醚、七氟醚等,易于给药,起效迅速,当停止给药或降低药物浓度是降压作用可快速消失,无毒性代谢产物且可快速代谢,是用于控制性低血压较理想的方案。此外,还可单独或联合应用短效钙通道阻滞剂、β-肾上腺素受体阻滞剂、硝普钠、硝酸甘油等实现控制性低血压。

(廖　刃)

第五节　麻醉围术期疼痛管理

围术期疼痛管理包括术前、术中和术后的全程镇痛,其目的是充分缓解疼痛,拮抗创伤性应激反应,有利于缩短住院日,早期恢复正常生活和功能锻炼,促进快速康复。

一、疼痛的危害

因围术期镇痛不足导致的疼痛可使体内儿茶酚胺、胰岛素、糖皮质激素等激素水平失衡,进而发生生理、心理和精神状态的紊乱。疼痛可致躯体活动能力降低而影响运动功能恢复,长期可致肌肉萎缩;胃肠蠕动减弱而致胃肠道麻痹、便秘;无力咳嗽排痰导致坠积性肺炎;膀胱排尿功能障碍而致尿潴留;血流变缓或淤滞而发生血栓或栓塞;以及疼痛刺激交感神经系统兴奋而发生心脑血管事件如心绞痛、心肌梗死等。此外,未良好控制的疼痛还可导致病人睡眠障碍和焦虑、抑郁等精神症状。

THA/TKA 病人多为中老年,术前常合并有心血管疾病如高血压、冠心病、呼吸系统疾病如 COPD、以及糖尿病等,若未能做好围术期疼痛管理,极易发生术后慢性疼痛及其相关并发症,而影响康复。

二、预防性镇痛

手术创伤的伤害性刺激可使痛觉感受器激活,释放多种炎性介质和神经递质如 P 物质和兴奋性氨基酸如谷氨酸等,加大刺激强度传入脊髓背角神经元,导致中枢敏化,降低痛阈而发生痛觉超敏。在手术或切口的疼痛刺激出现以前给予镇痛药物,以抑制中枢或外周敏化,较之术后给予相同药物可增强镇痛效果,称为预防性镇痛,包括在手术切皮前给予足量镇痛药,也包括在手术结束后、术中镇痛效果消失之前给予镇痛药。

已有很多基础研究和循证医学研究证实了预防性镇痛的有效性。目前认为,手术切口的疼痛并非中枢敏化的单一触发因素,其他原因包括术前疼痛、术中镇痛不全导致的伤害性刺激传入、术后炎性反应等均可导致急性疼痛加重,触发中枢敏化而发生术后长期慢性疼痛。并且,手术导致的中枢敏化包括切割的锐性疼痛和之后的炎性反应两个时相,因此预防性镇痛不仅包括切割前的镇痛,还包含术后的炎性反应控制。

三、多模式镇痛

多模式镇痛指联用不同作用机制的镇痛方法或药物,以达到更佳的镇痛效果和更少的不良反应。静脉给予阿片类药物联合手术切口的局麻药浸润,或周围神经置管镇痛,或硬膜外置管镇痛是镇痛方法的多模式应用;经静脉应用镇痛机制不同的药物如阿片类药物,联合非选择性非甾体类抗炎镇痛药物(NSAIDs),或选择性 COX-2 抑制剂,或氯胺酮、可乐定等,可减少阿片类药物的用量以降低其相关不良反应发生率。

四、预防性多模式镇痛的优势

预防性镇痛可通过多模式和多方式在围术期任何时间段进行,其目的是获得有效的术后镇痛以避免发展为术后慢性疼痛。

1. 制定镇痛方案 镇痛方案可由外科医师、麻醉医师、术后康复理疗师以及病人共同讨论和制定。需了解病人既往的疼痛史和目前是否存在疼痛症状,镇痛药的用药史和正在应用的镇痛药,对可能出现疼痛有无恐惧或担心等心理状况,目前的睡眠状况和有无因疼痛导致的焦虑、抑郁等精神状态等。疼痛在某种程度上是主观的体验,既往的疼痛和目前存在的疼痛、对术后疼痛的恐惧、精神状态的异常等均可导致术后疼痛加重。因此需对病人进行详细的病史采集和个体化镇痛治疗。

2. 镇痛药物的选择 阿片类药物,如吗啡、芬太尼、舒芬太尼、瑞芬太尼等,是目前治疗急性疼痛最有效的中枢性镇痛药,通过静脉给药,广泛应用于术中镇痛和术后病人自控镇痛。阿片类药物具有呼吸抑制、术后恶心、呕吐发生率较高、胃肠蠕动减弱等不良反应,因此 ERAS 推荐尽量减少阿片类药物用量而采用多模式镇痛方案。但对于急性剧烈疼痛,仍然需要配合其他药物或镇痛方式以合理应用阿片类药物。

　　局部麻醉药如罗哌卡因、利多卡因等可通过椎管内、神经阻滞和切口局部浸润给药,镇痛效果确切,全身不良反应如恶心、呕吐等发生率低,与静脉镇痛合用可减少阿片类药物的用量。但局部麻醉药物的应用也有其局限性,如存在药物入血发生中毒的风险、切口局部浸润根据药物不同而维持时间不等、椎管内或神经阻滞浓度过高影响肌力而不利于功能锻炼和术后康复等。

　　中枢性敏化有术后炎性反应的参与,因此抗炎药物如 NSAIDs、COX-2 抑制剂等均可应用于多模式镇痛以抑制中枢敏化。中枢敏化和痛觉过敏也可被氯胺酮等 NMDA 受体拮抗剂抑制,且可减轻术后急性和慢性疼痛。

　　围术期给予病人安定以缓解睡眠障碍,行抗焦虑和抑郁的治疗等,均可缓解术后疼痛。此外,术前和术后的宣教和心理辅导、安慰剂治疗等均是预防性镇痛的措施。

　　综上所述,围术期最有效的镇痛策略是综合生理和心理干预的多模式的预防性镇痛,可通过多种方式和多种药物的合理组合而降低每种药物的用量,以避免发生单一药物不良反应的风险,提高镇痛效率,延长镇痛时间,防止中枢敏化和外周敏化而使急性疼痛转变为慢性疼痛。

第六节　小　　结

　　ERAS 的实施需要包括外科医师、麻醉医师、护理团队和其他医师多学科协作。麻醉医师通过对病人总体情况和并存疾病的了解,个体化制定最利于病人的麻醉方案,选择适宜的麻醉药物和镇痛方法,维持各重要器官系统的功能,从而减少或尽量避免术后不良反应的发生,以达到加速康复的目的。并且,麻醉医师在术中管理,如麻醉的维持、血流动力学指标的调控、液体的输注等,以及术后早期并发症如 PONV 的处理、多模式镇痛和镇吐策略的应用中,仍占主导地位。麻醉医师对创伤和应激反应的处理直接关系到是否能够改善病人预后实现 ERAS。因此,麻醉医师应走出手术室,协助外科医师共同参与病人的管理,为加速术后康复、改善病人预后、提高其生活质量发挥作用。

（廖　刃）

参 考 文 献

1. 中国医师协会麻醉学医师分会. 促进术后康复的麻醉管理专家共识. 中华麻醉学杂志,2015,35(2):141-148.

2. Ljungqvist O. ERAS—enhanced recovery after surgery:moving evidence-based perioperative care to practice. J Parenter Enteral Nutr,2014,38(5):559-566.

3. Steenhagen E. Enhanced Recovery After Surgery:It's Time to Change Practice! Nutr Clin Pract,2016,31(1):18-29.

4. Pasternak LR,Arens JF,Caplan RA,et al. Practice advisory for preanesthesia evaluation:an updated report by the American Society of Anesthesiologists Task Force on Preanesthesia Evaluation. Anesthesiology,2012,116(3):522-538.

5. American Society of Anesthesiologists. ASA physical status classification scoring system. 2014.

6. 中华医学会麻醉学分会. 中国麻醉学指南与专家共识. 北京:人民卫生出版社. 2014:228-233.

7. Maltby JR,Pytka S,Watson NC,et al. Drinking 300 mL of clear fluid two hours before surgery has no effect on

gastric fluid volume and pH in fasting and non-fasting obese patients. Can J Anaesth,2004,51:111-115.

8. Brady M1,Kinn S,Stuart P. Preoperative fasting for adults to prevent perioperative complications. Cochrane Database Syst Rev,2003,(4):CD004423.

9. Nygren J,Soop M,Thorell A,et al. Preoperative oral carbohydrate administration reduces postoperative insulin resistance. Clin Nutr,1998,17:65-71.

10. American Society of Anesthesiologists Committee. Practice guidelines for preoperative fasting and the use of pharmacologic agents to reduce the risk of pulmonary aspiration:application to healthy patients undergoing elective procedures:an updated report by the American Society of Anesthesiologists Committee on Standards and Practice Parameters. Anesthesiology,2011,114(3):495-511.

11. Miller TE1,Roche AM,Mythen M. Fluid management and goal-directed therapy as an adjunct to Enhanced Recovery After Surgery (ERAS). Can J Anaesth. 2015,62(2):158-168.

12. Prien T,Backhaus N,Pelster F,et al. Effect of intraoperative fluid administration and colloid osmotic pressure on the formation of intestinal edema during gastro-intestinal surgery. J Clin Anesth,1990,2:317-323.

13. Lobo DN,Bostock KA,Neal KR,et al. Effect of salt and water balance on recovery of gastrointes-tinal function after elective colonic resection:a randomised controlled trial. Lancet,2002,359:1812-1818.

14. Feldheiser A,Conroy P,Bonomo T,et al,Anaesthesia Working Group of the Enhanced Recovery After Surgery (ERAS®) Society;Enhanced Recovery After Surgery Society. Development and feasibility study of an algorithm for intraoperative goaldirected haemodynamic management in noncardiac surgery. J Int Med Res, 2012,40(4):1227-1241.

15. Varadhan KK,Lobo DN. A meta-analysis of randomised controlled trials of intravenous fluid therapy in major elective open abdominal surgery:getting the balance right. Proc Nutr Soc,2010,69:488-498.

16. Song D,Joshi GP,White PF. Fast-track eligibility after ambulatory anesthesia:a comparison of desflurane, sevoflurane,and propofol. Anesth Analg,1998,86:267-273.

17. Song D,Whitten CW,White PF. Remifentanil infusion facilitates early recovery for obese outpatients undergoing laparo-scopic cholecystectomy. Anesth Analg,2000,90:1111-1113.

18. Yu SH1,Beirne OR. Laryngeal mask airways have a lower risk of airway complications compared with endotracheal intubation:a systematic review. J Oral Maxillofac Surg,2010,68(10):2359-2376.

19. Hadzic A,Arliss J,Kerimoglu B,et al. A comparison of infraclavicular nerve block versus general anesthesia for hand and wrist day-case surgeries. Anesthesiology,2004,101:127-132

20. Hadzic A,Karaca PE,Hobeika P,et al. Peripheral nerve blocks result in superior recovery profile compared with general anesthesia in outpatient knee arthroscopy. Anesth Analg,2005,100:976-981.

21. Golembiewski J1,Dasta J2. Clin Ther. Evolving Role of Local Anesthetics in Managing Postsurgical Analgesia, 2015,37(6):1354-1371.

22. American Society of Anesthesiologists Task Force on Perioperative Blood Management. Practice guidelines for perioperative blood management:an updated report by the American Society of Anesthesiologists Task Force on Perioperative Blood Management*. Anesthesiology,2015,122(2):241-275.

23. Spahn DR. Anemia and patient blood management in hip and knee surgery:a systematic review of the literature. Anesthesiology,2010,113(2):482-495.

24. Carson JL,Terrin ML,Noveck H,Sanders DW,Chaitman BR,Rhoads GG,Nemo G,Dragert K,Beaupre L,Hildebrand K,Macaulay W,Lewis C,Cook DR,Dobbin G,Zakriya KJ,Apple FS,Horney RA,Magaziner J; FOCUS Investigators. Liberal or restrictive transfusion in high-risk patients after hip surgery. N Engl J Med, 2011,365(26):2453-2462.

25. Hebert PC,Wells G,Blajchman MA,et al. A multicenter,randomized,controlled clinical trial of transfusion re-

quirements in critical care. Transfusion Requirements in Critical Care Investigators, Canadian Critical Care Trials Group. N Engl J Med, 1999, 340:409-417.

26. Wei Z, Liu M. The effectiveness and safety of tranexamic acid in total hip or knee arthroplasty: a meta-analysis of 2720 cases. Transfus Med, 2015, 25(3):151-162.

27. Paul JE, Ling E, Lanlonde C, Thabane T. Deliberate hypotension in orthopedic surgery reduces blood loss and transfusion requirements: A meta-analysis of randomized controlled trials. Can J Anesth, 2007, 54:799-810.

28. Bünemann L, Jensen K, Thomsen L, Riisager S. Cerebral blood flow and metabolism during controlled hypotension with sodium-nitroprusside and general anaesthesia for total hip replacement a. m. Charnley. Acta Anaesthesiol Scand, 1987, 31(6):487-490.

29. Degoute CS. Controlled hypotension: a guide to drug choice. Drugs, 2007, 67:1053-1076.

30. Vadivelu N, Mitra S, Schermer E, et al. Preventive analgesia for postoperative pain control: a broader concept. Local Reg Anesth, 2014, 7:17-22.

第七章　麻醉相关并发症的预防和处理

一、围术期血糖控制

围术期血糖过高或过低都可导致术后并发症增加而影响病人康复。在控制高血糖的同时需避免低血糖,建议目标血糖水平为 7.8 ~ 10mmol/L。合理术前禁食禁饮时间可维持血糖水平相对稳定,对于糖尿病病人,术前需停降糖药物,特别要停用长效胰岛素。在不增加低血糖风险的前提下,尽量控制高血糖的发生。

二、术中体温的调控

机体中心温度<36℃为低体温,可由于手术室环境温度较低、输入未加温液体以及麻醉药物抑制体温调节中枢等原因引起,可导致麻醉药物代谢延迟、凝血功能障碍等。维持病人体温的措施包括调高手术室温度、输液前加温、应用暖风机和温毯等。

三、术后并发症的预防和处理

1. 术后恶心、呕吐(PONV)　PONV 的防治对于 THA/TKA 病人术后康复非常重要,关系到能否早期进行功能锻炼、恢复相对正常生活质量等。PONV 的主要危险因素包括女性、PONV 病史或晕动症、非吸烟者、术中应用吸入麻醉药或大剂量阿片类药物以及术后阿片类药物镇痛等。对于同时具有两个或以上危险因素的病人,建议采用多模式预防 PONV 策略,包括给予镇吐药物、减少术中吸入麻醉药和笑气的使用、术前 2 小时进清饮料以避免脱水、目标导向的液体输注、围术期尽量减少阿片类药物用量如手术切口局麻药浸润和术后多模式镇痛,以及避免应用易于导致 PONV 的药物等。

2. 术后肠麻痹和便秘　术后肠麻痹和便秘均为肠道功能未恢复导致,使病人术后进食延迟、功能恢复延迟、住院时间延长。大型手术、大剂量阿片类药物、安置胃管等均可影响胃肠道功能,术中过度补液致胃肠道水肿,均可致术后肠麻痹。

预防措施包括降低手术创伤如选择微创手术、应用多模式镇痛策略减少围术期阿片类药物用量、必要时应用阿片类药物拮抗剂、术中限制性补液或目标导向液体输注、不安置胃管或鼻饲管以及早期下床活动及功能锻炼等。

(廖　刃)

参 考 文 献

1. JuliusD，BasbaumAI. Molecular mechanisms of nociception. Nature，2001，413：203-210.

2. Sudhakaran S，Surani SR. Guidelines for Perioperative Management of the Diabetic Patient. Surg Res Pract，2015，2015：284063.

3. Insler SR，Sessler DI. Perioperative thermoregulation and temperature monitoring. Anesthesiol Clin，2006，24（4）：823-837.

4. Apfel CC，Roewer N. Risk assessment of postoperative nausea and vomiting. Int Anesthesiol Clin，2003，41：13-32.

5. White PF，Watcha M. Postoperative nausea and vomiting：Prophylaxis versus treatment. Anesth Analg，1999，89：1337-1339.

6. Baig MK，Wexner SD. Postoperative ileus：a review. Dis Colon Rectum，2004，47：516-526.

第四篇

现代关节置换术加速康复围术期管理

第八章　髋、膝关节置换术加速康复术前健康宣教及预康复

第一节　加速康复术前健康宣教

一、概述

全髋/膝关节置换术(THA/TKA)已经是非常成熟的外科技术,造福于广大的髋/膝关节终末期疾病的病人,可有效缓解病疼痛、改善关节功能、提高病人的生活质量。随着加速康复理念在 THA/TKA 的大力应用,术前健康宣教及预康复已经成为髋膝关节置换术加速康复的重要组成部分。良好的健康宣教及预康复可以明显缩短住院时间,减少手术并发症,同时缓解病人的术前焦虑和抑郁症状,增强信心,并提高病人满意度,加速病人康复。

二、健康宣教

(一) 保障病人和家属的知情同意和选择权

需向病人详细告知各种关节疾病的治疗方法,其中包括非手术治疗和不同手术治疗方法,保证病人知情和选择治疗方法的权利。让病人和家属参与到疾病的诊治过程,成为合作伙伴,并向病人讲解关节置换术的目的、适应证、手术方式、人工关节材料及使用寿命及手术费用准备等。

1. **手术目的**　极大地减轻或消除关节疼痛;增加局部肌肉的力量,保持关节活动度及稳定性;提高病人的生活质量;矫正关节畸形,恢复肢体长度;病人不需长期服用镇痛药物,避免镇痛药物的副作用。

2. **手术适应证**　全髋关节置换术手术适应证包括退行性骨关节炎、股骨头缺血性坏死、类风湿关节炎、股骨颈移位骨折或陈旧性股骨颈骨折、强直性脊柱炎、创伤性骨关节炎、髋关节周围的骨肿瘤切除后髋关节重建。

全膝关节置换术的手术适应证为严重的膝关节疼痛、功能障碍及畸形。常见有退行性骨关节炎、类风湿关节炎、严重的创伤性膝关节炎、感染治愈后继发骨关节炎、原发性或继发性膝关节骨软骨坏死性疾病、血友病性关节炎。

3. **手术效果**　可以明显缓解关节疼痛,矫正畸形,恢复关节功能,提高生活质量。如今髋关节和膝关节的置换手术成功率达95%以上,超过90%的病人术后关节保持良好的功能长达 20～30 年。

（二）评估并存疾病和戒停不良嗜好

病人及医生在门诊决定手术后，此时就需评估病人的并存疾病，戒停不良嗜好，为手术做好准备。

1. 评估病人健康情况及并存疾病，血压、血糖需控制稳定，详见本书第四章第二节。

2. 纠正不良生活习惯，戒烟限酒至少2周以上，并停用影响麻醉及手术的药物至少1周（如利血平）。

3. 如病人并存有骨质疏松症，需抗骨质疏松治疗2个月以上。

4. 在等待手术期间，应加强疼痛控制及营养支持，病人每天需进食鸡蛋2～3枚，进食50～100g精瘦肉。

5. 在等待手术期间，加强咳嗽、呼吸功能锻炼，同时治疗体内其他感染病灶（如鼻窦炎、牙龈炎、手足癣）。

6. 在等待手术期间，加强关节功能锻炼，髋关节强调髋外展肌力锻炼，膝关节强调股四头肌力锻炼。

（三）并发症的预防

1. 术前睡眠管理　睡眠、焦虑及疼痛为三联征，三者密切联系，相互影响，其中优化睡眠管理为基石。尽可能减少手术应激及环境改变对睡眠的影响，应及时对病人睡眠情况进行评估筛查。失眠病人需加强心理行为及药物干预，临床常用的药物包括安定、思诺思及奥氮平等。如治疗7天后无效，及时采取多学科团队干预。

2. 术前疼痛控制　病人术前常伴有焦虑、紧张情绪，因此需要给病人介绍手术过程、可能发生的疼痛时间、如何评估疼痛及产生疼痛后采取相应的处理措施，消除病人的焦虑，以得到病人的配合，达到理想的镇痛效果。

3. 预防感染　告知病人应加强局部皮肤清洁，术前当晚需沐浴，并更换统一的手术服。仔细询问和检查病人口腔、鼻腔及手足部皮肤，排查牙龈炎、鼻窦炎、股癣及手足癣等潜在感染病灶。

4. 术前呼吸道管理　术前应戒烟2周以上，教会病人深呼吸、有效咳嗽咳痰，在病情允许下鼓励病人进行步行及爬楼梯锻炼，提升心肺功能，预防术后肺部感染。

5. 术前营养管理　低蛋白血症易导致切口延迟愈合，增加感染风险。术前嘱病人加强高蛋白饮食，每天需进食鸡蛋及精瘦肉等高质量蛋白，食欲欠佳者可使用胃肠动力药及助消化药（如莫沙必利）。在快速康复流程下，麻醉前6小时进食蛋白质，麻醉前4小时进食碳水化合物，麻醉前2小时进饮清饮料，麻醉清醒后即可进饮及进食，多数病人手术日均可进食2～3餐。

6. 预防深静脉血栓　下肢DVT是人工关节置换术后最常见的并发症之一，而栓子脱落发生肺栓塞则是导致围术期死亡的最主要原因。术前应不限制病人活动，应向病人强调预防血栓的重要性，鼓励病人主动活动并配合防栓治疗，以达到无栓的目标。病人并存有高龄、肥胖、吸烟、高血压、高血脂、糖尿病、冠心病、下肢静脉曲张等高危因素时，需行双下肢静脉彩超排查。

（谢小伟　裴福兴）

第二节　加速康复术前预康复

一、预康复

对于晚期关节疾病病人来说,疼痛、肌力减弱和关节活动受限等因素均可导致关节功能障碍。术前预康复是为手术后的功能恢复作准备,但目前我国专门的关节康复医师尚少,病人功能锻炼多由主管医生和护士实施,但两者实施功能锻炼指导时均缺乏规范统一的内容及评价指标。且病人及医务人员也存在误区,往往只重视手术后的功能锻炼,而忽视了手术前功能锻炼。事实上,术前功能锻炼比术后功能锻炼更加重要,通过术前功能锻炼一则可以增强老龄病人的体质、增加关节周围肌肉的力量;二则可以帮助病人了解术后康复的一般程序,术后可以尽快适应功能锻炼,恢复关节功能。

术前功能锻炼计划需简单、易理解、易掌握,主要包括肌力训练、关节活动度锻炼、步态训练、负重和行走锻炼。由于关节结构异常和疼痛,关节疾病病人术前多存在患肢不同程度的肌力下降或肌肉萎缩,因此进行关节周围肌肉的肌力锻炼非常重要。锻炼方法以伸屈踝为基本锻炼,髋关节置换术病人强调主动屈髋、展髋及伸膝三个动作,膝关节置换术病人强调主动伸膝和屈膝两个动作,每 30~60 分钟做 10 个动作,每个动作保持 3~5 秒,每天做200~300 次练习,不建议使用持续关节被动活动器械(CPM),应强调病人主动活动和肌力锻炼。此外,还需辅以负重和行走锻炼,包括助行器及拐杖的模拟使用。

二、术后康复锻炼

以加速康复理念为指导,遵照个体化、循序渐进性和全面性原则,鼓励病人早期功能锻炼。在良好的镇痛措施下,关节置换术后不限制屈髋、展髋及屈膝的康复锻炼,这样可以增加手术的效果和满意度,且不会增加假体脱位等并发症的发生。髋关节置换术早期需禁做髋内收、内旋动作,预防脱位。

髋关节置换术:手术当天麻醉清醒后即可开始进行康复锻炼,如踝泵运动(最大角度屈伸踝关节,维持 5 秒,放松 5 秒,每小时做 10 次);

床上功能锻炼,主要包括(伸膝锻炼,屈髋锻炼,髋外展锻炼)三个动作,同时加强股四头肌肉的收缩锻炼,以提高行走时病人的耐受力度,具体方法:①伸膝锻炼:平卧床,屈曲踝关节用力绷紧腿部肌肉,使膝关节尽量向下压,维持 5 秒,放松 5 秒,每小时做 10~20 次;②屈髋锻炼(尽量屈髋):膝关节屈曲,足跟尽量靠近大腿根部,再逐渐伸直,每小时做 10~20 次;③髋外展锻炼(尽量外展):平躺,将患腿伸直抬高,尽可能向外展开,维持 5 秒,再缓慢收回,每小时做 10~20 次。

床上锻炼后,病人肌力恢复,病人无头晕、恶心、呕吐等不适症状后,可在助行器或拐杖的辅助下,开始下地康复功能锻炼(助行器及拐杖的使用要点如表 8-2-1 及表 8-2-2)。

膝关节置换术功能锻炼方法包括:①足踝运动:手术清醒后即可开始踝关节运动,最大角度屈伸踝关节,维持 5 秒,放松 5 秒,每半小时做 10 次;②直腿抬高锻炼:伸直患肢尽量向上抬高,维持 5 秒后再缓缓放下,每小时做 10~20 次;③卧位屈膝锻炼:仰卧位,双手(八指交叉)抱住大腿中 1/3 处,踝背伸位,用力向下屈曲膝关节,利用小腿的地心引力,加速屈膝,

表 8-2-1　助行器的使用要点

方　法	步　骤	要　点
三步走法	助行器-患肢-健肢	病人抬头挺胸,双手同时将助行器举起,并向前移动一步(约 25～30cm) 患肢抬高后迈出半步,约处于助行器横向的中线偏后方 病人双手臂伸直支撑身体(患肢遵医嘱决定承重力量),迈出健肢并与患肢平行 重复上述步骤前进
四步走法	助行器-患肢-助行器-健肢	病人抬头挺胸,双手同时将助行器举起,并向前移动一步(约 25～30cm) 患肢抬高后迈出半步,约处于助行器横向的中线偏后方 病人再次向前移动助行器一步 病人双手臂伸直支撑身体(患肢遵医嘱决定承重力量),迈出健肢,健肢位置应在患肢位置的前方,落在助行器与患肢之间 重复上述步骤前进

表 8-2-2　拐杖的使用要点

方　法	步　骤	要　点
两步走法	右拐左腿-左拐右腿	病人应抬头挺胸,双眼平视前方,重心略移向右侧; 同时迈向右拐和左腿,重心移向左侧; 再同时迈向左拐和右腿; 重复上述步骤前行
三步走法	双拐-患肢-健肢	抬头挺胸,双眼平视前方,双手同时将拐杖举起并向前外侧迈步 患肢抬高后迈出半步,足尖应不超过双拐头端的连线 以双拐支撑身体重量(患肢遵医嘱决定承重力量),迈出健肢,健肢落在与患肢平行的位置
四步走法	右拐-左腿-左拐-右腿	抬头挺胸,双眼平视前方,重心略移向右侧 先迈出右拐,同时左腿跟上 再迈出左拐,同时右腿跟上
上楼梯法	健肢-双拐-患肢	健肢先上楼梯,重心前移,再上拐杖,患肢跟上
下楼梯法	双拐-健肢-患肢	先下拐杖,患肢下楼,重心前倾再下健肢

达到最大忍耐限度后维持 5 秒,再缓慢伸直膝关节,休息 5 秒后重复,每小时 10～20 次;④坐位屈膝关节锻炼:坐于床沿或椅子,健侧足跟放于患侧足踝前方,健腿缓慢下压使膝关节尽量屈曲,达到最大忍耐度后,维持 5 秒,再缓慢伸直膝关节,休息 5 秒后重复,每小时 10～20 次。

（谢小伟　裴福兴）

第九章　围术期营养支持及
输液与饮食管理策略

第一节　髋、膝关节置换术加速康复围术期营养支持

一、概述

临床营养支持:是指由肠外或肠内补充病人需要的营养,包括氨基酸、脂肪、糖类、平衡的多种维生素、平衡的多种微量元素等,均系中小分子营养素组成,与普通的食物有根本的区别。现代营养支持已不再是单纯的供给营养的疗法,而是治疗疾病的措施之一。

加速康复外科(ERAS)理念的推广,使得医护人员更加注重围术期处理措施的优化,以降低手术创伤对病人造成的应激反应,加速病人康复。其中,针对髋、膝关节置换术病人,合理的围术期营养支持可有效增强病人对应激反应的抵抗力,促进术后早期进食、早期活动,减少深静脉血栓形成、手术部位感染、肺部感染、尿路感染等并发症,缩短住院时间,提高病人满意度。

低蛋白血症容易导致切口延迟愈合,增加感染风险。Berend 等证实白蛋白水平低是延长术后住院时间的独立危险因素。THA 和 TKA 病人中27%存在不同程度的低蛋白血症,其程度与年龄呈正相关(>60 岁)。围术期给予营养支持,纠正低蛋白血症,可明显降低手术风险、减少并发症。

二、外科病人的代谢变化

外科病人术前常常需要禁食、禁饮,传统的做法甚至可使病人十余小时处于饥饿状态,机体在神经内分泌系统的调节下,代谢活动发生变化。表现在脂肪动员加速,经肝脏代谢产生酮体,并作为能量供应底物,减少糖的需要量。

手术创伤后机体处于应激状态,体内促分解代谢激素(儿茶酚胺、糖皮质激素、促生长激素、胰高血糖素)分泌增多,胰岛素分泌减少或正常,致糖原分解和糖异生增加,出现高血糖。同时,儿茶酚胺对胰岛 β 细胞的抑制,可出现胰岛素抵抗现象,葡萄糖的利用障碍,加剧高血糖状态。如此时无法改善营养需求,创伤应激时机体大量消耗支链氨基酸,苯丙氨酸与丙氨酸增加,出现负氮平衡。

三、营养状态的评估与监测

（一）评估时间

关节置换加速术康复病人应于入院后及术后 24 小时内进行营养风险筛查。

（二）评估方式

1. 饮食调查　24 小时饮食回顾调查，评价摄入情况。

2. 体格检查　测量身高、体重，计算 BMI 值；可通过测量肱三头肌皮肤褶皱厚度来估算机体脂肪储存；也可通过测量上臂肌肉周径来判断机体肌肉储存。

3. 实验室检查　血清蛋白水平是主要的营养监测指标之一，半衰期短的蛋白能在营养支持的短期内发生改变，而半衰期长的蛋白代表着体内恒定的蛋白质情况。临床常用的有清蛋白、转铁蛋白、前白蛋白和纤维连接蛋白。免疫功能不全是蛋白不足的另一个指标，蛋白质营养不良常伴有机体防御功能障碍，可通过总淋巴细胞计数来测定（<1.5×10^6/ml）。

4. 氮平衡　是监测营养支持效果的有效方法，可动态反映蛋白质和能量平衡，也可用于了解机体代谢的情况，如氮平衡为零，表明机体蛋白的损耗与修复处于动态平衡。在正常口服饮食的情况下，氮排出量=尿中尿素氮+4g；氮摄入量=静脉辅入氮量或口服蛋白质（g）/6.25。

5. 营养状况评价量表　《NRS2002 营养风险筛查简表》，详见表 9-1-1，该表于 2002 年 6 月由欧洲临床营养学与代谢学会（ESPEN）制定，适用于住院病人的营养风险筛查，简单易行。

四、髋、膝关节置换加速康复围术期营养支持方法

（一）基本营养物质需求

健康成年人每天需要的热量与能量可粗略的按体重估算，正常状态下所需要的热量为 105~126kJ/kg，其中葡萄糖 2~3g/kg，脂肪 1~2g/kg，蛋白质 1~1.5g/kg，热氮比（523~628kJ）∶1g。

（二）关节置换术加速康复病人围术期营养管理方案

华西医院髋、膝关节置换加速康复协作团队联合麻醉科、营养科，回顾性分析近 5 年来骨科行关节置换术病人的现有资料，根据临床实践经验，梳理临床争议性问题并排序，找准干预切入点。结合循证研究结果和关节置换术病人目前实施的临床路径，初步制定医护一体化多学科协作下的关节置换术加速康复病人围术期营养管理方法。

1. 存在营养风险病人的营养与饮食管理方案　在入院 24 小时内由责任护士使用 NRS2002（表 9-1-1）进行营养风险筛查，对结果存在营养风险者，阶段性实行营养与饮食管理方案。

（1）营养与膳食调整：①调整饮食结构，要求以高蛋白食物（鸡蛋、肉类、蛋白粉）为主（男性>56g/d，女性>46g/d）；②若白蛋白低于 35g/L，且摄入量达不到上述标准，由营养科根据营养状况配制肠内营养制剂（总能量 962kJ，蛋白质 13g，脂肪 5g，CHO 34g，K 152mg，Na 109mg，Ca 145mg，膳食纤维 109mg），一天 3 次，并饮食补充优质蛋白。用以改善病人术前的营养状况，以提高手术耐受能力；③食欲欠佳者，可口服消化酶及促胃肠动力药。

（2）术前禁食、禁饮：根据手术进程和手术顺序实行个体化禁食、禁饮；麻醉前 8 小时早餐正常进食（稀饭、蒸鸡蛋、馒头）；麻醉前 6 小时可进食蛋白质（11 号制剂：总能量 879kJ，蛋白质 15g，脂肪 4g，CHO 27g，K 137mg，Na 95mg，Ca 149mg，膳食纤维 1g），溶于 200ml 水中服

表 9-1-1　NRS2002 营养风险筛查简表

住院号：		床号：		姓名：		年龄：		性别：	
一、诊断									
若患有以下疾病请在□内打"√"，并参照营养需要量标准进行评分（无下列疾病为 0 分）									
◎评分 1 分，营养需要量轻度增加		髋骨折		慢性疾病有急性并发症		肝硬化			
		慢阻肺		长期血液透析		糖尿病		恶性肿瘤	
◎评分 2 分，营养需要量中度增加		腹部大手术		卒中		重症肺炎		血液恶性肿瘤	
◎评分 3 分，营养需要量重度增加		颅脑损伤		骨髓移植		ICU 病人（APACHE>10）			
疾病相关评分	0 分		1 分		2 分		3 分		
二、营养状况									
◎人体测量	身高	m（免鞋）		实际体重：		kg（空腹、病房衣服、免鞋）			
◎BMI：		kg/m² （<18.5,3 分）							
★注：因严重胸、腹水、水肿等无法得到准确 BMI 值时,可用白蛋白来替代（g/L）（<30g/L,3 分）									
评分：分									
◎近期（1～3 个月）体重是否下降		是		体重下降		（kg）		否	
体重下降 > 5% 是在		3 个月内（1 分）		2 个月内（2 分）		1 个月内（3 分）			
评分：分									
◎一周内进食量是否减少		是				否			
如果是，比以前减少	25%～50%（1 分）			50%～75%（2 分）			75%～100%（3 分）		
评分：分									
营养状况综合评分：（取上述 3 个小结评分最高值）		0 分		1 分		2 分		3 分	
三、年龄评分 超过 70 岁为 1 分,否则为 0 分		0 分				1 分			
四、营养风险总评分 分。（=疾病有关评分+营养损伤评分+年龄评分）									

用;麻醉前 4 小时可进食碳水化合物(稀饭、馒头);麻醉前 2 小时可饮清饮料(01 号制剂,含少量麦芽糖:总能量 837kJ,CHO 50g,K 523mg,Na 393mg),溶于 200ml 水。

(3) 术后早期进食:待病人术后麻醉苏醒后,如饮水不呛咳,给予开胃汤(250ml,1～2次);该汤为应用绿色时令蔬菜熬制的流质,主要营养成分为电解质(K、Na),有促进胃肠蠕动的作用;如无恶心、呕吐、腹胀等不适,可进食粥等流质饮食。

(4) 术后营养支持:术前存在营养风险病人,术后在胃肠道功能恢复后继续进行营养干预,肠内营养支持的方式给予高能量、高蛋白平衡营养液;同时积极调整膳食结构;密切观察病人食欲、排气、排便情况,口服促胃肠动力药改善食欲,必要时灌肠通便。

(5) 围术期液体管理:在围术期实施目标导向型补液(即在保证有效循环血量的前提下避免过量补液),特别是在术中对液体的科学管理,因为在围术期输入大量生理盐水会增加术后并发症和延迟胃肠功能恢复;手术当天术前术后液体应控制在 1500ml 以内。

(6) 在经膳食调整及肠外营养支持后,低蛋白血症无明显改善者,可静脉补充白蛋白。

2. 无营养风险病人的营养与饮食管理方案　在入院 24 小时内由责任护士使用 NRS2002(表 9-1-1)进行营养风险筛查,结果不存在营养风险者,营养与饮食管理方案分以下几个阶段:

(1) 膳食结构调整:病人入院后仍需以高蛋白饮食为主,同时需适量进食膳食纤维、脂肪;如病人为糖尿病病人,需定制糖尿病饮食,口服降糖药或使用胰岛素控制血糖,保证空腹血糖水平 8～10mmol/L。

(2) 术前禁食、禁饮:麻醉前 6 小时给予全营养均衡餐(11 号营养制剂);麻醉前 4 小时可进食碳水化合物;麻醉前 2 小时给予清饮料餐(1 号营养制剂),以保障病人术中机体所需能力、降低术中胰岛素抵抗、减少手术应激。

(3) 术后营养支持:术前不存在营养风险者,于术后 24 小时内由责任护士对病人进行营养风险评估,若病人存在营养风险,则同营养风险病人术后管理;若病人不存在营养风险,则实施术后饮食管理方案。

(4) 术后饮食管理:待病人术后麻醉苏醒后,饮水不呛咳,给予开胃汤 250ml,1～2 次,以促进胃肠蠕动;如无恶心、呕吐、腹胀等不适,可进食粥等流质饮食;2 小时后,进食高能量餐(12 号营养制剂),主要营养成分:蛋白质、脂肪、CHO、K、Na、Ca、膳食纤维;能量为 1318kJ/袋,用于手术当日睡前加餐或术后首次进食后 2 小时用 250ml 温开水冲服 1 袋饮用;之后由营养师提供参考饮食处方或饮食指导,家属自行准备饮食。

(谢锦伟　裴福兴)

第二节　髋、膝关节置换术加速康复围术期饮食管理

一、概述

机体的正常代谢及良好的营养状态,是维持生命活动的重要保证。在髋、膝关节置换(THA/TKA)围术期,采取积极措施纠正病人潜在的营养不良及保证病人充足的手术日禁食、禁饮,都离不开合理、有效的围术期饮食管理。在加速康复外科(ERAS)理念下,降低手术并发症发生率、减少手术应激反应如胰岛素抵抗、肠道菌群紊乱等都与围术期营养与饮食

管理密切相关。围术期口服营养、尽量缩短禁饮、禁食时间以保证正常胃肠功能作为 ERAS 模式的重要内容之一，为 THA/TKA 围术期饮食管理指导了方向，值得临床工作中进一步实践和应用。

二、人体基本营养代谢

人体正常的生命活动和各种生理功能的维持必须依赖各种必要的营养成分。这些营养成分包括蛋白质、脂类、碳水化合物、维生素、矿物质、膳食纤维和水，它们对补充人体的物质和能量消耗，增强机体对疾病的抵抗力，提高各种生理功能等有着极为重要的作用。

正常人体每天推荐摄入营养素的量较为恒定，如蛋白质 $1 \sim 1.5g/(kg \cdot d)$，脂肪 $1 \sim 1.2g/(kg \cdot d)$，碳水化合物 $400 \sim 500g/d$ 等。但在外科手术围术期，机体在饥饿和创伤应激的作用下，机体蛋白质及碳水化合物类将会处于高分解代谢状态，静息能量消耗较正常也会增加约 10%，这就要求围术期高蛋白、高热量的营养支持。

营养不良是一种急性、亚急性或慢性的营养状态，表现为伴或不伴有炎性活动、不同程度的营养过剩或营养不足，其结果是机体组成改变和器官功能下降。THA/TKA 病人以中老年人为主，而此类人群在术前往往伴有不同程度的营养不良，术前营养不良如不能及时的纠正和管理，将增加术后并发症，延缓胃肠功能恢复，延长住院日。因此关注病人术前的营养状态，制定围术期个体化的营养及饮食策略，对于保障手术安全和加速康复具有重要意义。

三、围术期营养与饮食管理

（一）术前营养状态评估

欧洲肠外肠内营养学会（ESPEN）在 2003 年已将"营养风险筛查 2002"（NRS-2002）作为住院病人营养不良筛查的官方工具，NRS 2002 总评分为营养状况评分（0 ~ 3 分）、疾病严重程度评分（0 ~ 3 分）及年龄评分（≥70 岁者为 1 分，否则 0 分）3 项之和。根据中国肥胖问题工作组意见，BMI<18.5 并伴有一般情况差为营养不足；24 ≤ BMI<28.0 为超重；BMI ≥ 28.0 为肥胖。NRS 总评分 ≥ 3 分表示存在营养风险。

在华西医院骨科，每位病人入院都要进行营养风险筛查表评分，评分表主要从疾病状态、营养状态及年龄三个方面进行评估，筛查总分大于 3 分者由责任护士或营养小组护士协助请营养科会诊，由营养师进行营养状况评估，并制定出个体化的营养治疗方案，追踪治疗效果，做到动态评估及反馈，定期复查生化、血常规等。

（二）术前营养支持

术前营养支持以纠正潜在的营养不良为主，应根据病人平时的饮食特点进行安排。对于无营养不良病人，每天应进食蛋白质 80 ~ 120g，蛋白来源以豆制品、肉、鱼、肝、鸡蛋等优质蛋白为主，食肉者术前每天应在原饮食基础上增加一个鸡蛋，素食者则应每天增加 2 ~ 3 个鸡蛋或加用蛋白粉剂。对于营养不良病人，更应该进食高蛋白、高热量及富含维生素食物，合并低蛋白血症病人应每天进食鸡蛋 2 ~ 3 个、肉类 100g，食欲差者可给予蛋白粉、安素、牛奶等补充营养，必要时给予胃蛋白酶等促消化药物，尽快纠正营养不良，为手术创伤的消耗提供储备，利于术后加速康复。

（三）术前饮食

术前 1 天夜间开始禁食一直是标准治疗，主要目的是保证胃排空，减少择期手术发生误吸的风险。但目前认为术前禁食、禁饮时间太长会导致病人出现饥饿、口渴感和焦虑情绪,同时将引起术后胰岛素抵抗,不利于维持机体各个系统的能量需要,反而会增加术中及术后的液体输注量。在 ERAS 模式中,术前 2 小时口服碳水化合物可有效保护胃肠功能、改善围术期血糖控制,减少术后恶心、呕吐的发生,促进术后康复。因此 ERAS 主张术前 6 小时进食固体食物(鸡蛋、肉类胃排空时间约 6 ~ 8 小时),术前 2 ~ 3 小时还可饮用清亮液体(非糖尿病病人可含碳水化合物如糖水、碳酸饮料等),有利于加快术后康复。

华西医院在 THA/TKA 病人的术前饮食管理方面做了较多探索,最终形成了现行的术前进饮、进食模式,即按手术轮次个体化进饮、进食,例如:第一台手术病人(手术 9 点开始)术前一日正常饮食,术前晚 22 点前可进食术前强化营养液(能量 1318kJ,蛋白质 19g,脂肪 7g,CHO 43g,K 352mg,Na 216mg,Ca 206mg,膳食纤维 1g;加入 250ml 温开水中),术晨 6 点前可饮含碳水化合物饮料 200ml,高血压病人可饮少量水服用降压药;第二台手术病人(手术 11 点开始)术前晚 22 点前可进食术前强化营养液,术晨 9 点前可饮清饮料 200ml,或进食术前 2 小时营养液(能量 837kJ,蛋白质 0g,脂肪 0g,CHO 50g,K 523mg,Na 393mg,Ca 0mg,膳食纤维 0g;加入 200ml 温开水中);第三台手术病人(手术 12 点半开始)术晨 8 点前可进食淀粉类食物如稀饭、馒头等(胃排空约 4 小时),10 点前可饮清饮料 200ml,或进食术前 2 小时营养液;第四台手术病人(手术 14 点开始)术晨 8 点前可进食早餐或术前 6 小时营养液(能量 1255kJ,蛋白质 12g,脂肪 3g,CHO 56g,K 805mg,Na 558mg,Ca 90mg,膳食纤维 0g;加入 250ml 温开水中),12 点前可饮清饮料 200ml,或进食术前 2 小时营养液;第五台手术病人(手术 16 点开始)术晨 8 点前可进食早餐或术前 6 小时营养液,14 点前可饮清饮料 200ml,或进食术前 2 小时营养液。

由于 THA/TKA 手术时间一般为 1.0 ~ 1.5 小时,加上术前麻醉准备时间及术后麻醉清醒时间,一般一位病人手术室内逗留时间维持在 1.5 ~ 2.0 小时。因而可以准确预测每位病人的手术开始时间,从而得出合理的进饮、进食时间。但是这一模式并不适用于所有病人,对于术前合并糖尿病病人,一般术前 2 小时不宜进食营养液(因含糖量高,但餐前注射胰岛素者可用),可饮用口服补液盐(无糖包,氯化钾 0.75g,碳酸氢钠 1.25g,加入 300 ~ 500ml 温开水中)作为替代。

一般来说,在饮食管理的过程中营养师应根据病人的具体情况而配制个体化的营养粉,如:消瘦病人应高热量、高蛋白饮食,肥胖病人应低热量、低脂肪饮食,糖尿病病人根据血糖指导饮食。但是,营养液并不能代替正常餐饭的作用,尽量正常进餐或尽快恢复正常饮食至关重要。

(四) 术后饮食

ERAS 强调全身麻醉清醒后应尽快开始进饮和进食,其可以减少术后低钾血症的发生,加快肠道功能恢复,减少便秘,加速术后康复。麻醉清醒标准以 Aldrete 与 Kroulik 的麻醉后恢复计分系统(PAS)所观察的五项生理指标总计达到 10 分为准,即四肢能活动、能做深呼吸和咳嗽、血压是麻醉前水平的 ±20mmHg、完全清醒、皮肤黏膜颜色正常。采用全身麻醉者,清醒后先进饮再进食;采用细针腰麻或硬膜外麻醉者返回病房后即可进饮和进食。

在华西医院,THA/TKA 病人麻醉清醒后返回病房,可先适当饮水,若无呛咳等不适,即可进食开胃汤(为含有适量 K、Na、Ca 等电解质的蔬菜汤,味咸带微酸,一般成品约 200ml,供能 837kJ)和口服补液盐(一般 100 ~ 200ml),其次可进食碳水化合物为主的食物,麻醉清醒 4

小时后可恢复正常饮食。

由于手术创伤及麻醉应激的影响，部分病人术后会出现食欲差、恶心等情况而不想进食，为此华西医院营养科为每位 THA/TKA 病人配置了术后正餐及强化营养液以补充术后所需。术后正餐营养液（能量 1318kJ，蛋白质 19g，脂肪 7g，CHO 43g，K 352mg，Na 216mg，Ca 206mg，膳食纤维 1g；加入 250ml 温开水中）可用于未及时进食当日午餐病人，若病人的依从性较好，除进食正餐营养液外，当日睡前作为加餐可进食术后强化营养液（营养成分与术后正餐营养液相同）。

根据前述个体化进食、进饮安排，手术当日第一、二台手术病人返回病房后可以进食午餐和晚餐，第三台及之后手术病人术前可进食早餐，术后可进食晚餐，确保手术当日每位病人均能进食 2~3 餐。

术后第一日起，所有病人应恢复以往正常饮食。对于术前营养不良的病人，术后继续按术前方案进行营养干预；无营养不良病人，术后 24 小时再次进行营养相关检查及 24 小时膳食记录，进行合理饮食指导。出院前监测所有病人的血常规、生化、血白蛋白水平，评估离院时营养状态，指导出院后营养及饮食方案。

四、小结

在 ERAS 模式下，THA/TKA 病人入院后应全面评估营养状态，根据营养评定结果给予高蛋白、高能量术前营养支持，围术期根据手术轮次个体化进食、进饮，术前 6 小时可进食固体食物，术前 2 小时可饮用碳水化合物类清亮液体，术后 2~4 小时恢复正常饮食，手术当日进食 2~3 餐。加强围术期饮食管理，对于减少围术期并发症，促进术后加速康复具有重要意义。

（张少云　裴福兴）

第三节　髋、膝关节置换术加速康复围术期限制性输液

一、概述

髋、膝关节置换手术（THA/TKA）病人通常因为术前禁食、禁饮及术后不能早期进食而导致血容量不足，麻醉又会引起不同程度的血管床扩张，导致有效循环血容量相对不足，加之手术应激使病人发生毛细血管渗漏综合征以及同时发生机体排泄水钠能力降低，因而围术期液体治疗显得尤为重要。围术期液体治疗可以维持有效循环血量和水、电解质平衡，维持重要脏器血供；但是补液过多液体会经过高通透的血管壁渗入组织间隙，同时伴随机体排泄水钠能力减弱，导致液体在体内蓄积，引发肺水肿、肠系膜血流减少等一系列并发症，影响病人预后。因此，合理、有效的输液管理是保障病人围术期安全和促进术后康复的重要内容。

加速康复外科（ERAS）理念提出了一系列围术期处理措施以降低手术创伤应激反应，减少并发症，进而提高手术安全性和病人满意度。限制性输液作为 ERAS 模式的重要内容之一，对病人围术期输液种类、输液量控制提出了更高的要求，值得临床工作中进一步实施和验证。

二、液体分布及治疗原则

(一) 人体液体分布

体液的主要成分是水和电解质。体液量与性别、年龄、体重有关。成年男性的体液量约占体重的60%,女性约占体重的55%。人体体液分为细胞内液(ICF)和细胞外液(ECF)。细胞内液绝大部分存在于骨骼肌中,在男性约占体重的40%,女性约占体重的35%。细胞外液由组织间液(IFV)和血浆(PV)组成,约占体重的20%,其中组织间液量约占体重的15%,血浆量约占体重的5%。

正常人体每天水的摄入和排出保持相对稳定状态,成人每天生理需求量为25 ~ 30ml/kg(表9-3-1)。排出量分显性失水量和非显性失水量,非显性失水受环境因素影响,成人基础状态非显性失水量为500 ~ 800ml/d,发热病人体温每升高1℃,非显性失水每小时增加0.5 ~ 1.0ml/kg。

目前,THA/TKA病人以中老年人为主,这类人群多由于机体代谢功能退化、营养及全身状况差而心肺功能储备不足,对容量的反应远比年轻人强烈,围术期大量快速输液会导致中老年人心脏前负荷增加,从而引起一系列病理生理反应,出现充血性心衰、急性肺水肿等严重并发症。限制性输液通过严格控制围术期输液量,可有效减轻炎症反应、减少失血和并发症,对中老年THA/TKA病人显得尤为重要。

表9-3-1　正常人体水分摄入量和排出量的平衡

摄入量(ml/d)		排出量(ml/d)	
饮水	500 ~ 1200	尿量	650 ~ 1600
食物含水	700 ~ 1000	粪便含水	50 ~ 100
代谢内生水	300	呼吸道蒸发	300
		皮肤蒸发	500
总计			1500 ~ 2500

(二) 围术期液体治疗原则

液体治疗的原则可用"5R"概括,即复苏(resuscitation)、常规维持(routine maintenance)、纠正失衡(replacement)、重分布(redistribution)及再评估(reassessment)。在THA/TKA围术期,常规维持液体出入平衡,及时纠正潜在的液体失衡并动态评估,是保证围术期输液安全的重要内容。

1. 常规维持　对禁饮食但不存在低血容量的病人,维持性液体治疗即补充病人生理需要量即可:25 ~ 30ml/(kg·d)液体,1mmol/(kg·d)的Na^+、K^+、Cl^-,50 ~ 100g/d葡萄糖。对于心肺功能不全、营养不良或再营养综合征风险病人,可适当减少液体量[如20 ~ 25ml/(kg·d)]。

2. 纠正失衡与重分布　当病人术中失血失液较多时,在维持性液体治疗的基础上,应格外补充丢失量。显性的液体丢失较易识别,应关注发热、呼吸道蒸发等非显性丢失量。液体异常分布时,病人总体液量可呈过负荷表现,但有效循环血量仍存在不足,液体治疗时应注意纠正。

3. 再评估　液体治疗的目的及方案需随病人病情演变而不断调整,围术期应密切关注病人血压、心率、尿量情况,监测血 pH 值、电解质情况,适当增加或减少输液量,维持机体内环境稳定。

三、围术期限制性输液策略

近年关于输液量的控制争议较多,目前临床上主要有两种较常用的输液策略——开放性输液(也称自由性输液或标准输液)与限制性输液。前者认为,围术期血容量显著减少,应根据围术期液体的缺失量、第三间隙丢失量(因手术、麻醉等应激而渗出至浆膜层或转移至细胞间隙的体液)、失血量和生理需要量进行补液;而后者认为,过多补液会加重间质水肿,引起液体超负荷,主张避免补充第三间隙丢失量和补充性扩容。近年来各项研究中开放性输液的输液量为 7～30ml/(kg·h),而限制性输液的输液量为 2～10ml/(kg·h),由此可见,开放性输液与限制性输液只是相对的概念,究竟二者孰优孰劣,迄今尚无定论。2009 年 Roche 等提出围术期液体治疗的 U 型曲线,直观地说明了液体负荷与围术期并发症的关系,但是如何找到个体化的最佳点成为更实际且需探索的问题。

为此,国外有学者提出目标导向液体治疗(goal-directed fluid therapy,GDFT)的概念,其是通过评估病人性别、年龄、体重、疾病特点、术前全身状况和血循环容量状态等指标,而采取的个体化补液方案。在 GDFT 实施过程中,需要连续、动态监测病人容量反应性指标,维持血压不低于正常值的 20%,心率不快于正常值的 20%,CVP 处于 4～12mmHg,尿量维持在 0.5ml/(kg·h)以上,血乳酸不超过 2mmol/L,中心静脉血氧饱和度(ScvO$_2$)>65%,每搏出量变异度(SVV)不超过 13% 等。GDFT 的优越性已被多项研究所证实,但是仍有部分研究对其提出质疑,认为其相关研究是基于高选择环境和高选择病例所得出的结论,其在常规手术中并不能确切地反映病人的容量状态。此外,在现如今 ERAS 模式下,THA/TKA 的手术时间已明显缩短(一般 1～1.5 小时),术前准备以简单、快捷为准,而 GDFT 监测手段复杂,对医务人员技术要求高,需要对病人进行有创操作,同时还需要专用设备和较高的应用成本,因而在髋、膝关节置换手术中不提倡应用。

目前 ERAS 的观点认为,限制性输液可促进病人术后胃肠功能恢复,加快病人康复,缩短住院时间,是 THA/TKA 病人围术期输液的最佳策略。与开放性输液相比,限制性补液建议尽量控制围术期输液量,必要时可取消麻醉前的补充性扩容,而选择在麻醉前 2～3 小时口服 500ml 5% 葡萄糖。对于术中失血量大的病人,可用适量 6% 羟乙基淀粉进行补充,但应严格控制入量,由于目前 THA/TKA 手术失血量已明显减少,故一般情况下无需输血治疗。术后根据病人每天生理需要量和丢失量进行补液,补液量应控制在 1500ml 以内,并可适当通过使用利尿剂将病人体重增长控制在 1kg(以手术当天早晨体重为基准)以内。但是,如何在临床工作中准确评估病人围术期输液总量,如何合理的分配术前、术中及术后的输液量及合理选择输液种类,是广大骨科医生面临的共同问题。四川大学华西医院骨关节外科通过在围术期管理方面的探索和实践,提出了现行的输液管理方案,下面从液体治疗评估、输液种类选择及输液量控制等方面详细介绍。

(一)围术期液体治疗评估

1. 术前评估生理需要量

（1）一般情况：关注病人的一般情况如性别、年龄、体重指数、职业等有利于其生理需要量的估计，例如，同龄女性病人较男性所需补液量少，高龄病人与青壮年相比补液量也应相对较少，这可能与高龄病人水钠代谢功能减低有关，肥胖病人往往不显性失水偏多，故补充生理需要量时应多于正常体重病人。

（2）症状体征：仔细询问和了解病人现病史和既往史对评估其液体状态极为重要。详细的查体，尤其是检查有无脱水或水中毒，可简单、快速、直观地获得择期手术病人术前的容量状态，经验性地判断液体容量并指导液体治疗。当然，观测生命体征及体格检查的变化对于术中、术后补液也有一定的指导意义。

（3）实验室检查：常规检查包括血常规、凝血功能、肝肾功能、电解质和 pH 值（7.35 ～ 7.45）等，评估病人的血红蛋白、电解质平衡、酸碱平衡、凝血功能状态等。术前须完善对病人的实验室检查，及时纠正术前可能存在的内环境紊乱如水、电解质、酸碱失衡等情况，避免术前准备不充分影响术中及术后液体治疗方案。术后定期复查相关指标对于指导术后补液也有重要意义。

2. 术中动态监测容量指标　术中需常规心电监护并吸氧，关注血氧饱和度（SpO_2 吸空气>90%，吸氧气>95%）及生命体征（血压>90/60mmHg、脉搏 60 ～ 100 次/min、呼吸 12 ～ 20 次/分）。还要定时复查血气分析，监测血乳酸含量（0.5 ～ 1.7mmol/L）、动脉血二氧化碳分压（$PaCO_2$，33 ～ 46mmHg，平均 40mmHg）、标准碳酸氢盐（SB，22 ～ 27mmol）和电解质情况，关注尿量情况适时补钾、补钠。

3. 术后关注出入量平衡　术后应密切监测病人尿量、伤口引流量情况，及时给予术后补液，维持出入量平衡。术后短时间内尿量及引流量较多时，应酌情增加补液量。术后了解病人饮食欲望，一般麻醉清醒后可酌情饮水，若无异常，逐渐增加饮食量及种类。除此之外，尚需关注病人的生命体征，关注体温变化及呼吸情况，避免忽视对不显性失水的补充。

（二）围术期输液种类选择

1. 晶体液　晶体液溶质分子量小，可自由通过大部分的毛细血管，使毛细血管内外具有相同的晶体渗透压。晶体液对凝血、肝肾功能基本没有影响，缺点是扩容效率低、效应短暂，输注液体主要分布于细胞外液，仅约 20% 的输液量保留在血管内，大量输注可致组织水肿、肺水肿等，因此控制 24 小时晶体输入液量在 20ml/kg 以内为宜。目前临床上常用的晶体液有生理盐水、乳酸林格液、高渗氯化钠等。由于生理盐水及高渗氯化钠中 Cl^- 浓度高于血浆，大量输注时易导致高氯性酸中毒，故提倡围术期容量治疗晶体液选择以乳酸林格液为主。此外，补充血容量的同时也应注意到对能量供应和电解质平衡的维持，复方电解质溶液如钠钾镁钙葡萄糖注射液可在提供能量的同时补充一定量的电解质，可避免因禁食、禁饮引起机体电解质失衡，在临床较为常用。目前多数共识及指南推荐葡萄糖溶液联合平衡盐溶液（乳酸林格液）作为术前补液的最佳选择。

2. 胶体液　胶体液为以大分子有机物为溶质的溶液。能够有效维持或提升血液的胶体渗透压，维持有效循环血量稳定，且效率高、持续时间长；但其缺点也较突出，如可能引起凝血功能异常、肾功能损害、过敏反应等副作用。目前 THA/TKA 手术时间短、失血量少，故不推荐常规使用胶体液扩容，除非病人短时间内失血量大（预计 400ml 以上），可酌情根据失血量、失血速度、血流动力学状态以及血液稀释度输入羟乙基淀粉或琥珀酰明胶等胶体液，但应严格限制其用量，且密切监测凝血功能及肾功能。

(三) 限制性输液华西医院经验

1. 术前输液　术前输液以补充病人因禁食、禁饮而引起的生理需要量为主,主要采用晶体液进行补充。一般体重60kg正常人24小时体液代谢量在2400ml左右,以此为基础,围术期液体评估多以第一个10kg为4ml/(kg·h);第二个10kg为2ml/(kg·h);以后每个10kg为1ml/(kg·h)计算。如体重60kg膝关节置换病人,整个围术期禁饮食约6小时,即术前禁饮约2小时、麻醉及手术时间约2小时、术后麻醉清醒约2小时,则围术期体液生理需要量为:(4×10+2×10+1×40)ml/h×6小时=600ml,即术前禁饮生理需要量约200ml。考虑到术前尚需应用氨甲环酸止血、抗菌药物预防感染,术前输液量一般200~250ml即可。为了尽量减少因输液导致病人活动不便及术前心理负担,一般接病人入手术室时输入平衡盐溶液并且控制滴速维持在20~30滴/分,保持输液管道通畅。进入手术室后先输入预防性抗生素溶媒生理盐水100ml,再输入1%氨甲环酸100~160ml,如此补充术前生理需要量已足够,无需术前过量输液扩容处理。

2. 术中输液　术中输液应关注生理需要量、麻醉体液再分布与血管扩张以及术中失血失液对血容量的影响。在ERAS模式的应用下,目前THA/TKA手术通过微创操作、严格电凝止血、控制性降压、氨甲环酸的使用等措施已使得术中失血量减少至100~200ml,术中生理需要量约100~200ml(手术时间约1~1.5小时),加之体液再分布及血管扩张的影响,术中输液总量控制在300~500ml即可。目前大多数THA/TKA手术已不常规放置尿管,输液过多易引起尿潴留,尚需以血压、心率等心电监护指标作为输液量的参考。

3. 术后输液　术后输液以补充术后摄入不足时的液体缺失量为主。通常术后1小时可进饮,术后2小时可进食,故仅输入晶体液(平衡盐溶液或5%葡萄糖氯化钠溶液)200ml即可,也可不用专门输注晶体液,而通过氨甲环酸的输入和通过用药溶媒(术后预防性抗菌药物、术后抑酸药物)的方式输入生理盐水200~300ml。尽量减少术后输液,鼓励病人早期进食和下床活动对于加速康复具有重要意义。

4. 术后特殊情况输液管理　THA/TKA术后病人常因术后恶心、呕吐,术后嗜睡等原因而不能早期进食,此时通过静脉输液支持显得尤为重要。在术后恶心、呕吐发生时,应及时给予药物止吐,多次少量饮用口服补液盐过渡,并根据呕吐次数、性状及量进行补液,呕吐量较多时应关注电解质紊乱情况。在术后嗜睡发生时,也应及时对因治疗,如纠正低氧血症、低血压、低血糖等情况,并且补充术后因不能进食所需的生理需要量,争取尽快恢复正常饮食。

四、小结

在ERAS模式下,THA/TKA病人围术期禁饮时间约6小时,故因禁饮食所致的生理需要量约600~700ml,加之麻醉影响及手术失血约100~200ml,再考虑到围术期尿量及不显性失水,故手术当日输液量控制在800~1000ml为宜,这些体液需要量可通过用药输液(包括抗菌药物溶媒及氨甲环酸等)及适量的平衡盐溶液进行补充,在摄入不足时适量补充。

(张少云　裴福兴)

参 考 文 献

I. Mueller C, Compher C, Ellen DM. A. S. P. E. N. clinical guidelines: Nutrition screening, assessment, and intervention in adults. JPEN J Parenter Enteral Nutr,2011,35(1):16-24.

2. Kondrup J,Rasmussen HH,Hamberg O,et al. Nutritional risk screening (NRS 2002):a new method based on an analysis of controlled clinical trials. Clin Nutr,2003,22(3):321-336.

3. Wind J,Polle SW,Fung Kon Jin PH,et al. Systematic review of enhanced recovery programmes in colonic surgery. Br J Surg,2006,93(7):800-809.

4. Smith MD,McCall J,Plank L,et al. Preoperative carbohydrate treatment for enhancing recovery after elective surgery. Cochrane Database Syst Rev,2014,(8):CD009161.

5. Soni N. British Consensus Guidelines on Intravenous Fluid Therapy for Adult Surgical Patients (GIFTASUP):Cassandra's view. Anaesthesia,2009,64(3):235-238.

6. Matthay MA,Fukuda N,Frank J,et al. Alveolar epithelial barrier. Role in lung fluid balance in clinical lung injury. Clin Chest Med,2000,21(3):477-490.

7. Padhi S,Bullock I,Li L,et al. Intravenous fluid therapy for adults in hospital:summary of NICE guidance. BMJ,2013,347:f7073.

8. Giglio MT,Marucci M,Testini M,et al. Goal-directed haemodynamic therapy and gastrointestinal complications in major surgery:a meta-analysis of randomized controlled trials. Br J Anaesth,2009,103(5):637-646.

9. Lansdorp B,Lemson J,van Putten MJ,et al. Dynamic indices do not predict volume responsiveness in routine clinical practice. British Journal of Anaesthesia,2012,108(3):395-401.

10. Holte K,Kristensen BB,Valentiner L,et al. Liberal versus restrictive fluid management in knee arthroplasty:a randomized,double-blind study. Anesthesia & Analgesia,2007,105(2):465-474.

11. Roche AM,Miller TE,Gan TJ. Goal-directed fluid management with trans-oesophageal Doppler. Best Practice & Research Clinical Anaesthesiology,2009,23(3):327-334.

第十章 围术期血液管理

第一节 髋、膝关节置换术加速康复围术期血液管理

一、概述

髋、膝关节置换术是临床中出血量较大的手术,一项包含29 068例全髋及全膝关节置换病人的调查结果显示,51%的病人存在术后贫血,手术导致病人的血红蛋白平均下降30g/L,45%的病人需要接受异体输血。除了手术直接导致的贫血外,老年慢性病如骨关节炎、类风湿关节炎也是发生慢性病贫血的原因,而这类病人又是关节外科医师经常需要面对的。围术期一旦发生贫血,将显著增加并发症和死亡率,延长住院时间,影响术后康复。据美国外科学会 NSQIP 数据库涵盖了227 425例外科手术病人的随访数据显示,即便是术前的轻度贫血(100g/L-正常值),也是术后30天并发症和死亡率的独立危险因素。

目前,我国治疗围术期贫血的主要手段是异体输血。其优点是可以迅速提升血红蛋白水平,可用于急救病人和采用其他方式治疗无效的病人。但异体输血的缺点也比较多。首先,输血存在病毒感染的风险,输血后乙型、丙型肝炎是输血后常见传染病之一。我国属肝炎高发区,流行病学资料显示,义务献血人群乙肝检出率在10%左右,抗-HCV 检出率在2%左右。其次,反复多次输血时易引起免疫过敏反应、急性溶血反应、同种异体免疫反应、输血相关急性肺损伤、循环超负荷。

此外,异体输血也面临着血液资源紧张的问题;从1998年到2005年7年间,我国无偿献血率从22%上升至95.6%,自愿无偿献血率从5.5%上升至84.8%,但伴随我国医疗卫生事业的发展,临床用血量正急速上升,年均增长率超过10%。与之对应,我国人口献血率仅为0.84%。而世界高收入国家和中等收入国家的献血率分别是4.54%和1.01%,我国一些大城市每年7、8月(酷暑)和12月到来年2月(严冬)仍会发生季节性"血荒"。因此,如何纠正贫血、减少失血、降低输血率就显得尤其重要,而围术期血液管理就是指在围术期的各个不同阶段采取不同的或联合使用多种技术进行血液质和量的保护,最终达到这一目的综合措施。它具体包括:①术前血液管理;②优化手术操作技术:微创手术和止血带优化;③氨甲环酸应用;④控制性降压;⑤自体血液回输;⑥术后贫血管理。

二、术前贫血管理

关节置换病人多为中老年人,多术前即存在贫血,主要有以下原因:①营养缺乏性贫血

125

（约占34%）：属于造血原料缺乏所致贫血，以缺铁性贫血最为常见，叶酸、维生素 B_{12} 缺乏导致的巨幼细胞性贫血较少见；②慢性疾病性贫血（约占32%）：指在一些慢性疾病过程中出现的以铁代谢紊乱为特征的贫血。常见于慢性感染、炎症、肿瘤等慢性疾病合并的贫血；③原因不明性贫血（约占34%）：可能涉及多种复杂致病机制及共病状态。根据 WHO 的贫血诊断标准，国外学者报道关节置换病人术前贫血发生率从 12.8% 到 24.3% 不等，多数为轻度贫血。而国内由四川大学华西医院牵头的卫生计生委行业科研专项《关节置换术安全性与效果评价》项目数据库 20 308 例的资料显示，THA 术前贫血率：男性达 25.6%，女性达32.8%；TKA 术前贫血率：男性达 30.2%，女性达 25.3%；股骨头置换术术前贫血率：男性达49.4%，女性达 41.3%。以上数据可以看出，术前贫血率达 1/4 到 1/3 以上，贫血基础上手术必将加重贫血，影响预后。

尽管术前贫血病人多以轻度贫血为主，但这些研究表明，术前贫血均将增加感染、死亡、功能障碍和住院时间延长等并发症的发生，与围术期输血率的增加也密切相关。因此纠正病人术前贫血非常必要，目前主要应用铁剂、促红细胞生成素（rHuEPO）和营养支持等方法。研究发现，术前门诊应用 rHuEPO 28 天和住院 5～7 天，可分别产生相当于 5U 和 1U 红细胞的血量，且其促红细胞生成作用不受年龄、性别影响。此外，rHuEPO 也可以纠正术后炎性因子释放引起的炎症性贫血。Meta 分析和临床研究显示单用 rHuEPO 或联合铁剂均可有效改善 TKA 和 THA 病人的术前与术后贫血状况、降低输血率，同时不良事件发生率与对照组无明显差异，安全性较好。而 Jorge Cuenca 等研究发现术前应用口服铁剂和限制性输血策略，也可使输血率从 32% 显著降低到 5.8%，试验组术后 24 小时血红蛋白浓度（108±14）g/L，显著高于对照组的（105±12）g/L（ $P<0.05$ ）。

国际组织输血替代方法促进网络（NATA）召集的一个涉及骨科手术、骨科麻醉、血液科及流行病学等专家在内的多学科专家小组制定完成的骨科择期手术病人术前贫血的评估与管理指南推荐：如果可能，强烈建议在手术前 28 天左右对择期手术病人检测血红蛋白水平。本条推荐最关键的条件是有充足的时间对贫血进行评估和管理，采取一定措施促进病人的红细胞生成。因此，对于诊断术前贫血病人（WHO 贫血诊断标准：男性<130g/L，女性<120g/L），华西医院参照我国《髋、膝关节置换术加速康复——围术期贫血诊治专家共识》建议，进行以下处理：

1. 治疗出血性原发疾病　贫血病人有慢性出血性疾病如消化道溃疡出血、肠息肉出血或痔疮出血等，应先治疗出血性疾病，同时纠正贫血。

2. 营养指导与均衡膳食　根据病人贫血程度和病人饮食习惯等进行个体化营养和均衡膳食，促进造血原料的吸收和利用。叶酸、维生素 B_{12} 是红细胞合成的基本原料，这些物质的缺乏可导致术前贫血，对择期手术术前贫血病人，需完善贫血原因的筛查。有研究显示，术前 30～45 天开始补充维生素 C、维生素 B_{12} 、叶酸可以降低 TKA 术后病人的输血率。

3. 铁剂应用　铁剂也是红细胞合成的必需原料之一，对于拟行人工关节置换术病人多以老年人居多，诊断多为慢性炎症性疾病，同时伴有营养不良以及长期口服消炎止痛药，术前贫血常见，且以缺铁性贫血为主。因此，术前补充铁剂可促进术前贫血的纠正，但铁剂有导致便秘（33.3%）、烧心（13.8%）及腹痛（12.6%）等并发症的风险，因此术前需筛查铁蛋白，根据情况补充。

术前诊断为 IDA 的病人，以及铁摄入不足、丢失过多的病人，恰当补充铁剂可以提高病人的手术耐受性,减少输血率;手术急性失血导致的贫血病人,补充铁剂可以加快提升 Hb、纠正贫血,且有助于病人术后恢复、缩短住院时间。铁剂的选择、用法用量及疗程推荐:a. 门诊治疗:IDA 病人宜选择口服铁剂,若病人等待手术期间应选择铁剂静脉滴注,术前根据总缺铁量计算公式:所需补铁量(mg)=体重(kg)×(Hb 目标值-Hb 实际值)(g/L)×0.24+贮存铁量(mg)。通常采用铁剂 100~200mg/d 静脉滴注,以补足所需铁量。b. 住院治疗:采用铁剂静脉滴注治疗,其应用指征包括:IDA 经门诊口服铁剂治疗未达正常者,或入院后贫血相关检查诊断为 IDA 而短期内又需要施行手术的病人;不耐受口服铁剂、胃肠吸收障碍者;中重度贫血病人;铁缺乏严重,术前时限较短,需快速改善贫血的病人。

铁剂应用的注意事项:①口服铁剂:口服铁剂与维生素 C 共同服用可增加铁剂的吸收率;餐后服用可减少胃肠道刺激。口服铁剂应避免与其他药物同时服用;不宜与抗酸药物、碱性药物等联用;不能与静脉铁剂同时使用。血色素沉着症及含铁血黄素沉着症病人禁用口服铁剂。口服铁剂常见的不良反应是胃肠道刺激、便秘和黑便;②静脉铁剂:常用静脉铁剂有蔗糖铁和右旋糖酐铁,蔗糖铁的不良反应发生率低。建议在使用静脉铁剂过程中严密观察,首次使用时应给予小剂量测试,缓慢输注,避免滴速过快。与静脉铁剂有关的常见不良反应包括:一过性味觉改变、低血压、发热和寒战、恶心和注射部位反应。

4. rHuEPO 的应用　EPO 是由肾小管球旁细胞分泌的一类糖蛋白,是机体对低氧分压的一种反应性应答。EPO 可作用于骨髓红系祖细胞,促进红细胞分化与成熟。在人工关节置换术的病人中,EPO 在围术期可术前、术后单独应用或联合铁剂应用。研究证实对预期有较大失血可能性的手术,术前常规应用 EPO 可以获得一定的收益。目前华西医院对于术前贫血病人,可门诊治疗:术前 21、14、7 天以及手术当日应用 rHuEPO 4 万 IU/d,皮下注射或静脉注射;或住院治疗:术前 5~7 天至术后 3~5 天应用 rHuEPO 1 万 IU/d,连用 8~12 天,皮下注射或静脉注射。

三、优化手术操作技术

1. 微创手术入路　自进入 21 世纪以来,随着医学各大领域微创技术的进步,微创的理念深入人心,微创关节置换术也引起了广泛的关注。随着器械的微创化改进和手术技术的提高,出现很多微创关节置换手术入路,比如直接前方入路或 Super-Path THA,经股内侧肌入路的 TKA。这些微创技术在缩小切口、减少疼痛、获得更好术后早期功能等方面逐渐获得学界认可,但对于是否能减少围术期出血尚有争议,甚至一些针对传统与微创手术关于失血量比较的 Meta 分析显示微创关节置换入路失血量甚至多于传统组。因此,华西医院并不一味追求微创,而是更强调选择那些适合微创手术的个体;同时也并非一味追求小切口,而是强调把微创的理念贯穿于整个手术过程中,保护肌肉和软组织,减少组织损伤,尽可能让病人获益。

2. 传统切口的微创理念　微创的核心是组织损伤小、出血少、生理机能影响小,采用传统的后外侧入路髋关节置换术或膝正中切口的膝关节置换术均应采用微创操作,并贯穿于手术全过程。首先,熟悉血管解剖位置,先显露血管,电凝或结扎后切开。髋关节后外侧入路容易引起出血的部位包括:分离臀大肌时出血;股骨转子间嵴滋养血管出血;梨状肌伴行血管出血;后方关节囊营养血管出血;髋臼横韧带深面闭孔动脉分支出血;前方关节囊营养血管出血。通过熟悉血管解剖结构,预先处理血管,可以大大减少出血,较少止血时间,从而缩短手术时间,具体操作方法如下:①减少分离臀大肌时出血:用两把甲状腺拉钩自臀大肌纤维之间分离肌肉,注意肌肉的滋养血管,电凝止血;②减少股骨转子间嵴滋养血管出血:股方肌与股骨之间存在脂肪间隙,在股骨上保留筋膜及脂肪筋膜,以利于股骨滋养孔血管出血时电凝止血;③减少梨状肌伴行血管出血:解剖显露梨状肌伴行血管,预先电凝止血,然后从股骨梨状肌窝切断梨状肌止点,显露和保护臀小肌;④减少后方关节囊营养血管出血:自臀小肌下缘平行臀小肌切开关节囊,止血钳预先从臀小肌下缘至小转子平面钳夹关节囊,然后从股骨颈切开关节囊,用电凝在关节囊边缘电凝止血;⑤减少髋臼横韧带深面闭孔动脉分支出血:在髋臼内沿横韧带切除股骨头圆韧带,保留横韧带不但可以减少出血,还可作为安放髋臼假体的位置参考;⑥减少前方关节囊营养血管出血:保留关节囊可减少手术野出血和缩短手术时间,使用剥离剪自前方关节囊和盂唇之间适当分离,右侧髋臼在4点,左侧髋臼在8点位置,放置髋臼前方露钩。然后自臀小肌和股直肌反折头之间放置椎板露钩,向上方牵引臀小肌,切断股直肌反折头,一般不会出血,有利于髋臼前方显露。其次自关节囊和髋臼横韧带之间用剪刀适当分离,放置髋臼下缘露钩,最后用椎板露钩将后方关节囊牵开,显露髋臼后壁;⑦股骨头切除后部分病人股骨颈断面出血较多,用骨蜡或者氨甲环酸湿纱布处理。使用髋臼横韧带定位髋臼,氨甲环酸冲洗或者氨甲环酸湿纱布压迫,减少髋臼松质骨面渗血。内侧入路的膝关节置换术中需注意髌骨上下方的膝上内及膝下内动脉,在切开关节囊前,可应用氨甲环酸溶液及肾上腺素溶液局部浸润,同时切开时需注意止血。

其次,逐层分段切开,有限分离,充分止血,减少手术过程中出血。髋关节置换术中,在不影响假体安放的前提下,减少对关节囊的切除,同时尽量于关节囊内操作。膝关节置换术中减少对滑膜的切除,对于骨面渗血可采取浸有氨甲环酸溶液的纱布压迫止血。

3. 全膝关节置换的止血带优化　止血带在全膝关节置换术中的应用由来已久,且获得绝大多数关节外科医师的认可。其优势在于能保持手术视野清晰,创面干净,骨面渗血减少,有利于骨水泥与骨界面的整合。但同时也存在诸多风险,包括增加术后隐性失血,引起术后大腿痛,另外也可能造成止血带麻痹症状。因此,有学者研究不同止血带使用时间对术后临床效果的影响,目前学界尚无一致结论。

华西医院曾对14项研究996例病人进行关于止血带应用的系统评价,发现在不使用氨甲环酸情况下,全膝关节置换术全程应用止血带可以有效减少病人围术期总失血量。在此基础上,华西医院关节外科进行了优化止血带应用方面的探索,希望在应用氨甲环酸和其他止血措施的前提下,不用止血带或减少术中止血带的使用时间,以期既可以保持良好的术中视野,又能减少术中失血,同时避免出现止血带并发症,加速病人康复。我们的前瞻性随机对照研究显示,联合术中控制性降压、氨甲环酸应用、微创理念操作与技术,可以达到术野清晰,减少术中出血的目的。非止血带组术后隐性失血明显少于止血带组,平均减少148.6ml;且非止血带组病人的术后疼痛更轻、关节功能恢复更快、住院时间更短、并发症发生率更少。

因此,针对手术时间<1.5小时,预计出血量<200ml,术中控制性降压稳定病人可选择不使用止血带。尤其是对有动脉血管并发症发生风险的病人,例如术前血管成像显示存在严重动脉粥样硬化,动脉管腔硬化、狭窄或闭塞,腘动脉可疑动脉瘤等,尽可能不使用止血带。

四、氨甲环酸应用

氨甲环酸(TXA)是一种抗纤溶药,其与纤溶酶原的赖氨酸结合位点具有高亲和力,可封闭纤溶酶原的赖氨酸结合位点,使纤溶酶原失去与纤维蛋白结合的能力,导致纤溶活性降低,从而发挥止血作用。目前,大量研究均已证实氨甲环酸能有效减少髋、膝关节置换术围术期失血量并降低输血率。目前华西医院髋、膝关节置换术中氨甲环酸的应用方式主要为多次静脉应用。

通过连续监测纤维蛋白(原)降解产物(FDP)及 D-二聚体的变化趋势,我们发现初次髋、膝关节置换术后 6 小时纤溶亢进达峰值,持续约 24 小时,24 小时后趋于下降,这为TXA 多次静脉应用奠定了理论基础。同时,全膝关节置换术不应用或仅安置假体时应用止血带。因此,髋、膝关节置换术切皮前 5 ~ 10 分钟均采用 TXA 15 ~ 20mg/kg 静脉滴注基础上,分别于首剂后 3 小时、6 小时再次给予 TXA 10mg/kg(或 1g)静脉滴注。结果发现 3次静脉应用可明显减少隐性失血,进一步降低血红蛋白丢失,实现 0 输血率。除此之外,病人可从 TXA 多次静脉应用中获益更多,包括术后抑制炎症反应、疼痛减轻及住院时间缩短。

另一方面,髋、膝关节置换术病人是静脉血栓栓塞症的高危人群,为了降低静脉血栓栓塞症的发生率,围术期应用抗凝血药物也很必要。因此需在髋、膝关节置换术围术期良好地平衡抗纤溶药与抗凝血药的应用,既减少病人的出血量、降低输血率,又不增加病人发生静脉血栓栓塞症的风险,保障医疗安全。华西医院目前按照《中国髋、膝关节置换术围术期抗纤溶药序贯抗凝血药应用方案的专家共识》的建议,在髋、膝关节置换术围术期应用氨甲环酸 6 小时后根据引流量的变化,选择抗凝血药应用时间。大部分病人术后 6 ~ 8 小时内伤口出血趋于停止,如引流管无明显出血或引流管血清已分离、表明伤口出血趋于停止,在 6 ~ 8小时内应用抗凝血药,个别病人术后 6 ~ 8 小时仍有明显出血适当延后应用抗凝血药。髋、膝关节置换术后抗凝血药物预防持续时间根据《中国骨科大手术静脉血栓栓塞症预防指南》,推荐预防时间最短为 10 天,可延长至 11 ~ 35 天。在应用时应注意抗凝血药物的有效性和安全性,当病人出现凝血功能异常或出血事件时,应综合评价出血与血栓的风险,及时调整药物剂量或停用。

五、控制性降压

控制性降压指全麻手术时,在保证重要脏器有效供血情况下,采用降压药物与技术等方法,人为地将平均动脉血压(MAP)降低 30%,使术野出血量随血压降低而减少,终止降压后血压可以迅速恢复至正常水平,不产生永久性器官损害。通常儿童的目标血压可以略低,高血压病人略高。控制性降压过程中应提高吸入氧浓度至 60% ~ 70%。为了避免终末器官缺血,应控制手术时间,若手术超过 1 小时,应注意升高血压,持续 5 ~ 10 分钟。伴有重要器官实质性病变病人,如脑血管病变、心功能不全、肝肾功能不全,外周血管病变及术前低血容量或贫血病人不建议使用控制性降压策略。华西医院通常在术中将非高血压病人或平素血压控制良好的病人收缩压维持在 90 ~ 100mmHg 之间,高血压病人控制其收缩压不高于110mmHg。

六、术中自体血液回输

术中自体血液回输是指术中失血经回收或引流、过滤、离心及抗凝后回输体内的技术。因为回输血是经过稀释、去纤维蛋白甚至部分溶血的,因此回输的血液量有限。华西医院骨科自 2006 年即开始对术中预计出血量达血液的 10%（400ml）以上,或失血量预计需要输血者采用术中血液回输。目前主要用于关节置换术合并严重畸形或同期双髋、双膝置换或翻修术等出血较多者。术中自体血液回输能有效地减少输血量,但细胞清洗不能完全清除细菌,术野有污染时不能使用。另外,存在癌细胞、羊水和腹水时也不能使用。

七、术后贫血管理

手术创伤造成的显性失血和（或）隐性失血,易造成手术病人出现术后贫血或加重贫血或低血容量性休克。根据卫生计生委行业科研专项《关节置换术安全性与效果评价》数据库的资料显示:THA 术后贫血率,男性达 86.2%,女性达 89.8%;TKA 术后贫血率,男性达 82.5%,女性达 84.3%;股骨头置换术后贫血率,男性达 88.6%,女性达 78.6%。术后贫血率比术前增加 1 倍,术后贫血的管理更为重要。

1. 术后减少出血措施　对于术后减少出血,应密切观察伤口有无渗血、引流管出血量或注意全身其他部位出血;使用药物预防消化道应激性溃疡出血,减少医源性红细胞丢失,增加组织氧供,减少组织氧耗。同时肢体切口部位适当加压包扎、冰敷,减少出血。

2. 异体输血　异体输血可以迅速提升血红蛋白水平,可用于急救病人和采用其他方式治疗无效的病人。但异体输血存在病毒感染的风险,也可引起免疫过敏性反应、急性溶血反应、同种异体免疫反应、输血后心源性肺水肿。此外,异体输血也面临着血液紧张的问题,我国一些大城市每年 7、8 月（酷暑）和 12 月到来年 2 月（严冬）都会发生季节性"血荒"。因此严格掌握输血指征,改变不合理的传统输血观念,避免不必要的输血非常关键。

一项关于贫血程度与病死率的关系研究发现当 Hb 为 80～100g/L 时病死率为 0,Hb>100g/L 时病死率为 7.1%,Hb<61g/L 时的病死率达 61.0%。这表明适度的血液稀释反而对手术病人有益,输血的目标没有必要将 Hct 提高到"正常"水平,Hct 达到 0.30 以上就不必输血。2000 年我国卫生部颁发的《临床输血技术规范》中则规定:Hb>100g/L 一般不必输血;Hb<70g/L 需要输血;Hb 为 70～100g/L,应根据病人的贫血程度、心肺功能情况、有无代谢率增高以及年龄而定。Hb（Hct）是输血指征的"眼睛",华西医院目前严格执行这一规定,同时配备了床旁 Hct/Hb 监测仪,通过术中和术后随时监测 HCT/Hb,更好掌控失血情况,只要病人血压、氧饱和度、心率、心电图好,尿量好,肢体末梢温暖,说明器官灌注和氧合充分,大多病人 Hb 水平在 70～80g/L 是完全可耐受的。

3. 营养支持、补充铁剂和 rHuEPO　另外对于术后贫血病人,应该持续进行营养支持,膳食结构以高蛋白、高维生素饮食为主（鸡蛋、肉类）,必要时请营养科配置营养要素饮食;同时对于食欲欠佳病人给予促胃肠动力药。

术后贫血病人继续使用 EPO 治疗可有效改善贫血。建议术后 Hb<95g/L 病人于术后第 1 日开始应用 EPO 1 万 IU/d,连用 5～7 天,皮下注射或静脉注射,同时联合铁剂。术前诊断为 IDA 而术后仍有贫血应序贯治疗者,可选择铁剂静脉滴注,根据公式计算所需补铁量,铁剂 100～200mg/d 静脉滴注,直至补足铁量,同时联合 EPO 皮下注射;术后急性失血造成贫

血者,住院期间以铁剂 100~200mg/d 静脉滴注;术后贫血经治疗 Hb 达 100g/L 以上者,可出院后继续口服铁剂治疗或联合 EPO 皮下注射。

(马俊　裴福兴)

第二节　髋、膝关节置换术加速康复中氨甲环酸的应用

一、概述

髋、膝关节置换术(THA、TKA)是治疗终末期髋、膝关节疾病最有效的方法,可缓解疼痛,重建关节功能,改善病人的生活质量;但其常伴随围术期大量失血及高输血率,文献报道髋、膝关节置换围术期总失血量在 700~2000ml 不等,术后输血率高达 30%~60%。大量失血可导致术后急性贫血而增加并发症和死亡率,延长住院时间,影响术后功能康复;输血也会增加过敏反应、感染等发生风险。

髋、膝关节置换术围术期失血除手术创面渗血所致的显性失血外,由手术创伤激活的纤溶亢进所致的隐性失血约占总失血量的 60%。而膝关节置换术中止血带应用所引起的缺血再灌注损伤可进一步加重纤溶亢进而增加出血量。

加速康复外科(ERAS)要求外科医师采用一系列有循证医学证据支持的围术期优化措施,从而阻断或减轻机体的应激反应。其核心在于减少失血,减轻创伤反应,从而实现术后早期进食、早期下床活动,加速功能康复,缩短住院时间,提高病人满意度。因此,围术期病人血液管理是实现加速康复关节外科的基石。

目前,血液管理措施包括贫血纠正、控制性降压、止血带应用、自体血回输、抗纤溶药物的应用等。其中,通过抑制手术创伤激活的纤溶亢进从源头上减少失血的方法最为重要。氨甲环酸(TXA)是一种人工合成的纤溶酶抑制剂,其本质是赖氨酸的合成衍生物,其和纤溶酶原的赖氨酸结合位点具有高亲和力,可封闭纤溶酶原分子上的赖氨酸结合位点,阻断纤溶酶原与纤维蛋白结合从而抑制纤溶活性,稳定血凝块。药代动力学研究显示静脉应用氨甲环酸主要通过肾脏代谢,体内半衰期约为 3 小时;而静脉应用氨甲环酸后也能迅速分布到关节液及滑膜中,且其浓度与血浆浓度基本一致,生物学半衰期也大约为 3 小时。这种特定的药物代谢分布方式为氨甲环酸的使用奠定了理论基础。

目前氨甲环酸在髋、膝关节置换术中的应用方式主要有静脉、局部、静脉联合局部使用三种。尽管大量的前瞻性证据均已证实了每种使用方式的有效性及安全性,但其最优途径、最佳剂量及持续时间仍未达成共识。华西医院裴福兴教授团队于 2012 年 3 月开始在髋、膝关节置换术中静脉应用氨甲环酸,并逐步向全国推广,取得了较好的成效。现结合华西医院大样本量临床应用数据及国外文献,简要阐述氨甲环酸在髋、膝关节置换术加速康复中的应用。

二、髋关节置换术围术期氨甲环酸的应用

1. **静脉应用**　氨甲环酸静脉滴注是最早也是最常见的应用方式。自 20 世纪 90 年代开始,Benoni 等人指出切皮前氨甲环酸静脉滴注 10mg/kg 可有效减少髋关节置换围术期失血。之后,大量文献开始报道不同剂量下静脉应用氨甲环酸的有效性和安全性,剂量包括

10mg/kg、15mg/kg、20mg/kg 或 1g 静脉滴注。回顾性分析华西医院骨科 2011 年 564 例初次髋关节置换术病人的数据,术后第三天血红蛋白平均为(88.3±15.8)g/L,血红蛋白平均下降 45g/L;2012 年氨甲环酸静脉滴注 10mg/kg 后共 804 例初次髋关节置换术病人,术后第三天血红蛋白平均为(95.3±15.6)g/L,血红蛋白平均降低 35g/L,较 2011 年少丢失 10g/L;输血率由 28.4% 减少至 15.5%,血栓发生率未见增加。氨甲环酸静脉滴注 10mg/kg 在同期双侧髋关节置换术中也呈现出了相似的效果。前瞻性研究进一步证实了氨甲环酸静脉滴注 10mg/kg 在髋关节置换术中的有效性及安全性,同时也开启了氨甲环酸在中国髋、膝关节置换术中应用的新局面。

为了进一步减少围术期失血,我们回顾性分析了氨甲环酸静脉滴注 15mg/kg 及间隔 3 小时后重复给药的方式在类风湿关节炎病人全髋关节置换术中的应用效果,结果发现术后第三天血红蛋白降低值仅为 31g/L。而前瞻性的随机对照研究进一步证实全髋关节置换术中氨甲环酸静脉滴注 15mg/kg 效果优于 10mg/kg;空白对照组输血率为 26.3%,应用氨甲环酸 10mg/kg 静滴后输血率为 20.2%,而 15mg/kg 组仅为 2.4%。尽管没有实施单独对比各剂量间有效性差异的研究,但临床实践提示在一定的剂量范围内,有效性与剂量呈线性关系。

● 华西医院将髋关节置换术前氨甲环酸静脉滴注 15~20mg/kg 或总量 1g 作为血液管理的基础措施,间隔 3 小时后可再次给药,剂量同前。

2. 局部应用　与静脉应用相比,氨甲环酸局部应用能提高局部药物浓度,减少全身吸收。在髋关节置换术中,我们采用的方式主要为:分别使用浓度为 10mg/ml 的氨甲环酸溶液各 50ml 于磨臼、股骨扩髓时进行局部压迫浸润止血。关闭深筋膜后从引流管逆向注入 100ml 氨甲环酸溶液,引流管夹闭 30 分钟。前瞻性研究也证实了氨甲环酸 2~3g 局部应用的有效性及安全性,与对照组相比,试验组的总失血量、引流量均明显减少。术后第三天血红蛋白降低值为(40.02±9.74)g/L,较对照组明显减少(53.27±4.79)g/L,输血率由 22.4% 降至 5.7%。

尽管氨甲环酸局部应用能有效、安全的减少髋关节置换围术期失血及输血率,但临床实践表明其有效性欠佳,根据卫计委行业专项数据库的资料,3293 例初次髋关节置换术病人中,1267 例病人未应用氨甲环酸,输血率为 36.3%,1445 例病人静脉应用氨甲环酸,输血率为 18.3%,284 例病人局部应用氨甲环酸,输血率为 30.6%。

● 华西医院髋关节置换术中氨甲环酸很少局部应用,只有存在静脉应用禁忌证时,可选择局部应用 1g 氨甲环酸。

3. 静脉联合局部应用　全髋关节置换术中,出血主要集中于磨臼、扩髓及软组织松解过程中,术前氨甲环酸静脉滴注可于 5~15 分钟内达到最大有效浓度,使纤溶亢进在启动阶段就被抑制。而氨甲环酸局部应用能使局部有效浓度持续时间更长,因此两者联合应用能达到更佳的止血效果。研究证实髋关节置换术切皮前氨甲环酸静脉滴注 15mg/kg,术中氨甲环酸局部应用 1.5g;与单纯静脉应用或局部应用相比,失血量及血红蛋白丢失明显减少。

● 华西医院在髋关节置换术前氨甲环酸静脉滴注 15-~20mg/kg 或总量 1g 的基础上,术中也会采用联合氨甲环酸局部应用 1~2g。

4. 多次静脉应用　尽管现有证据均证实了氨甲环酸的应用可有效减少围术期总失血量、血红蛋白丢失及输血率,但减少隐性失血的效果却不明显。而隐性失血的主要原因在于术后持续的纤溶亢进。因此,明确纤溶亢进的持续时间从而有效抑制就显得尤为重要。通过连续监测纤维蛋白(原)降解产物(FDP)及 D-二聚体的变化趋势,我们发现初次髋、膝关节置换术后 6 小时纤溶亢进达峰值,持续约 24 小时,24 小时后趋于下降,这为氨甲环酸多次静脉应用奠定了理论基础。

初次髋关节置换术中,我们采用氨甲环酸 20mg/kg 静脉滴注基础上,分别于首剂后 3 小时、6 小时再次给予氨甲环酸 10mg/kg 静脉滴注,结果发现三次静脉应用可明显减少隐性失血,进一步降低血红蛋白丢失。氨甲环酸单次、两次、三次静脉应用后的血红蛋白最大降低值分别为(29.6±10.3)g/L、(25.5±8.3)g/L、(20.1±6.1)g/L;输血率为 0。除此之外,病人可从氨甲环酸多次静脉应用中获益更多,包括术后抑制炎症反应、疼痛减轻及住院时间缩短。

- 华西医院在髋关节置换术前氨甲环酸静脉滴注 15～20mg/kg,也采用首剂后 3 小时、6 小时再次静脉应用 10mg/kg(或 1g)作为髋关节置换术的主要应用方式。

三、膝关节置换术围术期氨甲环酸的应用

1. 静脉应用　氨甲环酸静脉滴注在全膝关节置换术中的应用起步于 1995 年,Hiippala 报道了松止血带前氨甲环酸 15mg/kg 静脉应用的临床效果;1996 年,Benoni 再次报道了氨甲环酸 10mg/kg 的应用效果。此后,学者们陆续研究了单剂量 20mg/kg、1g 氨甲环酸或 3 小时后重复使用在膝关节置换术中的有效性及安全性。华西医院骨科于 2012 年开始研究氨甲环酸静脉滴注在膝关节置换术中的应用效果,130 例初次膝关节置换术病人随机分为试验组及对照组。试验组于安放完假体关闭切口前给予氨甲环酸 10mg/kg 静脉滴注,对照组不应用氨甲环酸。结果提示试验组术后引流量、总失血量均低于对照组,术后第 1、3、5 天的血红蛋白水平均高于对照组,输血率由 18.5% 降至 7.7%,无深静脉血栓的发生;而 3 小时后氨甲环酸重复给药较单次给药可进一步降低总失血量及血红蛋白丢失。之后再次比较了 10mg/kg 与 15mg/kg 两种不同剂量的差异,结果提示氨甲环酸静脉应用 15mg/kg 的效果优于 10mg/kg,同时不增加深静脉血栓的发生风险。

- 华西医院将膝关节置换术切皮前(不用止血带者)或松止血带前 5～10 分钟氨甲环酸静脉滴注 10～20mg/kg 或 1g 作为血液管理的基础措施,间隔 3 小时后可再次给药,剂量同前。

2. 局部应用　膝关节置换术中,由于止血带的应用,术中出血较少,关闭切口前可直接进行关节腔灌注或经引流管逆向注入氨甲环酸溶液。但由于关节腔容积的限制,需要较高浓度的氨甲环酸溶液。相关 Meta 分析也指出局部氨甲环酸的最低有效浓度≥20mg/ml,最低有效剂量≥2g;总剂量<2g 或局部氨甲环酸浓度<20mg/ml 仅能减少输血率,并不能减少总出血量。局部应用在理论上有增加局部药物浓度的优势,而临床实践却表明有效性欠佳。根据卫计委行业专项数据库的资料,3556 例初次全膝关节置换术病人中,1210 例病人未应用,输血率为 27.5%;1486 例病人静脉应用氨甲环酸后输血率为 11.2%,629 例病人局部应用氨甲环酸后输血率为 28.6%。

- 华西医院膝关节置换术中仅在有动脉血栓或静脉血栓病人不宜静脉应用时才局部应用 1g,术后患肢加压包扎,放置引流管者引流管夹闭 3 小时。

3. 静脉联合局部应用　氨甲环酸静脉联合局部应用在膝关节置换术中的优势在于可

抑制局部纤溶激活的起始,从而延长氨甲环酸的作用时间,减少失血及血红蛋白丢失。前瞻性研究也证实氨甲环酸静脉联合局部应用不仅可以有效减少围术期失血,更能减轻术后关节肿胀疼痛,加速关节功能康复,缩短住院时间,提高病人满意度。

● 华西医院在膝关节置换术切皮前(不用止血带者)或松止血带前 5～10 分钟氨甲环酸静脉滴注 10～20mg/kg 或 1g 的基础上,和(或)在关闭切口前联合氨甲环酸局部应用 1g。

4. 多次静脉应用 同髋关节置换术类似,尽管目前的研究已证实以上三种应用方式均能安全有效地减少围术期总失血量及输血率,却不能有效减少术后隐性失血。而隐性失血是造成膝关节置换术后创伤炎症反应的一个重要因素。因此,如何安全有效地抑制术后炎症反应和减少术后隐性失血对于加速康复的实施有着重要意义。隐性失血的主要原因在于手术创伤所激活的纤溶亢进,而止血带的应用可进一步加剧纤溶亢进。最近的一项研究提示膝关节置换术中纤溶活性于切皮时被激活,术后 6 小时达高峰,持续至术后 18 小时。而我们通过连续监测纤维蛋白(原)降解产物(FDP)、D-二聚体及血栓弹力图的结果也证实了膝关节置换术后纤溶亢进于术后 6 小时达高峰,持续约 24 小时。因此,氨甲环酸多次静脉应用可以有效抑制术后纤溶亢进,减少隐性失血。

止血带应用在膝关节置换术中由来已久,其优点在于可提供清晰的手术视野以更好地放置假体;缺点在于会影响术后股四头肌肌力恢复、加重局部炎症反应、引起疼痛肿胀,阻碍加速康复。因此,结合 ERAS 概念,在前期研究基础上,我们探索了氨甲环酸多次静脉应用下不应用止血带全膝关节关节置换术的有效性及安全性。膝关节置换术切皮前 5～10 分钟氨甲环酸 20mg/kg 静脉滴注,首剂后 3 小时、6 小时再次给予氨甲环酸 10mg/kg 静脉滴注。结果显示三次静脉给药后隐性失血平均为(467.6±305.9)ml,较单次给药减少 38.7%;术后第三天血红蛋白降低值平均为(20.9±9.3)g/L,较单次给药减少 27.2%;无输血及深静脉血栓发生。肢体肿胀率及术后 72 小时内的疼痛 VAS 评分均明显降低,术后住院时间明显减少。

体外研究显示,纤溶酶原在炎症反应激活过程中扮演了重要角色,而氨甲环酸可直接抑制纤溶酶原的激活,从而抑制炎症反应;另一方面,氨甲环酸抑制纤溶、减少隐性失血也可协助抗炎。我们的研究结果也发现,术后炎性指标 CRP 于术后第二天达峰值,IL-6 于术后第一天达峰值;三次给药后,CRP 及 IL-6 较单次给药明显降低。

● 华西医院将切皮前 5～10 分钟氨甲环酸 15～20mg/kg 静脉滴注,首剂后 3 小时、6 小时再次静脉应用 10mg/kg(或 1g)作为膝关节置换术的主要应用方式。

四、抗纤溶序贯抗凝平衡

氨甲环酸应用的主要问题在于其是否会增加血栓发生的风险,尽管目前的研究未予证实。氨甲环酸抗纤溶与抗凝药预防血栓本是一对可调和的矛盾;为了在最大限度减少失血的同时,不增加血栓的发生,临床实践中需根据《中国髋、膝关节置换术围术期抗纤溶药序贯抗凝血药应用方案的专家共识》及《中国骨科大手术静脉血栓栓塞症预防指南》及时启动抗凝,以达到抗纤溶药和抗凝血药的平衡;关于应用氨甲环酸后深静脉血栓形成预防的启动策略及抗凝时限可参考第六章第一节——静脉血栓栓塞症预防的相关内容。

(谢锦伟 裴福兴)

第三节 关节置换围术期血液管理——西京医院实践经验

随着人工关节置换手术量的逐年增加,围术期血液管理成为术后快速康复的关注焦点之一。近年来关于围术期输血的相关研究报道较多,目前仍处于百家争鸣,各执己见阶段,尚无统一标准。文献报道矫形手术输血率约为 32%,TKA 输血率约 20%,THA 输血率约37%,各文献报道结果不尽相同。

一、输血的危害

输血的危害有增加费用,增加感染概率(HBV/HCV/HIV)、过敏反应甚至造成死亡,以及输血恐慌及种族信仰拒不输血等问题。病人术前贫血、术中出血和术后引流引起的血红蛋白降低和红细胞丢失可严重影响病人健康、延缓关节功能康复,甚至危及生命。因此围术期血液管理应以维持病人血红蛋白水平,减少红细胞的丢失、减轻病人应激反应所采取的一系列有效措施为主要目的。

二、围术期血液管理

目前围术期血液管理主要包括术前贫血的治疗(EPO 和铁剂的使用)、自体血储备或回输、急性等容性血液稀释、抗纤溶、使用止血带、术后输血或引流液回输等。西京医院目前采取的措施主要有急性等溶性血液稀释、抗纤溶、使用止血带及术后输血。

术中使用止血带时尽量缩短使用时间,止血带压力一般 40～50kPa,可减少术后患肢肿胀。但文献报道止血带能减少显性失血,不能减少隐性失血,对减少围术期出血尚有争议。

术后髋关节不放置引流管,膝关节常规放置引流。引流管术后夹闭至 4 小时再打开,若引流量到 300ml,再次夹闭 4 小时后打开,术后 24 小时拔除。有报道表明放置引流管的病人输血率高于不放置的病人。

氨甲环酸高度亲和赖氨酸位点,可阻断纤溶酶激活,有效达到止血目的。目前氨甲环酸在关节置换术中作为常规用药。术中使用氨甲环酸可显著降低术后输血率,但给药途径尚无统一标准。西京医院围术期常规应用氨甲环酸,关闭关节囊后关节腔内注射 1g,同时夹闭引流管,防止药物早期引出。术中氨甲环酸的使用会增加术后血栓形成的风险,但对此药有禁忌者慎用。

术后输血作为最后一道保障,是治疗术后贫血及抢救生命的有效措施。根据国家卫生和计划生育委员会临床输血技术规范指南,Hb≥10g/L,不考虑输血;Hb<7g/L 考虑输血;7g/L≤Hb<10g/L 视情况决定是否需要输血。我们以此作为指南,具体根据病人临床症状决定是否需要输血。术后病人全身乏力、食欲不振、睑结膜苍白等作为参考因素,结合抽血结果综合考虑。比如西藏病人术前血红蛋白值高,术后是否输血更多视全身反应而定,不能参照输血指南。但也有部分病人血色素低于 7g/L,但无贫血症状时可不考虑输血。

封堵股骨髓腔、加压包扎、软组织平衡前提下尽量减少软组织松解等均可减少术后出血。术前详细评估、术中和术后的监控以及有效控制出血的措施,保证安全的条件下降低输血率。总之,围术期血液管理要做到控制出血,合理输血。

（韩一生）

第四节 关节置换围术期血液管理——解放军总医院实践经验

由于关节置换手术的特殊性使得该类手术失血较多,这已经被大量的文献所证实。目前解放军总医院单侧初次关节置换术输血率<10%,同期双侧初次关节置换术输血率约为40%～50%,翻修手术,尤其是髋关节翻修术输血率高达50%～60%。过多的失血对病人来说具有很大的手术风险,而在目前异体血匮乏的情况下,围术期合理、有效的血液管理就显得非常重要。那么,我们在术前、术中和术后采取了哪些措施来减少手术出血,降低病人的手术风险呢。

一、术前凝血功能评估

术前首先需认真评估病人的凝血状态,尤其注意女性、酗酒、并存肝脏疾病病人,他们都具有较高的出血倾向。而 APTT 往往可以提示隐性血友病的可能,必要时检查凝血因子。有研究表明围术期停用阿司匹林会显著增加血栓事件的发生率,而美国神经病学会的抗栓指南却将髋关节手术列为唯一最有可能导致出血风险的手术。那么到底是否应该在围术期停药呢?针对术前服用阿司匹林的病人,解放军总医院使用血栓弹力图和血小板图进行血小板活性评估,血小板活性良好的病人围术期可不停药。术前还需评估病人的基础血红蛋白水平,对于 Hb<12g/dl 的病人,输血可能>10%,就备异体血。对于<70 岁,Hb>12g/dl,全身健康状况良好的双侧关节置换病人可行自体血储存。而术前 Hb<12g/dl 的病人我们给予EPO+铁剂治疗。

二、术中血液管理

术中采用全麻低压麻醉。对于高龄、脑血管意外风险大及基础血压值高的病人收缩压维持在 120～140mmHg,对于年轻、身体好的病人收缩压要<90mmHg。术中氨甲环酸的应用非常重要,包括术前 30 分钟静脉给药及关节囊缝合后的关节囊内注射。术中手术操作轻柔、彻底止血。

三、引流管放置

大量文献显示术后不放置引流管可减少输血率及出血量,同时并不会增加感染、深静脉血栓和关节活动受限的风险。因此,目前解放军总医院常规不放置引流,膝关节置换术后加压包扎 24 小时。

（张轶超）

第五节 髋、膝关节置换术围术期血液管理

关节置换围术期血液管理涉及面较广,下面分别就术前、术中及术后的部分方面进行经验分享。

一、术前评估

首先进行术前评估,对于术前贫血的病人,为改善术前血色素水平,减少围术期输血率。北京协和医院目前使用的方案主要为:EPO10 000U qd 入院后结合铁剂 200mg 连用 3 天。其中值得注意的是期间需要规律复查血色素,当 Hb 大于 150g/L 时,停用 EPO,以避免不良事件的发生。

评估术前凝血功能主要分为高凝与低凝状态。对于股骨颈骨折等术前高凝状态的病人,北京协和医院常用低分子肝素进行预防血栓,4000Uqd 用至术前 12～24 小时。而对于严重的血友病病人,北京协和医院的经验是通过预实验评估病人体内缺乏的凝血因子的代谢率情况,进而调控凝血因子的输注,各个阶段的凝血因子调控目标为:手术当天控制凝血因子活性在 100%,术后第一天不低于 90%,第二到三天不低于 80%,第三天后不低于 60%。

二、自体血回输

术前自体血储存(PAD)要求术前 Hb>110g/L(Hct>0.33),其对于稀有血型配血困难或输异体血产生免疫抗体的病人具有重要的意义。但是对于 Hb<100g/L,或怀疑血液细菌感染,或有凝血功能障碍的病人为禁忌。对于有严重冠心病、严重主动脉瓣狭窄等心脑血管疾病及重症病人应慎用。目前认为进行 PAD 时需注意以下三点:①采血量低于总循环血量的 12%;②每次采血量不超过 400ml;③采血间隔时间应大于 3 天,并在术前 3 天停止采血。对于符合条件的病人,于术前 3 天进行自体血采血,必要时在采血前后进行血液动员(方案如前所述)。

术中自体血回输对于术前估计失血量>1000ml,闭合性大出血及稀有血型的病人尤其重要,但也需注意不能收集被细菌或癌细胞污染的血液,或血液暴露的时间超过 6 小时,镰刀形红细胞病人也不适宜进行。

因此,针对围术期的备血与输血问题,北京协和医院的选择是:评估后,条件允许时首选术前自体血储存;若不能满足 PAD 的条件,其次选择术中自体血回输,最后选择异体血备血回输。选择最优最适合病人的个体方案。

三、止血带与引流管

TKA 术中使用止血带优势体现在术中出血少,术野清晰,利于假体安装等;而弊端为术后止血带部位的疼痛体验及血栓等并发症的风险。目前北京协和医院 TKA 倾向采用止血带,术野清晰利于术中手术操作,而术后的血栓并发症发生率并不常见。北京协和医院 TKA 术后常规放置引流,我院数据显示 TKA 术后引流管放置与否对于失血量并无显著影响,同时并发症发生率相对较低。

四、氨甲环酸应用

关节置换术中,氨甲环酸的应用受到越来越多的重视。2014 年的一项大样本回顾性分析显示,氨甲环酸的使用显著减少了术后输血率,而 DVT 及 PE 发生率均较对照组少,其中 PE 的发生率显著低于对照组。我院对于氨甲环酸的使用经验主要为:切皮前 30 分钟静脉输注 1g，双侧 2g 间隔 3 小时。局部应用主要方法是 1g 配生理盐水，TKA 关闭切口后，从引流管注入；THA 术中放置完假体进行关节腔浸泡。

五、限制性输血

术后是否输血，目前已有指南指导，对于 Hb>100g/L 的病例不需考虑输血；Hb 在 70 ~ 100g/L 的则需要根据病人的具体情况进行决策；Hb<70g/L 则为输血指征。目前我院主要根据指南来进行决策，提倡限制性输血。已有研究表明，限制性输血策略不仅没有增加死亡率，且更节约血液资源，并减少了输血带给病人的相关风险。

（钱文伟）

第六节　髋、膝关节置换术围术期出血风险管理

THA、TKA 围术期总出血量可达 1000 ~ 1500ml，病人可能出现休克、器官损害、伤口不愈合、功能恢复不良等并发症。血液管理的目的在于减少出血和输血，应贯穿于术前、术中及术后。

一、术前

充分评估出血风险、纠正贫血、自体血储存（PAD）。术前应充分评估出血相关危险因素：是否有血液疾病、是否有溶栓、抗凝及抗血小板药物使用史以及手术方式和时间；评估凝血功能与抗凝治疗方案；了解术前血红蛋白水平；并存疾病的治疗。可通过口服铁剂、叶酸、维生素 B_{12} 以及注射 EPO 来增加血红蛋白的生成早期纠正贫血。

二、术中

术中应选择微创的方式、术中密切监测出血情况、通过控制性降压、电凝止血、抗纤溶药（止血药）、止血带的应用、等容稀释等方式来减少出血。

（一）控制性降压

控制性低血压可使平均失血量减少 50%，Vazeer、Lunde 等研究发现全髋关节置换术控制平均动脉压为 94mmHg 时，失血量为 1038ml；平均动脉压为 64mmHg 时，失血量为 212ml。正常体温病人，MAP 安全低限为 50 ~ 55mmHg。慢性高血压病人，短时间内 MAP 安全低限为 56 ~ 65mmHg；老年病人、高血压病人、血管硬化病人，降压不应超过原水平的 40%（通常为 30% ~ 33%）。控制性低血压可优化血液流变学，改善微循环；维持血管内外液体的正常交换，避免组织间水肿。单纯血液稀释可减少出血 15% ~ 40%；联合应用时减少 80% 出血。

（二）氨甲环酸的应用

Robin G 等研究发现术中、术后静脉滴注氨甲环酸可以明显减少初次全膝关节置换术失血量。厦门大学福州二院通过研究发现术中、术后静脉滴注氨甲环酸可明显减少初次单侧全膝关节置换术后人均输血量、输血人数。尽管两组双侧膝关节置换病人输血人数没有明显差异，但是人均输血量明显减少。而关节腔内局部应用氨甲环酸对于减少初次全膝关节

置换术失血量效果优于静脉滴注。我科静脉滴注氨甲环酸常用剂量为 10～20mg/kg 或（1g）；局部应用剂量为 1g（10ml）+肾上腺素 1mg+冰 NS 50ml。

（三）止血带的应用

止血带的压力一般按照病人基础收缩压与麻醉平稳后收缩压的平均值的 2 倍，术中根据病人血压变化动态调节。止血带的时间为手术开始至假体安装完毕，不超过 90 分钟。

三、术后

体位、加压包扎、冰敷等方式止血。冷疗加压系统对术后止血有很好的效果，冰袋温度一般持续保持在 10～15℃，且冰囊温度能够渗透到皮下组织 8mm，深组织的微循环血流下降 49%，局部冷却法可减少骨骼血液流动以减少出血。

（张怡元）

第七节　类风湿关节炎病人血液管理

一、血液系统特点

类风湿关节炎（RA）是以骨关节破坏为特征的自身免疫性疾病，可累及全身多系统。在血液系统，RA 贫血发生率约 33%～60%，还可出现白细胞减少及血小板计数的改变。RA 病人血红蛋白水平与疾病活动（慢性炎症）有关，RA 病人的贫血多为慢性病贫血（CAD），是活动性 RA 的一种常见特征。

RA 活动期血小板、D-二聚体显著升高，呈高凝状态；RA 晚期常表现为三系下降，呈低凝状态。

RA 疾病活动期时，大量的细胞因子（TNF-α、INF-γ、IL-1 等）可直接抑制 BFU-E 和 CFU-E，还可抑制红细胞生成素（EPO）的产生，下调 EPO 受体表达，致使骨髓不能代偿或代偿不足；并刺激中性粒细胞释放乳铁蛋白，与转铁蛋白竞争和铁的结合，导致血清铁降低。另外，MTX 可引起骨髓抑制，消炎止痛类药物的应用可引起胃肠道出血而加重贫血。

二、血液管理

（一）基本措施

包括 RA 围术期病情控制药物，术前纠正贫血（EPO 及铁剂）；术中自体血回输+控制性降压；引流装置的选择；止血与抗凝的平衡；成分输血的合理应用。

（二）术后引流装置的选择和发展过程

上海光华中西医结合医院 2010 年前，髋、膝关节置换术后常规应用自体血回输引流装置，结合使用酚磺乙胺+氨甲苯酸+血凝酶，术后当天引流量约 750～2200ml，输血率约 15%～20%。2010—2012 年期间，术后改用负压瓶引流，间断夹闭，结合酚磺乙胺+氨甲苯酸+血凝酶，术后当天引流量 250～800ml，输血率约 10%。2013 年后，TKA 松止血带前半小时静脉滴注氨甲环酸（TXA）15mg/kg，术后关节腔内留置 TXA 1g；THA 切皮前半小时静脉滴注 TXA 15mg/kg，术后关节腔内留置 TXA 1g。术后引流瓶夹闭 4 小时，4 小时后无负压引

139

流,术后 12 小时启动抗凝(利伐沙班),引流量约 30~250ml,输血率<5%。

（三）术中控制性降压

1. 药物选择　硝酸甘油+乌拉地尔。

2. 急性高容量血液稀释(AHH):6%羟乙基淀粉 15ml/kg。

3. 血压控制范围　术中动态血压监测,平均血压控制在 60~65mmHg,收缩压控制在 90mmHg 左右。

4. 不良反应　部分老年病人术后认知功能障碍(POCD)风险增加,但未发现肾功能损害、对血流动力学影响、对心电监测 ST 段变化。

（肖涟波）

第八节　一例特殊髋关节置换术中自体血回输应用的病例报告

一、病情简介

病人女性,34 岁。

主诉:左髋关节疼痛伴活动受限 12 年余,加重 1 月余。

查体:跛行步态,左下肢未见明显包块,无静脉曲张,足背动脉搏动正常。左髋关节活动受限,臀中肌肌力Ⅳ级。左大腿周径较右侧增粗约 4.0cm,小腿周径增粗约 3.0cm,患侧短缩约 2.0cm。左髋屈曲 70°、后伸 5°、内旋 25°、外旋 5°、内收 15°、外展 25°。

辅助检查:见图 10-8-1 及图 10-8-2。

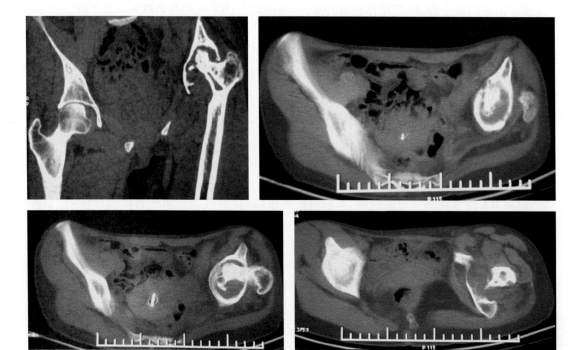

图 10-8-1　术前 CT

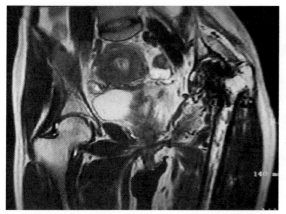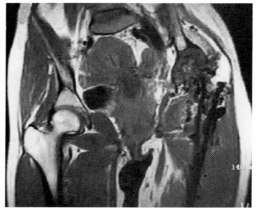

图 10-8-2　术前 MRI

二、治疗经过

1. 第一次手术　全麻下行取活检术(全髋关节置换术)。后外侧切口,切开皮肤阔筋膜后,可见出血汹涌,探查发现蔓状血管网包绕股骨上段,未行股骨颈截骨前血压下降至60/40mmHg,油纱填塞止血20分钟同时快速加压输血后继续手术,发现出血仍较为汹涌,切除股骨上段(含股骨头颈部)送病理检查。可见股骨髓腔内喷射状出血,血压瞬时下降至50/30mmHg,加压输血后,封闭截骨面,终止手术。术中出血约5500ml。术后病理学结果示血管瘤。

第一次术后2周病理结果回报后行 DSA 检查,术中发现股骨近端血管蔓状增生,走行异常,栓塞旋股内外侧动脉及闭孔动脉。

2. 第二次手术　血管栓塞术后,二次手术于全麻下行全髋关节置换术(Link MP),术中发现软组织出血较前次手术减少,髋臼侧和股骨远端骨髓腔内出血仍然较为汹涌,常规植入假体。术中应用自体血回输,术中出血量约4500ml,洗涤回输红细胞2000ml。术后6个月随访,病情恢复良好。

三、讨论

自体血回输的临床应用方式主要分为以下几种:

1. 术前自体血储存　是自体全血,血细胞破坏最少,质量可控,但一次采血量有限,多次反复采血存在住院时间长的问题;若采血量少,则不足以激发红细胞生成反应,应用较少;缺点在于45%的预存血可被废弃。

2. 等容性稀释　多应用于体外循环心脏手术等。血液稀释技术复杂,须有麻醉师严密监测,手术麻醉时间长。

3. 术中自体血回输　洗涤红细胞式,血液成分为浓缩红细胞,大量回输时应注意补充血浆。

目前,应用最广泛的是术中自体血回输技术,主要用于特殊髋关节置换。如:双髋关节同时置换;复杂髋关节翻修术以及血友病病人或其他特殊病例等。因此,结合本例病人,术前评估病人的出血风险至关重要。

（党晓谦　王坤正　王春生　杨佩）

参 考 文 献

1. Yue c,Kang p,Pei F,et al. Topical application of tranexamic acid in primary total hip arthroplasty:a randomized double-blind controlled trial. J Arthroplasty,2014,29(12):2452-2456.

2. Liu X,Zhang X,Chen Y,et al. Hidden blood loss after total hip arthroplasty. J Arthroplasty,2011,26(7):1100-5. e1.

3. Kehlet H. Fast-track hip and knee arthroplasty. Lancet,2013,381(9878):1600-1602.

4. Benoni G,Lethagen S,Nilsson P,Fredin H. Tranexamic acid,given at the end of the operation,does not reduce postoperative blood loss in hip arthroplasty. Acta Orthop Scand,2000,71(3):250-254.

5. Benoni G,Fredin H,Knebel R,et al. Blood conservation with tranexamic acid in total hip arthroplasty:a randomized,double-blind study in 40 primary operations. Acta Orthop Scand,2001,72:442-448.

6. 岳辰,马俊,裴福兴等. 氨甲环酸减少同期双侧全髋置换围术期失血有效性及安全性研究. 中国矫形外科杂志,2014,22(10):865-869.

7. 王浩洋,康鹏德,裴福兴,等. 氨甲环酸减少全髋关节置换术围术期失血的有效性及安全性研究. 中国骨与关节杂志,2015,4(8):649-654.

8. 王浩洋,康鹏德,裴福兴,等. 氨甲环酸减少全髋关节翻修术围术期失血的安全性及有效性研究. 中华关节外科杂志(电子版),2013,7(5):603-608.

9. 谢锦伟,岳辰,裴福兴等. 氨甲环酸对类风湿关节炎病人全髋关节置换围术期失血的影响. 中华骨科杂志,2015,35(8):808-812.

10. Wang C,Kang P,Pei F,et al. Single-dose tranexamic acid for reducing bleeding and transfusions in total hip arthroplasty:A double-blind,randomized controlled trial of different doses. Thromb Res,2016,141:119-123.

11. Xie J,Ma J,Pei F,et al. Combined use of intravenous and topical tranexamic acid followingcementless total hip arthroplasty:a randomised clinical trial. Hip Int,2016,26(1):36-42.

12. Yi Z,Bin S,Fuxing P,et al. Tranexamic Acid Administration in Primary Total Hip Arthroplasty:A Randomized Controlled Trial of Intravenous Combined with Topical Versus Single-Dose Intravenous Administration. J Bone JointSurg Am,2016,98(12):983-991.

13. 谢锦伟,姚欢,裴福兴,等. 初次髋、膝关节置换术后纤溶变化. 中国矫形外科杂志,2016,24(10):931-935.

14. Hiippala S,Strid L,Wennerstrand M,et al. Tranexamic acid(Cyklokapron)reduces perioperative blood loss associated with total knee arthroplasty. Br J Anaesth,1995,74(5):534-537.

15. Benoni G,Fredin H. Fibrinolytic inhibition with tranexamic acid reduces blood loss and blood transfusion after knee arthroplasty:a prospective,randomised,double-blind study of 86 patients. J Bone Joint Surg Br,1996,78(3):434-440.

16. 胡旭栋,裴福兴,沈彬等. 氨甲环酸减少全膝关节置换术失血量的有效性和安全性评价. 中国骨与关节外科,2013,6(1):52-56.

17. 胡旭栋,周宗科,裴福兴,等. 全膝关节置换围术期氨甲环酸不同使用方法的有效性和安全性. 中华骨科杂志,2014,34(6):599-604.

18. 胡旭栋,裴福兴,沈彬等. 不同剂量氨甲环酸减少全膝关节置换术期失血量的有效性. 中国矫形外科杂志,2014,22(21):1943-1946.

19. Wang H,Shen B,Zeng Y. Blood Loss and Transfusion After Topical Tranexamic Acid Administration in Primary

Total Knee Arthroplasty. Orthopedics,2015,38(11):e1007-1016.

20. Huang Z,Ma J,Pei F,et al. Combination of intravenous and topical application of tranexamic acid in primary total knee arthroplasty:a prospective randomized controlled trial. J Arthroplasty,2014,29(12):2342-2346.

21. Blanié A,Bellamy L,Rhayem Y,et al. Duration of postoperative fibrinolysis after total hip or knee replacement: a laboratory follow-up study. Thromb Res,2013,131(1):e6-e11.

22. Xie J,Ma J,Pei F,et al. Multiple Boluses of Intravenous Tranexamic Acid to Reduce Hidden Blood Loss After Primary Total Knee Arthroplasty Without Tourniquet:A Randomized Clinical Trial. J Arthroplasty,2016 May 6. (in press)

23. Godier A,Roberts I,Hunt BJ. Tranexamic acid:less bleeding and less thrombosis? Crit Care,2012,16(3):135.

24. Xie J,Ma J,Pei F,et al. Does tranexamic acid alter the risk of thromboembolism following primary total knee arthroplasty with sequential earlier anticoagulation? A large,single center,prospective cohort study of consecutive cases. Thromb Res,2015,136(2):234-238.

25. 岳辰,周宗科,裴福兴,等. 中国髋、膝关节置换术围术期抗纤溶药序贯抗凝血药应用方案的专家共识. 中华骨与关节外科杂志,2015,8(4):281-285.

第十一章　围术期疼痛管理

第一节　全膝关节置换术加速康复疼痛管理

一、概述

全膝关节置换术(total knee arthroplasty,TKA)是治疗终末期膝关节疾病极为成功而又成熟的技术。未来20年间我国TKA的手术量将爆发性增长,同时其相关的医疗经济负担也是巨大的。加速康复外科(Enhanced Recovery after Surgery,ERAS)已应用到TKA,它并非一项新技术,而是指采用一系列经循证医学证实有效的围术期措施优化整合,以减少外科应激、加快术后康复。ERAS应用于TKA后,取得了显著的康复效果,病人住院日由传统的7~14天减少为2~4天。ERAS在TKA中应用将会成为一种趋势。

TKA病人术后通常都会经历非常剧烈的疼痛。一方面疼痛引起康复活动延迟,导致膝关节僵直、局部骨质疏松、静脉血栓栓塞症等,直接影响手术效果;另一方面,有效的疼痛管理可减轻应激反应,减轻病人焦虑,利于睡眠和休息,提高病人的满意度,直接关系到住院时间的长短。因此说疼痛管理是TKA快速康复中最为关键的环节。同时也有必要应用ERAS的理念去重新评估我们目前的多种镇痛方案与措施,将循证医学证据与临床实践结合,对其进行优化整合。

二、术前镇痛

病人教育有助于改善病人焦虑情绪,通过与病人充分沟通,同时配合物理治疗以达到理想的疼痛控制。镇痛药物尽量选择不影响血小板功能的药物,如对乙酰氨基酚、塞来昔布等;对失眠或焦虑病人选择镇静催眠或抗焦虑药物。

三、术中镇痛

1. 椎管内镇痛　最早被认为是TKA术后镇痛的金标准。但通过导管持续硬膜外麻醉是一项相对复杂的技术,有报道失败率高。另外其所伴随的副作用包括恶心、皮肤瘙痒、尿潴留、延迟活动等,并影响术后VTE预防抗凝治疗。所以该措施在ERAS中价值存疑。

2. 股神经或收肌管隐神经阻滞　二者均可获得良好的镇痛效果且能减少阿片类药物得使用量。前者的缺点是可出现运动神经阻滞,影响功能锻炼,且导管易于脱出(7.9%),突发镇痛停止,不利于术后功能锻炼。后者能减少对股四头肌功能影响,但存在镇痛不完全,操作复杂的缺点。所以二者在 ERAS 中应用价值存疑。

3. 术中切口周围注射镇痛　相比其他镇痛方式其操作简单,安全无创。Busch 等和 Mullaji 等报道采用罗哌卡因为主的混合制剂进行切口周围注射镇痛,显著降低术后疼痛程度,增加膝关节活动度。Spangel 等随机对照研究比较关节周围注射和股神经阻滞,发现术后第一天两组镇痛药物使用及 VAS 评分无显著差异,但后者在术后 6 周的随访中发现神经损伤的发生率为 12% ,因此作者更推荐关节周围注射方式镇痛。一般可选择下列方案:①罗哌卡因 200mg+80ml 盐水,关节囊及皮下细针多点注射;②罗哌卡因 200 mg 加芬太尼、肾上腺素等药物注射。

4. 选择性 COX-2 抑制剂静脉或肌内注射可达到超前镇痛的效果。

四、术后镇痛

1. 病人自控静脉镇痛(PICA):是最常用的方法。其优点包括:镇痛效果明显、病人接受度高、病人可以自主控制等。缺点主要是术后恶心、呕吐发生率高,降低病人镇痛满意度。故推荐将其作为补救镇痛措施。

2. 冰敷、抬高患肢以减轻关节肿胀和炎性反应。

3. NSAIDs 类药物,给药方式包括静脉及口服。

4. 疼痛严重时应调整镇痛药物或加用弱阿片类药物。

5. 镇静催眠药物。

五、出院后镇痛

口服药物为主,主要选择包括 NSAIDs 类药物,或联合镇静催眠药,或联合弱阿片类药物。

六、其他措施

新型镇痛药物:普瑞巴林被认为可相对减少阿片类镇痛药物的用量,但仍有争议,且存在嗜睡不良反应;最近的一项随机对照研究发现大剂量糖皮质激素(125mg 甲泼尼龙)术前注射有助于改善术后疼痛,降低术后恶心、呕吐发生率。

多模式镇痛理论基础在于通过干预多层面的痛觉感知或传导,实现不同作用机制药物或镇痛方法的累加或协同,同时降低各种药物的不良反应。我们认为超前镇痛+大剂量关节周围注射镇痛+静脉/口服 NSAIDs+PICA 补救镇痛的多模式镇痛方案更能符合 ERAS 在全膝关节置换术中的要求与理念。

（翁习生）

第二节　髋、膝关节置换术围术期优化疼痛管理

一、定义

世界卫生组织(WHO,1979 年)和国际疼痛研究协会(IASP,1986 年)将疼痛定义为:组织损伤或潜在组织损伤引起的不愉快感觉和情感体验。疼痛既是机体对创伤或疾病的反应

机制,也是疾病的症状。1995 年,美国疼痛学会(American Pain Society, APS)主席 James Campell 提出将疼痛列为除脉搏、呼吸、体温、血压以外的"第五大生命体征",并认为疼痛是手术病人最原始的恐惧之一。

二、疼痛对 ERAS 的影响

疼痛是影响病人加速康复的重要因素之一,术后持续疼痛可引起中枢神经系统发生病理重构,进而影响病人关节功能的恢复、延长住院时间、增加医疗费用,甚至可能发展为难以控制的慢性疼痛,使病人无法参与正常的日常生活和社交活动。疼痛与睡眠相互影响,疼痛影响睡眠,而睡眠障碍加重疼痛,两者互为因果。

三、围术期疼痛的分类及评估

根据疼痛发生的方式和持续时间的长短,可分为急性疼痛和慢性疼痛;根据疼痛的病理学机制,可分为伤害感受性疼痛、神经病理性疼痛和混合性疼痛。

疼痛的评估有两种常用方法:数字评价量表法(numerical ratings scale, NRS)和视觉模拟评分(visual analogue scale, VAS)。数字评价量表法用 0 ~ 10 代表不同程度的疼痛:0 为无痛,1 ~ 3 为轻度疼痛(疼痛尚不影响睡眠),4 ~ 6 为中度疼痛,7 ~ 9 为重度疼痛(不能入睡或睡眠中痛醒),10 为剧烈疼痛;视觉模拟评分采用一条 10cm 长线,一端代表无痛,另外一端代表剧烈疼痛。病人在线上划叉,评价自己疼痛程度的位置。医生测量标记的位置,得出病人的疼痛评分(图 11-2-1)。

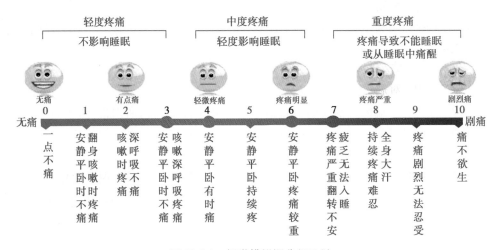

图 11-2-1　视觉模拟评分(VAS)

四、围术期疼痛管理原则及方法

(一) 疼痛管理的目的

关节置换术围术期疼痛主要包括两个方面,即术前由原发关节疾病引起的疼痛和术后由于手术创伤引起的疼痛。疼痛处理的目的在于:①术前缓解由原发性关节疾病带来的疼痛,增加病人手术耐受力;②减轻术后疼痛,更早地开展康复训练,改善关节功能;③降低术后并发症,缩短住院时间;④提高病人对手术质量的满意度,加速康复。

（二）疼痛管理的原则

1. 预防性镇痛　预防性镇痛是在疼痛发生之前采取有效的措施,并在围术期全程给予适当的预防性措施,以减轻围术期有害刺激造成的外周和中枢敏化,降低术后疼痛强度,减少镇痛药物的需求。预防和抑制中枢敏化是预防性镇痛的核心。推荐在伤害性刺激(手术刺激)发生前使用快速通过血脑屏障抑制中枢敏化的药物,有利于打断疼痛链,降低术后疼痛程度。

2. 多模式镇痛　将作用机制不同的镇痛药物和镇痛方法组合在一起,发挥镇痛的协同或相加作用,降低单一用药的剂量和不良反应,同时可以提高对药物的耐受性,加快起效时间和延长镇痛时间。目前,关节置换术围术期多模式镇痛一般包括药物口服或注射+神经阻滞+关节切口周围注射,必要时联合椎管内麻醉和病人自控镇痛。应注意避免重复使用同类药物。

3. 个体化镇痛　不同病人对疼痛和镇痛药物的反应存在个体差异,因此镇痛方法应因人而异,应在病人应用预防性镇痛药物后,按时评估疗效,调整药物。个体化镇痛的最终目标是应用最小的剂量达到最佳的镇痛效果。

（三）疼痛管理流程

对于髋膝关节置换术而言,围术期优化疼痛管理是依据预防性镇痛、多模式镇痛和个体化镇痛的理念,在术前、术中和术后三个阶段,根据疼痛评估做出预防性镇痛和治疗性镇痛方案,尽可能地降低病人围术期疼痛,达到加速康复的目的。

1. 制定围术期镇痛方案　根据术前病人疼痛程度、病人对疼痛耐受程度、手术方式及复杂程度和心血管、胃肠道、肝肾并存疾病的风险等参考因素,并综合考虑各种镇痛方式的利益风险,制定合理的围术期镇痛方案。镇痛方案需要遵循预防性镇痛、多模式镇痛和个体化镇痛三大原则。

2. 术前疼痛评估　根据病人病史、手术创伤的程度和病人对疼痛的耐受程度,结合病人既往药物使用史,对病人的关节疼痛程度及病人对疼痛的耐受度进行评估。

3. 术前疼痛管理　术前镇痛的目的在于治疗术前由关节疾病引起的疼痛;同时也增加术中和术后对手术刺激引起疼痛的耐受阈值,达到预防性镇痛作用。主要包括:

（1）对病人及家属进行健康教育,包括行为疼痛控制技巧等。

（2）选择可快速透过血脑屏障抑制中枢敏化,同时不影响凝血功能的镇痛药物,如对乙酰氨基酚、塞来昔布、帕瑞昔布。

（3）弱效阿片类药物,如曲马朵、可待因及氨酚待因等。

（4）催眠或抗焦虑药物,可帮助睡眠,减少焦虑诱发的疼痛阈值降低,包括氯硝西泮、地西泮或唑吡坦等药物。

对于新入院的病人,华西医院常规在入院当天进行术前疼痛宣教,告知病人住院流程、手术安排、围术期注意事项,减少病人心理恐惧和不安全感,缩短病人对新环境的适应过程。术前3天开始口服塞来昔布进行超前镇痛(200mg 口服 bid);对于磺胺过敏或心血管高风险的病人,术前可予以对乙酰氨基酚镇痛(650mg 口服 tid)。术前根据睡眠状态单独或联合给予地西泮(5mg 口服 qn)、唑吡坦(10mg 口服 qn)、溴化钠(10ml 口服 tid)或谷维素(10mg 口服 tid)保证睡眠质量。由于传统 NSAIDs 类药物可引起血小板聚集障碍,术前切忌使用该类药物进行镇痛,否则可增加术中创面渗血。

4. 术中疼痛管理　病人在手术中虽然因麻醉状态感知不到疼痛,但仍应采取预防性镇痛措施,以减轻术后疼痛。术中预防性镇痛包括:

(1) 根据手术创伤程度和病人对疼痛的敏感程度:决定是否选择椎管内麻醉以及术后是否采用持续性椎管内镇痛;

(2) 外周神经阻滞:对于髋关节置换,可以选择腰肌间室内注射局麻药阻断腰丛神经。对于膝关节置换,可选择股神经或隐神经阻滞,但多选择不影响股四头肌肌力的内收肌管阻滞;

(3) 切口周围注射"鸡尾酒"法:于切口周围注射"鸡尾酒"药物;

(4) 尽量缩短手术时间,减少术后由创伤引起的炎症反应;

(5) 手术结束后,根据麻醉清醒后病人疼痛情况,可予以阿片类镇痛药或选择性 COX-2 抑制剂或 NSAIDs 类静脉注射或肌内注射镇痛。

华西医院目前术中常规采用全身麻醉。初次髋、膝关节置换手术时间控制在 30 ~ 50 分钟,减轻关节周围炎症反应。初次膝关节置换手术前常规予以收肌管阻滞(罗哌卡因100mg/10ml+40ml NS,浓度 0.2%),术后可提供 8 ~ 12 小时的膝关节周围镇痛效果,同时不影响术后伸膝肌力。未行收肌管阻滞的膝关节置换或髋关节置换病人,可选择鸡尾酒关节周围浸润镇痛,鸡尾酒的配方以罗哌卡因为主(100mg/10ml+40ml NS,浓度 0.2%),为延长镇痛时间可加入肾上腺素促进血管收缩(1mg);术前关节疼痛明显或对疼痛耐受较差的病人,可在麻醉清醒前予以阿片类(盐酸哌替啶 50mg)或选择性 COX-2 抑制剂(帕瑞昔布40mg)静脉或肌内注射。

5. 术后疼痛管理　术后疼痛管理包括术后预防性镇痛和术后疼痛治疗两部分,首先应采取预防性镇痛,若术后疼痛 VAS 评分≥3 分,则立刻转为疼痛治疗。术后疼痛管理的具体措施包括:

(1) 传统 NSAIDs 类药物或选择性 COX-2 抑制剂药物镇痛,包括口服给药(双氯芬酸钠、塞来昔布、洛索洛芬钠等)、静脉或肌内注射(帕瑞昔布、氟比洛芬酯等);

(2) 根据情况选择病人自控镇痛(patient controlled analgesia,PCA);

(3) 抗焦虑药物:催眠药如氯硝西泮、地西泮、阿普唑仑、艾司唑仑或唑吡坦;抗焦虑药在精神科医生指导下应用如帕罗西汀、舍曲林、西肽普兰、复方制剂黛力新等;

(4) 疼痛重时联合阿片类药物镇痛,包括曲马朵、羟考酮口服或吗啡肌内注射;

(5) 其他围术期处理,包括采用冰敷、抬高患肢等措施减轻关节肿胀和炎性反应;早期下地活动,减轻病人心里负担等。

华西医院对于髋膝关节术后病人,常规予以伤口冰敷 24 小时,减轻局部炎性反应。24小时内要求病人下地行走和功能锻炼,打消病人对手术效果的疑虑,增加信心。对于 VAS评分为 1 ~ 3 分的轻度疼痛病人,可单独使用 NSAIDs 类(双氯芬酸钠 50mg 口服 bid)或选择性 COX-2 抑制剂(塞来昔布 200mg 口服 bid 或帕瑞昔布 40mg 肌注 bid)镇痛;VAS 评分为4 ~ 6 分的中度疼痛病人,可在上述药物基础上加用口服阿片类药物镇痛(羟考酮 10mg 口服bid)或口服+肌注联合镇痛(口服双氯芬酸 50mg 口服 bid+帕瑞昔布 40mg 肌注 bid 或双氯芬酸 50mg 口服 bid+盐酸哌替啶 50mg 肌注 qd);对于 VAS 评分为 7 ~ 10 分的爆发性疼痛,可在上述药物基础上加用阿片类药物肌内注射,包括吗啡或盐酸哌替啶(双氯芬酸 50mg 口服bid+羟考酮 10mg 口服 bid+吗啡 10mg 肌注 qd/盐酸哌替啶 50mg 肌注 bid)。夜间睡眠差者予以地西泮(5mg 口服 qn)或唑吡坦(10mg 口服 qn)口服,必要时肌注地西泮 10mg。

6. 出院后疼痛管理　出院以后应继续予以镇痛治疗,直至功能康复良好,避免出现关节慢性疼痛,影响康复训练。镇痛主要以口服药物为主,主要选择包括 NSAIDs 类药物(双氯芬酸 50mg 口服 bid)和选择性 COX-2 抑制剂(塞来昔布 200mg 口服 bid/依托考昔 60mg 口服 qd),或联合镇静催眠药(地西泮 5mg 口服 qn 或唑吡坦 10mg 口服 qn)。镇痛时间一般为 2~4 周,根据病人疼痛情况适当调整(图 11-2-2)。

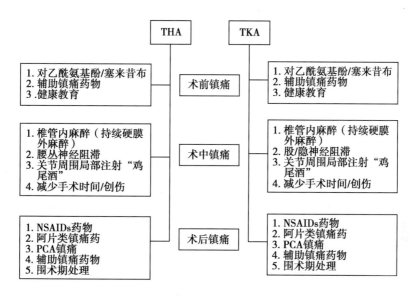

图 11-2-2　华西医院髋膝关节置换围术期多模式镇痛流程

（沈　彬）

第三节　普瑞巴林在全膝关节置换术加速康复中的有效性及安全性

一、概述

全膝关节置换术(total knee arthroplasty,TKA)是治疗终末期膝关节病最有效的手术方法,可以有效地缓解疼痛,提高病人的生活质量。然而,TKA 术后疼痛影响病人功能锻炼,降低病人满意度,是影响病人手术效果的重要因素,因此,优化围术期疼痛显得尤为重要,是 TKA 加速康复过程中重要的内容。TKA 术后疼痛的重要原因是术后组织损伤可导致中枢痛觉敏化(central hyperalgesia)和外周痛觉敏化(peripheral hyperalgesia)。普瑞巴林用于治疗神经性疼痛,包括带状疱疹后遗神经性疼痛,糖尿病周围性神经改变及中枢性疼痛等。其治疗神经性疼痛的机制:与中枢神经系统电压门控钙离子通道的 α2-δ 亚基结合,减少钙离子内流,从而减少兴奋性神经递质的释放,降低中枢痛觉敏化,进而控制疼痛。因此,理论上普瑞巴林可以通过降低中枢痛觉敏化减轻病人术后的急性及慢性疼痛。大量的研究也证实了普瑞巴林可以有效地降低 TKA 术后的疼痛,有利于病人早期功能锻炼,加速病人康复,是

TKA 术多模式镇痛中有效的措施。本文就普瑞巴林在 TKA 术的有效性及安全性作一综述。

二、普瑞巴林的药理作用

普瑞巴林化学名为:(3S)-3-氨甲基-5-甲基己酸,分子式为:$C_8H_{17}NO_2$,是第二代 α2-δ 亚基结合抗惊厥药。与第一代加巴喷丁相比,普瑞巴林具有服药剂量低、服药次数少和不良反应小等优点。普瑞巴林为外消旋化合物,脂溶性高,不与血浆蛋白结合,容易通过血脑屏障。口服普瑞巴林后吸收迅速,其吸收部位主要在结肠近端,给药后约 1 小时达峰浓度(Cmax),不同剂量普瑞巴林的口服生物利用度均为 90% 以上,消除半衰期为 4.6~6.8 小时,不受剂量影响。口服后 24~48 小时达到稳态,无蓄积现象。普瑞巴林在体内几乎不代谢,90% 以上的药物以原型经肾脏排泄,其清除率与肌酐清除率成正比,因此肾功能不全的病人用药时需降低药物剂量。

三、普瑞巴林的术后镇痛机制

疼痛的定义为组织损伤或潜在组织损伤引起的不愉快感觉和情感体验,也被称为"第五大生命体征"。临床上根据疼痛发生的方式和持续时间的长短,可分为急性疼痛和慢性疼痛;根据疼痛的病理学机制,可分为伤害感受性疼痛、神经病理性疼痛及混合性疼痛。疼痛的产生机制是由于手术操作以及术中应用止血带引起的组织损伤,刺激局部痛觉感受器,产生疼痛信号,形成的信号冲动通过神经纤维(主要是 Aδ 和 C 类传入纤维)传至脊髓背神经根神经节,然后由脊髓背角传向丘脑及大脑皮质层,大脑皮质的中央后回感觉区是痛觉的感受中枢。因此,临床上我们可以通过 3 种方法达到镇痛的目的:①减少伤害性刺激因素对感受器的刺激(如微创手术操作、优化止血带应用);②阻滞伤害性刺激的传入(如伤口周围局部浸润、神经阻滞等);③降低中枢兴奋性(如术前口服 NSAIDS 类药物或普瑞巴林等)。

此外,外周痛觉敏化和中枢痛觉敏化在疼痛过程中也起着重要作用,也是手术后疼痛产生的重要机制,其意义甚至可能大于传统的痛觉传导机制。外周痛觉敏化(peripheral hyperalgesia)是指在组织损伤和炎症反应时,受损部位的肥大细胞、淋巴细胞、神经细胞等释放各种炎症介质,进一步促进炎症介质的释放,形成级联放大反应,使得原本低于疼痛阈值的疼痛刺激也可以引起疼痛。临床上外周痛觉敏化主要表现为无明显伤害性刺激的情况下即可感受到的疼痛,或者是原本十分轻微的疼痛所引起的剧烈疼痛反应,或者是原本非伤害性的刺激也可引起疼痛。中枢痛觉敏化(central hyperalgesia)是指组织损伤后,由于疼痛刺激中枢系统,致中枢神经系统发生可塑性的变化,致使脊髓背角神经元兴奋性呈活性依赖性升高,痛阈降低。主要表现:①对正常刺激的过度反应;②接受区域扩大;③新近传入冲动激活阈值降低。外周痛觉敏化和中枢痛觉敏化在 TKA 术后疼痛的产生发挥了重要的作用,特别是功能锻炼时活动痛具有重要意义。

普瑞巴林是神经递质 GABA 的类似物,但其并不通过 GABA 受体发挥药理作用。动物实验结果表明,普瑞巴林能够抑制神经系统电压依赖性钙通道(voltage-gated calcium channels,VGCC)的一种亚基 α2-δ 蛋白,减少钙离子内流,通过减少谷氨酸盐、去甲肾上腺素、P 物质等兴奋性神经递质的释放,抑制神经元过度兴奋,从而降低中枢和外周痛觉敏化,这可能是减轻术后疼痛及治疗神经性疼痛的机制。

四、普瑞巴林在 TKA 术的应用

大量的研究证实了普瑞巴林在 TKA 术后疼痛的有效性(如表 11-3-1 所示)。Jain P 等将 40 例 TKA 病人分为普瑞巴林组和对照组,普瑞巴林组口服 75mg 普瑞巴林一天 2 次,疗程为术前一天和术后两天,研究发现普瑞巴林可以明显减轻病人术后的疼痛及阿片类药物的使用。Buvanendran A 等将 240 例 TKA 病人随机分为普瑞巴林和对照组,普瑞巴林组术前 300mg,术后每天 2 次(150mg、50mg),持续术后 14 天,结果显示普瑞巴林可以明显减少 TKA 术后 3 个月及 6 个月的慢性疼痛的发生率(0% VS 8.7%),并且可以改善术后 30 天病人膝关节的活动度。有趣的是,Lee JK 等的研究表明,仅仅术前一次(150mg)普瑞巴林就可以减轻 TKA 术后的 VAS 评分及阿片类药物的使用量。然而,也有研究提出相反的结论。YaDeau JT 等将 120 例 TKA 病人分为四组(普瑞巴林 0mg,50mg,100mg,150mg),术前给药两次,术后每天两次,持续 14 天,研究结果表明不同剂量组的疼痛评分及阿片类药物使用量并无统计学差异,相反普瑞巴林可增加病人术后困倦的发生率,因此作者并不建议将普瑞巴林常规应用在 TKA 的多模式镇痛中。2015 年,Lam DM 等全面系统性评价了普瑞巴林在外科术后疼痛的作用,共纳入了 62 篇 RCT 超过 2000 例病人(包括关节外科,脊柱外科,胸心外科,耳鼻喉科,妇产科等手术),结果显示普瑞巴林可以有效地缓解病人术后的疼痛及减少阿片类药物的使用量,同时作者也提出普瑞巴林在不同的手术的效果也不一样,需要进一步的研究来验证。

表 11-3-1 普瑞巴林的使用剂量和疗程

文献	普瑞巴林的剂量	普瑞巴林的疗程	研究结果
Sawan H	75mg 一天 2 次	术前 2 小时首剂,持续到出院	普瑞巴林可以减少 TKA 术后阿片类药物的使用量
YaDeau JT	50mg,100mg,150mg 一天 2 次	术前一天,术后持续到 14 天	不同剂量的普瑞巴林并不能减少 TKA 术后的疼痛及阿片类使用量
Singla NK	75mg,150mg 一天 2 次	分别于术前 12 小时和 2 小时,术后持续 6 周	普瑞巴林不能减轻 TKA 术后的 VAS 评分
Lee JK	150mg	术前 1 小时,术后不服用	术前口服一次普瑞巴林可以减轻 TKA 术后的 VAS 评分
Jain P	75mg 一天 2 次	术前 2 小时,术后前 2 天	普瑞巴林可以有效减轻 TKA 术后 VAS 评分,减少病人术后镇痛药物的使用量
Buvanendran A	术前 300mg,术后 150mg 一天 2 次	术前 1~2 小时首剂,术后持续 14 天	普瑞巴林可以减少 TKA 术后的慢性疼痛及阿片类药物的使用量

五、普瑞巴林应用在术后镇痛的安全性

普瑞巴林最常见的不良反应为轻到中度的头晕（5.8%）、嗜睡（2.9%）、共济失调（2.5%），且呈剂量依赖性。此外还有外周水肿、体重增加、头痛和口干，但发生率较低。普瑞巴林对认知及心理活动的影响小，极少有中枢性不良反应的报道。Sawan H 等研究发现，与对照组对比，普瑞巴林并不增加 TKA 病人术后眩晕、眼花、无力及复视等不良反应；通过分析两组病人的肌酐及尿素氮的比值，发现普瑞巴林对老年病人的肾功影响也很小。David 等系统性总结了 2000 多例病人应用普瑞巴林缓解术后疼痛的不良反应，其中最常见的不良反应镇静（sedation）和视觉影响（visual disturbance），总体上病人对普瑞巴林的耐受性很好，并且可以减少病人术后恶心、呕吐的发生率，因为普瑞巴林可以减少病人术后阿片类药物的使用量。

（谢小伟　裴福兴）

第四节　老年病人围术期疼痛相关问题

一、老年围术期疼痛问题概述

国际疼痛研究协会（IASP，1986 年）将疼痛定义为：组织损伤或潜在组织损伤引起的不愉快感觉和情感体验。疼痛的传统观念认为疼痛的产生机制是由于创伤引起的组织损伤为触发因素、神经系统的上行传导、中枢整合以及下行疼痛的调控而产生。然而这样的机制明显不能解释所有有关疼痛的问题，例如个体在受到伤害时候可以不立刻产生疼痛（正在逃命的受枪伤的士兵），个体也可以在局部感觉器官未受到伤害时候产生疼痛的感觉。我们的理解是，疼痛的核心并不仅仅是一条神经传导通路；疼痛更大的意义对于个体是一种警觉性增高、并且提示需要保护的反应，是一种不愉快的情感体验，是焦虑情绪的躯体化表现。故在疼痛的管理方面，前期的预防和核心干预应该是抗焦虑治疗，而局部的和急性的损伤性疼痛使用神经阻滞方法。

二、疼痛的识别

出现疼痛症状影响病人的社会功能，或影响术后康复，或已经给病人造成明显痛苦的情况。

三、疼痛管理的具体方法

1. 药物治疗　本书所介绍的疼痛主要针对慢性疼痛的干预，核心是抗焦虑。具体推荐方案如下：在下列所有方案中，如果疼痛的严重程度较轻，可以不使用泰必利（硫必利）这个药，如果疼痛在使用推荐方案后缓解不完全，可以在原方案上添加泰必利。药物的具体用法、加量过程及不良反应请参考前面章节相应的药物说明及附录中药物的使用说明书。

（1）SSRIs+非典型抗精神病药物+苯二氮䓬类药物±泰必利：适用于对疼痛症状的担心重于疼痛症状本身的病人。

（2）SNRIs+非典型抗精神病药物+苯二氮䓬类药物±泰必利：适用于疼痛症状本身更严

重的病人。

2. 行为治疗 可以采用进行性肌肉松弛训练减轻焦虑,从而缓和肌肉紧张性疼痛。

(郭菁 孙学礼)

第五节 关节置换术围术期疼痛管理

一、概述

1999 年丹麦外科医生 Henrik Kehlet 发现开腹乙状结肠切除术后有效镇痛能加快病人恢复,并于 2001 年率先提出快速康复外科(fast track surgery,FTS)概念,FTS 亦称术后加强康复(enhanced recovery after surgery,ERAS)。其理念是指采用一系列经循证医学证实有效的围术期优化措施减少外科应激、加快术后康复。

人工关节置换术(total joint arthroplast,TJA;包括人工髋/膝关节置换 total hip arthroplasty,THA/total knee arthroplasty,TKA)是治疗终末期髋/膝关节疾病极为成功而又成熟技术。基于我国人口基数计算,未来 20 年间中国髋膝关节置换的手术量将继续大幅增加,同时相关的医疗经济负重也是巨大的。既要保证髋膝关节置换手术的疗效,又要控制医疗费用的快速增长,ERAS 成为较为可行的方法。当前国外加速康复外科(enhanced recovery after surgery,ERAS)已应用到 TJA,并取得显著的康复效果,病人住院日由传统的 7～14 天减少为 2～4 天。ERAS 在 TJA 应用将会成为一种趋势。

影响关节置换病人术后康复过程的因素包括:疼痛、应激、器官功能不全、恶心、呕吐、肠麻痹、缺氧、疲劳、病人的制动、饥饿、引流管等,而疼痛排在第一位。人工关节置换尤其是 TKA 病人术后通常都会经历非常剧烈的疼痛。一方面疼痛引起康复活动延迟,导致关节僵直,局部骨质疏松、静脉血栓栓塞症等,直接影响手术效果;另一方面,有效的疼痛管理可减轻应激反应,减轻病人焦虑,利于睡眠和休息,提高病人的满意度,直接关系到住院时间的长短,影响住院花费。但一项调查显示目前人工关术后镇痛不足普遍存在;对人工关节快速康复而言,围术期疼痛管理是加速康复的最重要的组成部分。Henrik Kehlet 也直言疼痛管理是 TKA 快速康复中最为关键的环节。

多模式镇痛是指联合使用作用机制不同的药物,作用可以互补,减少剂量,降低不良反应,缩短起效时间,延长镇痛时间,达到最大的效益/副作用比。我们也有必要应用 ERAS 的理念去重新评估我们目前的多种镇痛方案与措施,将循证医学证据与临床实践结合,对其进行优化整合。

二、疼痛危险因素

人体所能感受到的引起疼痛的最小刺激称为疼痛阈限。疼痛阈限有很大的个体差异,同样性质、同样强度的刺激可引起不同个体的不同疼痛反应。这与以下因素有关:①年龄:一般认为老年人疼痛阈限提高,对疼痛不太敏感。表现为得病后虽然主诉不多,但病情却比较严重。但有时老年人对疼痛的敏感性也会增强,应根据不同情况分别对待;②社会文化背景不同的社会文化背景使人对疼痛的感受和表达有所不同。在推崇勇敢和忍耐精神的文化氛围中,人更善于耐受疼痛。病人的文化教养也会影响其对疼痛的反应和表达方式;③个人的经历:曾反复经受疼痛折磨的人会对疼痛产生恐惧心理,对疼痛的敏感性会增强。他人的疼痛经历也对人有一定作用,如手术病人的疼痛会对同病室将要做相同手术的病人带来恐惧心理,增强敏感性;④注意力:个体对疼痛的注意程度会影响对疼痛的感觉。当注意力高度集中于某件事时,痛觉可以减轻甚至消失。松弛疗法等就是通过转移病人对疼痛的注意力,达到减轻疼痛的效果;⑤情绪可以改变病人对疼痛的反应,积极的情绪可以减轻疼痛,消极的情绪可使疼痛加剧。如恐惧、焦虑、悲伤、失望等消极情绪常使疼痛加剧,而疼痛加剧又会使情绪进一步恶化,形成恶性循环。反之,愉快和信心常可减轻病人的疼痛感受;⑥个人心理素质:个人的气质、性格可影响对疼痛的感受和表达。性格外向和稳定的人,疼痛阈限较高,耐受性较强;内向和较神经质的人,对疼痛较敏感,易受其他疼痛者的暗示。

三、优化镇痛方案

(一) 术前镇痛

病人教育对于术后疼痛控制尤为重要。THA 和 TKA 病人常伴有焦虑、紧张情绪,需要重视对病人的术前教育,与病人充分沟通,同时配合物理治疗及病人教育有助于改善病人焦虑情绪,以达到理想的疼痛控制。术前镇痛药物尽量选择不影响血小板功能的药物,如对乙酰氨基酚、塞来昔布等;对失眠或焦虑病人选择镇静催眠或抗焦虑药物。如苯二氮䓬类药物(地西泮或氯硝西泮),或非苯二氮䓬类药物(唑吡坦或扎来普隆)等(表 11-5-1)。

表 11-5-1　术前镇痛方案各药物推荐剂量及用法

药物	剂量	给药方式	术前(小时)	术后
酮咯酸	15~30mg	口服/静脉	1~2	15~30mg/6h
布洛芬	800mg	口服	1~2	800mg/6h
塞来昔布	400mg	口服	1~2	200mg/12h
加巴喷丁	300mg	口服	1~2	300mg*1/24h
普瑞巴林	75mg	口服	1~2	75mg*1/12h
丙帕他莫	2g	口服/静脉	0~2	2g/4h
对乙酰氨基酚	1g	口服/静脉	0~2	650mg/6h

引至 Parvizi J,Miller AG,Gandhi K:Multimodal pain management after total joint arthroplasty. J Bone Joint Surg Am2011;93[11]:1075-1084.

超前镇痛是指任何减少伤害性刺激传入中枢,从而防止或抑制中枢敏化(central sensitization)和(或)外周敏化(peripheral sensitization)的治疗,也因此达到抑制或消除手术创伤后疼痛和减少镇痛药的用量。对超前镇痛药物需求包括:易于给予,起效快,且对手术过程不干预。国外文献报道,COX-2 抑制剂(塞来昔布)+普瑞巴林+对乙酰氨基酚的组合在术前1~2 小时给药能达到超前镇痛的效果。为对此超前镇痛方案的简化及便于实施,我们自己进行的临床研究显示在手术开始前选择性 COX-2 抑制剂(帕瑞希布钠)静脉或肌内注射同样可达到超前镇痛的效果。

(二) 术中镇痛

术中镇痛的目的在于预防术后疼痛,提高 THA 和 TKA 病人的术后舒适度,增加康复信心,加速康复进程。

1. 椎管内镇痛 涵盖围术期疼痛最剧烈阶段(术后 1 ~ 2 天)。镇痛确切,曾被认为是
TKA 术后镇痛金标准。一种阿片类药物联用一种局麻药是硬膜外镇痛的最佳配伍,疗效优
于单用阿片或局麻药。Axelsson 等的 TKA 术后持续硬膜外吗啡及罗哌卡因联合镇痛(con-
tinuous epidural analgesia, CEA)的前瞻性研究(L 组、H 组均用吗啡并分别用罗哌卡因
10mg/h、16mg/h,PL 组单用吗啡)表明联用药物较单用吗啡对静息、运动痛缓解更好,吗啡
用量减少,虽可出现轻度运动阻滞。Silvasti 等认为 TKA 病人自控硬膜外布比卡因-芬太尼
镇痛(patient controlled epidural analgefia,PCEA)优于持续给药(CEA),术后 20 小时内 PCA
组的给药剂量明显少于 CEA 组,不良反应少。另一项随机对照研究纳入了 510 例关节置换
病人(466 例为 TKA 手术),比较了术后硬膜外镇痛与周围神经阻滞镇痛的效果,发现术后
48 小时内疼痛评分类似,二者的吗啡消耗量类似。但硬膜外镇痛组有更高低血压,尿潴留
风险。另外通过导管持续硬膜外麻醉是一项相对复杂的技术,有报道失败率高达 30%。且
导管、输液管及硬膜外麻醉泵会妨碍病人康复。导管系统的正常运转还需一个专业且精心
的护理团队支持。另外其所伴随的副作用包括恶心、皮肤瘙痒、尿潴留、延迟活动等,并影响
术后 VTE 预防抗凝治疗。所以该镇痛措施在 ERAS 中价值存疑。

2. 股神经或收肌管隐神经阻滞 二者均可获得良好的镇痛效果且能减少阿片类药物
得使用量。前者的缺点是可出现运动神经阻滞,影响功能锻炼,且导管易于脱出(7.9%),突
发镇痛停止,不利于术后功能锻炼。后者能减少对股四头肌功能影响,但存在镇痛不完全,
操作复杂的缺点。有文献报道周围神经阻滞后发生术后跌倒的风险,所以二者在 ERAS 中
应用价值存疑。

3. 术中切口周围注射镇痛 相比其他镇痛方式其操作简单,安全无创。Busch 等和
Mullaji 等报道采用罗哌卡因为主的混合制剂进行切口周围注射镇痛,显著降低术后疼痛程
度,增加膝关节活动度。彭慧明等进行的随机对照研究显示在多模式镇痛方案中,关节周围
注射镇痛能降低术后早期疼痛评分,显著减少术后吗啡消耗量,从而降低恶心、呕吐等不良
反应。Spangel 等随机对照研究比较关节周围注射和股神经阻滞,发现术后第一天两组镇痛
药物使用及 VAS 评分无显著差异,但后者在术后 6 周的随访中发现神经损伤的发生率为
12%,因此作者更推荐关节周围注射方式镇痛。一般可选择下列方案:a. 罗哌卡因 200mg+
80ml 盐水,关节囊及皮下细针多点注射;b. 罗哌卡因 200mg 加芬太尼、肾上腺素等药物
注射。

(三) 术后镇痛

1. 病人自控静脉镇痛(PICA) 是最常用的方法。其优点包括:镇痛效果明显、病人接
受度高、病人可以自主控制等。缺点主要是术后恶心、呕吐发生率高,降低病人镇痛满意度。
故推荐将其作为补救镇痛措施。

2. 冰敷、抬高患肢以减轻关节肿胀和炎性反应。

3. NSAIDs 类药物 给药方式包括静脉及口服。

4. 疼痛严重时应调整镇痛药物或加用弱阿片类药物。

5. 镇静催眠药物。

(四) 出院后镇痛

为提高病人依从性,口服药物为主,主要选择包括 NSAIDs 类药物,或联合镇静催眠药,

或联合弱阿片类药物。

（五）其他措施

①新型镇痛药物：普瑞巴林被认为可相对减少阿片类镇痛药物的用量，但仍有争议，且存在嗜睡不良反应；②最近的一项随机对照研究发现大剂量糖皮质激素（125mg 甲泼尼龙）术前注射有助于改善术后疼痛，降低术后恶心、呕吐发生率；③冷疗法：Su 等对双侧 TKA 病人（30 位）双膝关节分别行持续冷疗及单纯常规处理，在关节活动度、出血量、镇痛药量及伤口愈合，前者均优于后者。Kullenberg 等比较 TKA 病人（86 位）行冷疗与硬膜外镇痛，两组在 VAS 与镇痛药量上相近，关节活动度、血红蛋白量及住院时间上冷疗组优于硬膜外组。但目前临床研究对冷疗法的持续时间及温度尚无定论，需行进一步研究。

四、总结

多模式镇痛是不同药物和不同镇痛方法的组合；NSAIDs 可以有效抑制外周和中枢的痛觉敏化，是多模式镇痛中的重要药物；多模式镇痛的基石是"区域性镇痛技术"；多模式镇痛可以减少阿片类药物的使用，镇痛效果更好，副作用更少，能够促进快速康复。我们认为超前镇痛＋大剂量关节周围注射镇痛＋静脉／口服 NSAIDs＋PICA 补救镇痛的多模式镇痛方案更能符合 ERAS 在人工关节置换术中（尤其是 TKA）的要求与理念。

（彭慧明　翁习生）

第六节　全膝关节置换术围术期疼痛管理

总体而言，新疆医科大学附一院骨科围术期镇痛的原则为：超前、多模式和个体化镇痛、按时镇痛。具体实践中也有我们自己的一些经验和认识。

一、膝关节置换疼痛管理的重要性

全膝关节置换术后疼痛的发生率高于髋关节置换术后，甚至远高于所有外科手术总的疼痛发生率，将近 60% 都是中到重度的疼痛。而膝关节置换术后病人最关注的恰恰是疼痛和功能恢复，疼痛同时又影响到功能恢复，从而降低了手术疗效和病人满意度。因此如何减轻甚至消除膝关节置换术后疼痛，是我们关节外科医生必须要重视和解决的一个难题。

首先术前评估很重要，疼痛是一个复杂的现象，不仅是生理过程还与心理、社会因素等有关。病人术前紧张、焦虑等不良情绪都会影响到术后疼痛的程度。因此，我们非常重视与病人术前进行良好的沟通，手术谈话必须是高年资医师。对于那些预计术后容易出现严重疼痛的病人，尤其要重视沟通和制定详细的个体化镇痛方案，许多研究和我们自己的临床实践也发现女性、年轻及术前关节长期严重疼痛的病人术后疼痛分数较高，满意度低。而我国新疆是一个多民族聚集的地方，我们发现，维族、哈萨克族相对于汉族，术后出现严重疼痛的比例要高于汉族。由于疼痛的复杂性，要想术前准确预测一个病人术后疼痛程度是比较困难的。

最新研究报道了用止血带来预测术后疼痛程度的方法，将上肢止血带绑在前臂近端，充气至 250mmHg，维持 30 秒。发现 VAS 分值越高，术后疼痛越严重。而且出现严重疼痛的女性占绝大多数。临床实践发现充气 30 秒并不能引起疼痛，但延长止血带时间至近 3～6 分钟时出现明显不适。因此,其临床意义有待进一步深入研究。

二、我院膝关节置换围术期镇痛方案

超前镇痛选择 COX-2 抑制剂,一般术前两天开始口服。手术时如果条件允许尽量选择硬膜外麻醉,其次股神经阻滞,尽量不选择全麻。术中在安放假体前关节周围注射镇痛药,术毕麻醉拔管前用生理盐水将吗啡 2mg 稀释至 10ml 从硬膜外管给入,术后观察血压、呼吸,留置尿管到 24 小时,以防止尿潴留。术中操作避免不必要的剥离及灼伤,减少止血带使用时间,术中使用氨甲环酸,减少隐性失血,减轻软组织的炎性反应。

关节周围注射镇痛药的配方为罗哌卡因 100mg、吗啡 8mg、生理盐水稀释到 60ml(选择罗哌卡因是因为它比布比卡因作用时间更长而且心脏毒性小,对感觉神经的阻滞强于运动神经。吗啡国外常用的局部浸润剂量是 5mg,但临床中观察发现 8mg 镇痛效果更好)。

选择在神经分布最多的区域行浸润麻醉,首先安放假体前用 10ml 注射器分别于后侧关节囊、内侧副韧带及关节囊、外侧副韧带及关节囊注射;放置假体后于内侧支持带 10ml、股四头肌腱 15ml、髌韧带及脂肪垫各 5ml。

关节周围注射(PAI)镇痛的一个缺点就是受镇痛药半衰期的影响,镇痛时间很少超过 24 小时。为了解决这个问题,美国 Parica 公司 2012 年上市了一种叫 EXPAREL 的一种新的长效局部浸润麻药,镇痛效果可达 48~72 小时。初步的临床应用表明镇痛时间明显延长。

术后镇痛仍然用选择性 COX-2 抑制剂,它对运动性疼痛效果较好,阿片类对静息性疼痛效果好,膝关节术后 24 小时后运动性疼痛比静息性疼痛多见,而且其疼痛强度比静息性疼痛大 95% 到 225%。具体方法为:静脉注射特耐(帕瑞昔布)40mg q12h 连续 3 天,后改为口服西乐葆(200mg bid)或安康信(120mg qd)2~3 周。术后膝关节是否进行冷疗,还存在争议,但从新疆医科大附一院骨科的应用经验来看,还是有一定效果的。

(张晓岗)

参 考 文 献

1. Kehlet H,Dahl JB. Anaesthesia,surgery,and challenges in postoperativerecovery. Lancet,2003,362:1921-1928.

2. Kehlet H,Slim K. The future of fast-track surgery. Br J Surg,2012,99:1025-1026.

3. Kehlet H. Fast-track hip and knee arthroplasty. Lancet,2013,381:1600-1602.

4. McDonald S,Page MJ,Beringer K,et al. Preoperative education for hip or knee replacement. Cochrane Database Syst Rev,2014,5:Cd003526.

5. Jordan RW,Smith NA,Chahal GS,et al. Enhanced educationand physiotherapy before knee replacement: is it worth it? Asystematic review. Physiotherapy,2014,100(4):305-312.

6. Richman JM,Liu SS,Courpas G,et al. Does continuous peripheral nerve block provide superior pain control to opioids? A meta-analysis. AnesthAnalg,2006,102(1):248-257.

7. Fowler SJ,Symons J,Sabato S,et al. Epidural analgesia compared with peripheral nerve blockade after major knee surgery:a systematic review and meta-analysis of randomizedtrials. Br J Anaesth,2008,100(2):154-164.

8. Busch CA,Shore BJ,Bhandari R,et al. Efficacy ofperiarticular multimodal drug injection in total knee arthroplasty. A randomized trial. J Bone Joint Surg Am,2006,88(5):959-963.

9. Mullaji A,Kanna R,Shetty GM,et al. Efficacy of periarticular injection of bupivacaine,fentanyl,and methylprednisolone in total knee arthroplasty:a prospective,randomized trial. J Arthroplasty,2010,25(6):851-857.

10. Spangehl MJ, Clarke HD, HentzJG, et al. The ChitranjanRanawat Award: Periarticular injections and femoral & sciatic blocks provide similar pain relief after TKA: a randomized clinical trial. ClinOrthopRelat Res, 2015, 473 (1): 45-53.

11. Su EP, Perna M, Boettner F, et al. A prospective, multi-center, randomised trial to evaluate the efficacy of a cryopneumatic device on total knee arthroplasty recovery. J BoneJoint Surg Br, 2012, 94 (11 Suppl A): 153-156.

12. Zhang J, Ho KY, Wang Y. Efficacy of pregabalin in acute postoperative pain: a meta-analysis. Br J Anaesth, 2011, 106: 454-462.

13. Lunn TH, Kristensen BB, Andersen LO, et al. Effect of high-dose preoperative methylprednisolone on pain and recovery after total knee arthroplasty: a randomized, placebo-controlled trial. Br J Anaesth, 2011, 106: 230-238.

第十二章　围术期睡眠管理

第一节　正常人睡眠特征及睡眠障碍分类

一、正常人睡眠特征

根据脑电活动与眼球运动将人类睡眠分为非快动眼(non-rapid-eye-movement,NREM)睡眠和快动眼(rapid-eye-movement,REM)睡眠。NREM睡眠分为四期,即Ⅰ期、Ⅱ期、Ⅲ期和Ⅳ期四个阶段。正常成年人睡眠时相转换的次序是:NREMⅠ期→Ⅱ期→Ⅲ期→Ⅳ期→(Ⅲ期,有时不出现)→第一次REM睡眠,然后重复Ⅱ期→Ⅲ期→Ⅳ期→Ⅲ期→(Ⅱ期,有时不出现)后,进入第二次REM睡眠。成年人每晚有4~6个周期。从一个REM睡眠至下一个REM睡眠平均相隔时间为90分钟。成人8小时睡眠各期占比约为:NREM睡眠Ⅰ期占5%,Ⅱ期50%,Ⅲ期10%,Ⅳ期10%;REM睡眠占25%。

二、常见睡眠障碍分类

根据睡眠障碍的国际分类标准(international classification of sleep disorders,ICSD),睡眠障碍主要包括睡眠的发动与维持障碍、过度睡眠障碍、睡眠节律障碍以及特定睡眠阶段的睡眠障碍四大类型。具体的失眠类型如下:失眠症;非器质性嗜睡症;睡眠觉醒节律障碍(包括睡眠节律的颠倒或非24小时的睡眠觉醒节律);睡行症(夜游症);夜惊;梦魇;睡眠呼吸暂停低通气综合征;不宁腿综合征。

（郭菁　孙学礼）

第二节　老年期常见睡眠障碍

一、老年期常见睡眠障碍概述

根据睡眠的生理心理特征,从睡眠总时间来看,随年龄增长,睡眠的总时间逐步减少。从各个睡眠阶段来看,随年龄的增长,S3和S4逐步下降,到50岁以后,很难再观察到S4的存在;复杂的快速眼动睡眠期(REM)在婴幼儿所占比例很高,在成人保持相对稳定,到老年期又明显下降。另外,个体的睡眠时间还受到环境、个体的功能状态、情绪、疾病等因素的影响。老年人容易发生睡眠障碍不仅与生理睡眠质与量发生变化有关,更与机体衰老后催患各种疾病有关。故老年个体睡眠总时间的减少,特别是深度睡眠的减少,使得老年人更容易发生睡眠维持障碍而出现失眠症,如果合并影响睡眠的疾病,如慢性阻塞性肺病、慢性疼痛等,则增加失眠的催患率或者加重病情。而正因为这样的情况,许多老年病人可能会采取错误的改善失眠的方案,如白天补觉的方式,从而进一步导致晚上的失眠,表现为睡眠节律的颠倒,在白天睡觉,晚上活动。另外,在前面章节我们提到老年个体可能罹患多种躯体疾病和精神疾病,常常会服用多种药物,有的药物可能会使敏感个体产生过度镇静催眠作用,而导致老年个体出现嗜睡。这些睡眠问题都是我们临床医生在医疗行为中需要注意和进行干预的。

二、老年期常见睡眠障碍的临床表现

(一) 失眠症

失眠的常见临床表现主要有以下 7 种表现,但表现的最核心定义强调病人个体的主观感受及病人过去与现在睡眠状态的比较。

1. 入睡困难　入睡时间延迟 30 分钟或以上;也可与过去常态相比较,个体主观感受有入睡困难,且伴有对此感受的担心或影响社会功能。

2. 入睡后觉醒次数增加　平均每晚觉醒次数大于等于 2 次;也可与过去常态相比较,个体主观感受到夜里易醒,并且体验此给自身带来影响。

3. 多梦　个体主观体验到梦境造成了对自身心情、精神状态影响的情况。

4. 早醒　觉醒时间提早 60 分钟或以上的情况;也可与过去常态相比较,个体主观感受有早醒,且伴有对此感受的担心或影响社会功能。

5. 睡眠浅　个体主观体验到睡眠不深,且对自己心情/精神状态影响的情况。

6. 缺乏睡眠感　即个体体验到的睡眠时间和实际睡眠时间存在明显差异的情况。极端案例可表现为"自己感到一夜未眠,而其鼾声吵得别人整夜不能入睡"。

7. 醒后不适感、疲乏或白天困倦。

(二) 睡眠节律的颠倒

在主要的睡眠时段失眠,而在应该觉醒的时段嗜睡或睡眠。

(三) 嗜睡症

1. 白天睡眠过多或睡眠发作。

2. 不存在睡眠时间不足。

3. 不存在从唤醒到完全清醒的时间延长,或睡眠中呼吸暂停。

4. 不存在发作性睡病的其他症状(如猝倒、睡眠瘫痪、入睡前幻觉等)。

三、老年期常见睡眠障碍的实验室检查

(一) 客观检查

多导睡眠图(polysomnography,PSG):其中记录睡眠中的脑电(EEG)是检测客观睡眠的金标准。失眠症病人多导睡眠图可表现为:睡眠潜伏期延长、夜间觉醒次数增加、总睡眠时间减少、睡眠效率下降以及睡眠结构紊乱(REM 时间减少、活动度和密度降低、浅睡眠多而深睡眠减少)。

（二）主观评价

1. 睡眠日记　每天详细记录与睡眠有关的各种信息,通常持续几个星期。

2. 匹兹堡睡眠质量指数(pittsburgh sleep quality index,PSQI)。

3. Epworth 嗜睡量表　是目前评价日间嗜睡最常用的自评量表。

四、老年期常见睡眠障碍的分类治疗

（一）失眠症

临床上的失眠病因繁多、分类复杂,需要不同的应对和处理,由于在下一章节中也涉及失眠症问题,故在此我们不再赘述。

（二）睡眠节律的颠倒

对于此类问题纠正病人不利于睡眠的不良认知及行为习惯,往往能够有效地改善病人的失眠症状。

1. 支持性心理治疗　向病人进行正确的睡眠卫生知识的教育和宣传,如每天定时间睡觉、定时间起床,形成睡眠生物钟和习惯,其余时间不能补觉,睡前不宜喝咖啡、剧烈运动等。

2. 行为治疗

（1）创造舒适安静安全的睡眠环境。

（2）刺激限制治疗:具体程序为只有当困倦时才上床,不能在15~20分钟入睡或重新入睡,离开床到另一个房间,只有再困倦时才回到卧室,早晨定时起床(有规律),不计算晚上睡眠时间,不在床上进行与睡眠不适应的活动,如看电视、小说等。

（3）睡眠限制治疗:缩短病人在床上时间,使其在床上的时间尽量接近所需的睡眠时间。根据平均实际睡眠时间除以90%,计算病人平均卧床时间。

（三）嗜睡症

如果病人是由某些药物引起的嗜睡症,如中、长半衰期的苯二氮䓬类药物、德巴金、非典型抗精神病药物等,只需要适当减量药物即可缓解病人后嗜睡情况。如果没有明显诱因出现的嗜睡症,需让病人注意生活的规律,白天可让病人多饮用咖啡、茶等饮料,夜间按时上床,保证好睡眠时间,此外可安排相对固定的、适当运动量的体育锻炼。

（郭菁　孙学礼）

第三节　老年围术期常见睡眠障碍

一、老年围术期常见睡眠障碍概述

在前面章节我们已经提到睡眠障碍的分型,临床上最常见的睡眠障碍为睡眠的发动及维持障碍,即"失眠"。失眠也是围术期病人最主要的睡眠障碍类型,它的实质是个体对睡眠需求量的相对/绝对增加以及对睡眠状态的焦虑。失眠类型分为:境遇性失眠、焦虑障碍型失眠、抑郁障碍型失眠、重性精神障碍型失眠、精神活性物质型失眠。围术期失眠境遇性失眠最为常见。

二、境遇性失眠的定义及识别标准

(一) 境遇性失眠

指主要由环境因素所导致的失眠。这里的环境包括自然环境和社会人文环境。术前及术后医院环境、术前紧张、药物不良反应等均可成为"境遇"的因素。

(二) 境遇性失眠的识别标准

1. 临床表现符合"失眠"症状的任意一条或多条。

2. 持续时间小于 7 天。

3. 使病人苦恼或社会功能受到损害。

三、具体药物治疗治疗方案指导

1. 苯二氮䓬类镇静催眠药物 术前 3 天或出现失眠时候开始使用,使用时间截止到术后 1~3 天。

2. 非苯二氮䓬类镇静催眠药物 术前 3 天或出现失眠时候开始使用,使用时间截止到术后 1~3 天,具体药物及用法方案可参考附件 4《中国髋、膝关节置换术加速康复—围术期疼痛与睡眠管理专家共识》。

（郭菁 孙学礼）

第十三章 髋关节翻修术中的损伤控制

一、骨科损伤控制的一般概念

外科手术的本质乃医生控制下总体对病人有益的创伤。外科手术的本质决定了，手术本身将不可避免对病人身心会产生一定损伤。医生及其团队的重要职责之一即是对手术损伤进行有效管控。

尽管对损伤进行管控是外科手术与生俱来的一部分，损伤控制（damage control）概念的清晰提出却是 20 世纪 80 年代的事情。外科损伤控制的概念，借由美国海军对于"舰船受损后，如何在止损、减损的前提下，维持舰船的战斗能力"的概念而逐渐变清晰系统的。

损伤控制作为完全不同于甚至对立于早期全面修复（early total care）的体系，得以确定并被广泛接受，在于如果术者过多关注于终极修复（final repair）而忽略手术本身带来的损伤，将带来不必要的围术期死亡率和并发症发生率（诸如呼吸窘迫综合征和多器官衰竭）。

与此同时，多数同道都会同意临床工作中仍存在两类病人更需要手术团队在损伤控制领域予以更大的关注，这两类病人是：

1. 病情过于危重而不能耐受手术（too sick to operate on）。
2. 病情过于危重而不能不接受手术（too sick not to operate on）。

只有将手术损伤管控到可接受的程度，才有可能使上述病人得以手术救治。

损伤控制骨科多指采用分阶段的外科治疗，稳定病人全身状况，继而终极修复严重的多发创伤。一般分为以下 3 个阶段（表 13-1-1）：

表 13-1-1　外科损伤控制的三个阶段

阶段	主要任务
第一阶段	紧急手术控制出血和污染
第二阶段	复苏及重症监护以纠正低体温出凝血失平衡，及低血容量
第三阶段	病人状态稳定后终极修复

二、髋关节翻修术的损伤控制

髋关节翻修术实际是针对髋关节置换术后不同失败模式的一群手术。针对假体周围骨折与假体周围感染的术式当然有很大差异,针对假体松动骨溶解的处理方式当然也不同于髋关节脱位的处理。

假体周围骨折当然是创伤所致的 THA 术后的失败模式,多数假体周围骨折病人高龄,具有一定的合并症,需要纳入传统意义上的损伤控制的处理方式。其他失败模式,包括假体松动、严重假体周围骨溶解等,由于假体失效带来的机械损伤及生物反应,本身已经对病人产生一次打击(first hit)。一般翻修术都由显露、取出假体、最终重建等步骤,属较大的手术,对病人产生较严重的二次打击(second hit);结合病人往往高龄,具有一项或多项合并症(诸如糖尿病、高血压、冠心病、肺炎、泌尿系感染等)。如不经由一定的程序,稳定病人的一般状况,最小化手术创伤,减少出血,减少过度炎症反应,保证重要脏器的灌流,纠正酸碱及电解质平衡,病人往往难以耐受手术,即使勉强接受手术,也将面临更高的死亡率及并发症发生率。

与创伤病例不同的是,多数髋关节翻修术并没有机会经由初步手术、重症监护稳定全身状况、终极手术的过程来实现损伤控制。对一般髋关节翻修术而言,损伤控制必须贯彻于术前、术中,多数翻修术的损伤控制是在一次手术中完成的。

三、损伤控制的术前评估与处理

髋翻修的术前评估通常包括系统性评估及髋关节评估两部分。从损伤控制的角度来看,这两者是密不可分且相辅相成的(针对髋关节本身的评估见表 13-1-2)。

表 13-1-2 术前髋关节评估

骨缺损	部位、严重程度、成因
假体	材料、几何外形、涂层及延伸范围
	是否良好固定、是否水泥假体
关节面	材料、磨损程度
软组织	皮肤切口、窦道
	外展肌连续性及功能
生物学损害因素	化学性滑膜炎
	金属离子所致的坏死及过敏反应
	放射学损伤

初步确立术中显露的范围、假体取出的方式、骨缺损的重建方式、对滑膜炎及坏死组织(炎性假瘤)等清除的范围、最终关节重建的方式。依据上述因素可以推算出手术时间、出血量。在骨与软组织中切割磨锉的广度与烈度,虽然仍无法量化,但有经验的术者是可以以此推算出手术本身带来的损伤的程度。

病人本身的生理学稳定程度和包容性(patient physiology envelope)则是决定对损害反应和耐受程度的另一根本因素。如病人本身高龄,多合并症甚至正处于失代偿的边缘,即使轻微的损伤也将导致严重的后果,反之如果通过很好的术前处理,使病人在电解质、酸碱、出凝血、微循环、内分泌等方面都处于平衡,且具有较大的缓冲空间,心肺肝肾功能具有相当的储备状态下,病人则能很好耐受手术,顺利康复。

四、髋关节翻修术中的损伤控制

THA 翻修术术中的损伤控制,当然需要清晰合理的手术策略(包括:方案 A,方案 B 甚至方案 C),同时需要过硬的外科技术和果断的判断力来贯彻手术方案,当然也需要手术和麻醉团队可以及时准确观察到机体对损伤产生的反应。

损伤控制的贯彻,需要手术和麻醉团队对病人的生理耐受程度及机体对损伤的反应具备及时认知的能力。其中部分指标诸如尿量、出血量、出凝血、血气等当然可以通过仪器监测,但何时需要触发这些检查,往往依赖手术团队的经验,有时是直觉。诸如术者对创面出血量、出血的颜色、创口内温度的变化具备及时感知并与麻醉团队沟通的能力。

麻醉本身既是保护机体少受损伤的保护因素,同时也是对呼吸循环功能干扰较大的损伤因素。近年来笔者的团队对大量髋翻修病人施行了轻量全麻(Light General anesthesia)取得了非常好的效果。轻量全麻指结合周围神经阻滞技术与吸入麻醉可以有效阻断不良刺激向中枢传入,明显减少吸入麻醉药物用量,从而减少对呼吸循环功能的干扰(图 13-1-1)。

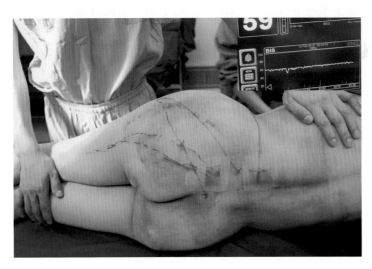

图 13-1-1　轻量麻醉由较广泛的神经阻滞和小计量吸入麻醉结合而成,通过脑电活跃程度检测吸入麻醉药量,可有效减少对重要脏器功能的干扰

翻修术中诸如显露、假体取出、新假体初稳定性的建立、软组织张力的控制等诸多环节的有效实施是有效控制损伤的基础,由于髋关节的失败机制众多,所以纠正失败机制与重建方式也纷繁芜杂,这对术者提出了很高要求。

如果术者不能有效完成上述手术步骤,不仅有碍手术进程,造成进一步损伤,也会由于上游操作的失误导致下游操作难度增大或导致失败。其中较典型的例子是:为控制感染而取出假体的过程中不慎造成假体周围骨折,从而需要使用钢板、钢缆等内固定,新植入的金属将严重有损于感染的控制。不仅如此,严重的骨折可能需要调整病人的康复方案,延迟活动或负重的时间,也将增加系统并发症和髋关节僵直的概率。

判断力是有效选择手术每一节点具体外科技术的基础。例如大粗隆延长截骨(ETO)本身就是一种人为的骨折,对病人而言是一种损伤。但相对于由假体取出而导致的假体周围的粉碎骨折,或其他类型难以复位、难以固定、难以愈合的骨折,它又是一种轻得多的损伤。因此,何时需要规避 ETO,何时需要果断施行 ETO,需要术者依据(表 13-1-2)中所列因素作出正确的判断。

有意思的是,需不需要施行 ETO,很大程度取决于术者能否在不截骨的情况下取出假体,由此可见,判断力和外科技术是相辅相成、相互交织的。判断力不仅指在不同的显露、假体取出、重建等技术层面作出正确的决定,更指术者要时刻了解,手术和追求更好疗效的"边界"。例如:对于金属离子导致假瘤的处理,假瘤本身是富含离子的坏死组织,理应予以清理。但如果假瘤巨大,为避免造成严重的血管神经损伤,或为防止术后脱位,避免较广泛地清理假瘤应是明智的选择。

又如,对于假体周围骨折病人,如术前可见髋臼侧有较完整的透亮线,或术中见水泥型髋臼已有明显磨损甚至可见裂纹,是否在处理股骨侧的同时一并处理髋臼,须依据病人对手术耐受的"边界"而定。

综上,髋关节翻修术是一纠正失败重塑成功的复杂手术,包含了针对各种不同失败机制的众多手术操作和手术环节,是一"又破又立"的手术。由此可见,相对于一期置换,翻修术对病人产生的损伤是显著的。

认识翻修术带来的损伤,认识翻修术带来的损伤具备二次打击的性质(各种失败机制已经给病人带来了第一次打击),有效地实施损伤控制是翻修术安全性与疗效的基本保证。同时,绝大多数翻修术的损伤控制是在一个手术内完成的,在首次打击与最终重建之间并无喘息与休整机会。这要求术者具备扎实的基本外科和骨科专科技能与知识,也要求术者具备一定的战略思维和判断力。

(周一新)

第十四章 微创理念与技术

第一节 基于直接前方入路的全髋关节置换术后加速康复——来自上海长海医院的实践经验和思考

一、概述

随着全髋关节置换（THA）手术技术、器械及假体材料的不断更新和进步，手术微创化的理念和术后加速康复的需求都越来越受到病人和术者的重视。于是，一种真正体现微创原则和要求的手术技术，即直接前方入路（DAA）孕育而生，近年来逐渐受到国内外学者的认同和推崇。自 2014 年以来，上海长海医院关节骨病外科针对初次 THA 手术病人选择性地采用 DAA 技术，从而基于该技术真正利用肌肉与神经自然解剖界面的微创特性，达到了 THA 术后病人早期、快速及简易康复的需求，即基于 DAA 的长海全髋置换"易优康复"路径，并将相关实践经验和思考介绍如下。

二、DAA 的基本概念与解剖基础

DAA 有别于目前临床常用的前外侧、直接外侧和后外侧手术入路，采用经阔筋膜张肌与缝匠肌/股直肌的自然组织间隙，实现显露并开展髋关节相关手术处理的需求（图 14-1-1）。由于 DAA 所途经的阔筋膜张肌主要由臀上神经支配，而缝匠肌和股直肌主要由股神经支配，因此该入路是目前唯一一种能够完全经过正常神经-肌肉解剖界面的手术入路，完全符合加速康复外科的手术微创理念。我们通过对 DAA 与目前常用的 4 种 THA 手术入路的比较，发现 DAA 技术不但完全经自然解剖界面，同时其手术过程仅涉及旋股外侧动脉（lateral circumflex femoral artery, LCFA）和股外侧皮神经（lateral femoral cutaneous nerve, LFCN）两种神经血管结构，可平卧位进行手术，除偏心距扩髓手柄外无需任何特殊手术器械，优势明显（表 14-1-1）。

由于 DAA 有别于以往任何一种 THA 手术入路，因此术者需要对其具有全新的解剖认识。通常病人采用仰卧位进行手术，切口起自髂前上棘向外及远侧偏移各 2～3cm，沿阔筋膜张肌肌腹中部的体表投影走行，指向同侧肢体的腓骨头，长度约 8～10cm（图 14-1-2）。切开皮肤后分离皮下组织直至完全显露阔筋膜张肌表面的阔筋膜（图 14-1-3，14-1-4），沿阔筋膜张肌肌腹中部纵行切开，钝性向内侧分离肌肉组织与阔筋膜的自然界限直至显露阔筋膜张肌内侧缘，同时该步骤能够有效地将 LFCN 保护于阔筋膜表面并通过拉钩前向大腿内侧，

表 14-1-1　DAA 技术与常用 THA 手术入路的比较

	前方入路 （S-P/DAA）	前外侧入路 （OCM/Watson-Jone）	直接外侧入路 （Hardinge）	后外侧入路 （Moore）	**SuperPath**
肌肉	TFL-Sat./RF	TFL-GM	臀中肌/臀小肌	臀大肌/外旋肌群	臀大肌/臀中肌
血管	LCFA	LCFA	—	—	—
神经间隙	股神经/臀上神经	臀上神经	臀上神经	坐骨神经	坐骨神经
神经损伤	LFCN	臀上神经	臀上神经	坐骨神经	坐骨神经
体位	仰卧位	仰卧/侧卧	侧卧	侧卧	侧卧
器械	Offset Broach	Offset Broach	—	—	微创器械

注：TFL，tensor fasciae latae，阔筋膜张肌；Sat.，Sartorius，缝匠肌；RF，rectus femoris，股直肌

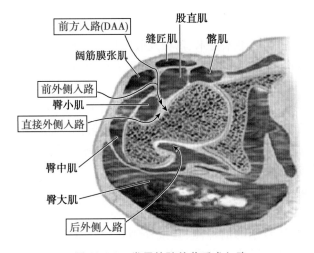

图 14-1-1　常用的髋关节手术入路

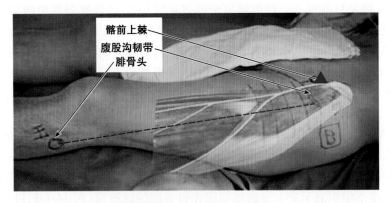

图 14-1-2　体表切口的定位

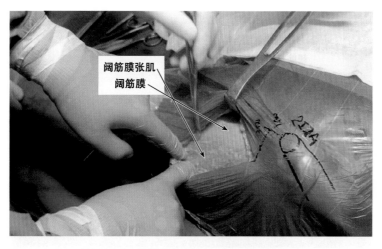

图 14-1-3 阔筋膜张肌及其表面筋膜的显露

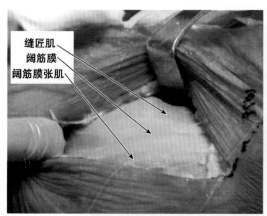
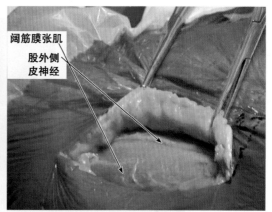

图 14-1-4 辨认阔筋膜张肌-缝匠肌自然解剖间隙

从而最大程度降低了其损伤风险(图 14-1-5)。随后即可沿阔筋膜张肌内侧寻找其与缝匠肌形成的自然解剖间隙,如有特殊需要,该入路还可适当向近端延伸,直至髂前上棘(图 14-1-6)。与缝匠肌深层即可继续显露股直肌与阔筋膜张肌/股外侧肌所形成的自然解剖间隙,在该间隙的深面,约平转子间连线水平,可较为固定地分离出 LCFA 的升支,将其电凝结扎切断,即可最大程度减少 DAA 术中病人的出血(图 14-1-7)。此后即可显露位于血管丛深面的关节囊外脂肪垫,妥善放置 4 把拉钩,确定大、小转子、髋臼前缘及股骨头颈部的位置后(图 14-1-8),切开关节囊(图 14-1-9),显露髋关节相应骨性结构,按照术前模板测量结果进行截骨脱位后即可显露髋臼及股骨侧髓腔(图 14-1-10)。首先处理髋臼侧,臼杯及衬垫安装完毕后,通过下倾、外旋及内收患侧肢体,同时逐步松解后外侧关节囊,即可在不干扰梨状肌等短外旋肌群的同时,使股骨侧髓腔上翘,从而确切地进行股骨侧假体的安放(图 14-1-11)。假体安放完成后,可直观地进行双侧肢体长度的比较,任意活动范围的测试,并通过关闭关节囊进一步减少术后异位骨化的形成概率。在彻底止血的前提下,不放置引流,关闭阔筋膜张肌表面的阔筋膜,缝合切口。

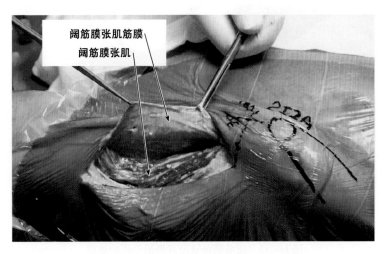

图 14-1-5　于筋膜内分离阔筋膜张肌内侧缘

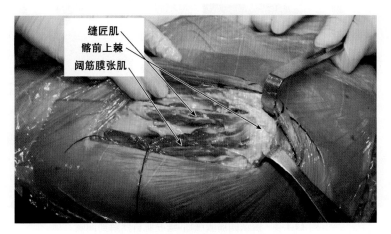

图 14-1-6　显露阔筋膜张肌-缝匠肌间隙

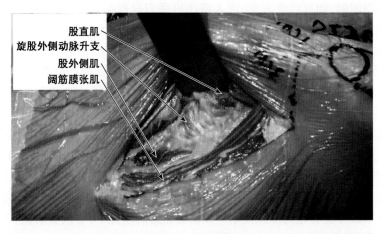

图 14-1-7　LCFA 位于转子间线水平,阔筋膜张肌/股外侧肌-股直肌间隙内

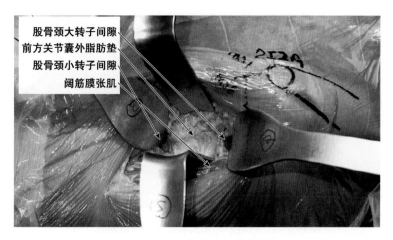

股骨颈大转子间隙
前方关节囊外脂肪垫
股骨颈小转子间隙
阔筋膜张肌

图 14-1-8　髋关节前方关节囊的显露

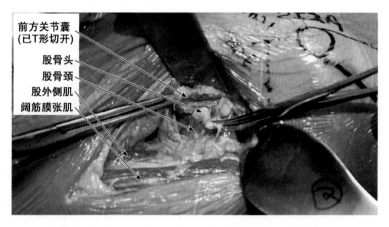

前方关节囊
（已T形切开）
股骨头
股骨颈
股外侧肌
阔筋膜张肌

图 14-1-9　前方关节囊切开后显露股骨头颈结合部

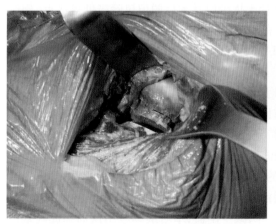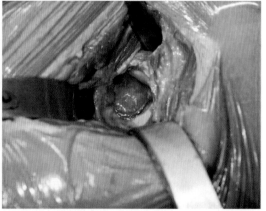

图 14-1-10　股骨颈截骨后脱位关节显露髋臼

171

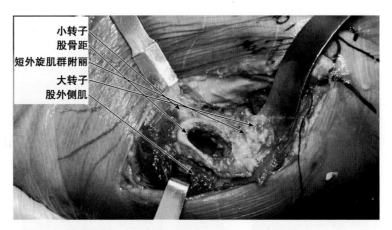

小转子
股骨距
短外旋肌群附丽
大转子
股外侧肌

图 14-1-11　松解后外侧关节囊显露股骨髓腔近端

三、"易优康复"的基本概念及其实施方法

近年来,随着 THA 手术技术、器械和假体材料的不断发展,以及病人对术后尽早恢复正常生活能力的需要不断增加,术后加速康复逐渐得到关节外科医师的重视。在结合加速康复外科(enhanced recovery after surgery,ERAS/fast track surgery,FTS)基本理念的基础上,形成了具有关节外科特色的快速康复路径。通过该路径对围术期麻醉、血液管理和镇痛等重要环节的规范化管理,使 THA 手术的创伤、并发症以及病人的住院时间等指标均得到明显的优化。国内大部分顶级关机外科中心均已实现 THA 围术期不输血、不留置引流及无血栓等要求,并将术后住院时间缩短至一周以内。

然而,我们在实践过程中发现,尽管现有的加速康复路径已成功实现药物应用减少、并发症率降低和住院时间缩短,而病人在院外仍然难以自行开展有效的康复措施,比如无法完成盘腿、深蹲和自由翻身等动作,以免发生现有手术入路可能引发脱位等严重后果。因此,尽管围术期进程较以往明显加快,病人的自主康复能力仍然不足,各种复杂的注意事项和康复动作反映出其过程并不"简单易学"。为此,我们将真正符合微创原则的 DAA 技术应用于 THA 中,利用其不损伤肌肉、神经组织、术中血管干扰少以及术后脱位风险极低等优点,规避了围术期最后一道困难屏障,打消了病人和术者对康复过程的顾虑,使病人能够在术后早期自行开展各种康复措施,从而真正实现了 THA 加速康复的要求,形成了具有长海特色的 THA 手术易优康复路径。

在易优康复路径中,我们通过术前宣教和手术计划、围术期血液管理、麻醉与镇痛、选择性引流管和尿管、血栓预防和功能锻炼 6 个方面的具体措施,实现 DAA 技术用于 THA 术后的加速康复。首先,在术前针对 DAA 的手术特点向病人进行宣教和充分沟通,使病人了解手术原理,消除病人对手术及其术后康复过程的疑虑和恐惧。根据病人的病变类型、程度和影像学表现等个体情况,确定实施 DAA 技术的可行性和可靠性。在血液管理方面,我们在术前通过院前检查,有针对性地采用铁剂和促红素对病人进行血液动员,纠正贫血;围术期注意应用氨甲环酸实现全身及局部的抗纤溶治疗,减少出血;术后继续应用铁剂和促红素促进自身造血,恢复正常血容量。由于在 DAA 术中通常能够精准地辨认和结扎 LFCA 升支这一主要出血来源,因而相比传统手术入路,DAA 能够显著降低病人术中及术后的出血量,减少围术期输血的需求。在麻醉与镇痛方面，分别采用非甾体类药物进行超前镇痛，结合术中短效全麻、腰麻或神经阻滞等多模式麻醉技术，辅助术后非甾体类药物的持续镇痛作用，有效减少了病人围术期疼痛并发症的发生。此外，由于 DAA 技术仅涉及 LCFA 升支这一重要血管结构，妥善结扎后即可极大地减少术中和术后出血风险，因此可根据术中情况选择性留置引流，甚至常规不放置引流；而病人在术后即可进行全方位的自由活动，因此我们选择暂时性留置导尿，即麻醉苏醒或麻醉药物代谢完成前即刻拔除尿管，减少围术期尿路相关并发症的发生率。在血栓防治方面，根据国际通用的 Caprini 血栓风险因素评分，THA 手术属于术后发生 DVT 的极高危风险等级，应常规予以药物及物理预防处理。因此，我们选择梯度压力弹力袜作为基本物理预防措施，辅助全身应用抗凝药物。最后，在功能锻炼的指导上，不同以往的手术入路，我们并不限制病人的任何方向和形式的髋关节活动，术后体力恢复后即可开始髋关节六个自由度的练习，同时注意加强前屈和后伸的核心肌群锻炼。病人根据术前给予的锻炼教学视频，能够完全无顾虑地继续在家中进行康复锻炼，并且无任何体位限制，真正意义上体现了简单、易行的康复特色。

四、对于 DAA 置换术后加速康复的思考

DAA 不同于以往的髋关节手术入路，真正经过自然解剖间隙，基于其开展的加速康复措施也有别于目前常规的围术期处理方法，各阶段的具体实施细节也尚无共识，均有待于临床研究的探索和确认。

首先，DAA 技术并不适合所有拟实施 THA 手术的病人，应当具有其严格的适应证。以往认为，存在 BMI 过大、畸形严重及翻修手术等情况，不适合开展 DAA 技术。我们在临床实践中发现，影响 DAA 技术的主要因素为两方面，一是髋关节局部软组织的厚度和张力，即皮脂厚度和肌肉强度，因此对于腹股沟皮褶较深、皮下脂肪厚度较大及肌肉强壮的病例，DAA 技术存在较大的困难，术中容易导致显露及假体置入的相关并发症，术后容易出现术口局部愈合不良或感染等问题；二是髋关节的骨性结构，对于高度脱位、创伤后畸形及初次置换术所导致的骨性结构异常，术中往往无法辨认相应的解剖结构，容易发生显露失败及截骨偏差等医源性损伤，从而影响手术疗效。因此，我们认为针对存在上述情况的病例，应当谨慎采用 DAA 技术，即结合术者经验做到病例选择的个体化。

其次，在术后血栓的药物预防方面，AAOS 和 ACCP-10 指南均优先推荐使用低分子肝素，院外可根据病人依从性继续使用或改用口服新型 X 因子抑制剂序贯治疗，但指南并未明确序贯治疗的具体实施方法，为临床实践带来困惑。我们在临床实践中发现，由于 DAA 术后无需限制体位及制动，病人通常可以在术后 24 小时恢复自由活动，大部分病人均可于术后第 3~4 日出院，采用术后直接口服 X 因子抑制剂的一贯抗凝方法依从性更高，避免了因更换药物（序贯治疗）所可能导致的隐患。另外，研究表明 DAA 术中脱位髋关节无需将患肢摆放于某些极度体位，术中血管超声证实股静脉的受挤压变形程度和时间均明显优于后外侧等传统手术入路，其术后血栓风险也可能相应降低。因此，我们探索将 DAA-THA 术后的抗凝时间适当缩短，但是否效果可等同于目前的常规 35 日，仍有待于临床实践和研究的检验。

总之，在个体化选择合适病例的前提条件下，应用 DAA 技术能够最大程度符合 THA 手

术微创化的理念,配合围术期规范化的治疗措施,有利于病人在术后早期自行开展简单易学的功能锻炼,真正实现 THA 手术的易优康复。

(黄轩　徐卫东)

第二节　直接前方入路全髋关节置换与加速康复关节外科

一、概述

加速康复外科(ERAS)于 1997 年由丹麦 H. Kehlet 教授首先提出,以循证医学为证据,术前充分评估病人手术风险及并存疾病,使用多模式干预措施调节术后应激反应、控制疼痛,降低术后并发症、缩短住院时间、降低再入院率、加快康复并提高病人满意度。对于关节外科而言,实施 ERAS 需要多学科协作、改变传统方法、联合局部麻醉技术、微创手术技术、使用药物调节手术应激反应来达到手术无痛、无风险的最终目标,其中微创手术技术是加速康复外科的核心内容。

直接前方入路(DAA)改良于 Smith-Peterson 入路,由 Judet 等人于 1985 年首先报道,利用阔筋膜张肌、股直肌及缝匠肌之间的肌间隙(Heuter 间隙)直达髋关节。相较于传统手术入路,直接前方入路全髋关节置换(DAA-THA)是一种真正从肌间隙进入的微创入路,具有肌肉损伤小、疼痛轻、恢复快等优点,近年来受到病人和医生的青睐。

二、DAA 对软组织的影响

与传统 THA 手术入路相比,DAA 是真正的肌间隙入路,但在操作过程中或在学习曲线的早期,术中对软组织的牵拉及挤压可造成更多的软组织损伤。通过对肌肉损伤标记物肌酸激酶(CK)和炎性细胞因子(CRP、IL-6、IL-8)的检测与比较是评价软组织损伤程度的一种客观方法。CK 大量存在于肌肉组织中,心肌病、创伤、运动及手术后 CK 值均会增高;在急性组织损伤和炎症反应早期,机体会释放 IL-1β、TNF-α,进而刺激淋巴细胞和巨噬细胞分泌 IL-6、CRP 诱发炎症反应,IL-8 可激活中性粒细胞和 T 淋巴细胞促进炎症介质迁移至炎症反应区,作为化学趋化因子参与炎症过程。

Kwak 对比了微创 THA 与传统 THA 入路术后的 CK 及炎症介质水平,结果表明微创 THA 术后的 CK 水平及炎症介质水平均低于传统入路 THA。Yutaka 对前外侧入路和直接外侧入路 THA 术后 CK 变化及外展肌肌力恢复情况的研究同样发现,前外侧入路术后第一天 CK 值低于直接外侧入路,术后 6 周外展肌肌力恢复好于直接外侧入路。Bergin 对 DAA 与后外侧入路 THA 肌肉损伤和炎性细胞因子表达水平进行对比,分别于术前、术后即刻、术后第一天、第二天检测 CK、CRP、IL-6、IL-1B、TNF-α 的表达水平,发现后外侧入路术后即刻 CK 表达水平是 DAA 组的 5.5 倍。以上研究均表明,与传统入路相比,微创入路具有软组织损伤小、炎症反应轻、术后康复快的优势。

三、DAA 对术后步态的影响

步态分析是指综合运用定性与定量分析法研究人体运动能力与运动规律的研究方法,

步态分析可以得到客观的步态基本参数(步速、步频、步长)、运动学、动力学和动态肌电图等数据,对关节、肌肉功能恢复情况进行定量分析。THA 术后肌肉力量不足是步态异常的主要原因之一,步态分析可用于评估髋关节功能的恢复情况,进而间接反映不同手术入路对软组织的损伤情况。

对比 THA 术后病人与健康人群的步态分析结果显示,THA 术后病人步速、步长、髋关节屈伸活动范围及外展能力低于对照人群。因此指出未来的假体设计和手术入路选择应减少对术后病人步速、步长、髋关节屈伸和外展活动能力影响。

对比微创前外侧双切口和传统外侧入路 THA 术后 3 天、3 个月、12 个月步速、步长、步频、肢体负重、髋关节外展功能的研究结果发现,微创手术组术后 3 天至 3 个月步速、步长明显改善,而传统入路组术后 3 个月至 12 个月才可达到上述结果,结果说明微创前外侧入路可更快恢复正常步态。其生物力学机制在于微创入路对于外展肌损伤小,术后髋关节外展功能优于直接外侧入路组。动力学分析认为微创入路术后早期有效地激活相关肌肉活动,有利于病人术后早期下床,加速康复。

有关 DAA 与前外侧入路 THA 术后步态分析结果表明,术后 6 周 DAA 组单腿支撑和步行时间较术前明显改善,6~12 周 DAA 组步长、步频、步速、髋关节最大屈曲和矢状面活动范围优于前外侧入路组;也有研究说明 DAA-THA 术后内外旋活动明显优于传统入路 THA,髋关节屈伸和最大屈伸活动两组间无明显差异。

四、DAA 对假体位置的影响

假体位置是影响 THA 术后假体功能和寿命的主要因素之一,假体位置不良易引起脱位、撞击、磨损和骨溶解导致早期翻修。DAA 术后低脱位率的原因除了后方软组织未被破坏外,另一个重要原因在于 DAA 术中可更准确地将髋臼假体置于安全区(Lewinnek 等将髋臼安全区定义为外展角度 30°~50° 和前倾角度 5°~25° 之间),从而避免撞击和脱位的发生。

DAA 术中髋臼假体的准确安放,取决于以下两个因素:一是平卧位安放髋臼假体时很少受骨盆倾斜的影响,有助于术者更好地把握髋臼外展和前倾角度;二是 DAA 术中透视的使用可进一步提高髋臼假体位置的准确性。股骨柄假体位置也是一个重要评估因素,不同手术入路可影响股骨柄矢状面力线,对冠状面力线无明显影响,改善股骨柄置入的精确性,防止股骨柄内翻或外翻。

五、DAA 相关并发症

DAA 虽然是经肌肉血管神经间隙入路,优势明显,但该手术技术学习曲线长,早期并发症发生率高,常见并发症包括股外侧皮神经损伤、臀上神经损伤、股骨近端骨折、假体穿出股骨皮质及伤口愈合等问题。

Bhandari 报道术者手术例数不足 100 例时,术中并发症发生率是例数超过 100 例术者的2 倍,当度过学习曲线阶段时,并发症、手术时间、出血量明显减少。股骨近端骨折的发生主要与平卧位暴露和锉磨股骨近端时向股骨近端施加较大力量有关;其次与拉钩放置位置、假体设计、下肢体位摆放及医生经验有关。DAA 术后股骨外侧皮肤麻木和感觉减退主要与股外侧皮神经损伤有关,损伤机制主要与皮肤切口的位置和拉钩对局部软组织的牵拉相关,这种皮肤感觉障碍在术后半年至 1 年的时间内会改善或消失,无功能性的损害。DAA 术后伤口并发症的发生率约为 1.2%,易发生于肥胖、股骨近端显露困难的病人中。

（康鹏德　裴福兴）

第三节　SuperPath 微创髋关节置换

一、概述

SuperPath™(superior capsular percutaneously assisted total hip)是一种微创后入路髋关节置换手术技术,于 2008 年在美国正式用于临床,至今已有 8 年临床应用经验,2013 年上海微创医疗公司收购了美国 Wright Medical 公司的该项专利技术和相关产品。2014 年 1 月 28 日 SuperPath 正式获得中国 CFDA 注册证。SuperPath 是经臀中肌后缘、臀小肌与梨状肌间隙纵向切开上方关节囊,完全从肌间隙进入,在术中无需切断任何肌肉和肌腱组织,保留了前后关节囊,最大限度实现了髋关节周围重要组织的完整保护,并利用微创手术中常用的导向器等微创工具和通道技术,使切口缩小至 6~8cm,是目前创伤最小的微创髋关节置换技术,使病人术后的疼痛明显减轻、髋部肌力恢复快、手术创伤反应小、术后并发症减少。由于很好地保护了前后关节囊和外旋肌、臀中肌等关节稳定结构和动力结构,在假体选择和安装满意的前提下,允许病人术后即可全负重行走和深蹲等大范围活动,因此使得髋关节置换术后快速恢复关节功能和日常生活自理能力成为可能,不少病人术后很快就可以独自上下床、不扶拐行走、下蹲穿鞋袜,轻松翻身侧卧和上厕所等活动。需人照护的时间大为缩短,完全满足了病人术后更快功能恢复这一加速康复外科新趋势,大大提高了病人的满意度,明显缩短了住院时间,减少了术后护理和照护成本,据国外文献报道,病人手术时间最短为 35 分钟,平均住院时间已缩短为 1.6 天,60% 病人术后 6 小时即可下地行走,使病人可以更快重回工作岗位或较高质量的晚年生活。

2014 年 10 月 27 日美国发表的"SuperPath™技术 30 天再入院率"一文,对三个中心 479 例髋关节置换术进行了数据分析,结论是使用 SuperPath™技术能将输血率从 22.2% 降低为 3.3%,各种原因的 30 天再入院率从 4.2% 减少到 2.3%;91.5% 的病人无需医院特殊护理即可直接回家(91.5% VS. 27.3%)。由此带来的社会卫生经济成本的节约也是巨大的。

二、SuperPath 基本手术步骤

病人标准侧卧位,髋关节屈曲 60°,内旋 20°,切口自大粗隆顶点略偏后,沿股骨轴线向近端延伸 6~8cm,使臀肌纤维方向与股骨轴线基本一致。切开臀肌筋膜,钝性分开臀大肌纤维,在臀中肌后缘,用 3 爪自动拉钩将其向前牵开,显露深层之梨状肌、臀小肌,经梨状肌和臀小肌肌腱间隙剥离暴露梨状肌窝及上方关节囊并纵行切开至髋臼外上缘,可再沿髋臼止点向前延伸 1cm 左右。再用另一把单抓自此时可见股骨颈和部分股骨头。在股骨颈前后各插入钝头 Hohmann 拉钩,可较清楚显露梨状肌窝。在股骨头未截除且保持原位不脱位肢体稍内旋的情况下,类似做股骨髓内钉一样,依次用开髓钻、开口器打开髓腔,可用专用髓腔探针确认开口在髓腔内,专用刮匙刮除股骨头颈部松质骨至内侧股骨颈和股骨矩骨皮质,再自小而大依次用髓腔锉完成股骨侧扩髓。去除髓腔锉手柄,沿留置在髓腔内的髓腔锉上缘截断股骨颈,在头上插入两根斯氏针取出股骨头。换两把尖头霍曼拉钩,显露髋臼。在直视

下切除圆韧带、盂唇及增生的骨赘和滑膜。

在专用导向器定位下于转子下股骨后缘作一 0.8cm 辅助切口,钝性向关节内置入套管。将髋臼锉从主切口置入与经套管进入之电动工具连接杆在髋臼内完成连接,按常规依次打磨髋臼至合适大小,植入同号髋臼。此时可安装预定合适之内衬、头和颈的试模,复位后全范围活动测试关节稳定性,并行术中 c 臂透视,最终确定股骨炳、股骨头和股骨颈合适型号的假体,并确认髋臼假体安装到位。经通道完成髋臼螺钉的钻孔和固定及内衬的安装,由助手固定肢体于内旋 20°位以避免外旋肌过紧影响手术视野(常规置换时内旋 90°),用 1 把 Hohmann 拉钩插在股骨距下,充分显露股骨近端,完全直视下依次安装股骨假体、股骨头和颈。主刀在专用拉钩或 T 形穿刺器辅助下牵伸股骨侧假体,并由助手协助变换肢体位置使股骨头、颈方向一致时,松开牵伸完成股骨头颈之间的最后复位。术中假体位置的判断和植入时力度的控制完全同传统的后外侧入路 THA。再次测试关节稳定性和安全活动范围,冲洗创口,依次缝合切开之上方关节囊、臀肌筋膜和皮肤。

三、SuperPath 的主要优点

1. 借助通道技术和专用的微创器械,手术切口更小,更少的组织牵拉损伤,基本不受肥胖的限制。

2. 经梨状肌和臀小肌间隙进入,不需要切断任何肌肉组织,更好地保护了髋部肌肉的功能,更快的恢复髋部肌力。

3. 纵行切开上方关节囊进入,保留外旋肌和前后关节囊的完整,更好的即刻前后稳定性,允许早期更大范围的关节活动,更适合快速康复。

4. 不改变后方入路;THA 医生对假体安装位置的判断和手术习惯,更适合习惯后入路 THA 医生的转型和更短的学习曲线。

5. 上方小切口在手术发生困难时容易向下延伸成传统的后外侧入路,使学习曲线期医生更少后顾之忧。

四、SuperPath 的主要缺点

1. 髋臼顶部显露不够,髋臼螺钉置入相对困难;

2. 经股骨后缘通道打磨和安装髋臼容易造成前倾角偏小;

3. 经上方小切口在关节内组装髋臼锉打磨髋臼费时稍多,会延长手术时间。

五、SuperPath 的主要手术适应证

1. 无严重短缩、僵直、畸形的初次置换病人;

2. 术后不能很好合作的老年病人;

3. 患有神经肌肉系统疾病等有高脱位风险的病人。

笔者通过 2014 年 12 月以来超过 100 例 SuperPath 的临床实践和很多病人快速康复的实际体验,初步体会到,在当前髋关节假体设计、材料、工艺及手术技术(精准化)的改进已使 THA 术后功能更好、使用寿命更长、允许早期全负重的基础上,通过微创置换技术和快速康复干预一定能更快地恢复其良好功能,从而进一步提升病人的满意度。微创和快速康复已成为关节外科未来一个重要的发展方向,SuperPath 是目前较为理想的微创髋关节置换技术

之一,更符合充分利用微创工具和手段以尽可能小的创伤实现精准手术目标这一微创理念。在实现快速康复方面具有独特的优势,相信这一微创技术一定会被更多的关节外科医生认可和接受。同时通过不断的改进和完善相关器械和技术,并高度关注围术期的快速康复干预,真正使这一具有良好应用前景的微创技术造福更多的病人。

(夏　冰)

第四节　SuperPath 全髋关节置换术与加速康复

一、概述

随着全髋关节置换技术和假体设计朝着微创这一目标的不断进步,整个治疗流程得以不断持续改进。微创意味着更准确的切口选择、更少的组织切开与牵拉损伤、更小的创伤打击、更安全的手术过程和更加快速的功能康复。自 2001 年以来,Richard Berger 报道的前外侧双切口微创入路,自 Smith peterson 入路演化出的 DAA 微创入路,均在临床上获得了成功。这些技术的核心理念是局部组织结构的微创,即尽量减少对术区软组织的显露与剥离,采用肌肉韧带间隙完成手术,其目的是减少后外侧传统入路易导致的后脱位等并发症,实现加速康复。但我们需要认识到,由于上述微创入路对局部组织结构的牵拉张力较大,对骨的质量要求较高,因而对许多高龄合并严重骨质疏松病人而言是相对禁忌的。同时对于已经熟练掌握传统后外侧入路的手术者而言学习曲线较为困难。

二、SuperPath 微创全髋关节置换术

在开始讨论这一技术之前,我们需要重申微创 THA 三个重要核心理念以帮助我们更好地认识以上这些技术的优势和不足:①微创手术实现快速康复的前提是降低术后早期并发症的发生率,而不仅仅是缩短住院时间;②微创手术实现快速康复的方法是减少手术对全身、局部的创伤打击,而不仅仅是缩短皮肤切口;③微创手术实现快速康复的远期临床结果应当不低于传统手术技术,不能降低假体远期生存率。因此微创技术是 THA 发展高度的标志,更是加速康复的核心保证。

SuperPath 微创全髋关节置换技术问世于 2008 年。从历史沿革上看,SuperPath 是对两项后外侧入路微创 THA 技术的融合与创新。2003 年 Baptist 医院的 Dr. Stephen Murphy 发明 SUPERCAP 技术:从髋臼顶部切开关节囊,逐步暴露髋臼。此技术的目的是为了最大程度的保护软组织,不脱位髋关节,不过度扭曲下肢,保留完整的前后关节囊。但由于髋臼暴露有限,使用此项技术安装髋臼杯的难度远高于安装股骨假体。2004 年洛杉矶 Cedars-Sinai 医学中心的 Dr. Brad Penenberg 医生发明 PATH 微创后入路,通过经皮穿刺辅助方法,解决了髋臼杯安装难题,但是仍需要切断梨状肌腱,同时难以完整保留前后关节囊。由于这两项技术均存在短板,并未得到广泛的应用与发展。2008 年,亚利桑那圣卢克医疗中心的 Dr. Jimmy chow 将这两种微创技术优势结合起来,扬长避短,相得益彰,创建了 SuperPath 技术。

顾名思义,SuperPath 技术的股骨侧手术技巧源自 SUPERCAP 后外侧切口微创技术,其技术核心点包括:①保持下肢自然体位,手术全程不脱位髋关节;②将传统后外侧切口向大粗隆顶部上移 6～8cm;③钝性分离臀小肌和梨状肌间隙,暴露髋关节顶部关节囊;④自关节

囊顶部沿冠状面轴线切开,保留完整的前后关节囊;⑤类似股骨髓内针技术,在梨状窝进行扩髓,并对梨状肌止点妥善保护;⑥股骨髓腔磨锉过程中保留髋关节不脱位,保持股骨头颈部完整,有利于判断病人股骨前倾角;⑦髓腔试模击入深度的判断依靠试模肩部和大粗隆顶部之间的距离进行判断,因此术前精准的模板测量对手术具有重要的指导价值。

髋臼侧的手术技术则源自 PATH 技术(Percutaneously Assisted Total Hip,经皮穿刺辅助全髋关节置换),其技术核心点包括:①经皮建立辅助通道,仅需分离臀大肌,穿刺通过短外旋肌层和后方关节囊并保持其结构完整性;②髋臼锉与假体由切口放入;③连接杆穿过辅助通道,在髋臼内完成组配后实现假体的安装,螺钉的拧入;④操作的过程中主刀医师的直观感受类似于关节镜手术,在不脱位髋关节的前提下关节内间隙有限,需要指挥助手通过外展、屈伸等手段增加操作空间,从而让手术器械直达操作区域。

三、第三军医大学第一附属医院的经验

采用 SuperPath 微创全髋关节置换技术能够让病人快速康复,且不增加术后早期并发症的发生率。Jimmy chow 2015 年报道了使用该项技术后 1004 例病人的临床效果:平均失血量127.8ml;平均切口长度 7.9cm;平均手术时间 67.4 分钟;平均住院日 1.41 天;超过 60% 的病人在术后 4 小时左右开始负重行走;Wade Gofton 2015 年报道三个临床中心 2013 年到2014 年 7 月的 479 例 SuperPath 全髋置换病人数据,包含 30 天因各种原因的再入院率、出院状态、输血率、并发症及住院时间。结果显示 30 天因各种原因的再入院率为 2.3%,传统THA 技术为 4.2%。输血率为 3.3%,住院时间 1.6 天。超过 91% 的病人出院回家康复,而传统 THA 技术这一比例仅为 27.3%。

综上所述,SuperPath 利用 SUPERCAP 和 PATH 这两项技术的优势互补了单一技术的不足,其优点包括:①不切断外旋肌群,经梨状肌和臀小肌间隙进入,更好保护髋周肌肉功能;②经关节囊顶部向下进入,保留前后关节囊的完整,更好的即刻前后稳定性;③术后全程髋关节切口不在髋关节活动的张力侧,早期即可获得全范围的髋关节活动度;④髋关节不脱位,下肢处于自然的体位,不造成下肢极度旋转与扭曲,减少了 DVT 发病率。这一技术真正实现了微创 THA 所要求的三个核心理念,从而使微创手术快速康复的优势变为现实,让门诊 THA 极有可能成为常规化路径化的治疗方法。且此技术是基于后外侧切口所进行的创新和改良,适度降低了绝大部分手术者的学习难度。

我们认为自 1996 年 Thomas sculco 报道的 MIS 后外侧微创入路以来,SuperPath 是在这一技术领域内最成功的创新与突破。术中全程不脱位髋关节与避免过度牵拉局部组织更加符合微创手术的核心理念,值得在临床上进行推广应用。但也需要清楚地认识到这一技术仍存在不足之处。在手术中,我们虽然可以通过经皮辅助通道植入髋臼侧假体,但是对于手术医师而言,髋臼侧的暴露仍然不够,视野范围内存在遮挡和死角。当处理复杂髋臼病变如髋关节发育不良、髋臼骨折后遗创伤性关节炎或者肥胖、骨质疏松等病人时,髋臼侧的操作就可能出现失误与偏差,依靠现有的手术器械无法彻底解决这一难题。单纯依靠增加髋臼拉钩力量实现牵引暴露固然能够增加有效视野,但这样做所造成的梨状肌钝性牵拉损伤、髋臼骨壁损伤,无疑与 SuperPath 技术倡导的微创和快速康复的理念背道而驰。因此,改良手术器械,通过引入可视化内窥镜技术、3D 导航下手术机器人技术等方法在不增加局部的创伤打击的前提下,实现对髋臼侧的精准手术操作,确保假体位置良好、对线正确才是

SuperPath 微创全髋关节置换技术新的发展方向；并有助于降低这一技术的学习难度，扩大 SuperPath 技术的临床适应证，让更多的髋关节疾病病人有机会在全髋关节置换术后实现快速康复。

（杨柳　何锐）

第五节　直接前方入路下全髋关节置换

一、概述

全髋关节置换术（THA）的手术入路较多，包括前侧入路、前外侧入路、外侧入路、后外侧入路等。为了改善全髋关节置换术的短期临床疗效，学者提出了多种微创手术入路，一般可分为两类：①双切口微创入路；②单切口微创入路。而微创不仅仅代表手术切口的大小，而是代表着更少的软组织损伤、更好的肌肉韧带保护，最终带来更快地康复和更好的效果。单切口微创入路之一的直接前入路（DAA）最近再次成为热点，因为和常用的后外侧入路相比，这是一种真正通过肌间隙的入路，不切断肌肉和神经，并完整保留后方软组织和外展肌群。因此，DAA 手术创伤更小、早期的体位限制小，术后髋关节脱位风险小，下地活动更早、步态更好、脱拐更早，因此是加速康复的一种理想手术入路。

二、DAA 入路的优缺点

William P. Barrett 实施的一项关于 DAA 和后外侧入路比较的随机对照研究结果提示，DAA 病人住院时间更短（2.28 天 vs 3.02 天），疼痛评分更低，步行距离更长；而 6 周的随访结果提示，DAA 病人能够自主爬楼梯、穿鞋袜的比例更多，脱离助行器的时间更短，功能评分和步行距离上也体现出了优势。Taunton MJ 和 Christensen CP 的随机对照研究也提示 DAA 病人住院时间和弃拐时间更短。此外，Tsukada S 的研究提示，DAA 病人术后脱位率更低。因此，DAA 是一种有利于加速康复的手术入路，对于老年病人，更快的康复和更好的功能无疑是一个很好的选择。

然而，Bolder S 的研究提示 DAA 的学习曲线较一般术式长，在学习曲线早期，手术时间较长、出血量较多和并发症发生率较高。Masonis 对 300 例 DAA 的分析得出结论，100 例以后并发症发生率和手术时间明显下降，并且所有 3 例假体周围骨折都发生在前 62 例。

三、北京协和医院的经验

对北京协和医院骨科 2015 年 4 月至 2015 年 9 月最初采用 DAA 行全髋关节置换术的 17 例（20 髋）病人进行分析，单侧全髋关节置换平均手术时间为 140.7 分钟（90～195 分钟），平均出血量为 520ml（200～1500ml）；围术期并发症包括术中股骨矩骨折 4 例、股外侧皮神经损伤 4 例，无感染、假体脱位、深静脉血栓及伤口相关并发症发生；平均随访 5.5 月（3～8 个月），术后 4 周、3 月患侧单腿站立试验阴性率 76.5%（13/17）、100%（17/17）；平均弃拐行走时间约为 4.3 周（3～6 周），术后 3 个月随访平均 Harris 评分 78.6 分（58～96 分），出现股骨假体轻微下沉 1 例。

因此，DAA 是一种有利于加速康复的手术入路，早期的体位限制更少，能够缩短住院时间和脱拐时间,并能获得更好的早期功能恢复。但是,DAA 的学习曲线较一般术式长,在学习曲线早期更容易出现假体周围骨折和神经损伤。因此复杂 THA、肥胖和肌肉发达病人应慎重选择。

(钱文伟)

第六节　直接前方入路全髋关节置换

一、概述

髋关节置换术目前在全世界得到广泛开展,美国 2009 年完成初次全髋关节置换术266 760 例,预计到 2030 年这一数字将达到 570 220 例/年。据统计,我国 2014 年全国开展髋、膝关节置换术超过 40 万台。由于材料学的进步、手术技术的提高以及围术期处理优化等多种因素,目前髋关节置换术后 20 年的假体生存率已达到 90% 以上。

由于越来越多的病人接受髋关节置换术,特别是一些年轻、尚在工作岗位的病人,对手术提出了更高的要求。关节置换术后加速康复的概念应运而生,即最大限度地减少创伤应激反应、降低并发症、缩短住院时间和康复时间,使病人早日回归社会。其中,髋关节置换的微创手术理念至关重要。

二、DAA 入路下 THA

DAA 全髋关节置换术是真正的肌间隙入路(缝匠肌与阔筋膜张肌之间入路),不损伤肌肉。据统计,2008 年美国 8% 的医生采用 DAA;到 2013 年有 20% 的医生采用 DAA。

该手术入路需要的手术器械包括各种拉钩、配套弧形或双弧形髋臼锉以及可以调节角度的手术床,或使用牵引手术床。假体方面则选择短柄或弧形柄假体,尽量避免使用直柄假体。

DAA 全髋关节置换术的优点:肌间隙入路,不损伤肌肉;术后疼痛轻,恢复快;脱位率低,无手术后禁忌体位;术中透视,假体位置更准确;术中更容易比较双下肢长度,避免肢体不等长。

DAA 全髋关节置换术可能的并发症:股外侧皮神经损伤,皮肤切口并发症;多数情况下是由于股骨近端松解不够,扩髓及安放假体时损伤所致,常在早期病例中出现,肥胖病人(BMI>30)易发生。股骨大粗隆骨折也是常见的手术并发症,发生的主要原因是股骨近端松解不够,常在早期病例及骨质疏松病人中出现。另一个并发症为假体柄从股骨干穿出,安放第一次髓腔锉后一定要透视确认在髓腔内。

DAA 全髋关节置换术病人选择:体型相对苗条,肌肉不过于发达的病人;术前髋关节活动度好,头臼解剖关系相对正常病人。尽量避免选择股骨严重畸形、髋臼后壁缺损以及Crow-Ⅳ 型的 DDH 病人。

三、唐都医院的经验

唐都医院骨科自 2014 年 8 月至 2015 年 6 月,采用 DAA 全髋关节置换术 31 例(39 髋),男性 18 例(27 髋),女性 13 例(18 髋);年龄:25 ~ 76 岁。诊断为股骨头缺血性坏死 20 例

（28 髋），股骨颈骨折 7 例，髋关节骨关节炎 4 例。假体选用美国 Depuy 公司 Tri-lock 或 Corail 股骨假体、Pinnacle 臼杯。并发症包括 2 例股骨大粗隆骨折，未做特殊处理，术后限制活动 2 周；其余病例均在术后 2~3 天下地行走。

DAA 全髋关节置换术具有创伤小、术后恢复快的优点，有利于关节置换术后的加速康复。但 DAA 全髋关节置换术有一定的学习曲线，早期可出现神经、切口相关并发症，需谨慎选择适当病例以避免。

（马保安　龙华　张勇　李军　牛舜）

第七节　直接前侧入路髋关节置换失误经验分享

一、概述

随着髋关节置换术广泛开展，大家对髋关节置换术后的要求也日益提高，尤其是手术的损伤及术后康复。髋关节直接前侧入路经神经肌肉间隙显露，术中无需切断肌肉或肌腱，术后病人疼痛轻、功能恢复快。但直接前侧入路显露相对困难，尤其是股骨侧，初学者学习曲线相对较长，早期的并发症和失误较多。

二、华中科技大学同济医学院附属协和医院的经验

华中科技大学同济医学院附属协和医院自骨科 2014 年 5 月开始采用该入路行髋关节置换术 37 例（39 髋），男 11 例，女 21 例，平均年龄 62.7 岁。手术时间平均为 95 分钟；手术出血量平均为 450ml，平均输血 120ml，平均住院时间 9.3 天，平均术后 5~7 天出院。手术方法：采用非牵引床，病人取仰卧位，术中可将手术床向下折叠 30°；经阔筋膜张肌和股直肌间隙显露髋关节前方，"T"或"工"形切开关节囊；股骨颈截骨后取出股骨头，磨锉髋臼，植入髋臼假体。松解股骨颈外侧和内侧关节囊，向下折叠手术床后过伸、内收、外旋股骨后暴露股骨侧，用髓腔锉扩大髓腔，植入股骨柄（短柄 3 例，普通楔形锥度柄 36 例）；选择合适股骨头，复位髋关节，测试髋关节活动度及双下肢长度；缝合关节囊、阔筋膜及皮肤。

本组 17 例（45.9%）病人的阔筋膜张肌有不同程度的挫伤，后期术中加深肌松程度后肌肉挫伤减轻；1 例（2.7%）由于病人体型小，术前准备不充分，最小股骨柄假体植入困难，术后术侧下肢延长 1.5cm；1 例（2.7%）术中股骨大转子裂缝骨折，未作处理，术后康复无影响；2 例（5.4%）术中发生股骨距裂缝骨折，用钢丝环扎后不影响术后康复；1 例双侧Ⅲ型 DDH 一期行双侧 THA 病人，右侧髋臼安放不到位（2.7%），由于该例使用骨小梁臼杯，未进行翻修，观察 1 个月时略微向外移位，6 个月后复查，臼杯获得稳定，病人双髋功能满意，Harris 评分（右侧 91 分，左侧 95 分）。

三、DAA 入路下 THA 的得失

对于习惯侧卧位后外侧入路的手术者刚开始采用直接前侧入路手术都存在一个学习曲线的过程，术中术后可能会出现一些失误和并发症。我们这组采用 DAA 进行 THA 的初始病例中也有一些失误和经验教训，但未发生后果严重的并发症。1 例由于术前准备不充分，与入路无关。其中与入路直接相关的并发症，最为多见的是不同程度的阔筋膜张肌挫伤，主

要原因有两个:一是由于初学者股骨侧松解不充分,使其显露困难,单凭拉牵拉使得肌肉挫伤;二是当显露股骨时,肌肉松弛不充分,使得肌肉紧张而挤压肌肉。另外术中股骨大转子和股骨距裂缝骨折并不多见,术中处理妥当,不影响术后康复。髋臼安放不到位可能是由于平卧位骨锤水平敲击,向内的力量不如侧卧位的垂直敲击,避免出现此类失误的方法是先将髋臼向内敲击安放到位后再改变髋臼的外展和前倾角度。

(许伟华　杨述华)

第八节　SuperPath 与 Hardinge 入路全髋关节置换术早期临床疗效比较

一、概述

全髋关节置换术(total hip arthroplasty,THA)是治疗终末期髋关节疾病的有效手段,其既可解除或缓解病人的疼痛,亦可通过重建髋关节功能,使病人恢复正常行走和生活的能力,已在临床得到广泛应用。目前临床应用较多的 THA 手术入路为后侧及外侧传统入路;但传统手术入路具有创伤大、失血多、术后疼痛时间长、康复慢等缺点;近年来微创理念与加速康复概念的提出促使国内外学者均在不断地尝试将传统切口小型化并探索新的微创入路。

SuperPath 技术(supercapsular percutaneously-assisted total hip,SuperPath)由美国 James Chow 教授提出并报道,该入路经臀小肌和梨状肌间隙进行操作,无需切断外旋肌群,且几乎完整保存了髋关节周围所有的肌肉及关节囊,理论上具有微创化的优点,且有利于病人的快速康复。目前已有关于 SuperPath 技术临床疗效的相关报道,但国内尚无 SuperPath 入路与传统外侧(Hardinge)入路 THA 比较研究的报道。青岛大学附属医院于 2015 年 5 月对此进行了比较研究,现将结果汇报如下。

二、临床资料

将 2015 年 5 月~2016 年 2 月我科收治的 182 例(203 髋)拟行初次全髋关节置换术的病人,随机分为两组:SuperPath 组(92 例、100 髋)、Hardinge 组(90 例、103 髋),分别经 Super-Path 入路和 Hardinge 入路行全髋关节置换术;其中 SuperPath 组男 45 例、女 47 例,股骨头缺血性坏死 58 例(63 髋)、DDH 18 例(21 髋)、股骨颈骨折 16 例(16 髋);Hardinge 组男 42 例、女 48 例,股骨头缺血性坏死 55 例(62 髋)、DDH 14 例(18 髋)、股骨颈骨折 23 例(23 髋)。SuperPath 组的平均年龄(65±5.3)岁大于 Hardinge 组(56±8.1)岁($P<0.05$),两组病人的性别、体重指数(body mass index,BMI)、疾病类型、术前 HHS 等一般情况差异无统计学意义(均 $P>0.05$),具有可比性。

所有病人均得到完整随访,平均随访(9.0±1.9)(6~15)个月。SuperPath 组平均手术切口长度(6.1±1.2)cm、术后 3 周内 VAS、术后下地时间(23.6 小时)及住院时间(3.6 天)均小于 Hardinge 组(14.3±1.2cm,36.4 小时,5.7 天);术后 1、3 天、1、3、6 周的 HHS、手术时间(58±26)分钟、术中失血量(398±160)ml 及输血率(11.1%)高于 Hardinge 组(36±15)分钟、(165±70)ml 及 7.5%。在两组病人的影像学比较中,SuperPath 组髋臼平均前倾角(23.3±7.1)°、双下肢长度差异(3.5±2.1)mm 高于 Hardinge 组(23.3±7.1)°、(2.4±2.3)mm,Super-

Path 组下肢偏长,偏心距及恢复率(34.2±3.3)mm、71%、前倾角位于安全区范围的比例(76.0%)小于 Hardinge 组(34.2±3.3)mm、71%、76.0%),上述差异均有统计学意义($P<0.05$)。两组病人术后引流量、术后 12、24 周 HHS、3 周后 VAS、髋臼外展角及其位于安全区范围内的比例差异无统计学意义($P>0.05$)。SuperPath 组发生术中大粗隆骨折 1 例,后改为后外侧入路,将大粗隆给予钢丝环扎固定,病人术后恢复良好;术后髋关节脱位 2 例,1 例予以手法复位,1 例予以切开复位并更换带有 15°后倾的股骨颈,至末次随访时均功能恢复良好,未再脱位。在 SuperPath 组的分层分析中,后 70 例的平均手术时间(52±5)分钟、切口长度(5.8±0.6)cm、术中出血量(446±28)ml 及术后 24 小时 VAS(5.3±0.2)均比前 30 例(65±13)分钟、(6.5±1.7)cm、(533±60)ml、(6.1±0.9)明显缩短,差异有统计学意义($P<0.05$)。SuperPath 组 30 例后手术时间的差异明显缩小,已进入平台期,且术中大粗隆骨折及术后脱位均发生在前 30 例。两组病人均无神经血管损伤、血肿、感染、深静脉血栓等并发症发生。

三、微创 THA 入路分类与优缺点

微创 THA 的入路按照是否切断肌肉可以分为小切口入路(mini-incision approach)和不切断肌肉的入路(muscle-sparing approach)。小切口入路是指将传统前侧、前外侧、外侧、后侧、后外侧等入路的切口小型化,并适当减少肌肉分离,深层操作和传统入路基本相同;不切断肌肉的入路是指通过 1 个或 2 个更小的切口进行肌肉间分离,经肌间隙进入髋关节,关节囊同时得以保留,目前应用较多的主要有慕尼黑骨科医院前外侧肌间隙入路(orthopaedische chirurgie muenchen,OCM),直接前侧入路(direct anterior approach,DAA)及由其延伸而来的比有基尼入路("BikiniIncision),经上方关节囊的入路(superior capsulotomy,SUPERCAP)等。这些入路均在一定程度上减少了手术创伤和术中失血,但也存在各自的缺点:OCM 入路易损伤肌肉,且面临着髋臼假体安放和股骨暴露两大难题;DAA 入路在分离阔筋膜张肌与缝匠肌时容易损伤股外侧皮神经,且学习曲线较长,需要再次手术的切口并发症发生率明显高于传统入路;SUPERCAP 入路术中处理髋臼时需要导航辅助,同属于微创入路的经皮辅助全髋关节置换(percutaneously-assisted Total Hip,PATH)则需要切断梨状肌。

四、SuperPath 的优势

SuperPath 入路将 SUPERCAP 及 Path 入路的技术进行了有机结合,一定程度上弥补了上述入路的缺点。该入路在臀中肌、臀小肌和梨状肌的间隙进行操作,经关节囊上方进入髋关节,并借鉴了 PATH 入路的通道技术来处理髋臼,术中无需导航辅助,实现了真正的微创,是微创 THA 的革命性技术,主要包括以下几项技术优势:

1. 切口小,创伤少,早期疼痛轻 该入路经臀中肌、臀小肌和梨状肌的间隙完成手术,不切断任何肌肉和肌腱,而且保留了前后关节囊的完整性,最大程度上减少了髋周软组织的损伤,从而减少了术后疼痛。本研究中 SuperPath 组术后 3 周内的 VAS 均明显低于 Hardinge 组。本组的平均切口仅(6.1±1.2)cm,相对于传统入路切口明显缩小,且切口位于大粗隆上方,可被内衣遮挡,满足了病人的美观要求。

2. 有利于快速康复 该入路最大程度上保护了髋关节周围"软组织封套"的完整性,从而保证了即刻关节稳定性和本体感觉,为术后快速康复提供了良好的组织基础。SuperPath 组术后 1、3 天、1、3、6 周的 HHS 均高于 Hardinge 组。因为术中没有损伤外展及外旋肌群,所

以术后无需"穿防旋鞋"及"侧卧夹枕头"等特殊功能限制,本研究中 SuperPath 组病人术后最快仅 6 小时便可下地行走,平均下地时间 23.6 小时,平均住院时间 3.6 天,短于 Hardinge 组,优于文献报道结果。平均住院时间长于文献报道(1.6 天)。目前普遍认为,早期下地可以明显减少深静脉血栓形成的风险,笔者在随访中还发现,SuperPath 组病人初次下地的启动过程明显优于 Hardinge 组,传统 Hardinge 组的病人往往需要 15~20 分钟甚至更长的时间在家属协助下不断尝试和感知髋关节的活动才能下地行走,而 SuperPath 组的病人从启动到真正下地所需时间多数不超过 10 分钟,且多数无需家属协助。

3. 安全性高　SuperPath 入路无神经血管界面,从而减少了血管损伤和神经麻痹的发生。该入路和传统后侧入路的解剖标志一致,保留了标准后侧入路的所有优点,当术中因病人肥胖或股骨近端骨折等原因导致手术困难时,可以随时延长切口,转换为标准后侧入路。本研究中大粗隆骨折病人予以及时改为传统后外侧入路,将大粗隆给予钢丝环扎固定,病人术后功能恢复良好。该术式在整个手术过程中,患肢多数位于类似睡眠体位的 home 体位,而无需像传统 THA 中将髋关节脱位后极度内收、外旋和过伸,极大减少了下肢血管扭曲,从而避免了深静脉血栓形成的一大诱因。同时股骨扩髓时可以股骨颈为支撑,减少了股骨近端骨折的可能性;不脱位的另一优势是可以参考股骨颈的解剖前倾角进行股骨扩髓,为假体创造良好的角度匹配。

4. 显露充分　该术式全程在直视下手术,确保了操作精准度,尤其是 Zelpi 和 Romanelli 两把牵开器的使用,良好地暴露了术野。

5. 假体选择多样性　该术式目前配有生物型、骨水泥型、组配式及一体柄可供选择。组配式股骨颈可独立调节颈长、内外翻(8°,15°)及前后倾(8°,15°),且均有短、长两种型号,可根据术中试模情况及时调整,使 SuperPath 初学者可以更好地把握假体匹配,减少脱位等并发症。

五、SuperPath 存在的问题和手术技术

学习任何一种新手术都必须经历一定的学习曲线,多数医师往往需要经过 30 例以上的经验积累才能熟练掌握,此后仍需要经常行同类手术熟练其操作技巧。SuperPath 技术亦符合这一规律,该组的平均手术时间、平均术中出血量及输血率均高于 Hardinge 组,出血量及输血率的增加考虑主要为手术时间延长所致。在 SuperPath 组的分层分析中,后 70 例的平均手术时间、切口长度、术中出血量及术后 24 小时 VAS 均比前 30 例明显缩减,后 70 例手术时间的差异明显缩小,已进入平台期,术中大粗隆骨折及术后脱位均发生在前 30 例,故本研究中 SuperPath 的学习曲线为 30 例。相对于 DAA 等入路需要 50 例以上的学习曲线,该入路仍表现出了明显的优势。临床医师应在熟练掌握髋关节解剖和常规入路 THA 技巧并对微创概念有深刻理解的基础上开展 SuperPath 技术,以尽量缩短学习曲线,减少曲线内并发症。我们在临床实践中发现,SuperPath 技术自身也存在一些不足之处:

1. 股骨颈保留过长　该术式在股骨扩髓完成之后,将髓腔锉保留在髓腔内进行截骨,截骨时需以髓腔锉上缘为参考,易导致截骨量不足,股骨颈保留过长,增加了术后骨性撞击的可能。SuperPath 所用的髓腔锉和持柄器均为为直柄式,扩髓时为防止假体外翻,需向大粗隆处施加较大的压力,增大了近端骨折风险。本研究中 SuperPath 组 1 例病人即在股骨扩髓时发生大粗隆骨折,后改为后外侧入路完成手术。上述两个因素使股骨扩髓和假体植入

难度增大,髓腔锉及假体难以置入预定深度,易导致患肢长度增加。本研究中 SuperPath 组的下肢长度差异(3.5±2.1)mm 高于 Hardinge 组(2.4±2.3)mm($P<0.01$),SuperPath 组下肢偏长。我们认为,未来应在不影响旋转稳定性的前提下,将假体及髓腔锉进行"削肩"处理,以期在扩髓时避开大粗隆来解决这一矛盾。另外可将持柄器在保留上面刻度优势的前提下改为带有弧度的设计,避开切口皮肤遮挡,增大操作灵活性。

2. 髋臼角度及偏心距　本研究中 SuperPath 组 1 位病人于术后 3 个月发生脱位,经测量其髋臼前倾角为 35°,予以切开复位并更换带有 15°后倾的股骨颈,至末次随访时功能恢复良好,未再脱位。Lewinnek 等将(15±10)°与(40±10)°定义为髋臼假体前倾角和外展角的"安全区",目前为多数学者所接受。本研究中两组病人平均外展角及其位于安全区范围的比例,差异无统计学意义,但 SuperPath 组的平均前倾角大于 Hardinge 组,位于安全区范围的比例小于 Hardinge 组($P<0.01$)。Kevin 对比了同一术者完成的 50 例 SuperPath 入路和 49 例 PATH 入路的 THA,得出了相同的结论,Kevin 认为 SuperPath 入路在减少软组织损伤,降低脱位率的同时增大了髋臼前倾角,若安放假体时以髋臼横韧带为参考,可提高假体位置准确性。假体偏心距位于健侧偏心距±4mm 以内,可认为是恢复了正常的偏心距。通过测量比较,SuperPath 组的平均偏心距及恢复率均小于 Hardinge 组。偏心距偏小会导致髋关节周围肌肉张力减小,进而影响关节稳定性,这一问题在肌力减弱的病人中将会更为突出。

笔者认为应用该技术时有以下几点应予注意:①股骨扩髓:目前国内应用的主要为 PR 和 PZ 两种股骨柄,均配有各自的专用髓腔锉。PR 柄髓腔锉为中段圆柱体,远段音叉状设计,打入后容易与髓腔形成虹吸作用,拔出困难。我们在使用 PR 柄时,术中就多次遇到按照术前预测尺寸进行远端扩髓后,同型号近端锉扩髓时卡在远端难以拔出的情况。故使用 PR 柄时,应将远端锉在术前预测直径基础上增大约 0.5mm,采用"两进一出"的节奏进行扩髓,来预防近端锉卡压的发生。然而,在使用 PZ 柄时,如股骨扩髓至术前预定深度,同型号假体置入时比预定深度下沉约 2~3mm。故使用 PZ 柄时,近端扩髓深度应比预定深度高出约 3mm 来纠正假体下沉;②髋臼角度把握及螺钉的使用:最初摆放体位时如已将骨盆适当后倾,那么在通道穿刺和磨锉髋臼时则需注意抵消该角度,避免出现"双重"前倾。磨锉髋臼时需要将股骨内旋内收 20°~30°,以避免大粗隆遮挡髋臼锉连杆,所以需先将股骨内旋内收至适宜位置后再行通道穿刺。否则在穿刺后再调节髋臼杆的外展及前倾角度就必然会受到股骨后方肌肉的牵拉,导致髋臼前后壁磨锉不均匀。若术中出现了肌肉牵拉的情况,术者应在持杆处给予适当力量对抗来避免髋臼磨锉不均的发生。SuperPath 手术具有良好的初始稳定性,一般无需加用螺钉固定髋臼杯。当病人有严重髋臼骨质疏松或其他原因导致的初始稳定性差(如 DDH 病人髋臼骨质覆盖偏少)时,可打入 2~3 枚螺钉增强髋臼稳定性;③关闭关节囊时勿过度缝合,以免粘连挛缩,影响关节活动度;④重视术前模板测量:术前计划是在 THA 中恢复髋关节生物力学结构的关键。模板测量可以预测假体尺寸、髋臼杯位置、旋转中心高度、偏心距、股骨截骨线高度及股骨柄的置入深度等。SuperPath 的主切口也仅有 6~8cm,相对于传统入路手术视野偏小,有了术前测得的上述数据,才能提高术中操作的准确性。例如可通过测量大粗隆顶端至假体肩部的距离预测假体植入深度,术中则可利用股骨髓腔锉持柄器上方的刻度准确把握扩髓深度,减少近端骨折等并发症。

SuperPath 作为目前较新的微创 THA 技术,在减少创伤、快速康复、降低住院费用等方面都表现出了巨大的优势,但其亦具有一定的适用范围,临床应用时须严格把握其适应证。单纯的的手术入路并不能代表快速康复,因为快速康复是术前宣教、术中微创、止血(如氨甲环酸的应用)、疼痛管理、抗凝防栓、预防感染、术后康复等多种措施综合作用的结果,入路的微创仅是其中的一个方面。无论微创入路还是传统入路,都应以坚强固定、良好匹配、坚固耐磨和灵活运动这四大金标准来评价 THA 的手术质量,缺失其中任何一项,都会影响病人术后生存质量或假体使用寿命。

(颜廷题 孙康)

参 考 文 献

1. William P. Barrett, MD a, Shelly E. Prospective Randomized Study of Direct Anterior vs Postero-Lateral Approach for Total Hip Arthroplasty. The Journal of Arthroplasty,2013,28:1634-1638.

2. Taunton M J,Mason J B,Odum S M,et al. Direct anterior total hip arthroplasty yields more rapid voluntary cessation of all walking aids:a prospective,randomized clinical trial. Journal of Arthroplasty,2014,29(9):169-172.

3. Christensen C P,Jacobs C A. Comparison of Patient Function during the First Six Weeks after Direct Anterior or Posterior THA:A Randomized Study. Journal of Arthroplasty,2015,30(9 Suppl):94-97.

4. Tsukada S,Wakui M. Lower Dislocation Rate Following Total Hip Arthroplasty via Direct Anterior Approach than via Posterior Approach:Five-Year-Average Follow-Up Results. Open Orthopaedics Journal,2015,9(1):157-162.

5. Spaans A J,Joost A A M,van den Hout,Bolder S B T. High complication rate in the early experience of minimally invasive total hip arthroplasty by the direct anterior approach. Acta Orthopaedica,2013,83(1):342-346.

6. Masonis J,Thompson C,Odum S. Safe and accurate:learning the direct anterior total hip arthroplasty. Orthopedics,2008,31(12 Suppl 2):129-134.

7. Gofton W,Chow J,Olsen KD,Fitch DA. Thirty-day readmission rate and discharge status following hip arthroplasty using the supercapsular percutaneously-assisted total hip surgical technique. Int Orthop,2015,39:847-851.

8. Gofton W,Fitch DA,In-hospital cost comparison between the standard lateral and supercapsular percutaneously assisted total hip surgical techniques for total hip replacement. Int Orthop. 2015.

9. Pugely AJ,Callagham JJ,Martin CT,et al. Incidence of and risk factors for 30-day readmission following elective primary total joint arthroplasty:analysis from the ACS-NSQIP. J Arthroplasty. 2013,28(9):1499-1504.

第十五章　膝关节置换术选择性止血带应用

一、概述

全膝关节置换术(total knee arthroplasty, TKA)软组织松解、骨赘清除、髓内定位等操作会引起术野出血。充气式止血带广泛应用于膝关节置换术中,有效减少术中出血,让手术视野更加清晰,便于手术操作,缩短手术时间,保持骨水泥-骨界面干燥。Yi 等纳入 13 个 RCT研究共 895 例 TKA,Meta 分析显示 TKA 术中应用止血带节约手术时间 5 分钟,减少术中失血量 200ml。

TKA 术中应用止血带引起肌肉缺血和再灌注损伤导致大腿肿胀、疼痛延缓膝关节的功能康复,与加速康复外科(enhanced recovery after surgery, ERAS)理念相矛盾,部分病人出现神经麻痹、动脉栓塞及下肢深静脉血栓等并发症是影响医疗安全性的危险因素。Meta 分析显示止血带组术后并发症发生率显著高于非止血带组,其相对危险度是非止血带组的 2.1倍。Olivercrona 等研究表明止血带的使用时间和压力与术后并发症的发生率显著相关。Ostman 等研究发现止血带能引起肌肉缺血—再灌注损伤,当肌肉缺血 90 分钟后,肌肉中的乳酸、次黄嘌呤和三酰甘油含量上升明显,同时伴有葡萄糖和丙酮酸的消耗。

针对 TKA 术中应用止血带带来的并发症问题,有学者提出了优化使用止血带,其中包括止血带使用时机、适宜宽度及压力等因素。对于止血带使用时机,目前有手术前半程、后半程、放置假体过程等几种方式。文献报道,半程使用止血带比全程使用止血带总失血量减少,但在膝关节疼痛、大腿肿胀率、感染率、输血率等方面并无差异。有学者认为平均气囊压力 237mmHg 与 294mmHg 相比明显减少术侧下肢的神经麻痹与肌电图信号改变比例。当止血带使用时间超过 100 分钟后,切口并发症、深静脉血栓、肺动脉栓塞等风险显著增高。

在临床中发现,即使仅仅在放置膝关节假体时使用止血带(20～25 分钟),术后仍然存在明显大腿疼痛,有时甚至是影响膝关节功能康复的主要因素。因此,膝关节置换术最好的止血带优化方案就是尽可能不使用止血带,非止血带下 TKA 如何控制软组织和骨面出血,以及确保骨水泥和骨界面干燥,不影响假体固定成为关注重点。

二、控制软组织和骨面出血

1. 使用抗纤溶药氨甲环酸　切皮前 5～10 分钟氨甲环酸静脉输注完毕,按 20mg/kg 计算氨甲环酸使用剂量。术后每间隔 3 小时还可重复使用 2～3 次。

2. 控制性降压　术中平均动脉压(MAP)降至基础血压的 70%(60～70mmHg),或收缩压控制在90~110mmHg可以减少术中出血,同时不影响心、脑、肾等重要脏器的血液供应。

3. 切口周围注射氨甲环酸肾上腺素液 将0.5mg肾上腺素加入1%氨甲环酸100ml,在切口周围浸润注射,可以减少软组织出血,不影响血流动力学改变。

4. 熟悉血管走向,预处理血管止血 主要有三支血管分支,包括膝上内、膝下内及膝下外动脉分支血管。手术先电凝处理上述三支血管,然后分层分段切开股四头肌腱、髌旁支持带、髌下脂肪垫及外侧半月板,可以减少术中出血。

5. 止血海绵或氨甲环酸纱布覆盖骨面 使用止血海绵或氨甲环酸纱布覆盖骨面可减少术中骨面出血。

6. 过氧化氢浸泡骨面 完成所有截骨程序后,将过氧化氢浸泡骨面,可以清除骨小梁间脂肪、血凝块,同时可以减少骨面出血。

三、确保骨水泥和骨界面紧密结合

1. 扩大胫骨防旋凹槽 可以使用大号胫骨防旋工具扩大防旋凹槽,增加骨水泥厚度,增加固定效果。

2. 胫骨内侧钻孔 在胫骨上段内侧钻孔,便于骨面渗血从孔道流出,减少对骨水泥-骨界面固定的影响。

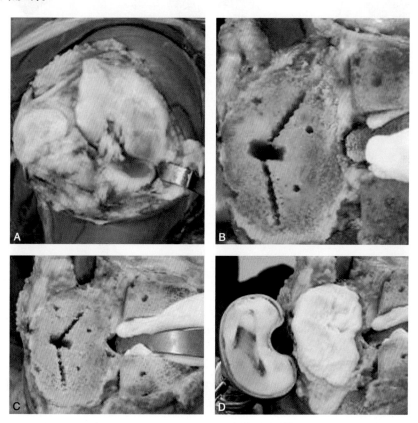

图 15-1-1 止血带全膝关节置换手术截骨面情况
A. 切开关节囊情况;B. 截骨完成后骨面情况;C. 冲洗后骨面清洁干燥;
D. 骨水泥黏附良好

3. 保持骨面干燥　过氧化氢浸泡骨面及从洗后,用干纱布擦干骨面,同时保持较好的控制性降压,保持骨面干燥。

4. 手指加压,骨水泥进入骨小梁间隙　使用手指对骨水泥进行加压,确保骨水泥进入骨小梁间隙,增加固定效果。

四、华西医院随机对照研究结果

为了对比研究膝关节置换术使用或不使用止血带对手术安全性及疗效的影响,以及安放或不安放引流对失血及膝关节功能的影响,华西医院骨科纳入160例接受膝关节置换术病人,随机分为止血带引流管组(A1组)与止血带非引流管组(B1组)(图15-1-1),非止血带引流组(A2组)与非止血带非引流管组(B2组)(图15-1-2)。手术由同一组医师完成,每次实施单侧膝关节置换,采用内侧髌旁入路,股骨髓内定位,胫骨髓外定位,选择强生公司后稳定型假体(PFC)围术期处理一致,各组病人基本资料一致。观测指标包括:一般情况、血液学指标、疼痛评分、关节肿胀程度、关节功能、影像学评估、并发症。

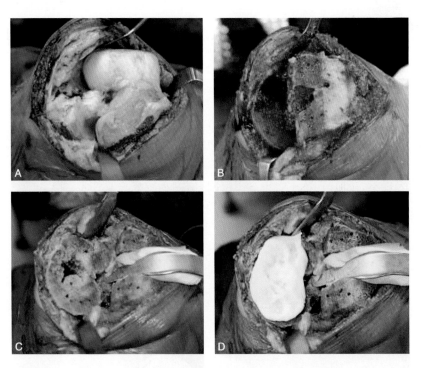

图 15-1-2　非止血带全膝关节置换手术截骨面情况
A,切开关节囊情况；B,截骨后骨面无活动性渗血；C,冲洗后骨面干燥；D,骨水泥黏附良好

研究结果显示:止血带组比非止血带组手术时间缩短9.4分钟,术后住院时间延长1.8天。两组总失血量及血红蛋白下降无差异。止血带组术后第1和5天大腿近端疼痛VAS明显高于非止血带组；术后第1天膝关节静息疼痛VAS评分,止血带非引流组高于止血带非引流组,非止血带引流与非引流组膝关节静息疼痛无差异。止血带非引流组术后第1和5天膝关节周径增加比止血带引流组明显,而非止血带非引流与引流组比较无差异。止血带组4

例输异体血,非止血带组病人无输血需求。止血带组术后切口瘀斑及张力性水泡高于非止血带组。所有病人均未发生下肢深静脉血栓及肺栓塞,小腿肌间静脉血栓形成止血带组高于非止血带组。止血带引流组(A1 组)1 例出现下肢动脉栓塞。术后 1 天,止血带组 ROM 为 75.3°,非止血组为 97.3°;术后 5 天,止血带组 ROM 为 107.1°,非止血带组为 123.1°,差别均有统计学意义。术后第 3 月复查膝关节 X 线片(图 15-1-3,15-1-4),四组病人均未见假体松动迹象,各组股骨及胫骨假体周围透光线区域及比例无统计学意义。

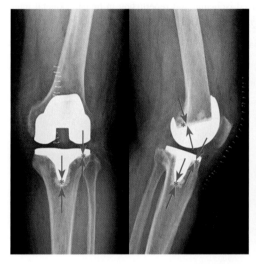 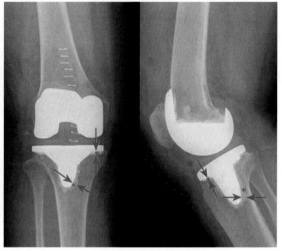

图 15-1-3　止血带全膝关节置换术后 X 线表现　　图 15-1-4　非止血带全膝关节置换术后 X 线表现
　*表示假体周围骨水泥,↑代表骨水泥厚度　　　　*表示假体周围骨水泥,↑代表骨水泥厚度

　　研究结果提示,止血带 TKA 缩短手术时间,增加术后膝关节肿胀、切口并发症和小腿肌间静脉血栓的发生率。非止血带 TKA 术后疼痛轻,切口并发症少,术后住院时间短,术后早期活动度好,功能康复快。止血带 TKA 安放引流与非引流比较,术后膝关节肿胀和疼痛减轻,有利于早期康复。非止血带 TKA 安放引流非引流比较,术后膝关节肿胀和疼痛无差别。止血带和非止血带 TKA 安放引流与非引流都对临床疗效与安全性无影响。

(周宗科　周凯)

<h2 align="center">参 考 文 献</h2>

1. Berry DJ,Bozic KJ. Current Practice Patterns in Primary Hip and Knee Arthroplasty Among Members of the American Association of Hip and Knee Surgeons. The Journal of Arthroplasty,2010,25(6):2-4.

2. Tai TW,Lin CJ,Jou IM,et al. Tourniquet use in total knee arthroplasty:a meta-analysis. Knee Surg Sport Tr A, 2011,19(7):1121-1130.

3. Alcelik I,Pollock RD,Sukeik M,et al. A Comparison of Outcomes With and Without a Tourniquet in Total Knee Arthroplasty A Systematic Review and Meta-analysis of Randomized Controlled Trials. Journal of Arthroplasty, 2012,27(3):331-340.

4. Yi SX,Tan JX,Chen C,et al. The use of pneumatic tourniquet in total knee arthroplasty:a meta-analysis. Arch Orthop Traum Su,2014,134(10):1469-1476.

5. Zhang W,Li N,Chen SF,et al. The effects of a tourniquet used in total knee arthroplasty:a meta-analysis. J Or-

thop Surg Res,2014,9(1):13-21.

6. 张炜,陈思锋,李宁.止血带对初次全膝关节表面置换作用的 Meta 分析.中华关节外科杂志(电子版), 2014,8(2):215-221.

7. Olivecrona C,Lapidus LJ,Benson L,et al. Tourniquet time affects postoperative complications after knee arthroplasty. International orthopaedics,2013,37(5):827-832.

8. Olivecrona C,Blomfeldt R,Ponzer S,et al. Tourniquet cuff pressure and nerve injury in knee arthroplasty in a bloodless field:a neurophysiological study. Acta Orthop,2013,84(2):159-164.

9. Ostman B,Michaelsson K,Rahme H,et al. Tourniquet-induced ischemia and reperfusion in human skeletal muscle. Clinical orthopaedics and related research,2004,418:260-265.

10. Huang ZY,Ma J,Zhu Y,et al. Timing of Tourniquet Release in Total Knee Arthroplasty. Orthopedics,2015,38 (7):445-451.

11. Ejaz A,Laursen AC,Kappel A,et al. Faster recovery without the use of a tourniquet in total knee arthroplasty. Acta Orthop,2014,85(4):422-426.

第十六章　选择性应用引流管与尿管管理

第一节　关于全膝关节置换术引流管及
导尿管放置与否的交流

一、引流管的放置

对于全膝关节置换术后是否放置引流管目前仍存在着很大的争议。膝关节置换术中一般使用止血带临时止血,这样可以获得清晰干净的术野,同时为安置骨水泥型假体提供方便。但是止血带的使用也会使术中止血不够彻底,从而导致术后隐性失血、活动性出血增加甚至少数病人发生术后膝关节血肿的可能。

而膝关节置换术后不放置引流管加压包扎可以减少膝关术后出血量并降低输血率,但是也有以下弊端:①术后加压包扎过紧可能导致腓总神经压迫麻痹出现踝关节背伸功能受限;②若关节腔内有活动性出血将会出现关节腔血肿需再次行手术清洗止血;③部分病人可能因加压包扎的原因导致下肢深静脉血栓形成的概率增加。

部分学者建议放置引流,理由如下:①术区放置引流后可以有效地将关节腔隐性失血引流出来,有助于膝关节腔的消肿以及减少关节腔内瘢痕的形成;②关节腔内血肿形成的风险降低,同时可能有助于病人膝关节的屈伸功能锻炼。但是放置术区引流的同时加之病人使用抗凝药物预防血栓治疗后,引流管内的隐性失血量较未放置引流管的病人增加,同时可能增加术后输血的可能。部分学者认为术后前4个小时夹闭引流管,待4小时后再开放引流可以减少失血量,但相关研究证据表明,术后早期夹闭引流管并不能减少膝关节置换术后引流量。同时引流管与外界相通,也有极小的可能性导致引流管逆行感染导致假体周围感染。

有学者对膝关节置换术后不放置引流及放置引流管后立即夹闭及4小时后再开放的病人在手术时间、术后血肿发生情况等几个方面进行统计学比较无明显差异,但放置引流管组无论是术后立即开放或4小时后开放均在术后失血量及输血情况上较未放置引流管组高。根据我科经验,由于氨甲环酸的有效使用,术后膝关节隐性失血已大大减少。同时在手术操作过程中对几个关键点的止血可有效减少术后活动性出血及膝关节血肿的发生:①在切除外侧半月板时注意滋养血管的止血;②在进行髌骨外侧支持带及瘢痕滑膜切除时注意保护膝外上血管或将其电凝;③在滑膜病变大面积切除后注意出血点的电凝止血;④在进行大范围软组织松解后必要时松止血带进行止血处理;⑤手术结束关闭关节腔前行氨甲环酸局部喷洒,可有效减少术后隐性失血;同时对无静脉使用禁忌的病人切皮前静滴也可有效减少出血量,从而降低术后膝关节出血,无需放置引流管。

二、导尿管的放置

由于导尿管的放置使病人会出现明显的不适,同时导尿管与外界相通,少部分病人可能在拔出尿管后出现尿路刺激症状,更有甚者因导尿管刺激导致既往膀胱炎的发作,这有可能会影响到膝关节置换术后的恢复,甚至有导致假体周围感染发生的可能。因此根据病人麻醉方式选择的不同可以选择性的放置导尿管。对于神经阻滞麻醉及全麻的病人,若手术时间短,并且麻醉时间控制精确,病人无需放置导尿管。而对于连续硬膜外麻醉的病人,由于术后麻醉时间较长,麻醉恢复时间因人而异,因此多数硬膜外麻醉的病人需要放置导尿管,术后 12 或 24 小时拔除。

根据我科经验,对于连续硬膜外麻醉的病人,为减少病人术后疼痛,手术结束拔出连硬膜外导管前需进行 2mg 吗啡硬膜外注射,这将使病人术后 8 小时内的疼痛明显缓解,但也会导致病人排尿功能恢复时间延长,因此常规对连续硬膜外麻醉病人放置导尿管;而对于全麻及神经阻滞麻醉病人可以视情况不安置导尿管。

（曹　力）

第二节　髋、膝关节置换围术期尿管及引流管管理

一、概述

髋、膝关节置换术(total hip/knee arthroplasty,THA/TKA)是髋膝关节非感染疾病发展到终末期的有效治疗方法。经过一个多世纪的发展,髋、膝关节置换的手术技术日趋成熟,越来越多的病人选择接受关节置换来解决髋、膝关节疾病带来的痛苦。目前每年全球超过 100 万人接受髋、膝关节置换手术。面对越来越庞大的病人人群,关节外科医生将目光从手术逐步转移到关节置换围术期管理。加速康复外科(enhanced recovery after surgery,ERAS)概念的提出进一步促进了关节外科的发展,其宗旨是采用有循证医学证据证明有效的围术期处理措施,降低手术创伤的应激反应、减少并发症、提高手术安全性和病人满意度,从而达到快速康复的目的。优化引流管及尿管的使用是 ERAS 在髋、膝关节置换围术期的重要内容,以减少管道留置引起的不适感,降低管道相关感染风险,促进病人术后快速康复,提高病人满意度。

二、尿管管理原则

尿潴留是下肢手术后常见的并发症之一,在髋、膝关节置换术后尿潴留的发生率为 7% ~84% 不等。尿潴留如果不能得到及时缓解,可能会继发尿路感染,甚至引起上尿路扩张,损伤肾脏功能,增加病人痛苦,延缓病人术后康复和功能锻炼。留置尿管被认为是预防术后尿潴留的有效措施,普遍经验认为,大手术前安置尿管并留置 24 ~48 小时可以有效预防尿潴留的发生,促进术后膀胱功能恢复。对于超过 1.5 小时的且术中出血较多的大手术,留置尿管可以相对精确地监控病人出入量,有效避免因补液过多或补液不足所引起的风险。这是目前主张骨科下肢大手术术前常规安置尿管的主要理由。和许多侵入性操作一

样,安置尿管也是双刃剑,尿管的安置往往会引起病人的恐慌和不适,且留置导尿管会明显增加尿路感染的发生率、不利于早期功能锻炼、降低病人满意度、延长住院时间,给病人带来不佳的住院体验。同时有研究指出,尿路感染是造成假体周围感染的原因之一。

随着近年来对关节置换围术期管理的逐步深入,氨甲环酸的广泛应用和微创理念的深入人心,加之术前禁食禁饮时间观念的改变,髋、膝关节置换血液丢失逐步减少,手术对病人血流动力学的影响越来越小。快速康复理念的贯彻使得关节外科医生不断改进尿管的使用。目前对于初次单侧的髋、膝关节置换,术前不常规安置尿管正被越来越多的关节外科医生所接受。但是仍有相关研究发现,高龄、阿片药物使用(包括病人自控镇痛泵)、腰麻、术前夜尿频繁等是病人术后发生尿潴留的危险因素,手术时间长、术中出血量多、同期双侧 THA 和 TKA 术后发生尿潴留的风险仍是比较高的,如遇此类易发生尿潴留的高危人群应安置尿管预防尿潴留,但不应超过 24 小时。

综上,结合文献和临床经验,我们推荐尿管的使用经验:安置尿管指征:①手术时间>1.5 小时,手术失血超过 5% 或 >300ml,术后需要严密观察尿量监测病人血容量;②同期双侧 THA 和 TKA。不安置尿管指征:手术时间短,术中出血少。

三、引流管管理原则

随着髋、膝关节置换手术技术的不断改进和微创观念的广泛推广,髋、膝关节置换术术中失血量逐渐减少,但仍有大量文献报道,初次髋、膝关节置换术病人总失血量最高可达 1000ml 以上,且其中隐性失血量比显性失血量更多。隐性失血往往会积聚在关节腔及肌肉间隙,形成血肿。血肿形成可能会造成病人局部神经激惹,增加病人术后疼痛,同时血肿机化可能诱导发热,增加病人痛苦的同时也会增加临床一线医生的工作量。术中引流管的安放是解决这一问题的有效办法。但髋、膝关节置换术引流管的安放与否也是存在广泛争议的话题之一。支持者认为,THA 和 TKA 病人术后安置引流管可以减轻关节周围的肿胀及瘀斑,缓解疼痛。但反对者认为,安置引流管会加重病人的心理负担,造成病人行动不便以及增加意外脱落的风险,不利于病人的早期功能锻炼,降低病人的舒适度及满意度。不安置引流或于手术当天拔除引流管明显有利于术后的加速康复。Meta 分析表明,THA 和 TKA 术后安置引流管并不能缓解疼痛和减少局部炎症反应,还会影响关节早期功能锻炼和增加感染风险。但任何问题均不能一概而论,对于手术创伤大,软组织剥离广泛、术中截骨操作较多或骨赘清除较多的情况,或病人凝血时间较正常稍有延长术中软组织创面渗血较多时,为避免术后出现严重的关节腔或肌肉间隙血肿,主流观点还是建议安放引流管。对于引流管的安放时间,目前普遍认为单侧初次全髋、全膝关节置换术后 24 小时内拔出血浆引流管是比较合适的,长时间置管可能会增加假体周围感染的风险。氨甲环酸的使用和微创、有限的关节囊内操作的手术技术的提高使得髋、膝关节手术失血量大大降低,这为髋、膝关节置换术不安置引流管创造了条件。

因此,在综合文献和大量临床经验,我们推荐引流管的使用方案如下:不安置引流管指征:①采用微创操作技术及关节囊内操作,无严重畸形矫正;②出血少。

安置引流管指征:①严重关节畸形矫正者;②创面渗血明显。拔除引流管指征:出血趋于停止(引流管无明显出血或引流管血清分离)时尽早拔除引流管,可于手术当日或第 2 日拔除。

综上,随着关节置换围术期管理日趋精细,髋、膝关节置换围术期尿管和引流管的使用逐步由开始的大包围向精细化和个体化发展。根据病人具体情况定制个体化的尿管和引流管使用方案和良好的术后医护一体化的尿管、引流管管理是目前髋、膝关节围术期病人管理的发展趋势。虽然这些改进仍需要更多大样本、高质量的研究来进一步验证。但我们相信,精细和个体化的病人围术期管理方案会给病人带来更好的医疗体验,进一步提升病人就医的满意度,促进病人在髋、膝关节置换术后的快速康复,进而获得更大的社会和经济效益。

(王浩洋　裴福兴　康鹏德)

第三节　全髋关节置换术后引流管及尿管的使用

一、概述

全髋关节置换术(total hip arthroplasty,THA)给严重髋关节炎、晚期股骨头坏死等疾病病人带来了福音,大大提高了病人的长期生活质量,然而全髋关节置换术创伤较大,切口显露范围广、软组织松解多、且需要进行髋臼磨锉和股骨颈截骨等损伤操作,创面渗血多,手术时间长。由此可能导致术后诸多并发症,如切口内渗血形成局部血肿,进而增加感染率;膀胱麻痹导致尿潴留,导致排尿功能障碍或尿路感染。针对上述并发症,临床上常规使用引流管和尿管进行针对性预防,然而对于是否必须使用以及使用的策略,临床上有诸多研究并且尚存在争议,本文就全髋关节置换术后引流管和尿管的使用必要性、使用方法、拔出时限等临床一线工作中经常遇到且亟待解决的问题进行论述。

二、THA 术后使用引流管的必要性

引流管的应用据说最早可以追溯到公元前 400 年,当时希波克拉底使用木质管引流伤口,开启了其临床使用的先河。目前临床上绝大部分骨科医生习惯于在 THA 中应用引流管。他们认为 THA 手术创伤大且无法使用止血带,术后创面渗血较多。术后引流可以减少术后伤口内血肿的形成,降低伤口内的张力,减少伤口疼痛和不良愈合。此外,由于伤口内血肿是细菌感染的良好培养基,使用引流大大降低了由于血肿带来的伤口感染。而术后低分子肝素钠等抗凝药物的使用加重了术后渗出,使术后引流更为必要。文献报道不使用引流的病人渗出明显增多,需要加强敷料的约占 35.2%,而引流者需要加强敷料的仅占 7.8%。二者出现切口持续渗出的病人分别为 19% 和 7%。不使用引流组明显增加了临床医生的换药次数。

但也有不少学者指出,引流管的应用不会减少术后血肿的形成,甚至会引起更多的伤口并发症,诸如引流管被缝于伤口上,引流口持续渗血渗液,引流管口处发生感染等。Sorenson 等在 56 例 THA 术后留置引流管病人的引流管顶端检测到细菌,其中有 5 例发生感染,因此认为引流管的存在可能给细菌提供了入侵通道。Zhou XD 等在一项样本数为 3186 的 Meta 分析中指出:THA 术后闭式引流虽然减少了更换伤口纱布的次数,但是增加了异体输血率,而感染等其他并发症的发生率并无差异。Nanni M 等人发现:THA 病人术后使用和不使用引流在输血、术后药物治疗、住院时长、功能恢复、感染、血肿发生等方面的发生率均无差异。

而在初次 THA 术后,临床研究一致认为不应该留置引流。杨东等在一项 102 例初次

THA 术后的研究中认为,在初次 THA 术后,引流不仅未给手术疗效带来明显益处,反而会造成出血量以及输血率的增加以及前述并发症的发生。陈科等在相似的研究中发现初次 THA 术后 3、6、12 个月髋关节功能的 Harris 评分、疼痛的目测类比评分、红细胞比容下降值、输血量、住院时间等方面无显著性差异,但放置引流管组平均换药次数及费用上明显高于未放置组。

三、THA 术后引流管的夹闭使用

鉴于 THA 术后留置和不留置引流管的各自优缺点以及使用与否存在争议,近年临床上提出了术后暂时夹闭引流管的策略,在不断的探究和改进中形成了一种术后既能够充分引流,又能减少出血量,且不增加感染率的引流方式。THA 术后早期暂时夹闭引流管,使内部渗出的血液聚积在关节腔内,增加腔内的压力,当腔内压高于周围血管压力时,可对周围渗血的部位起到一定的压迫止血作用,从而大大减少切口内的引流量。此外,渗血中含有较多的凝血因子,可以通过组织的重吸收促进创面止血,部分渗出液可渗入到皮下和软组织间隙,这些因素均能够在一定程度上减少切口的引流量。多项临床研究中采用暂时夹闭引流管的方法来控制引流量,均发现该法能显著减少术后引流量。但术后暂时夹闭引流管的时间尚存争议。

袁相伟等认为 THA 术后 4 小时暂时夹闭引流管能减少切口引流量。戴晓婧等的研究表明,术后 6 小时之内的引流量最多,占总引流量的 63%。夹闭引流管 6 小时优于夹闭 4 小时。度过术后出血量最多的前 6 小时后,再开放引流管可以使引流量明显减少。汤俊峰等在近期研究中报导:THA 术后 4 小时夹闭引流管较 6 小时更具有临床意义。上述研究中所有病人未出现关节腔内积血及血肿形成、引流管顶端细菌培养无菌生长、出院时髋关节评分等指标均无差异,均说明了早期夹闭引流管安全性较好。

四、THA 术后引流管拔出时间的选择

在拔管时间的选择上,现有文献报道较为一致:Tsang LF 在 2015 年发表的一项研究中通过对 2840 名 THA 术后病人详细研究指出:术后 2 天为夹闭操作后拔出引流管的最佳时间,术后延迟拔管时间会增加感染和其他并发症发生的机会,术后 3 天拔管的病人中合并糖尿病和肥胖的比例最高。国内的研究与之结论一致,认为无论夹闭引流管与否,拔管时间均应在 2 天。

我们的经验是:术前停用抗血小板聚集药物而改用低分子肝素;术前纠正贫血;术中使用保温毯;术中创面彻底止血;术前及术后静脉应用氨甲环酸止血;术中关节腔内局部应用氨甲环酸止血;术后切口局部冷敷;应用防反流密闭式负压引流管,术后夹闭 4 小时;术后 24 小时拔出引流管的做法,兼顾了预防感染和血肿形成两个方面。

五、THA 术后留置导尿的常见问题

Miller AG 发表于 JBJS 的一项院内临床研究认为:采用椎管内麻醉的 THA 发生尿潴留的风险较小,因而留置尿管不常规使用。然而国内临床医生及研究人员普遍认为:由于 THA 手术创伤相对较大,时间较长,并且全麻应用更为广泛,THA 术前通常需要留置导尿。而术后拔除导尿管时,因病人体位固定、活动差、依赖性心理等原因,易引起拔管后初次排尿困难

甚至尿潴留。此外,留置尿管也是院内感染的主要危险因素,导尿管会刺激尿道和膀胱黏膜,减弱尿道和膀胱对细菌的抵御作用,同时影响膀胱组织对附着细菌的冲刷作用,最终导致细菌上行至泌尿系聚集、生长、繁殖,最终引起感染。有研究表明:在我国,医院内尿路感染的发生率高达95%,这与尿路器械操作或导尿的关系密切。

六、THA 术后拔出导尿管方式的选择

虽然导尿管的拔出是建立在定时放尿的基础上,但传统的排空膀胱后拔管法在尿管拔出后存在不能及时建立排尿意识的问题,使得排尿间隔延长,病人精神紧张,进一步抑制排尿反射,导致排尿困难的恶性循环。同时,拔管时由于膀胱排空,内部无大量尿液润滑尿管,致使拔管疼痛,给病人造成了很大的身体和精神负担。

目前更多使用的充盈拔管法是要求拔管前病人有尿意感,并且在检查膀胱充盈之后,用注射器抽尽卡在膀胱内气囊中的液体,之后使尿管在尿液漂浮中拔出。充盈式拔管同样要建立在定时放尿的基础之上,拔管时机应选择排尿欲望最强的时刻,这样有利于恢复膀胱功能和建立排尿反射,能有效缩短病人拔管后首次排尿的时间。膀胱充盈会使膀胱逼尿肌收缩而尿道括约肌松弛,膀胱内部压力升高,使副交感神经兴奋而反射性引起强烈排尿感。此外,采用充盈式拔尿管方法时,排出的尿液冲洗了因留置尿管而带入尿道的细菌,大大减少了细菌在尿道的定植,对预防因留置尿管造成的院内泌尿系感染有积极地意义。同时大量的尿液在拔管时起到了润滑尿管的作用,降低了拔管时尿道损伤的发生率。

七、THA 术后拔出导尿管时间的选择

临床上普遍认为,THA 术病人病情允许的情况下,尿管拔出越早越好。术后 24 小时拔除尿管,一方面可以使病人术后疼痛减轻;另一方面,可促进病人正常生理排尿功能的早日恢复。因此,术后 24 小时被一致认为是拔除尿管的最佳时间,而选取 24 小时膀胱充盈时拔管为 THA 术后尿管拔出的最佳策略。同时在拔管后应该对病人进行适当的健康教育和心理辅导,增强病人自行排尿的信心,会取得更好的疗效。而对于少数拔管后出现尿潴留的病人,一旦诱导排尿无效,则需重新安置尿管,加强膀胱功能训练,适当夹闭尿管。待病人有尿意时进行放尿,经过反复训练后再次拔管。

我们的经验是:术前进行床上排尿训练;进入手术室前排空尿液;对手术复杂,手术时间不确定的翻修病人给予导尿;和麻醉医生密切配合,充分评估病人心肺功能,对心肺功能不佳,需要通过观察尿量指导用药的病人给予导尿;术中控制液体输入量;其余病人通常不进行导尿;术后如出现排尿困难,可行坐位或床边站立位诱导排尿;如已行导尿,术后 24 小时利用充盈拔管法拔出导尿管。通过这一系列措施尽可能地减少尿路感染的发生以及导尿给病人带来的痛苦。

(张敬东 马翔宇)

参 考 文 献

1. 袁相伟,王义生. 全髋关节置换后夹闭引流管对引流量的影响. 中国组织工程研究,2014,26:4125-4130.

2. Holt BT, Parks NL, Engh GA, et al. Comparison of closed-suction drainage and no drainage after primary total knee arthroplasty. Orthopedics,1997,20(12):1121-1125.

3. Widman J, Jacobsson H, Larg Son SA, et al. No effect of drains on the postoperative hematoma volume in hip replacement surgery: a randomized study using scintigraphy. Acta Orthop Scand, 2002, 73(6): 625-629.

4. Sorenson AI, Sorenson TS. Bacterial growth on suction drain tips: prospective study of 489 clean orthopedic operations. Acta Orthop Scand, 1991, 62(5): 451-454.

5. Zhou XD1, Li J, Xiong Y, et al. Do we really need closed-suction drainage in total hip arthroplasty? A meta-analysis. Int Orthop, 2013, 37(11): 2109-2118.

6. 陈科, 吕小华, 曾荣, 等. 初次髋关节置换后不放置引流管的安全性. 中国组织工程研究, 2012, 35: 6494-6497.

7. 汤俊峰, 尚希福, 胡飞, 贺瑞. 全髋关节置换术后引流管不同处理方式的临床比较研究. 中国骨与关节损伤杂志, 2014, 4: 319-321.

8. Miller AG, McKenzie J, Greenky M, et al. Spinal anesthesia: should everyone receive a urinary catheter? A randomized, prospective study of patients undergoing total hip arthroplasty. J Bone Joint Surg Am, 2013, 95(16): 1498-1503.

9. Van Egmond JC, Verburg H, Mathijssen NM. The first 6 weeks of recovery after total knee arthroplasty with fast track. Acta orthopaedica, 2015, 86(6): 708-713.

10. Oishi CS, Williams VJ, Hanson PB, et al. Perioperative bladder management after primary total hip arthroplasty. The Journal of arthroplasty, 1995, 10(6): 732-736.

11. Bjerregaard LS, Bagi P, Kehlet H. Postoperative urinary retention(POUR) in fast-track total hip and knee arthroplasty. Acta orthopaedica, 2014, 85(1): 8-10.

12. Huang Z, Ma J, Shen B, Pei F. General anesthesia: to catheterize or not? A prospective randomized controlled study of patients undergoing total knee arthroplasty. The Journal of arthroplasty, 2015, 30(3): 502-506.

13. Zhu Y, Zhang F, Chen W, et al. Risk factors for periprosthetic joint infection after total joint arthroplasty: a systematic review and meta-analysis. The Journal of hospital infection, 2015, 89(2): 82-89.

14. Hollman F, Wolterbeek N, Veen R. Risk Factors for Postoperative Urinary Retention in Men Undergoing Total Hip Arthroplasty. Orthopedics, 2015, 38(6): e507-511.

15. Tischler EH, Restrepo C, Oh J, et al. Urinary Retention is Rare After Total Joint Arthroplasty When Using Opioid-Free Regional Anesthesia. The Journal of arthroplasty, 2016, 31(2): 480-483.

16. Wald HL, Ma A, Bratzler DW, Kramer AM. Indwelling urinary catheter use in the postoperative period: analysis of the national surgical infection prevention project data. Archives of surgery, 2008, 143(6): 551-557.

17. Zeng WN, Zhou K, Zhou ZK, et al. Comparison between drainage and non-drainage after total hip arthroplasty in Chinese subjects. Orthopaedic surgery, 2014, 6(1): 28-32.

18. Yiannakopoulos CK, Kanellopoulos AD. Innoxious removal of suction drains. Orthopedics, 2004, 27(4): 412-414.

19. Quinn M, Bowe A, Galvin R, Dawson P, O'Byrne J. The use of postoperative suction drainage in total knee arthroplasty: a systematic review. International orthopaedics, 2015, 39(4): 653-658.

20. Huang Z, Ma J, Pei F, et al. Meta-analysis of temporary versus no clamping in TKA. Orthopedics, 2013, 36(7): 543-550.

21. Zhang QD, Guo WS, Zhang Q, et al. Comparison between closed suction drainage andnondrainage in total knee arthroplasty: a meta-analysis. The Journal of arthroplasty, 2011, 26(8): 1265-1272.

第十七章　髋、膝关节置换术加速康复中糖皮质激素的作用

一、概述

加速康复外科(enhanced recovery after surgery,ERAS)是采用一系列有循证医学证据证明有效的围术期处理措施,减少手术创伤应激反应,预防器官功能障碍,减少术后并发症,缩短住院时间,减轻病人痛苦,从而提供高效率、高质量的医疗服务。ERAS 在髋、膝关节置换术(total hip/knee arthroplasty,THA/TKA)的应用重点包括减轻术后应激及炎症反应、优化血液及营养管理、优化疼痛和睡眠管理、预防 VTE 及感染、预防恶心、呕吐、优化止血带及引流管等。

炎症是手术创伤及应激反应的重要一部分,炎症反应与术后疼痛、恶心、呕吐、疲倦、眩晕、肌力下降、睡眠障碍等密切相关,因此降低术后炎症反应有助于减少术后并发症、缩短住院时间,达到加速康复的作用。

糖皮质激素作为常用而有效的抑制炎症反应药物,已被广泛应用于髋、膝关节置换术,通过降低术后炎症反应,从而达到缓解疼痛、预防恶心、呕吐等作用。本文围绕加速康复外科这一理念,以降低炎症反应为中心,综述髋、膝关节置换术加速康复中糖皮质激素的作用。

二、髋、膝关节置换术的炎症反应

全髋、全膝关节置换术是大型手术,手术部位深,需要进行分离和截骨等操作,手术失血多,创伤大,伤后的应激反应会导致全身及局部会出现明显的炎症反应,出现包括 C 反应蛋白(CRP)、白细胞介素(IL)在内的多种炎症因子升高,同时引起局部疼痛、伤口肿胀、恶心、呕吐、精神食欲下降等术后并发症。

(一)疼痛与炎症

疼痛的来源包括了神经刺激和炎症反应,术后创伤可导致大量炎症介质释放,从而降低痛觉感受器阈值,引起痛觉敏化,导致病人接受轻微的刺激后,也会出现剧烈的疼痛。此外炎症反应持续的存在,也是术后慢性疼痛难以控制的重要原因。髋、膝关节置换术后 IL-1β、IL-6、TGF-α 在内的多种炎症因子均显著升高。研究表明 IL-1β、IL-6、TGF-α 等炎症因子在疼痛的发生中扮演了重要作用。

(二)恶心、呕吐与炎症

术后恶心、呕吐是手术创伤、病人个体体质、麻醉药物、镇痛药物等引起的术后胃肠道反应,而手术创伤可引起大量免疫细胞增殖和聚集,并释放不同的炎症介质,这些免疫细胞及

炎症介质是引起术后肠麻痹甚至肠梗阻(POI)的重要原因。POI 往往开始于术后 3~4 小时,并可持续数天。术后恶心、呕吐的原因很多,停用引起恶心、呕吐的药物是重要的环节,但在麻醉后应用糖皮质激素常可预防恶心、呕吐的发生,恶心、呕吐的发生率明显下降。

(三) 疲倦与炎症

Pddison 等人发现开放性结直肠术后病人疲倦评分与腹膜 IL-6、IL-10、TNFα 水平相关。有研究认为局部炎症反应可刺激迷走神经引起疲倦,迷走神经与孤束核直接相关,而孤束核可由外周免疫学刺激而激活。因此可以推测髋、膝关节置换术术后局部炎症因子的升高也可刺激孤束核及迷走神经系统,从而引起术后疲倦。

(四) 炎症与肌力下降

已有充分的证据表明炎症因子,例如 IL-6 及 TNF-α 参与了肌力下降及肌萎缩的发生过程。研究证明急性感染时出现炎症及 IL-6 升高的住院老年病人,与不伴有炎症的病人相比,病人肌力及耐力更差。Bautmans 等以择期腹部手术病人为研究对象,证明手术引起的炎症反应,可引起 CRP、IL-6、TNF-α 升高,并与肌力下降相关。

三、糖皮质激素在髋、膝关节置换术中的应用

糖皮质激素因其具有显著的抗炎作用而被广泛用于过敏、哮喘、自身免疫病、脓毒症等。临床上常用的糖皮质激素有地塞米松、泼尼松、甲泼尼龙、氢化可的松等,其中 0.75mg 地塞米松等于 5mg 泼尼松,等于 4mg 甲泼尼龙,等于 20mg 氢化可的松。随着围术期加速康复的应用,糖皮质激素也正应用于围术期治疗。目前糖皮质激素已应用于在乳腺手术、椎间盘手术、腹腔镜胆囊切除术、结肠切除术,关节置换术等围术期的处理中。

(一) 糖皮质激素的应用途径及剂量

关节置换术围术期中应用的糖皮质激素包括地塞米松、甲强龙、氢化可的松、氟羟氢化泼尼松,应用方式包括全身(静脉应用或口服)及局部应用(关节内或关节周围应用),应用时机包括术前、术中、术后。全身应用包括高剂量,药物包括地塞米松 40mg、甲泼尼龙 125mg;低剂量应用,药物包括地塞米松 10mg/8mg 及氢化可的松 100mg,目前大部分研究均为单次应用,多于术前静脉注射,仅 Jules-Elyee 在术前及术后 8 小时候两次应用 100mg 氢化可的松,Romundstad 在术后第一天予以甲泼尼龙 125mg 静脉注射。局部注射多为鸡尾酒镇痛方案中加用糖皮质激素,于术中行关节周围浸润注射,药物包括地塞米松 6.6mg、甲泼尼龙 40mg、去安西龙 40/80mg、倍他米松 1mg,多为低剂量应用,仅 Chia 的研究中均包含了低剂量组去安西龙 40mg 及高剂量组去安西龙 80mg。

(二) 髋、膝关节置换术围术期糖皮质激素应用的临床效果

1. 抗炎作用 Lunn 等在 TKA 及 THA 术前甲强龙 125mg 静脉应用后发现 24 小时的 CRP 较对照组下降,Kardash 等在 THA 术前地塞米松 40mg 静脉应用后发现 48 小时的 CRP 较对照组下降。Jules-Elyee 等在双侧 TKA 术前及 8 小时后氢化可的松 100mg 静脉应用后发现术后 6 小时及 10 小时的 IL-6 下降,而 24 小时的 IL-6 并无明显下降。Ng 等在膝关节单髁置换术中在布比卡因及肾上腺素中加用 40mg 去安西龙行关节周围注射发现术后前三天的 CRP 及 ESR 较不加去安西龙下降。Ikeuchi 等在 TKA 术中局部应用 6.6mg 地塞米松也发现术后 CRP 及 IL-6 下降。

2. 镇痛作用 术前甲泼尼龙高剂量静脉应用发现病人整体疼痛下降,包括静息痛及活

动痛,并减少了羟考酮的使用剂量。同样术前地塞米松高剂量或低剂量静脉应用均可以缓解术后疼痛,并可减少阿片类药物的应用。在关节腔周围行鸡尾酒浸润注射时加用地塞米松6.6mg、去安西龙40mg发现可缓解术后疼痛,并减少吗啡等药物的应用,而加用1mg倍他米松可缩短塞来昔布的应用时间。

3. 预防恶心、呕吐　在髋、膝关节置换术前甲强龙及地塞米松高剂量静脉应用,或地塞米松低剂量静脉应用均发现有预防术后恶心、呕吐的作用,并可减少昂丹司琼等镇吐药物的应用。而术中行糖皮质激素关节周围浸润注射并无报道具有相关作用。国际公认的预防术后恶心、呕吐的指南中也推荐地塞米松及甲强龙低剂量静脉应用具有预防术后恶心、呕吐的作用。

4. 改善术后疲倦　Lunn等在TKA术前甲强龙高剂量静脉应用后发现病人手术当天疲倦感减轻,而在之后并无相关作用。其评估疲倦的方法为10分制数字评分法(1分为舒适,10分为疲倦)。

5. 改善肌力及关节功能　在UKA及TKA术中,行关节周围鸡尾酒注射时加用地塞米松6.6mg或去安西龙40mg可使病人行术后直腿抬高时间提前,并改善术后关节活动度,这表明糖皮质激素局部应用可加速术后肌力恢复,改善术后关节功能的作用。而术后全身应用糖皮质激素是否也可增强肌力,改善关节功能仍需我们进一步研究。

6. 糖皮质激素应用的安全性　虽然长期应用糖皮质激素有增加感染、消化道出血等风险,但是围术期单次应用糖皮质激素并无相关风险。一项涉及51个研究的meta分析中也证实术前单次高剂量的甲泼尼龙15~30mg/kg也不会增加高危手术病人,例如心脏手术及创伤手术的术后并发症风险。但有研究发现在TKA术前全身应用糖皮质激素可导致术后第一晚睡眠不良。此外,术前应用糖皮质激素会导致术后在PACU内血糖升高。部分研究发现局部应用糖皮质激素有可能增加术后感染,虽然与对照组相比,发生率并无明显统计学差异,但仍需要我们加以重视。目前有关髋、膝关节置换术围术期应用糖皮质激素的研究限于病人数量、随访时限等因素,感染及消化道出血等风险仍需进一步研究以确证。

应用糖皮质激素有引起骨坏死的风险,而使用时间及剂量均与骨坏死发生率成正相关。梅奥诊所报道的77例因激素引起的骨坏死病人中,最早出现的是在口服甲泼尼龙16mg/d的第36天(累积剂量达576mg)。George等报道的1352例接受短期高剂量激素的病人中,仅4例出现股骨头坏死,平均激素使用总剂量为102mg(以地塞米松为当量)(59~150mg),激素使用平均时间20天(15~27天)。研究报道在短期内口服1000mg泼尼松可增加骨坏死发生率。目前,文献报道在髋、膝关节置换术围术期全身应用糖皮质激素,地塞米松每天使用剂量在8~40mg,或甲泼尼龙125mg,或氢化可的松100mg,使用时间不超过48小时,累计量地塞米松不超过40mg,甲泼尼龙不超过125mg,氢化可的松不超过200mg,文献并未发现骨坏死相关并发症。因此控制使用剂量非常重要,因此在髋、膝关节置换术围术期短期、低剂量应用糖皮质激素并不会引起骨坏死相关并发症。目前对糖皮质激素引起骨坏死的研究多为长期应用及短期大剂量应用,围术期单次应用或短期数次应用糖皮质激素引起骨坏死的风险研究仍非常有限,需要进一步研究。

四、总结

糖皮质激素因其有显著的抗炎作用,已被广泛应用于围术期处理中,以降低术后炎症反应、缓解疼痛、降低恶心、呕吐发生、快速恢复肌力、缓解疲劳、改善关节功能等,加速病人术后康复。全身应用糖皮质激素,不管是高剂量应用还是低剂量应用,均有明确的预防术后恶心、呕吐的作用。介于糖皮质激素可预防术后恶心、呕吐并改善病人精神,病人术后食欲也可能得到改善从而改善病人术后营养状况。此外,研究报道局部应用糖皮质激素也可以降低局部炎症反应,缓解局部疼痛,但是由于各研究样本有限、研究设计欠科学、偏倚较大等原因,局部应用糖皮质激素是否有镇痛效果仍需要我们进一步研究。在降低术后炎症反应、缓解疼痛、改善体力、加速恢复肌力等前提下,病人包括精神食欲在内的一般情况得到明显改善,从而加速术后恢复并缩短住院时间。虽然目前糖皮质激素全身应用还是局部应用并未发现会增加包括感染及消化道出血在内的严重并发症,但是有可能会影响术后第一天的睡眠质量,因此可考虑在术后同时应用安定等镇静催眠药物。此外,由于糖皮质激素有升高血糖的作用,加上手术应激等影响,围术期应用糖皮质激素时,应检测血糖水平,并进行控制,特别是对糖尿病病人。虽然目前认为围术期单次应用糖皮质激素具有较高的安全性,但由于各研究样本较小、随访时间较短、缺少严谨的方法评估感染及其他一些并发症,因此围术期应用糖皮质激素的安全性仍需要进一步研究。因此,关节置换术围术期糖皮质激素的应用应慎重,必须遵循单次或两次低剂量应用,避免糖皮质激素的不良反应。

(徐彬　裴福兴)

参 考 文 献

1. Kehlet H, Wilmore DW. Multimodal strategies to improve surgical outcome. Am J Surg, 2002, 183(6):630-641.

2. Husted H, Jensen CM, Solgaard S, et al. Reduced length of stay following hip and knee arthroplasty in Denmark 2000-2009: from research to implementation. Arch Orthop Trauma Surg, 2012, 132(1):101-104.

3. Kehlet H, Jensen TS, Woolf CJ. Persistent postsurgical pain: risk factors and prevention. Lancet, 2006, 367(9522):1618-1625.

4. Zhang JM, An J. Cytokines, inflammation, and pain. IntAnesthesiol Clin, 2007, 45(2):27-37.

5. Wehner S, Vilz TO, Stoffels B, et al. Immune mediators of postoperative ileus. Langenbecks Arch Surg, 2012, 397(4):591-601.

6. Ericsson A, Kovacs KJ, Sawchenko PE. A functional anatomical analysis of central Pathways subserving the effects of interleukin-1 on stress-related neuroendocrine neurons. J Neurosci, 1994, 14(2):897-913.

7. Zoico E, Roubenoff R. The role of cytokines in regulating protein metabolism and muscle function. Nutr Rev, 2002, 60(2):39-51.

8. Salerno A, Hermann R. Efficacy and safety of steroid use for postoperative pain relief. Update and review of the medical literature. J Bone Joint Surg Am, 2006, 88(6):1361-1372.

9. Hval K, Thagaard KS, Schlichting E, et al. The prolonged postoperative analgesic effect when dexamethasone is added to a nonsteroidal antiinflammatory drug(rofecoxib) before breast surgery. Anesth Analg, 2007, 105(2):481-486.

10. Bisgaard T, Klarskov B, Kehlet H, et al. Preoperative dexamethasone improves surgical outcome after laparoscopic cholecystectomy: a randomized double-blind placebo-controlled trial. Ann Surg, 2003, 238(5):651-660.

11. Zargar-Shoshtari K, Sammour T, Kahokehr A, et al. Randomized clinical trial of the effect of glucocorticoids on peritoneal inflammation and postoperative recovery after colectomy. Br J Surg, 2009, 96(11):1253-1261.

12. Lunn TH, Andersen LO, Kristensen BB, et al. Effect of high-dose preoperative methylprednisolone on recovery

after total hip arthroplasty：a randomized，double-blind，placebo-controlled trial. Br J Anaesth，2013，110（1）：66-73.

13. Lunn TH，Kehlet H. Perioperative glucocorticoids in hip and knee surgery-benefit vs. harm? A review of randomized clinical trials. Acta Anaesthesiol Scand，2013，57（7）：823-834.

14. Romundstad L，Breivik H，Niemi G，et al. Methylprednisolone intravenously 1 day after surgery has sustained analgesic and opioid-sparing effects. Acta Anaesthesiol Scand，2004，48（10）：1223-1231.

15. Mathiesen O，Jacobsen LS，Holm HE，et al. Pregabalin and dexamethasone for postoperative pain control：a randomized controlled study in hip arthroplasty. Br J Anaesth，2008，101（4）：535-541.

16. Highgenboten CL，Jackson AW，Meske NB. Arthroscopy of the knee. Ten-day pain profiles and corticosteroids. Am J Sports Med，1993，21（4）：503-506.

17. De Oliveira GS，Jr. ，Almeida MD，Benzon HT，et al. Perioperative single dose systemic dexamethasone for postoperative pain：a meta-analysis of randomized controlled trials. Anesthesiology，2011，115（3）：575-588.

18. Stuck AE，Minder CE，Frey FJ. Risk of infectious complications in patients taking glucocorticosteroids. Rev Infect Dis，1989，11（6）：954-963.

19. Messer J，Reitman D，Sacks HS，et al. Association of adrenocorticosteroid therapy and peptic-ulcer disease. N Engl J Med，1983，309（1）：21-24.

20. Holte K，Kehlet H. Perioperative single-dose glucocorticoid administration：Pathophysiologic effects and clinical implications. J Am Coll Surg，2002，195（5）：694-712.

21. Christensen CP，Jacobs CA，Jennings HR. Effect ofperiarticular corticosteroid injections during total knee arthroplasty. A double-blind randomized trial. J Bone Joint Surg Am，2009，91（11）：2550-2555.

22. Gan TJ，Diemunsch P，Habib AS，et al. Consensus guidelines for the management of postoperative nausea and vomiting. Anesth Analg，2014，118（1）：85-113.

23. Bergeron SG，Kardash KJ，Huk OL，et al. Perioperative dexamethasone does not affect functional outcome in total hip arthroplasty. Clin Orthop Relat Res，2009，467（6）：1463-1467.

24. Koh IJ，Chang CB，Lee JH，et al. Preemptive low-dose dexamethasone reduces postoperative emesis and pain after TKA：a randomized controlled study. Clin Orthop Relat Res，2013，471（9）：3010-3020.

25. Ikeuchi M，Kamimoto Y，Izumi M，et al. Effects of dexamethasone on local infiltration analgesia in total knee arthroplasty：a randomized controlled trial. Knee Surg Sports Traumatol Arthrosc，2014，22（7）：1638-1643.

26. Christensen T，Bendix T，Kehlet H. Fatigue and cardiorespiratory function following abdominal surgery. Br J Surg，1982，69：417-419.

第十八章 髋、膝关节置换术康复锻炼

第一节 老年围术期康复相关问题

一、老年围术期康复概述

世界卫生组织（WHO）对康复所下的定义是：康复是指综合地、协调地应用医学的、教育的、社会的、职业的各种方法使病、伤、残者已经丧失的功能尽快地、能尽最大可能地得到恢复和重建，使他们在体格上、精神上、社会上和经济上的能力得到尽可能地恢复，使他们重新走向生活，重新走向工作，重新走向社会。

针对老年围术期病人这一特殊的人群，首先疾病损害了他们器官或躯体的功能，使他们产生焦虑、恐惧、无助以及更加自卑的心理，同时因为住院治疗，他们既往的生活模式及社交网络被破坏，故而对于他们来说，康复就是重新获得健康、能力以及尊严。

二、围术期病人康复前评估及需要收集的信息

1. 病人就诊主诉以及主要疾病的严重程度、预后以及对病人的影响程度；
2. 病人术前术后手术部位的功能评估、预后；
3. 心理测验；
4. 病人的家庭成员、家庭支持系统；
5. 病人的经济条件及来源；
6. 病人的社交系统；
7. 病人的日常生活习惯及模式。

三、老年围术期病人的心身康复计划

1. 手术治疗　疾病会损害个体躯体以及器官的功能，而手术本身能够解除疾病对个体带来的损害。
2. 手术部位术后的功能锻炼　需要在专业人员的指导下进行专业地训练、锻炼以及功能重建。
3. 落实围术期间病人焦虑情绪、疼痛以及睡眠问题三合一的管理模式。
（1）加强家属与病人的沟通和交流：使病人感受到家人的关心和支持，获得力量去面对困难与解决问题。

（2）出院后的康复计划：包括社会社交生活、家庭生活以及个人娱乐活动恢复正常。

（郭菁　孙学礼）

第二节　髋、膝关节置换术康复锻炼

一、概述

社会的进步和医学的发展，对医学水平提出了更高的要求，不仅要治愈疾病，而且要获得良好的功能。而对于关节外科医师来说，除了重建关节力线及稳定性以外，保证良好的关节功能包括良好的活动范围及关节周围肌肉力量更为重要。而正确且适宜的围术期康复锻炼指导对于达到这一目的起着至关重要的作用。

髋、膝关节置换术围术期康复锻炼主要包括两方面内容：关节周围肌肉力量训练及关节活动度训练。关节疾病与损伤常伴随着进行性肌萎缩和肌力下降，以膝关节为例，无论是骨关节炎或髌骨骨折术后，股四头肌萎缩与肌无力很常见。而接受 TKA 术后一个月，患侧股四头肌的横截面积较术前会下降 10%，即使术后一年，伸膝肌力与健康人对比仍有 30% ~ 40% 的缺失。因此，注重整个围术期的肌力康复锻炼尤为重要。

肌力训练时应遵循阻力原则、超常负荷原则及疲劳度原则，主要的训练方法包括：等长运动、等张运动及等速运动。关节置换术病人围术期康复锻炼多采用等长运动及等速运动。力量训练时应注意根据不同疾病、不同阶段、不同个体设置个体化的力量训练方案，训练前均应评估目前肌力状态；同时掌握正确的运动量，循序渐进，避免过度疲劳和损伤。

对于髋、膝关节置换术病人，手术前后常因骨性限制、关节周围软组织挛缩、关节内外粘连组织的形成、疼痛等因素而影响关节活动度。手术的目的在于去除限制因素，恢复术中的关节力线及关节活动度（ROM）；而术后康复锻炼的目的在于维持并进一步改善。主要方法包括：主动运动、被动运动和助动运动三种，髋、膝关节置换术后多以主动运动和助动运动为主。

二、康复锻炼原则

（一）成立医技护一体康复治疗小组

康复治疗采取的是多学科、多专业相结合的工作方式。康复治疗小组除医师、护士外，还应包括物理治疗师、作业治疗师、心理治疗师、假肢支具师等。由医师主持，协同工作，使病人获得最佳康复。而髋、膝关节置换术围术期的康复锻炼多以医师、护士、康复治疗师合作，组建医技护一体康复治疗小组，共同进行康复评定，开展康复治疗，以期病人更好的"康复早回家"。

（二）综合评估

综合评估病人情况是制定有效合理的康复计划的前提，因此在制定功能康复锻炼计划时应对病人的总体情况进行全面了解和评估，充分考虑每位病人的具体情况和这些情况对康复锻炼的影响。

1. 一般情况　如病人身体健康状况、精神状况能否耐受康复锻炼。

2. 合并症　关节外科的病人大部分是老年甚至是高龄病人，多合并基础疾病，如高血压、糖尿病、冠心病、慢性支气管炎等。术前应对这些情况进行详细了解,以指导手术以及术后的康复训练,并应该与内科医生配合,将病人机体的功能调节到最佳状态,为手术及康复锻炼创造条件。

3. 肌力 术前由于关节活动时引起疼痛,故患肢活动较少,甚至不活动,如果时间较长可能导致患肢肌肉明显萎缩、肌力下降,甚至健侧肢体也可能受累。术前对病人的肌力、关节活动度情况有所了解,可以针对性地进行训练,如对于将要接受全髋关节置换的病人,术前可加强患肢髋外展肌、股四头肌、腘绳肌的肌力训练;而对于全膝关节置换的病人,则应在术前加强患肢股四头肌、腘绳肌和腓肠肌的肌力训练,以便为术后康复打下良好基础。

4. 关节活动度 由于疼痛或关节结构异常,如关节交锁等,可导致受累关节活动度不同程度下降。术前评估关节活动度有助于针对性地制定术后康复计划。

5. 手术情况 术后康复计划的制定或修改应基于病人具体手术方式、骨质条件、内置物类型以及固定情况等。

三、康复锻炼方法

(一) 术前康复锻炼

1. THA 术前康复锻炼 病人在入院当天即发放《关节病友手册》,组织病人及家属观看功能锻炼教育视频,内容涵盖双下肢等长/等张收缩、等速运动、关节活动度训练等。同时康复护士教会病人使用拐杖、助行器等康复工具的使用。

髋关节疾病病人术前多存在患髋屈曲、伸直、外展、内外旋、内收活动范围不同程度的受限,术前病人应加强患髋的屈曲(髂腰肌)、外展(臀中肌)、伸膝(股四头肌及腘绳肌)肌肉力量锻炼,以主动运动为主。每个动作分解完成,每三个动作为一组,每组动作维持 3 ~ 5 秒,每小时完成 10 ~ 20 组,每天 150 ~ 300 组。

而对于髋关节强直病人,术前可让病人坐立于床边或凳子上,尽量前屈身体,使髋关节恢复一定的活动度,同时加强伸膝肌力训练。

2. TKA 术前康复锻炼 膝关节置换术病人术前康复锻炼以伸膝肌力训练为主,同时辅以一定程度的关节活动度锻炼。方法为:主动情况下踝关节背伸,膝关节下压,直腿抬高下肢离床面20cm,维持 5 秒,期间主动行踝背伸、跖屈运动,同时保持膝关节最大程度伸直。每小时 10 ~ 20 次,每天 150 ~ 300 次。同时,可使病人于床上主动行股四头肌等长收缩锻炼,判断标准以髌骨的移动性及股四头肌硬度为准。

(二) 术后康复锻炼

THA/TKA 病人麻醉清醒后即可开始术后康复锻炼,主要以伸屈踝锻炼及伸膝锻炼为主。足踝锻炼方法为:最大角度屈伸踝关节,维持 5 秒,放松 5 秒,每小时 10 ~ 20 次;在踝关节背伸、跖屈运动的同时也要加强踝关节的旋转运动,这样可以促进血液循环,预防肢体肿胀及血栓形成。术后 2 ~ 4 小时开始屈髋、髋外展、伸膝和直腿抬高锻炼。

1. THA 术后康复锻炼

(1) 屈髋锻炼:膝关节屈曲,足跟尽量靠近大腿根部,不限制屈髋,最大程度的屈髋,使大腿尽量与腹壁相贴,再逐渐伸直,每天锻炼 3 ~ 4 组,每组 10 次。

(2) 髋外展锻炼:平躺,在屈髋90°位,下肢整体尽量向外展开(非外旋),维持 5 秒,再缓慢回到中立位,再逐渐伸直,每天锻炼 3 ~ 4 组,每组 10 次。

（3）伸膝和直腿抬高锻炼：髋外展后回到中立位，保持膝关节伸直、踝关节背屈的情况下直腿抬高。

在进行髋关节屈曲、外展功能锻炼时，并不限制病人的活动范围，使得病人在出院时能达到最大的髋关节活动范围，恢复病人下蹲、盘腿、穿袜、系鞋带等日常活动能力，加速病人融入社会生活的进程。

对于肥胖、伸膝肌力较差的病人，可于膝关节下方垫一枕头，主动进行伸膝及踝背伸、跖屈锻炼。对于 DDH 术后病人，特别是术前伴有高位脱位，术后肢体延长病人，康复锻炼时应加强髋内收锻炼（勿超过身体中线）。如屈髋肌力较差（3 级以下），早期可使病人侧卧位（患侧在上），两腿之间夹梯形枕，于水平方向上行屈髋、伸膝肌力锻炼。

2. TKA 术后康复锻炼　术后康复锻炼应及早进行，因关节制动 1 周后，关节周围的肌肉即可发生萎缩。同时适当的有控制的负重能使韧带纤维细胞以及胶原纤维的排列更有序，提高韧带的质量和愈合率。

（1）足踝锻炼：病人在麻醉清醒后即可开始踝关节活动，最大角度屈伸踝关节，维持 5 秒，放松 5 秒，每小时 10~20 次。在踝关节背伸、跖屈运动的同时也要加强踝关节的旋转运动，这样可以促进血液循环，预防肢体肿胀及血栓形成。

（2）股四头肌等长收缩锻炼：麻醉清醒后即可开始，配合足踝运动，促进股四头肌力量恢复。病人卧床，踝关节下垫枕头，背伸踝关节、下压膝关节，绷紧大腿肌肉，保证髌骨位置固定，维持 5 秒，放松 5 秒，如此循环直到大腿肌肉出现酸胀感。

（3）直腿抬高锻炼：术后早期病人可以在膝关节支具保护下进行，尽量伸直患肢并抬离床面 20cm，期间可主动行踝关节背伸、跖屈运动，维持 15 秒后再缓慢放下，每小时做 10~20 次。术后 24 小时，即去除支具主动锻炼。

（4）仰卧位屈膝锻炼：在加速康复膝关节置换术后第一天，即可开始行膝关节屈曲功能锻炼。仰卧位，双手十指交叉抱住大腿中 1/3 处，最大程度屈曲髋关节，使大腿紧贴腹壁并维持；绷紧脚尖，用力向下弯曲膝关节，达到最大忍耐限度后维持 5 秒，再缓慢伸直膝关节，休息 5 秒后重复，每小时 10~20 次。

（5）坐位屈伸膝关节锻炼：病人坐于床沿或椅子上，大腿平放于床面，双手可握住床缘，保持身体中立位，跖屈踝关节并绷紧，最大限度屈曲膝关节后维持 5 秒，再缓慢伸直膝关节，休息 5 秒后重复，每小时 10~20 次。如病人肌力较差，可将健侧足跟放于患侧足踝前方，健侧缓慢下压使膝关节尽量屈曲。

（6）机器辅助运动：持续被动运动（CPM）可以将渗血和积液泵出关节和关节周围组织，从而保持关节周围软组织正常的顺应性。目前 TKA 术后应用 CPM 尚存在争议，研究发现初次 TKA 术后使用 CPM 并不能使病人在活动度、关节肿胀缓解方面获益；相反的，会增加病人经济负担及住院日。因此，在目前加速康复膝关节置换术后，CPM 仅适用于僵硬膝术后、高龄病人而肌力较差者或合并基础疾病而不适宜行主动康复锻炼者。

3. 助行器及拐杖的使用　在使用助行器及拐杖使需根据病人的身高对助行器及拐杖的高度进行调整，THA/TKA 术后 4~6 小时以后如生命体征平稳，术中无假体不稳定或假体周围骨折等即可在助行器辅助下完全负重行走；行走时双腿分开与肩同宽，THA 术后病人的脚尖应朝向前方或前外侧。使用助行器行走时，首先助行器向前迈出 20cm，患肢抬高（屈髋屈膝至少 90°或更大）后迈出，最后健肢抬高后迈出，如此循环重复。需注意的是，THA 术后下地行走,转弯时勿扭曲身体。使用双拐行走时顺序同上。

使用或不使用双拐辅助上楼梯时,首先肢体保持平衡以双拐支撑体重,健肢先上楼梯,然后健肢支撑体重双拐和患肢同时跟上。下楼梯方法:健肢支撑体重双拐先下楼梯,双拐支撑体重患肢下楼梯,最后健肢下楼梯。总之一个原则:"好上坏下",即保证健侧肢体在上一台阶。

4. 步态训练 步态训练在术后康复中必不可少,术前由于关节疼痛及关节畸形,很多病人会出现不正常的行走步态。术后恢复正常步态,可以最大限度地减少假体的磨损。术后早期,鼓励病人多下地活动,认真观察正常人的走路姿势,早期先减慢步伐加强正确姿势模仿,逐渐增加行走速度,不断纠正异常步态等方法来逐步改进病人的步态。

(三) 出院后康复锻炼

目前加速康复的施行,病人于术后 2~3 天即出院;且大部分病人均回家或寄宿于医院附近,如出院后未进行良好的后续康复锻炼,病人可能会因为肢体疼痛、肿胀而出现功能丢失。因此,出院后良好的镇痛、预防肢体肿胀显得至关重要。而康复锻炼方式与住院期间一致,但需告诫病人每次下床行走的时间约 30 分钟,行走后需抬高病人,且加强肌力锻炼,预防肢体肿胀。

(谢锦伟 裴福兴)

第三节 TKA 病人的围术期康复锻炼

一个完美的 TKA 手术不仅要有精湛的手术技术,还要有合理、积极的围术期管理。在这部分内容中,围术期的功能康复是非常重要的方面。

一、TKA 围术期功能康复

1. 肌肉力量训练 训练膝关节周围主要肌肉的力量,恢复膝关节活动度,重现正常步态,建立新的本体感觉。很多医生有一个错误的观念—"术后功能康复",但实际上功能康复应该从术前就开始了,所以我们应该建立一种新的观念—"围术期功能康复"。术前作为手术医生首先要做到评价好病人术前膝关节的功能状态,了解病人对手术的期望值,对病人进行术前宣教,帮助病人学习术后康复的全部内容。术前和病人进行充分的沟通是非常重要的,可以将病人不切实际的想法予以纠正,给病人以信心,给自己深入了解病人心态的机会。

围术期的肌力训练是所有锻炼的基础,主要包括静态收缩抗重力运动、抗阻力向心运动、抗阻力离心运动及综合运动。术后早期可以采用股四头肌静态收缩(等长收缩)的方法开始锻炼,既锻炼了肌力,也预防血栓并减轻水肿。而抗重力的抬腿、抬小腿运动可以增加病人的肌肉力量及协调性。抗阻运动是在病人功能恢复到一定程度后进行的肌肉加强运动,对于改善病人的功能和行走稳定性起到了非常重要的内容。综合运动则主要是训练病人的协调性,同时改善病人的恐惧心理,增强康复的信心。

2. 疼痛管理 由于 TKA 术后康复计划的实施多在术后即开始,因此手术后的疼痛管理非常重要。包括口服止痛药、静脉止痛药、静脉止痛泵、区域神经阻滞及局部浸润麻醉等。目前大家对于术中局部浸润麻醉(鸡尾酒配方)十分感兴趣,采用的方案也多种多样。

3. 改善关节活动度 改善关节活动度是我们 TKA 手术的一个重要目的,因此术后的活动度训练就显得尤为重要。术后我们所要达到的活动度范围应该在0°～120°之间。其影响因素除了手术技术以外还包括术前关节活动度、肌肉、关节囊、瘢痕、组织水肿等等。因此，良好的手术技术、合理的术前术后功能评估及积极的功能康复锻炼就显得很重要了。针对术后活动度的训练主要包括伸直训练和屈曲训练。伸直训练可以采用将后脚跟垫高后，膝关节部位压重物的方法。屈曲训练有多种方式：在医生、康复师或家属的帮助下被动功能训练，或病人主动弯曲训练（滑板牵引屈伸运动、抱腿主动屈伸运动）。但目前不主张在功能康复过程中使用 CPM 机，而病人的主动训练才是最理想的康复方式，也是效果最好的康复方法。

二、术后康复计划

我们自己的术后康复计划包括：①术后返回病房：踝泵、股四头肌等长收缩；②术后 4 小时：主动直腿抬高；③术后次日：坐床边主动屈伸：伸直：屈曲＝5：1；④康复师协助：主、被动屈伸膝关节、在助行器的协助下地站立、行走；⑤术后 5 天：膝关节伸直＝0°；屈曲＞100°；助行器辅助下上卫生间，病房楼道行走。

手术后还可以采取一些辅助措施来帮助病人有效、舒适的完成康复训练，例如经典的 RICE 法和新兴的 MEAT 法：RICE（R-rest 休息，I-ice 冰敷，C-compression 加压，E-elevation 抬高）；MEAT（M-movement 活动，E-exercise 训练，A-analgesic 止痛，Treatment 治疗）。同时术后应用非甾体类消炎药物可以减轻手术的炎症反应。局部的理疗也是可以根据具体情况选择应用。但注意由于关节内有金属假体存在，所以尽量不要选择那些可能造成金属发热、移动的理疗方法。另外，术后的定期随访是我们及时发现问题，对不良状况及时采取有效措施的一个很重要的保障措施。我们一般术后 1、3、6、12 个月要求病人复查，建议病人其后每两年回院复查。

总之，完善的围术期管理（疼痛、血液）是基础，注重关节活动度锻炼与肌力锻炼是关键，康复锻炼个性化，定期随访，及时发现问题，纠正问题，康复锻炼应尽量持续到术后 1 年。

（张轶超　张洪）

第十九章 髋、膝关节置换术加速康复出院后管理及随访管理

第一节 髋、膝关节置换术加速康复出院后管理

髋、膝关节置换术(total hip/knee arthroplasty,THA/TKA)加速康复是在保障手术安全和疗效的前提下,进一步提高疗效,提高病人满意度,从而使病人的睡眠、饮食等恢复到术前水平和疼痛减轻所需的时间越来越短,病人术后所需的住院时间也越来越短。部分需要继续进行的治疗和进一步的康复也需要在病人家中或社区医院进行。在病人术后的康复期内,加强出院后管理,减少再入院和并发症的发生率,对于病人获得良好的远期关节功能尤为重要。我们将从以下几个方面进行出院后管理内容的阐述。

一、出院标准的建立

加速康复流程下髋、膝关节置换术后病人住院时间越来越短,出院后安全是病人出院后管理的重中之重。研究发现,髋、膝关节置换术后病人住院时间与输血率、出院后再入院率、深静脉血栓发生率、术后 30 天内的病人死亡率等密切相关。我们不能盲目求快而忽视病人安全。因此病人出院标准的制定就显得尤为重要。

华西医院关节外科从 2009 年就制定了髋、膝关节置换术后的出院标准并严格执行,相关内容如下:①病人精神、饮食恢复正常,无低蛋白血症;②白细胞总数和分类正常;③切口干燥,无渗液、渗血;④关节活动度:髋关节:屈髋≥100°、外展≥40°;膝关节:伸 0~5°,屈≥100°;⑤肌力Ⅳ级以上;⑥病人掌握关节活动康复方法,术后可以自主或在家属辅助下下地行走;⑦未达到出院标准住院时间已超过预期的病人可转入康复医院。

随着加速康复概念的推广,在保证病人安全并严格遵守出院标准的前提下,髋膝关节置换术后病人平均住院时间已不满 3 天,关节外科医生需要投入更多的精力对病人进行出院后管理,以保障关节置换术后病人的康复效果。

二、出院后管理相关内容

(一) 出院后病人去向管理

由于绝大多数接受关节置换手术的病人年龄偏大,行动不便,加上中国幅员广阔,一些地区交通和信息不方便,极大地限制了病人术后的随访。加之人工关节置换术后病人关节疼痛缓解和关节活动度较术前明显好转,部分病人认为没有必要到医院随访,从而错过发现

潜在问题的时机。因此,在病人出院时医生应按地域规划病人出院后去向:如病人住家距离医院在100km以内或2小时车程以内可返回家康复,如病人住家距离医院超过100km或2小时车程应建议病人至康复中心、以术后康复为主的分院或就近租赁房屋继续康复训练,以方便病人术后早期的随访。

（二）电话指导及门诊复诊

关节置换不同于一般的内植物手术,人工关节在植入人体后将行使关节运动和负重等功能。文献报道,与经常得到随访的病人相比,关节置换术后失访病人无论是主观满意度还是关节疼痛的环节程度和关节功能均较对照组差。因此术后对病人的随访和指导将影响病人术后的满意度和康复效果。

华西医院关节外科设立电话随访中心,由专人在病人出院后当天、3、7、10天对病人进行电话指导并督导病人按时门诊随访,病人也可以通过专线进行反馈。如在电话随访时发现病人饮食、疼痛、睡眠、伤口或全身情况异常,随访人员会通知主管医生并指导病人门诊随访,由门诊医生指导病人使用药物。髋、膝关节置换术后病人门诊随访时间为术后3周、6周、3个月、6个月、12个月,满一年以后每年门诊随访一次。术后3周左右随访的主要关注点是病人的疼痛、睡眠关节功能和伤口愈合情况以及术后早期的功能锻炼,如病人主诉有疼痛或睡眠障碍需要根据病人实际情况继续使用镇痛药物或辅助睡眠药物;如病人伤口愈合良好予以拆除缝线,并于拆线时检查病人的关节功能恢复情况,嘱病人加强髋关节屈曲、外展及抬高下肢练习以锻炼髋关节活动度和臀中肌及股四头肌肌力,下地行走避免跛行。同时需要对病人的日常生活进行指导,THA病人尽量保持髋关节外展,患肢不能交叉到健侧肢体,晚上睡眠时两腿间放置外展枕头或是两个枕头,侧卧时患侧在上;TKA病人锻炼应围绕伸和屈膝关节进行,尤其是主动伸膝锻炼。这一阶段的随访对病人功能康复和自信心的建立非常重要,对于关节功能恢复不理想的病人应每周随访一次。术后3~6个月的随访主要为继续病人提供功能康复训练指导及按需继续指导病人使用镇痛、辅助睡眠的相关药物,另外需要指导病人穿鞋袜、洗脚和跪地拾物等日常动作。手术满一年及以后的随访包括病人主诉、体格检查、X线摄片、关节功能评分以及指导病人进一步的功能康复和术后并发症的及早发现与预防。

（三）疼痛与睡眠管理

疼痛和睡眠障碍是影响病人加速康复的重要因素之一,术后持续疼痛可引起中枢神经系统发生病理重构,进而影响病人关节功能的恢复、延长住院时间、增加医疗费用,甚至可能发展为难以控制的慢性疼痛,使病人无法参与正常的日常生活和社交活动。疼痛与睡眠相互影响,疼痛影响睡眠,而睡眠障碍加重疼痛,两者互为因果。

出院后的疼痛管理和睡眠管理应持续至病人术侧关节功能恢复良好为止。因此,出院前病人采取的镇痛和辅助睡眠的用药方案应继续维持。电话指导时如病人反映服用镇痛药疼痛不缓解或加重、睡眠质量差时需门诊复诊。镇痛主要以口服药物为主,常用药物为选择性COX-2抑制剂,或NSAIDs类药物,或联合阿片类药物和催眠抗焦虑药。睡眠辅助用药应根据病人不同的睡眠障碍类型选择合适的用药,相关药物选择请参考第四篇第九章或《中国髋、膝关节置换术加速康复——围术期疼痛与睡眠管理专家共识》

（四）伤口管理

术后伤口并发症是关节置换术后常见并发症之一。关节置换术后伤口相关并发症的发生率文献报道在1%～10%,相关危险因素很多,如年龄、肥胖、使用低分子肝素、水电解质紊乱、类风湿等。伤口问题会增加治疗费用,严重时可能发展为深部感染或假体周围感染,严重影响病人预后,降低病人术后满意度。

手术时外科医生的缝合技术和伤口处理手段影响伤口并发症的发生率。加速康复流程下病人术后住院时间越来越短,部分伤口问题可能在病人出院后才会出现。因此关节外科医生应密切关注并良好管理病人出院后的伤口情况。出院后如病人伤口敷料始终保持清洁、干燥,伤口无明显红肿、渗血或渗液可无需特殊处理,伤口保持干燥3天以上可以去除敷料,鼓励病人伤口沐浴,增加手术部位舒适感。如伤口出现红肿、渗血、渗液则需立即就近处理或门诊复诊,由门诊医生根据不同情况制定治疗方案。

（五）康复锻炼管理

重建关节功能是人工髋、膝关节置换术重要的手术目的之一。随着关节置换的发展,其病人人群也在逐渐年轻化,病人术后对关节功能和手术效果的要求也越来越高。对病人的功能康复指导从医生接触病人的那一刻就已经开始。出院时病人或病人家属已掌握康复锻炼方法,随访人员应定期电话指导病人继续按出院前的康复计划进行。康复计划应遵循个体化、渐进性和全面性的原则。髋关节置换术后病人的功能训练以髋关节屈曲、伸、外展为主,重点训练臀中肌肌力;膝关节置换术后病人以膝关节伸直和屈曲训练为主,重点训练股四头肌肌力。功能锻炼应逐渐增加关节的活动度和肢体肌肉肌力。肌肉力量决定关节功能。如出现下肢的体位性水肿或康复锻炼效果不佳、跛行等应及时门诊复诊,由门诊医生指导病人功能锻炼。

门诊随访时需要医生对病人的康复状况进行评估并指导病人逐步恢复日常生活和工作。术后3周以内大部分病人因对手术的畏惧无法完全摆脱拐杖,患肢可能会有不同程度的跛行,门诊随访时医生应指导病人如何行走,并逐步由助行器或双拐过度到单手杖或单拐,最后完全摆脱拐杖独立行走,帮助病人逐步树立康复信心。

术后病人体能和关节活动度的恢复也是需要医生关注的重点,这决定病人能否早期开展社交活动。社交活动的恢复有助于病人术后的精神和心理康复。如术后病人行走距离在200m左右,仅能满足室内活动;如病人行走距离能达500m时可在家人辅助下进行户外短距离活动,如小区散步;当病人体力可支撑病人行走达1000m时可出小区活动或走亲访友。

（六）血栓管理

关节置换术后血液高凝状态、血液淤滞及血管内膜损伤是静脉血栓发生的高危因素。Januel等报道44844例THA和TKA病人的术后症状性静脉血栓发生率为TKA(0.63%)和THA(0.26%),肺栓塞发生率分别为TKA(0.27%)和THA(0.14%)。相关研究显示,髋、膝关节置换术后病人出院后的康复期发生下肢深静脉血栓的可能性仍很大。根据《中国骨科大手术静脉血栓栓塞症预防指南》和美国胸科医师协会ACCP9指南,结合自身经验,髋、膝关节置换术后病人如能够双下肢完全负重无跛行行走,术后抗凝10天左右即可,如病人术后早期术侧肢体暂不能完全负重或有跛行则需延长使用抗凝药物,最长可用至术后35天。对于已经发生血栓的病人,术后抗凝应持续至术后6个月。新型口服抗凝药物是病人出院后预防血栓的主力军。病人术后2周左右应复查双下肢静脉彩超排除下肢深静脉血栓。在服药期间如病人出现大片新发皮下瘀斑、刷牙时牙龈出血、黑便或肢体肿胀疼痛等情况,需要停药至门诊复诊。

（七）营养管理

围术期营养不良（低蛋白血症）会导致伤口延期愈合，增加术后感染风险，延长住院时间。髋、膝关节置换术后病人中 27% 存在不同程度的低蛋白血症，其程度与年龄呈正相关（>60 岁）。提高病人蛋白水平可明显降低手术风险，减少并发症。病人出院后仍然需要进行良好的营养管理，即保证病人每天足够的蛋白和能量摄入以保障病人在康复期的需要。同在院期间一样，病人出院返家后每天至少需进食 2 枚鸡蛋，中、晚餐每餐需保证 2 两左右精瘦肉，保证足够蛋白摄入的同时尚需进食满足自身需要的碳水化合物及食盐，保证机体电解质平衡。病人出院后在电话随访或门诊随访时应注意询问病人饮食情况，如病人存在食欲减退，需要联合胃肠道动力药物（如莫沙必利）促进病人胃肠道蠕动，增强食欲。如病人通过三餐饮食仍不能满足营养需求可通过三餐间增加要素饮食进一步加强营养。

（八）贫血管理

术后贫血是髋、膝关节置换术后普遍存在的问题。如果贫血得不到纠正会严重影响病人的预后，如增加感染风险、延缓术后康复、延长住院时间、增加致残率及死亡风险。国家卫生计生委公益性行业科研专项《关节置换术安全性与效果评价》项目组结合项目组 26 家大型医院和 50 家推广医院数据库数据显示，髋、膝关节置换术后 80% 以上的病人存在不同程度的贫血，且以缺铁性贫血为主。出院后的贫血治疗是在院期间治疗的延续。缺铁性贫血的病人出院后应继续治疗贫血，其方案如下：如病人血红蛋白水平不足 10g/L，按照缺铁公式计算病人缺铁量后应于当地医院或门诊继续使用静脉铁剂、促红细胞生成素及叶酸、维生素 B_{12}。如血红蛋白水平高于 100g/L，则继续口服铁剂 1～2 个月，必要时联用促红细胞生成素，同时需要加强营养，补充叶酸和维生素 B_{12} 等造血原料。每两周应门诊复查血常规，直至病人血红蛋白水平升至 110g/L 以上或贫血相关症状完全消失。病人贫血纠正后应复查血清铁、血清铁蛋白、转铁蛋白饱和度等检查，如病人机体仍缺铁需继续口服铁剂以补充储存铁。如病人并存血液系统疾病时需引导病人至血液内科规范治疗。

（九）并存疾病管理

大多数接受髋、膝关节置换的病人年龄偏大并有一种或几种并存疾病。相关文献报道，高血压病、糖尿病、冠心病、肺功能障碍、肾功能不全等疾病与关节置换术后病人术后 30 天内的再入院率、并发症的发生率和 90 天内的死亡率密切相关。因此在病人出院后关节外科医生除需关注病人与关节功能相关的问题外尚需关注病人并存疾病的病情，如病人并存疾病控制良好应鼓励病人坚持目前治疗方案，如病人并存疾病控制不佳应及时指导病人至相关科室门诊随访或联系多科会诊。

三、小结

加速康复是目前外科的主流和热门观点，其核心是在保障手术安全和疗效的前提下进一步提高疗效，提高病人满意度。髋、膝关节置换术的加速康复要求医生在快中求稳，快而不乱。病人出院后有效、全面的管理流程可以保髋、膝关节置换术后加速康复的实施，促进病人更快地术后康复，尽早融入家庭、社会，减少家庭和社会负担，具有积极的社会效益和经济效益。

（王浩洋　裴福兴）

第二节　髋、膝关节置换术加速康复随访管理

一、随访目的

人工髋、膝关节置换不同于一般的内植物手术,人工关节植入人体后行使关节运动和负重等功能,人工关节的材料、设计、病人的职业和使用习惯、医生的手术技巧等都影响其长期疗效。良好的随访可以让医生追踪监测病人术后关节的功能状态,促进病人快速康复,早日恢复到术前的生活状态,以及及时发现病人可能存在的问题,如假体周围感染、假体松动等,为病人提供最合适的治疗方案,避免由这些问题引发更复杂和更昂贵的治疗结局。此外,良好的随访机制为临床医生搜集病人术后相关资料也提供了便利。

二、随访时间设定

髋、膝关节置换术后病人出院当天、出院后第 3、7、10 天由专人对病人进行电话随访;门诊随访时间一般为术后 3 周、6 周、3 个月、6 个月、12 个月,满一年以后每年门诊随访一次。前 3 个月的随访主要为病人提供术后早期手术侧关节的功能康复训练和日常生活指导,并指导病人按需服用镇痛、辅助睡眠的相关药物,3 个月以后的随访则是为了进一步的功能康复、指导病人逐步恢复社交和工作以及术后并发症的及早发现与预防。具体随访时间应根据病人术后康复情况进行个体化设计。其中术后 3 周左右及术后 3 个月、术后 12 个月是三个最为重要的随访节点。术后 3 周左右时的随访要重点病人的疼痛、睡眠关节功能和伤口愈合情况,如病人主诉有疼痛或睡眠障碍需要根据病人实际情况继续使用镇痛药物或辅助睡眠药物;病人伤口愈合良好予以拆除缝线。若术后 3 周随访时病人关节功能恢复满意,可酌情跳过术后 6 周的门诊随访,改为电话或邮件随访;若术后 3 周时的随访病人康复锻炼进展受阻,则需病人每周门诊随访一次,由门诊医生督促病人锻炼并检验锻炼效果。术后 3 个月内是关节置换术后病人功能锻炼的黄金时期,术后 3 个月的随访以检验病人关节功能为主,同时可借助 Harris 评分或 HSS 评分等关节量表初步评估病人康复效果,并根据具体情况指导病人穿鞋袜、洗脚、下蹲等日常动作,并指导病人逐步由康复过度至正常的社交和工作。如术后 3 个月病人关节功能恢复顺利,可酌情跳过术后 6 个月的随访;如病人功能康复不满意或日常生活仍受影响,应增加病人门诊随访次数和频率。术后 12 个月的随访应对病人进行一次全面的评估,包括关节 X 线摄片、评估假体使用情况以及通过评分量表评估病人的康复状况。

三、随访内容

(一)评估康复效果

电话随访和门诊随访时需要对病人的康复效果进行评估。术后 3 个月内是病人关节功能康复的黄金时期。这一阶段的随访评估内容包括病人睡眠质量、术侧关节活动和静息状态下的疼痛程度、术侧肢体肌肉力量以及手术关节的活动度。

1. 疼痛评估　在疼痛程度方面应尽量保证病人静息疼痛 VAS 评分低于 3 分,活动疼痛 VAS 评分低于 6 分,如果在随访过程中病人反映休息或功能训练时疼痛程度难以忍受,需要

调整镇痛药物使用方案并根据病人实际情况使用辅助睡眠药物或抗焦虑药物。

2. 肌力和关节活动度评估 病人出院时手术侧肢体肌力应达到Ⅳ级或以上,如果病人在出院后反映肢体肌力下降应对病人进行肌力训练指导,主要训练的肌肉为臀中肌及股四头肌:髋关节置换术后病人主要进行伸、屈及外展髋关节的肌肉力量训练,膝关节置换术后病人主要进行伸、屈膝的肌肉力量训练。肌力训练每小时进行 20 次,每次各个动作持续 20 秒。如果在随访时查体发现病人手术关节活动度达不到预期范围时应再次对病人及家属进行培训,必要时医生需要辅助病人锻炼。

（二）指导康复与生活

术后 3～6 个月随访的一个重要内容是对病人术后生活的指导,指导病人逐步由术后康复过度到正常的社交和工作。医生在对病人进行随访时应教会病人如何实施日常的生活动作。髋关节置换术后的病人在日常生活中应避免因一些日常活动幅度过大或姿势不对导致的关节脱位,医生应指导病人如何正确地进行行走,穿鞋袜、洗脚、下蹲、跪地拾物、上下自行车、上下汽车及游泳等日常活动。其中最为重要的是需要向病人强调在日常生活中应避免屈髋内旋或伸髋外旋手术侧髋关节。相比于髋关节置换术,膝关节置换术后的病人在日常生活中的注意事项相对较少,但需要提醒病人在上下楼梯时健侧肢体应始终在负重位。

术后尽早开始社交活动的恢复有助于病人术后的精神和心理康复。门诊医生应根据术后病人的体力和行走距离为病人制定个性化的社交康复方案,如病人行走距离在 200m 左右,仅能满足室内活动;如病人行走距离能达 500m 时可在家人辅助下进行户外短距离活动,如小区散步;当病人体力可支撑病人行走达 1000m 时可开展较长距离的户外活动或走亲访友。

（三）康复评价量表

关节外科常用的功能康复评价系统可以对病人手术后康复效果进行客观评价并对病人术后不同时间段的康复方法和效果进行比较,根据评分结果为病人制定个体化的康复方案,督促并指导病人进行评分弱项的训练,更好地提升病人生活质量,获得更高的病人满意度。Harris 髋关节评分和 HSS 膝关节评分是评价髋、膝关节置换术后病人康复效果的较为实用的评分系统,其良好的敏感性和可重复性在临床有较为广泛的应用。WOMAC 骨关节炎评分也是较为常用的评价病人髋、膝关节功能的评价系统,其内容更倾向于病人自评,便于对病人进行信件和电话随访,评分结果也可以避免因不同调查者评价引起的误差,临床应用也日趋广泛。除此以外,评价病人全身健康状况的 SF-36、SF-12 评分系统也可以用来更全面地评价病人的基本情况,相比于 SF-36,SF-12 评分更加简洁,使用也更加方便。

（四）影像学评估

影像学评估分为常规评估和特殊评估,主要目的是对术后假体的位置和假体周围的情况进行评估,以期早期发现和及时处理相关并发症。如病人在术后随访时没有提及术侧关节的不适或没有无法缓解的关节疼痛或功能受限,应提醒病人于术后 12 个月及以后每年一次的术侧关节的 X 线片检查。关节外科医生可以根据不同时间段的摄片结果动态评价人工关节的使用情况,判断病人有无聚乙烯磨损、假体松动、下沉、异位骨化和骨溶解等。

1. 假体位置评估 假体位置的评估是术后随访时影像学评估的重要内容。假体位置安放对术后关节功能和假体使用寿命密切相关。研究表明髋关节置换术后 2 年内如果股骨柄下沉幅度每年超过 1.2mm,全膝关节置换术后 2 年内如胫骨假体移位超过 0.2mm 预示该假体远期松动的可能性较大。X 线片是最常用和经济的影像评估方法,但的测量精度不够高,必要时可选择测量精度更高的立体影像测量分析技术评估假体位置的变化。因此术后按时进行影像学检查可以帮助医生评估假体位置的变化,预测不良事件的发生并提出预防方案。

2. 并发症评估　异位骨化也是人工关节置换术后常见问题,多见于髋关节置换术后,异位骨化的病灶可在某个方向或位置上对关节活动进行阻挡,影响关节活动度或造成关节不稳,导致脱位。一般来说不同时间的动态 X 线片检查足以诊断异位骨化。随访过程中规律复查 X 片可以及早发现异位骨化并指导病人进行预防。

骨溶解是假体磨损颗粒诱导下炎症反应和破骨细胞过度活跃的产物,也是关节置换术后假体松动的原因之一。X 线片上假体周围区域性的骨密度减低是骨溶解的潜在信号,必要时进行三维 CT 检查。术后随访时规律影像学检查可以尽早发现骨溶解,从而指导病人进行预防和治疗。

如果病人有关节不适、疼痛或肿胀等主诉时应对术侧关节进行影像学评估,除需要进行 X 光检查外,尚需根据具体情况选择 T-smart 体层扫描或 CT、MRI 等特殊检查,以了解关节置换术后患侧关节是否存在假体松动、异位骨化、骨溶解、炎性假瘤等并发症,并由影像学证据向病人提供合理的进一步治疗。

（五）数字化管理在随访中的应用

人工关节置换术后随访工作是一个长期和连续性的工作,过程较为复杂,资料整理也较为繁琐。计算机技术的发展为我们提供了对人工关节置换术后随访数据进行数字化管理的条件。目前,欧洲、美国、澳大利亚等很多国家和地区均有自成体系的人工关节置换随访系统,其中最著名的是瑞典国家髋关节登记系统(The Swedish National Hip Arthroplasty Register)。这样的系统可以更方便地对病人进行随访和随访数据的搜集,对于人工关节置换术后病人关节功能、假体使用寿命、术后相关并发症的发生率的统计和人工关节置换领域技术和观念的进步有着重要意义。目前中国还没有一个完整的贯彻整个中国的人工关节置换的数据库。国家卫生计生委公益性行业科研专项《关节置换术安全性与效果评价》项目组也是致力于建立中国人自己的人工关节置换的数据库,目前已有 2 万多例的病例输入。人工关节置换的数据库将在假体评价、减少关节翻修、假体效价比比较等方面做出贡献,造福关节外科医生和病人。

（王浩洋　裴福兴）

参 考 文 献

1. 周宗科,翁习生等. 中国髋、膝关节置换术加速康复—围术期管理策略专家共识. 中华骨与关节外科杂志,2016,9(1):1-9.

2. 岳辰,周宗科等. 中国髋、膝关节置换术围术期抗纤溶药序贯抗凝血药应用方案的专家共识. 中华骨与关节外科杂志,2015,8(4):281-285.

3. 周宗科,翁习生等. 中国髋、膝关节置换术加速康复—围术期贫血诊治专家共识. 中华骨与关节外科杂志,2016,9(1):10-15.

4. 沈彬,翁习生等.中国髋、膝关节置换术加速康复—围术期疼痛与睡眠管理专家共识.中华骨与关节外科杂志,2016,9(2):91-97.

5. Okada Y,Endo H,Mitani S,et al. Venous thromboembolism after Total hip arthroplasty diagnosed by enhanced computed tomography:comparison of selective thromboprophylaxis and no thromboprophylaxis. Acta medica Okayama,2015,69(4):205-212.

6. McCartney CJ,Nelligan K. Postoperative pain management after total knee arthroplasty in elderly patients:treatment options. Drugs Aging,2014,31(2):83-91.

7. Evans S,O'Loughlin E,Bruce J. Retrospective audit of blood transfusion and comparison with haemoglobin concentration in patients undergoing elective primary and revision lower limb arthroplasty. Anaesth Intensive Care,2011,39(3):480-485.

8. Fowler AJ,Ahmad T,Phull MK,et al. Meta-analysis of the association between preoperative anaemia and mortality after surgery. Br J Surg,2015,102(11):1314-1324.

9. Lovecchio F,Alvi H,Sahota S,et al. Is Outpatient Arthroplasty as Safe as Fast-Track Inpatient Arthroplasty? A Propensity Score Matched Analysis. The Journal of arthroplasty,2016,31(9 Suppl):197-201.

10. Okamoto T,Ridley RJ,Edmondston SJ,et al. Day-of-Surgery Mobilization Reduces the Length of Stay After Elective Hip Arthroplasty. The Journal of arthroplasty,2016,31(10):2227-2230.

11. Yang G,Chen W,Chen W,et al. Feasibility and Safety of 2-Day Discharge After Fast-Track Total Hip Arthroplasty:A Chinese Experience. The Journal of arthroplasty,2016,31(8):1686-1692. e1.

12. Krenk L,Jennum P,Kehlet H. Activity,sleep and cognition after fast-track hip or knee arthroplasty. The Journal of arthroplasty,2013,28(8):1265-1269.

13. Jahng KH,Bas MA,Rodriguez JA,et al. Risk Factors for Wound Complications After Direct Anterior Approach Hip Arthroplasty. The Journal of arthroplasty,2016,31(11):2583-2587.

14. Adhikary SD,Liu WM,Memtsoudis SG,et al. Body Mass Index More Than 45 kg/m(2) as a Cutoff Point Is Associated With Dramatically Increased Postoperative Complications in Total Knee Arthroplasty and Total Hip Arthroplasty. The Journal of arthroplasty,2016,31(4):749-753.

15. Baker PN,Petheram T,Dowen D,et al. Early PROMs following total knee arthroplasty—functional outcome dependent on patella resurfacing. The Journal of arthroplasty,2014,29(2):314-319.

16. Jacobs CA,Lewis M,Bolgla LA,et al. Electromyographic analysis of hip abductor exercises performed by a sample of total hip arthroplasty patients. The Journal of arthroplasty,2009,24(7):1130-1136.

17. Kim YH,Kulkarni SS,Park JW,et al. Prevalence of Deep Vein Thrombosis and Pulmonary Embolism Treated with Mechanical Compression Device After Total Knee Arthroplasty in Asian Patients. The Journal of arthroplasty,2015,30(9):1633-1637.

18. Odeh K,Doran J,Yu S,et al. Risk-Stratified Venous Thromboembolism Prophylaxis After Total Joint Arthroplasty:Aspirin and Sequential Pneumatic Compression Devices vs Aggressive Chemoprophylaxis. The Journal of arthroplasty,2016,31(9 Suppl):78-82.

19. Moon MS,Kim SS,Lee SY,et al. Preoperative nutritional status of the surgical patients in Jeju. Clinics in orthopedic surgery,2014,6(3):350-357.

20. 裴福兴,邱贵兴,戴尅戎主编.关节外科聚焦.北京:人民军医出版社,2007.

21. Murray DW,Britton AR,Bulstrode CJ. Loss to follow-up matters. J Bone Joint Surg,1997,79-B:254-257.

22. Schache MB,McClelland JA,Webster KE. Does the addition of hip strengthening exercises improve outcomes following total knee arthroplasty? A study protocol for a randomized trial. BMC musculoskeletal disorders,2016,17:259.

23. Hilton ME,Gioe T,Noorbaloochi S,et al. Increasing comorbidity is associated with worsening physical function

and pain after primary total knee arthroplasty. BMC musculoskeletal disorders,2016,17(1):421.

24. Hudakova Z,Zieba HR,Lizis P,et al. Evaluation of the effects of a physiotherapy program on quality of life in females after unilateral total knee arthroplasty:a prospective study. Journal of physical therapy science 2016; 28(5):1412-1417.

25. Davis G,Patel RP,Tan TL,et al. Ethnic differences in heterotopic ossification following total hip arthroplasty. The bone & joint journal,2016,98-b(6):761-766.

第五篇

关节置换术加速康复围术期并发症防治

第二十章 切口并发症预防

第一节 髋、膝关节置换术加速康复围术期切口管理

一、概述

髋、膝关节置换术后切口管理是围术期的管理的重要组成部分,由手术切口引发的问题包括切口渗血、渗液、脂肪液化、局部肿胀、瘀点瘀斑、表浅感染、延迟愈合等,这些均是延长住院时间的重要因素。而这些问题不仅会延长关节深部与外周接触的时间,也增加了与外周接触的媒介,增加了假体周围感染的风险。同时切口愈合不良会削弱病人康复的信心与动力,进而影响食欲、睡眠及康复功能锻炼,而良好的营养状况、充足的体力与肌力、有效的功能锻炼对减轻伤口周围肿胀、促进伤口愈合有着极为重要的作用。因此在加速康复理念下的髋膝关节置换术围术期管理中,伤口管理也是重要的一环。

围术期影响伤口愈合的因素众多,其中包括肥胖病人由于切口周围组织脂肪层厚,脂肪颗粒大,切口残留脂肪液、血管密度低等因素,会增加病人脂肪液化、切口延迟愈合的概率,吸烟可导致血管收缩影响切口愈合,肢体动脉血管狭窄或阻塞导致局部血运不良引起切口延迟愈合甚至诱发坏死,低蛋白血症导致局部肿胀及切口渗液,凝血功能障碍或抗凝血药物可导致切口渗血、渗液,糖尿病、心肺等重要脏器功能不全以及其他全是疾病均可影响切口愈合。此外,术中止血带的应用、手术时间、手术创伤、缝合技术等也是影响切口愈合的重要因素。

二、切口并发症预防措施

1. 术前评估 全身状态(包括肥胖、吸烟等)、重要脏器功能、下肢血管状态、营养状况、凝血功能、并存疾病等,对未达标的项目进行相应的处理。

2. 术前皮肤准备 病房皮肤清洁及护理,术前皮肤清洁度差或由于关节僵硬日常难以清洗的病人,每天清洗切口周围及相关区域,并以聚维酮碘或含碘液清洗擦拭,保持切口周围清洁及皮肤完整。若术前皮肤有抓痕等局部破损,每天3~4次以聚维酮碘或含碘液消毒后保持干燥,待皮损愈合后准备手术。其余切口周围皮肤问题,包括风团、瘙痒、斑丘疹等,请相关科室会诊,予以相应处理后,由临床医生及皮肤科医生共同判断皮肤条件。

3. 抗菌药物应用 预防性使用抗生素,髋膝关节置换选择一代或二代头孢菌素术前30~60分钟开始静脉滴注。膝关节置换如使用止血带,要求抗菌药物至少在止血带充气之

前 10 分钟输完。术后继续按卫生部 38 号文件(2009)附抗菌药物临床应用指导原则预防性使用抗菌药物 24～48 小时。

4. 皮肤消毒 ①手术室皮肤清洁,术前以清洁液和乙醇行手术区皮肤清洁;②皮肤消毒,以聚维酮碘或含碘液行手术区消毒三遍,髋关节消毒范围从剑突水平至踝关节水平,踝关节以远行无菌包裹,膝关节消毒范围包括腹股沟以远;③手术薄膜保护手术区,无菌薄膜充分覆盖肢体显露部位,并与手术单有效重叠覆盖。

5. 氨甲环酸静脉及局部应用 氨甲环酸具有抗纤溶、减少出血、减轻局部炎症反应的作用,进而缓解伤口周围肿胀、减少组织隐性失血,从而减少切口渗血,促进切口愈合。具体应用方案见相关章节(髋、膝关节置换术加速康复中氨甲环酸的应用)。

6. 优化止血带 可氨甲环酸静脉应用的病人可不使用止血带(止血带的应用指征见相关章节)。应用止血带虽减少显性失血,却增加隐性失血,并造成肢体缺血再灌注损伤,加重炎症反应影响切口愈合。

7. 皮肤真皮层渗血处理 加压止血为主,少电凝或轻度电凝,勿电凝太重,引起真皮层坏死影响皮缘愈合。

8. 切口周围脂肪清除术 切开关节囊前,评估病人皮下脂肪层,髋关节皮下脂肪层厚度>3cm,膝关节皮下脂肪层>2cm,伴有明显脂肪颗粒突出于切口内,以刮匙、大弯、骨刀等工具刮除脂肪颗粒,刮至纤维间隔显露后即可,纤维间隔均匀渗血,清理伤口内脂肪颗粒后,以生理盐水反复冲洗伤口,以彻底清除残留脂肪颗粒及脂肪液。

9. 优化手术操作技术 熟练手术操作,切开皮下、深筋膜及关节囊时分层分段切开止血或显露血管后先电凝再切断,简化手术流程,缩短手术时间,减少手术创伤,特别注意减少皮下组织的剥离、压迫等导致的损伤,避免过度进行关节周围松解。

10. 减少创口内积液及关节腔内骨面渗血处理 对渗血明显的骨面行骨蜡封闭,切口内彻底止血后反复冲洗关节及切口周围,聚维酮碘浸泡切开创面后严密缝合关节囊,依据组织张力判定对合关系,间断缝合皮下组织,控制针距及边距,不残留死腔。

11. 优化引流管 常规不安置引流管,对于手术畸形矫正难度大、组织松解多、骨质疏松等因素导致术后关节囊内出血明显的病人可安置引流管。

三、切开并发症的处理

1. 术后出现低蛋白性切口渗出,则加强术后营养管理,每天高蛋白饮食,根据饮食状况酌情予以人血白蛋白补充,此外,以 TDP 电磁波治疗仪治疗伤口,若伴有下肢或关节周围肿胀,可予以氢氯噻嗪利尿。

2. 术后切口局部持续渗血、渗液,检查后伴切口内积血积液,则可间断拆除皮肤缝合线,充分引流,并予以 TDP 电磁波治疗仪治疗伤口,并改善病人一般状况。若切口内为活动性出血,注意检测凝血功能,并酌情停用抗凝药物。

3. 术后切口脂肪液化,应拆线并以小刀片刮除脂肪颗粒,聚维酮碘消毒后,以生理盐水覆盖伤口,根据伤口张力酌情间断缝合,可予以 TDP 电磁波治疗仪治疗伤口。

4. 切口周围浅层感染,则需延长抗菌药物应用时间,未明确病原时选用广谱抗生素,行局部细菌培养,明确病原后选用敏感抗生素。此外对明确的积血积液积脓充分引流,每天彻底消毒切口后,可用含敏感抗生素的湿纱布湿敷伤口。

四、华西医院 2016 年切口并发症预防效果

华西医院 2016 年 1 月至 8 月,共纳入髋关节置换术 102 例,膝关节置换术 132 例。按照术前、术中切口处理原则预防切口并发症,病人基本可达到炎症反应轻,局部无肿胀,切口愈合佳,仅需术后 6 小时或术后第一天更换切口敷料一次,出院时再更换切口敷料一次即可(图 20-1-1)。无一例出现膝关节深部感染或切口周围浅层感染、术后切口脂肪液化、切口内或关节腔内积血积液。仅 9 例病人出现术后低蛋白性切口渗出,经相应处理后切口愈合良好。大部分病人术后 3 ~ 5 天可不覆盖纱布或敷贴,伤口可以流动清水清洗并以干净毛巾擦干。

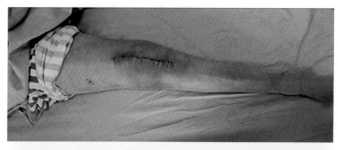

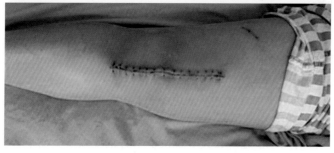

图 20-1-1　膝关节置换术后第一天切口情况,无肿胀、瘀斑及渗出

切口是病人对手术创伤的直观感受,在这样的切口管理流程下,切口愈合既快又好,可减轻病人的恐惧和顾虑,以愉悦轻松的心情参与到术后康复锻炼中。而良好的锻炼又可减轻膝关节肿胀、促进伤口愈合、改善关节功能,形成良性循环。

（徐彬　裴福兴）

第二节　全膝关节置换围术期切口管理

一、概述

切口作为病人对于手术的最直观感受,在决定病人满意度上面有着重要意义。而膝关节的特殊解剖结构决定了膝关节置换术后易发生切口相关并发症的特点。膝关节皮下软组织较薄,如关节囊缝合不严密,易出现关节液渗出;术后功能锻炼时切口张力较大,易渗血;膝关节周围动脉网易遭破坏,引起切口愈合不良;浅表感染易向关节腔深部蔓延,造成假体

周围感染。而切口相关并发症是影响加速康复(ERAS)的重要因素,因此,做好围术期切口管理工作,对于提高病人满意度有着重要意义。切口管理工作贯穿围术期整个过程,下面简单介绍我院的具体经验。

二、术前评估

1. 全身状态评估 病态肥胖和营养不良是关节置换术后感染的独立危险因素。病态肥胖(BMI>40)病人关节置换后感染率是正常人群的 9 倍。AAOS 建议关节置换术前,营养状况不佳病人(转铁蛋白<200mg/dl,白蛋白<3.5g/dl,总淋巴细胞计数<1500cells/μl)给予营养改善措施。

2. 心脑肺等重要脏器功能评估。

3. 血管状态评估 查体触摸足背及胫后动脉、肢体远端皮温并指压试验;对于老年或高危病人建议入院进行下肢血管彩超+头颈部血管彩超检查。

4. 既往血栓病史 术前及术后监测 D-2 聚体水平。

5. 吸烟 尼古丁介导的血管收缩作用影响切口愈合。

6. 糖尿病是关节置换手术的一项重要危险因素 膝关节置换病人中血糖未控制组较血糖控制组在住院时间、死亡率、术区及全身并发症发生率(感染、卒中等)均显著增加。

三、日常措施

1. 层流手术室术前紫外线消毒;限制人员流动及手术室门的开启。

2. 病人的保暖 机体核心温度过低(<35℃)增加术中失血,同时提高术后输血和切口感染的风险。

3. 良好的术区皮肤处理和消毒 不常规备皮;清洗+聚维酮碘+乙醇进行皮肤消毒;无菌贴膜充分覆盖手术术区及周围皮肤。

4. 手术时间较长的处理措施 在关节置换手术时常规佩戴 2 层手套。AAOS 建议手术时间过长时需要更换手套及吸引器以减少术区污染。

5. 预防性抗生素 常规推荐术前应用抗生素,切皮前 30 分钟输完;常规应用至术后 1 天。

6. 常规应用抗生素骨水泥 抗生素骨水泥+预防性抗生素较仅应用后者具有更好的抗感染能力。

四、术中操作

1. 手术显露 避免过度牵拉手术切口;在保证术野显露的基础上,尽量减少皮下组织的剥离范围;微创操作,彻底止血,严格做到随切随止;截骨完成后及假体安装后强力碘浸泡术区而后反复脉冲冲洗;尽量缩短手术时间;双侧同时置换,重新消毒、铺手术单,更换手术器械。

2. 止血带的应用 倾向于全程使用止血带,尽量在一个止血带周期内完成手术。

3. 关闭切口 松止血带前静点完 1g 氨甲环酸。作用:减少出血,同时降低微循环通透性,减轻皮瓣和下肢的水肿。闭合切口前清除表层的脂肪组织,尤其对肥胖的病人;全层缝合皮下组织,不残留死腔。伸直位间断缝合切口,依据组织张力判定对合关系;避免皮肤缝线打结过紧。

五、术后管理

1. 引流管理　首先夹闭引流管 2 小时,而后常压引流;24 小时内拔除引流管。动态观测引流情况,如 1 小时内引流量大于 100ml 则夹闭引流管 2 小时。

2. 输血管理　异体输血会增加术后感染风险,优化血液管理,减少输血量。

3. 全身状态管理　术后继续原有并发疾病的控制,及时纠正贫血、低蛋白血症;规范抗凝预防 DVT;术后密切关注切口情况,定期换药更换敷料;术后 24 小时内去除弹力绷带。

4. 切口并发症的处理　早期发现、早期处理(清创),争取一期闭合伤口;一期闭合困难可考虑植皮。

（高忠礼　左建林）

第二十一章 髋、膝关节
置换术后感染防治

第一节 概　　述

近20年来,世界范围内全髋关节置换(total hip arthroplasty,THA)和全膝关节置换(total knee arthroplasty,TKA)的病人显著增加。髋、膝关节置换术极大地提高了病人的生活质量,但是术后假体周围感染是术后最严重甚至可以说是一个灾难性的并发症,治疗非常困难,不仅给病人带来多重的手术打击,而且耗费了巨大的医疗资源。尽管目前采取了很多预防措施,但THA术后感染的发生率在0.3%～1.7%之间,TKA术后感染的发生率在0.8%～1.9%之间。随着我国社会人口逐渐老龄化,人工关节置换的应用越来越广泛,如何更加合理有效的预防和治疗关节置换后感染是骨科医师急需亟待解决的一个难题。

一、病因与危险因素

金黄色葡萄球菌和表皮葡萄球菌占了髋、膝关节置换术后感染病原菌总数的一半以上,其中50%左右为耐甲氧西林的葡萄球菌。其余的致病菌主要包括链球菌和革兰阴性菌,如假单胞菌、肺炎克雷伯菌和大肠埃希菌。此外,少部分的感染由其他的细菌以及真菌所致。有近10%的感染为多重感染,致病菌常包括革兰阴性菌或厌氧菌。还有大约5%术后感染的病人培养不到致病菌,通常是由于先前使用了抗菌药物所致。

毒力较强的细菌(比如金色葡萄球菌)导致的假体周围感染通常会表现为术后急性假体周围感染或血源性感染;而毒力较弱的细菌(比如凝固酶阴性的葡萄球菌)所致的感染常表现为术后持续数月甚至数年的晚期感染。

与病人有关的感染危险因素包括:手术部位之前做过翻修手术或之前发生过感染、吸烟、酗酒、肥胖(体重指数)、贫血、低蛋白血症、类风湿关节炎、肿瘤、免疫抑制以及糖尿病血糖控制不佳。手术相关的危险因素包括:同期双侧置换、手术时间过长(超过2.5小时)、输血过敏。术后危险因素包括:切口愈合并发症(比如浅表感染、血肿、延迟愈合、创面坏死以及切口裂开)、心房纤颤、心肌梗死、尿路感染、住院时间延长以及鼻腔内有金色葡萄球菌定植。

二、发病机制

关节置换术后感染细菌的来源主要通过两种途径:术中直接污染或术后血源性传播和

定植,前者是致病菌的主要来源。引起假体周围感染的致病机制与细菌在假体表面形成生物膜——一种细菌分泌的外基质有关。这种无生命的基质对细菌起到一系列的保护作用,包括帮助细菌定植到假体表面、调节细菌基因合成和保护细菌免受抗菌药物和宿主抗体的攻击。动物模型研究表明,在有关节假体的情况下,致病菌只需要通常浓度的 1/100 000,而要抑制生物膜中的细菌生长,抗菌药物的浓度要高于抑制停滞状态细菌生长的 1000 倍。另外,病人年龄越大,生物膜对抗菌药物的抵抗力就越强。

三、分类

目前最被广泛认可和采用的感染分类方法是由 Tsukayama 在 1996 年提出的。他将人工关节假体周围感染分成四型:Ⅰ型:仅翻修术中标本培养阳性(缺乏其他感染证据);Ⅱ型:术后早期感染(发生于手术后 1 个月以内);Ⅲ型:术后晚期慢性感染(手术 1 个月以后发病,通常症状隐匿);Ⅳ型:急性血源性感染,继发于远隔部位的感染或菌血症,发病急。

四、临床表现

疼痛是假体周围感染最常见的症状,往往表现为术后持续性疼痛,或疼痛缓解后又突然加重,同时还可能伴有局部红肿、皮温高、触压痛明显、切口愈合不佳、持续渗出等现象。有 90%~100% 的早期感染病人会出现疼痛,只有 4%~43% 的病人会出现发热。急性血源性感染的典型病例表现为术后假体功能良好,数月或数年后突然出现关节疼痛肿胀可伴有全身症状如发热和寒战,部分病人发病前有感冒、拔牙等病史。晚期感染的病人出现红肿的较少,如伴有窦道通常疼痛较轻。

(黄强　裴福兴)

第二节　髋、膝关节置换术后感染诊断

一、症状与体征

假体周围感染最常见的临床症状是疼痛,其特点是呈持续性,有"夜间痛"和"静息痛"。体征除了关节表面广泛压痛外,常伴有关节肿胀、皮温升高及皮肤发红,甚至有窦道形成,但一些低毒性感染、亚急性或慢性感染上述红、肿、热等炎性症状表现并不明显。另外关节活动度可有不同程度减少。

二、血清学检查

常用的检查包括血常规、血沉(ESR)、C 反应蛋白(CRP)和白介素-6(IL-6)。血常规中白细胞计数对于诊断术后假体周围感染意义不大,多数感染病人白细胞计数及分类并不增高,尤其是低毒性感染或慢性感染。ESR、CRP 以及 IL-6 对于诊断感染敏感性很高,一般血沉术后 3 个月、CRP 术后 3 周、IL-6 术后 3-5 天左右恢复正常,如果术后超过上述时间范围,上述炎性指标仍然增高或下降后又再度升高,排除其他影响因素后应高度怀疑手术部位感染。研究表明,当排除了诸如类风湿关节炎、痛风、全身性疾病或近期外科手术等因素后,ESR>30mm/h 及 CRP>10mg/L 时,它们对于诊断假体周围感染的敏感度、特异度及阴性预

测值分别为 82%、85%、95% 和 96%、92%、99%。Ghanem 等研究得出,ESR 的阈值为 31mm/h 时诊断感染的敏感性为 94.5%,特异性为 72.2%,阳性预测值(PPV)为 71.5%,阴性预测值(NPV)为 94.3%;CRP 的阈值为 20.5mg/L 时,诊断感染的敏感性为 94.3%,特异性为 81.0%,PPV 为 80.5%,NPV 为 94.2%。当 IL-6≥13pg/ml 时,检出感染的阳性预测值为 90.9%,当 IL≤8pg/ml 时,排除感染的阴性预测值为 92.1%。另外降钙素原(PCT)及肿瘤坏死因子 α(TNF-α)对感染诊断的特异性较高(98% 和 94%),但敏感性极低(33% 和 43%)。因此对于关节假体周围感染,ESR、CRP 及 IL-6 具有较好的筛选价值,而降钙素原及 TNF-α 只在筛选阳性后才有意义。

三、关节液检查

怀疑感染立即进行关节腔穿刺抽液,抽出液体进行涂片做细胞计数和分类及细菌培养。关节液中白细胞总数>$1.7×10^3/\mu l$ 或中性分类>65% 诊断膝关节假体周围感染的敏感性可达 94% 和 97%,特异性可达 88% 和 98%。关节液中白细胞数<$1.1×10^3/\mu l$,同时中性分类<64% 时排除关节假体周围感染的阴性预测值高达 99.6%。在 CRP 或 ESR 升高的情况下,关节液中白细胞数>$9.0×10^3/\mu l$ 时,诊断假体周围感染的准确性可达 98%,阳性预测值可达 100%;而在 CRP 和 ESR 都升高的情况下,关节液白细胞计数超过 $3.0×10^3/\mu l$ 诊断假体周围感染的敏感性达 100%,特异性 98%,准确性 99%。穿刺前应停用抗生素 2 周,应同时进行需氧和厌氧培养;用血培养瓶并将培养时间延长至 10 ~ 14 天,可使阳性率达 90% 以上。

四、影像学检查

常规 X 线片是基本检查,可观察到假体周围透亮线、骨溶解、假体移位这些表现,但感染早期 X 线片往往无异常发现,而且也不能区分感染性松动和无菌性松动。CT 和 MRI 由于受假体所造成的伪影影响,对诊断假体周围感染的价值不大。

放射性核素全身骨扫描(ECT)有助于判断是否存在感染,铟[111]自体白细胞骨扫描是检测中性粒细胞介导的炎症反应最敏感的手段,敏感度 90% 左右,阴性预测值 90% ~ 100%,但阳性预测值仅 75%,这可能与铟[111]无法分辨标记感染产生的急性炎性白细胞和骨溶解致无菌性松动等产生的慢性炎性白细胞有关。因此铟[111]自体白细胞骨扫描阴性结果强烈预示可排除术后感染,阳性扫描结果应注意有一定的假阳性率,有可能是非感染因素导致的炎性白细胞增多。

五、术中标本

如果病人前述临床表现及检查结果仍无法判定是否感染,可选择术中快速冷冻切片组织病理学检查。至少在 5 个独立的显微镜视野下,每高倍视野下(400 倍)≥10 个多形核中性粒细胞时,考虑细菌感染;5 ~ 10 个怀疑感染,<5 个时排除细菌感染。

取假体周围组织进行细菌培养一直被视作诊断假体周围感染的金标准,并且同时可以做药物敏感试验,为临床选择用药提供可靠的依据。为提高细菌培养的阳性率,取标本之前,至少停药抗菌药物 2 周,取完标本之后才能用抗菌药物;避免取窦道渗出物做培养;术中必须多处(5 ~ 6 个)取标本进行厌氧菌和需氧菌培养;如病人有明显感染表现,而一般细菌培养阴性时需做真菌和分枝杆菌培养。另外,延长培养时间至两周可以提高病原菌的检出率。

由于生物被膜的存在,对移除的假体或其周围组织培养前最好对其进行超声处理、酶处理或机械研磨,这样可提高假体周围感染诊断的敏感性和特异性。这项技术对于术前使用了抗菌药物的病人尤为有用。研究表明,对于术前2周内使用了抗菌药物的病人,使用超声裂解培养后,可将组织培养的敏感性从45%提高到75%。

（黄强　裴福兴）

第三节　髋、膝关节置换术后感染预防

一、隐匿感染灶筛查

术前病人体内是否存在感染灶是术后早期感染的重要原因,故术前排除体内感染灶十分必要。术前隐匿感染灶的筛查方式可参考第二篇第一章的内容。

二、术前预防措施

（一）提升病人营养状况纠正低蛋白、纠正贫血

鼓励病人增加饮食营养要素摄入,尤其是增加病人优质蛋白质的摄入,要求病人每天至少进食2枚鸡蛋、100g瘦肉,对于食欲不佳,或消化不良的病人给予莫沙必利、胃蛋白酶等药物加强胃肠蠕动、促进消化。必要时请营养科共同进行营养状况测评,个体化制定营养补充方案。术前白蛋白纠正到35g/L水平以上可显著降低术后感染风险。

研究表明,术前贫血状态会增加术后30天并发症发生率、死亡率和关节置换术后感染风险。因此术前纠正病人贫血可降低术后感染的发生率。根据世界卫生组织（WHO）的标准,病人术前血红蛋白男性<130g/L,女性<120g/L,即诊断为贫血。如证实为小细胞低色素性贫血（MCV<80fl,MCH<28pg,MCHC<32%）,在营养支持的前提下,给予促红细胞生成素（EPO）首剂4万IU,以后每天1万IU皮下注射;口服铁剂300mg/d,或静脉滴注铁剂200mg隔天一次,同时口服叶酸、复合维生素。连用3~5天后手术,手术后继续使用该方案纠正术后贫血。

（二）戒烟、锻炼咳嗽咳痰

吸烟是关节置换术后假体周围感染的独立危险因素,术前需至少戒烟两周。通过咳嗽锻炼可增加病人肺活量、通气量,有利于痰液排除,对预防围术期肺部感染具有重要意义。对于咳嗽、咳痰较差或有慢性支气管炎的病人要求每半小时至少锻炼咳嗽咳痰10次。

（三）控制糖尿病病人的血糖水平

血糖控制在6~11.1mmol/L以内实施择期大手术较安全。入院后连续监测空腹及三餐后2小时血糖,如血糖控制在目标血糖以内,继续维持原降糖方案不变;如血糖控制不佳,则需首先每餐定量,限制碳水化合物摄入,但不限蛋白质摄入,选择合适的胰岛素控制血糖在目标水平以内。通常三餐前选择短效胰岛素,根据体重及餐后血糖高低调整胰岛素剂量,空腹血糖高可在夜间睡前选择长效胰岛素皮下注射。

（四）正确准备手术部位皮肤

术前晚沐浴。备皮不能有效去除毛囊和皮脂腺内的细菌,反而有可能造成皮肤的微创

伤。故目前提倡备皮在手术室进行,若术区皮肤无浓密毛发分布,则不需要用锐性器械刮除,仅用清洁剂清洗即可。

（五）合理预防性使用抗菌药物

髋、膝关节置换选择一代或二代头孢菌素术前 30 ~ 60 分钟开始静脉滴注。膝关节置换如使用止血带,要求抗菌药物至少在止血带充气之前 10 分钟输完。如果病人对 β-内酰胺酶过敏或可使用克林霉素或万古霉素预防感染。万古霉素使用于携带有 MRSA 的感染高风险病人。当手术时间过长(>3 小时),术中追加一剂抗菌药物可降低感染风险。

三、术中预防措施

（一）手术室环境与人员

使用层流手术间、减少手术参观人数、手术器械的遮盖等措施都可有效降低关节假体周围感染的发生率。参加手术人员严格手消毒,使用保护后背的手术衣或空气隔离式手术衣、戴双层手套,严格无菌操作。

（二）手术技术

研究表明外科手术术后感染率随时间的延长而增高。手术时间 1 小时以内感染率为 2.6%,1 ~ 2 小时感染率为 4.9%,超过 3 小时感染率为 8.5%。手术区域皮肤在消毒 3 小时后,已失去了清洁效果,加上手术切口暴露时间延长、出血增加、创伤加重,故感染的发生率明显增加。因此,熟练的手术技巧、密切的术中合作、缩短手术时间、减少创伤和出血是减低术后感染风险的关键。

四、术后预防措施

（一）加强营养,纠正贫血、低蛋白

术后病人食欲不佳、营养要素摄入不足、贫血、低蛋白血症等可导致机体抵抗力下降、切口愈合延迟、切口渗液,从而增加术后感染风险。因此,继续术前的营养支持措施,增加病人营养要素,尤其是蛋白质摄入,必要时可短期输注人血白蛋白,尽快提升病人白蛋白水平至 35g/L 以上,可有效降低术后感染的风险。

术后贫血状态可显著增加关节置换术后感染风险,因此积极纠正术后贫血对于预防关节置换术后感染有重要意义。对于术后贫血病人,在营养支持的前提下,给予促红细胞生成素(EPO)首剂 4 万 IU,以后每天 1 万 IU 皮下注射;静脉滴注铁剂 200mg 隔天一次,同时口服叶酸、复合维生素纠正贫血。

（二）控制血糖

研究表明,手术应激可使糖尿病病人,甚至是非糖尿病病人,产生胰岛素抵抗,导致机体可能持续数周处于高血糖和分解代谢状态,从而增加切口相关并发症的风险。因此,对于术前即诊断有糖尿病的病人,术后在术前血糖控制方案的基础上,手术当天每 2 小时监测 1 次血糖,根据血糖波动情况,及时调整降糖方案。如血糖控制趋于平稳,术后第一天开始监控空腹及三餐后 2 小时血糖。因为研究表明,即使术前血糖正常,髋、膝关节置换术后仍有高达 3/4 的病人可能出现高血糖,因此,对于术前没有糖尿病的病人同样应该常规监测空腹及三餐后 2 小时血糖 1 ~ 2 天,如无异常,方可停止监控,否则根据血糖水平,选择口服或胰岛素控制血糖。

（三）引流管管理

以往普遍认为,THA 和 TKA 病人术后安置引流管可以减轻关节周围的肿胀及瘀斑,缓解疼痛。但安置引流管会加重病人的心理负担,造成病人行动不便以及增加意外脱落的风险,不利于病人的早期功能锻炼,且引流管留置 24 小时以上感染风险更高。循证医学证据表明,THA 和 TKA 术后安置引流管并不能缓解疼痛和减少局部炎症反应,还会影响关节早期功能锻炼和增加感染风险。因此,THA 和 TKA 在做到充分止血的前提下,不安置或术后 24 小时内拔出引流管不但利于降低术后感染风险和加速康复。

（四）切口管理

术后切口渗液、出血影响切口愈合,易致切口感染甚至深部感染。因此,术后应密切观察切口情况,注意有无异常压痛、红肿、渗液和硬结,发现异常,及时处理,必要时行清创术,避免引发深部感染。

（五）术后预防性抗生素

术后继续按卫生部 38 号文件(2009)附抗菌药物临床应用指导原则预防性使用抗菌药物 24～48 小时。出院后如感冒、拔牙、肠镜检查等可能引起感染的情况或牙龈炎、鼻窦炎、皮肤感染等身体任何部位存在感染时需口服或静脉使用抗生素预防或治疗感染以避免血源性假体周围感染。

（黄强　裴福兴）

第四节　髋、膝关节置换术后感染治疗

Tsukayama 根据感染分型制定了相应的治疗策略,具有一定的临床指导意义:Ⅰ型仅术中培养阳性者,术后选用敏感抗生素静脉应用 6 周;Ⅱ型术后早期感染,行清创治疗仅更换衬垫,保留假体;Ⅲ型术后晚期慢性感染需行一期或二期翻修置换;Ⅳ型急性血源性感染行清创治疗保留假体(仅更换衬垫)。

一、清创、保留假体

彻底清创、保留假体术对病人的损伤以及术后并发症最小,并且往往可取得较好的功能恢复。清创保留假体的手术指征是:①感染早期(症状出现 4 周内),无窦道;②致病菌为对抗菌药物敏感的细菌;③无任何假体松动或骨溶解表现;④病人一般情况较好,具有正常免疫能力。清创术中取关节液和组织培养,彻底清除炎性肉芽和失活组织,术后选用敏感抗菌药物全身使用 4～6 周。如果满足以上条件,保留假体治疗的术后成功率为 82%～100%,否则保留假体的成功率只有 14%～68%。

二、一期或二期翻修

对于晚期感染、软组织条件差、有窦道形成、假体已松动或有骨溶解、骨破坏的病人需行彻底清创、假体取出、一期或二期翻修术。二期翻修是治疗全髋关节置换感染的金标准。二期翻修的原则包括完全取出假体、骨水泥及所有可包含致病菌的坏死组织以及失活组织,植入抗菌药物骨水泥间隔器。术后全身性应用抗菌药物 6～12 周,停用抗菌药物 4 周后,反复关节腔穿刺培养阴性,ESR 和 CRP 恢复正常值后,可认为感染治愈,可进行二期翻修置换

术,其根治感染的成功率大于90%。此外,二期翻修允许应用异体植骨,这对于处理感染造成的骨缺损非常重要。

然而,一期翻修也有如病人总住院时间短、功能恢复更快、治疗费用更低等优势。如满足软组织条件好、没有严重的并存疾病和并发症、病原菌不是难治的微生物等条件,一期翻修的成功率也可达86%～100%。

对于治疗无效的持续感染、严重骨质缺损难以再安放假体、病人条件限制再次手术及多次重建失败者,为了控制感染可考虑行关节切除、融合甚至截肢术。

(黄强　裴福兴)

第五节　髋、膝关节置换术后感染预防策略

假体周围感染是关节置换术后的灾难性并发症,初次全髋或全膝关节置换术后假体周围感染的发生率平均为0.25%～2%,死亡率约为2.7%～18%。

一、假体周围感染的危险因素

1. THA术后假体周围感染的相关危险因素　Urquhart等指出手术时间>210分钟、ASA评分>3、低收入病人、年龄>75岁、Charlson指数增加>1、NNIS危险指数>1、手术量较少的医院、手术量较少的医生、创伤后骨关节炎是THA术后假体周围感染的主要危险因素。

2. TKA术后假体周围感染的相关危险因素　Jamsen等指出全膝关节翻修术、男性、创伤后骨关节炎、类风湿关节炎、假体类型(限制型和铰链型)、未使用抗生素骨水泥、术后并发症(伤口感染、血肿和切口皮肤坏死)是TKA术后假体周围感染的主要危险因素。

二、预防措施

（一）术前健康优化

术前健康优化对保证TJA术后效果满意非常重要,Charlson合并症指数增加、糖尿病和类风湿关节炎与术后假体周围感染风险有关。在进行TJA之前,所有病人均应该进行健康评估和管理。

上海长海医院的方法:所有病人术前由内科医生评估,进行血清学检查、尿液分析、心肺功能试验。

（二）优化免疫系统和营养状况

Greene证实营养不良病人发生伤口并发症的风险增加5～7倍,如果血清转铁蛋白水平<200mg/dl、血清白蛋白<3.5g/dl,和总淋巴细胞计数<1500/μl可以诊断营养不良。

上海长海医院的方法:对于择期高危病人(翻修手术、恶病质、病态肥胖、肿瘤)筛查营养血清白蛋白和总淋巴细胞计数。必要时术前由营养师评估病人的营养状况,如果营养不良,在营养状况改善前推迟手术,术后常规给予多种维生素和营养补充剂。

（三）预防性使用抗生素

头孢唑林或头孢呋辛,具有较长的半衰期和良好的组织穿透性,能较好地对抗体内葡萄球菌和链球菌。对β-内酰胺酶过敏病人可选用克林霉素或万古霉素。根据病人体重头孢唑林的推荐剂量为体重<80kg给予1g,体重>80kg给予2g。AAOS推荐手术切皮前1小时内预

防性抗生素滴注完毕,抗生素疗程不超过 24 小时。

上海长海医院的方法:切皮前至少 30 分钟给予术前剂量,持续 24 小时。手术时间较长(>2 小时)和失血量较大达(>70% 的循环血量)的病人术中给予第二剂头孢唑林。青霉素过敏病人接受试验剂量的头孢唑林,如果过敏,给予万古霉素(1g)或克林霉素(600～900mg)。

预防性使用万古霉素的指征:MRSA 定植的病人、有 MRSA 感染史的病人、养老院的病人、透析病人、卫生保健专业人员、β-内酰胺酶过敏病人。

(四) 术前皮肤准备

上海长海医院目前的策略包括在家开始准备皮肤的四步骤。第一步:术前一天在家用氯己定淋浴;第二步:手术当天早晨用氯己定擦洗患肢;第三步:进入手术室患肢用聚维酮碘皂洗;第四步:接着用三种连续的皮肤准备溶液:聚维酮碘、酒精和 DuraPrep 溶液擦洗。术中,我们目前使用聚维酮碘和酒精的混合液或 DuraPrep 溶液。

(五) 术中预防

采用层流手术室,手术人员穿太空服,双层无粉手套,使用不透水的纸单和用 loban 手术薄膜覆盖手术部位,切皮后更换手术刀片,尽量缩短手术时间,冲洗液中加入抗生素(3L 冲洗液中加入多黏菌素 B(500 000U)和杆菌肽(50 000U)),术中使用抗生素骨水泥。

(六) 术后预防

对于大多数进行 TJA 的病人我们使用低剂量口服抗凝剂(香豆素[华法林])。此外,我们按照 AAOS 推荐根据出血和发生血栓栓塞疾病风险对病人进行分类。良好的血液管理,避免输血。牙科操作前 1 小时克林霉素 600mg(或阿莫西林 2g 或红霉素 800mg),胃肠道或泌尿道操作前静脉用庆大霉素 80mg+氨苄青霉素 2g。我们建议我们的病人终生使用该方案。

三、未来的发展

1. 植入智能涂层　自我保护的"智能"装置是新一代骨科植入物,植入物表面加载抗生素或其他生物因子可调节植入物的生物活性,对于预防或治疗假体周围关节感染可起重要作用。根据初步动物实验,看来表面修饰的植入物在未来对于治疗假体周围关节感染充满希望。

2. MRSA 携带者的去定植　我们的方法:髋、膝关节置换之前选择性对于 MRSA 高危感染病人(养老院病人、透析病人、医院工作人员),有 MRSA 感染史的病人进行筛查。如果检测到 MRSA,病人鼻内给予莫匹罗星一周,一周后再次鼻腔培养。MRSA 携带者、急诊病人以及其他高风险病人用万古霉素作为预防用药。

(刘忠堂)

第六节　糖尿病病人膝关节置换的感染风险

一、概述

关节置换术后假体周围感染是一种灾难性的并发症,给病人带来极大的痛苦,随着接受

235

关节置换手术的病人越来越多,术后假体周围感染的病例也同样大幅度增高。美国 Rothman 研究所调查了美国 NIS(Nationwide Inpatient Sample database) 数据库 1990～2004 年 200 多万例初次髋关节置换、400 多万例初次膝关节置换的病例资料,结果发现初次 THA 的术后感染率为 0.92%,初次 TKA 术后感染率为 1.88%。

然而,该研究所调查了同一个数据库 2001～2009 年的数据,发现初次髋关节置换术后感染率由 2.05% 上升到 2.18%,初次膝关节置换术后的感染率由 1.99% 上升到 2.18%。也就是说初次关节置换术后的感染率并没有随着外科技术的提高、手术经验的丰富而减少。

二、关节置换术后感染相关危险因素

目前研究认为体重指数、性别、慢性肺疾病、术前贫血、抑郁症、肾病、肺循环疾病、精神病、恶性肿瘤、周围血管疾病、心脏瓣膜疾病等因素与关节置换术后感染相关,其中糖尿病与关节置换术后感染关系密切。

一项来自加拿大的临床对照研究证实,与血糖正常的病人相比,糖尿病病人初次关节置换术后感染的风险更高(OR 值为 3.91)。另一项来自美国的临床回顾性研究也报告了相似的结果,56216 例接受初次膝关节置换的病人,糖尿病病人术后的感染风险是非糖尿病病人 1.28 倍。同样,Meta 分析也证实了糖尿病病人接受关节置换术后感染的风险明显高于其他病人(OR 值介于 1.55～8.6 之间)。

三、糖尿病病人关节置换术后感染发生机制

目前研究认为,糖尿病病人关节置换术后感染发生机制主要包括以下两方面:一是糖尿病病人白细胞功能受损,增加了术后假体表面细菌生物膜形成;二是糖尿病导致微血管病变以及其他伴随疾病使局部抗感染能力下降。

血糖水平可以作为术后感染预测的指标,血糖未得到明显控制的病人接受关节置换术后感染的风险明显高于对照组(OR=2.28)。另一项临床研究也证实:血糖高于 8.4mmol/L 的病人接受初次膝关节置换术后的感染率是血糖低于 6.1mmol/L 组病人的 4 倍。同时也有临床研究表明,胰岛素依赖性糖尿病病人相比非胰岛素依赖型糖尿病病人有更高的感染率(OR=3.1)。关于糖化血红蛋白水平与术后感染的关系目前仍存争议,而最佳的血糖及糖化血红蛋白水平范围目前仍不明确。

四、唐都医院的经验

综合文献结果,我们对所有接受关节置换的病人术前常规行糖耐量试验,目的在于鉴别出空腹血糖水平在临界值或正常水平,但糖耐量试验异常的病人,不常规检测糖化血红蛋白水平。针对糖尿病或糖耐量异常病人,围术期积极使用胰岛素,术前空腹血糖控制在 6mmol/L 左右;餐后 2 小时血糖控制在 10mmol/L 左右,术后及出院后继续控制血糖,避免发生因为血糖过高导致的感染。我科 2012～2014 年由单一医生完成的膝关节置换病人 273 例,术后仅 2 例感染,均为糖尿病病人及糖耐量异常病人,而血糖正常的 182 例病人中无一例感染。

（马保安　龙华　牛舜　王波）

第七节　膝关节置换术后严重假体周围感染的治疗经验

一、概述

关节置换术后假体周围感染是最严重的并发症,对病人及医生都是个很棘手的问题。我科从 2009～2014 年处理严重感染病人 7 例(图 21-7-1),平均随访时间为 3.5 年,均取得成功。

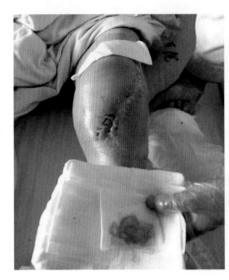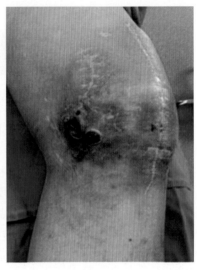

图 21-7-1　病人入院时术区即有窦道,伴有渗出

目前根据术后感染的程度和分期,有如下确切的治疗方案:①早期单纯使用抗生素控制感染;②保留假体清创及更换聚乙烯垫片;③一期翻修;④二期旷置后置换;⑤截肢或融合术。以下为我科二期抗生素骨水泥旷置治疗膝关节置换术后严重感染的病例。我们认为膝关节置换术后严重感染需二期处理的病例有以下特点:①慢性感染;②切口及关节附近两处或以上部位有窦道,窦道与关节相通,伴有脓性分泌物渗出却多次未能培养出致病菌。

二、治疗流程

1. 彻底清创　彻底清创是治愈假体周围感染的前提,只有彻底清除异物、感染组织及失活组织,才能去除大多数感染源,否则术后感染难以控制(图 21-7-2)。彻底清除坏死组织,要求去除所有人工假体、骨水泥、缝线等异物材质,完全清除炎性肉芽、滑膜及周围可疑炎性组织,直至正常的肌肉、肌腱、前后关节囊,尤其是股骨髁间及膝关节后方坏死组织。术中需大量生理盐水冲洗伤口,给予聚维酮碘(碘伏)浸泡 15 分钟,过氧化氢冲洗,脉冲冲洗。再次仔细清除残留的坏死组织及异物,聚维酮碘纱布填塞伤口,暂时无菌薄膜覆盖关闭伤口,重新消毒铺单。更换整套手术器械、手套、手术衣,再次大量生理盐水冲洗伤口。在此,笔者(图 21-7-3-c)想特别强调术中彻底清除异物的必要性。该病例术中见胫骨内侧骨缺损处存在结构性植骨,当时考虑到今后翻修术中经济及技术问题,遂将异体骨块留下;但旷置

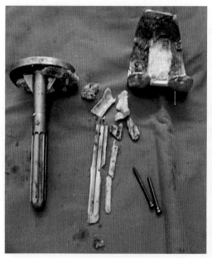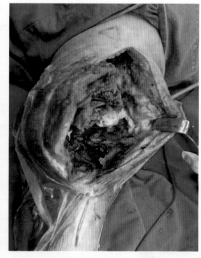

图 21-7-2　术中彻底清除坏死组织,去除所有人工假体、骨水泥、缝线等异物

术后 1 个月时胫骨内侧处再次出现窦道,故再次进行清创,取出异体骨块,二次旷置后感染才得以控制。

2. 抗生素骨水泥间置器 Spacer 制作及植入　所应用的抗生素应对致病菌有效且抗菌谱广,在局部能达到高浓度,在骨水泥聚合反应中有热稳定性和不影响骨水泥的强度等特性。因为我院无妥布霉素及庆大霉素粉剂,故术中用万古霉素。制作 Spacer 时,一般剂量为每 40g 骨水泥配 4g 万古霉素;对于术中固定假体时用 40g 骨水泥配 1g 万古霉素。我科利用口腔科热熔压模仪器,用硅胶材料制作出 Spacer 模具(图 21-7-3-a)。术前低温消毒,术中很容易制成所需各种型号的 Spacer。在此基础上,我们设计的 Spacer 添加后滚的横轴(图 21-7-3-b),实践证明 Spacer 后滚轴能有效使病人在二期植入新假体前保持较好活动度,有助于术后获得较好的屈曲功能。这样术中不需要过多的松解,可有效地减少手术时间,避免过多松解增加感染。在使用抗生素骨水泥间置器期间,鼓励病人进行一定的负重活动并逐渐增

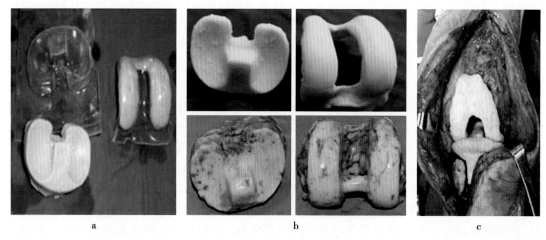

图 21-7-3　术前根据假体制作硅胶模具,术前进行低温消毒,术中便于个体化、快速制成抗生素骨水泥间置器

加活动度,使关节周围肌肉得到锻炼。这样可增加关节周围肌肉力量,减少关节内瘢痕组织的形成。术后静脉给予敏感抗生素,待术中细菌培养结果回报后进一步调整抗生素并持续2周。若培养仍为阴性,再持续口服广谱抗生素治疗2周,共4周左右。

3. 人工关节植入 有关置入间隔器后何时行二期人工关节再置入,国内外尚无一致的参考标准。间隔时间太短,感染复发率高,效果差;间隔时间太长,虽然减少了感染复发机会,但延长了整个治疗时间,增加病人的痛苦和经济负担,而且易引起骨量丢失,肌肉萎缩,关节囊与韧带挛缩,增加再次手术难度。我们主要还是依据病人具体情况,同时结合术后检测血沉,C-反应蛋白等综合因素考虑二期翻修间隔期。若一期旷置术后感染控制效果欠佳,可考虑再次抗生素骨水泥旷置术。我们此组处理病例均为1~3个月内进行二期翻修。术后即静脉给予敏感抗生素,待术中细菌培养结果回报后进一步调整抗生素持续2~4周,术后根据具体情况给予口服抗生素3月。

（王利　袁宏）

参 考 文 献

1. Pulido L,Ghanem E,Joshi A,et al. Periprosthetic joint infection:the incidence,timing,and predisposing factors. Clinical Orthopaedics and Related Research,2008,466:1710-1715.

2. Jämsen E,Huhtala H,Puolakka T,Moilanen T. Risk Factors for Infection After Knee ArthroplastyA Register-Based Analysis of 43,149 Cases. The Journal of Bone and Joint Surgery(American),2009,91:38-47.

3. Marculescu CE,Berbari EF,Cockerill III FR,Osmon DR. Unusual aerobic and anaerobic bacteria associated with prosthetic joint infections. Clinical orthopaedics and related research,2006,451:55.

4. Marculescu CE,Cantey JR. Polymicrobial prosthetic joint infections:risk factors and outcome. Clinical Orthopaedics and Related Research,2008,466:1397-1404.

5. Del Pozo JL,Patel R. Clinical practice. Infection associated with prosthetic joints. The New England journal of medicine,2009,361:787-794.

6. Choong PFM,Dowsey MM,Carr D,Daffy J,Stanley P. Risk factors associated with acute hip prosthetic joint infections and outcome of treatment with a rifampinbased regimen. Acta orthopaedica,2007,78:755-765.

7. Puhto AP,Puhto TM,Niinimäki TT,et al. Two-Stage Revision for Prosthetic Joint Infection:Outcome and Role of Reimplantation Microbiology in 107 Cases. Journal of Arthroplasty,2014,29:1101-1104.

8. Stewart PS,William Costerton J. Antibiotic resistance of bacteria in biofilms. The Lancet,2001,358:135-138.

9. T TSUKAYAMA D,ESTRADA R,GUSTILO RB. Infection after Total Hip Arthroplasty. A Study of the Treatment of One Hundred and Six Infections. The Journal of Bone and Joint Surgery(American),1996,78:512-523.

10. Inman RD,Gallegos KV,Brause BD,et al. Clinical and microbial features of prosthetic joint infection. The American journal of medicine,1984,77:47-53.

11. Di Cesare PE,Chang E,Preston CF,Liu CJ. Serum interleukin-6 as a marker of periprosthetic infection following total hip and knee arthroplasty. The Journal of bone and joint surgery American volume,2005,87:1921-1927.

12. Spangehl MJ,Masri BA,O'CONNELL JX,Duncan CP. Prospective Analysis of Preoperative and Intraoperative Investigations for the Diagnosis of Infection at the Sites of Two Hundred and Two Revision Total Hip Arthroplasties. The Journal of Bone and Joint Surgery(American),1999,81:672-683.

13. Shah K,Mohammed A,Patil S,McFadyen A,Meek RMD. Circulating cytokines after hip and knee arthroplasty:a preliminary study. Clinical Orthopaedics and Related Research,2009,467:946-951.

14. Del Pozo JL,Patel R. Infection associated with prosthetic joints. New England Journal of Medicine,2009,361：787-794.

15. Ghanem E,Antoci Jr V,Pulido L,et al. The use of receiver operating characteristics analysis in determining erythrocyte sedimentation rate and C-reactive protein levels in diagnosing periprosthetic infection prior to revision total hip arthroplasty. International Journal of Infectious Diseases,2009,13：e444-e9.

16. Trampuz A,Hanssen AD,Osmon DR,et al. Synovial fluid leukocyte count and differential for the diagnosis of prosthetic knee infection. The American journal of medicine,2004,117：556-562.

17. Parvizi J,Ghanem E,Sharkey P,et al. Diagnosis of infected total knee：findings of a multicenter database. Clinical Orthopaedics and Related Research,2008,466：2628-2633.

18. Mark F,Craig J,Valle D,Scott M,Wayne G. Perioperative testing for joint infection in patients undergoing revision total hip arthroplasty. The Journal of Bone and Joint Surgery（American）,2008,90：1869-1875.

19. Font-Vizcarra L,Garcia S,Martinez-Pastor JC,Sierra JM,Soriano A. Blood culture flasks for culturing synovial fluid in prosthetic joint infections. Clinical orthopaedics and related research,2010,468：2238-2243.

20. Levitsky KA,Hozack WJ,Balderston RA,et al. Evaluation of the painful prosthetic joint：relative value of bone scan,sedimentation rate,and joint aspiration. The Journal of arthroplasty,1991,6：237-244.

21. Scher DM,Pak K,Lonner JH,et al. The predictive value of indium-III leukocyte scans in the diagnosis of infected total hip,knee,or resection arthroplasties. The Journal of arthroplasty,2000,15：295-300.

22. Feldman DS,Lonner JH,Desai P,Zuckerman JD. The role of intraoperative frozen sections in revision total joint arthroplasty. Journal of bone and joint surgery American volume,1995,77：1807-1813.

23. Banit DM,Kaufer H,Hartford JM. Intraoperative frozen section analysis in revision total joint arthroplasty. Clinical orthopaedics and related research,2002,401：230.

24. Parvizi J,Ghanem E,Menashe S,Barrack RL,Bauer TW. Periprosthetic infection：what are the diagnostic challenges? The Journal of Bone and Joint Surgery（American）,2006,88：138-147.

25. Trampuz A,Piper KE,Jacobson MJ,et al. Sonication of removed hip and knee prostheses for diagnosis of infection. New England Journal of Medicine,2007,357：654-663.

26. White J,Kelly M,Dunsmuir R. C-reactive protein level after total hip and total knee replacement. Journal of Bone & Joint Surgery,British Volume,1998,80：909-911.

27. Berbari EF,Osmon DR,Duffy MCT,et al. Outcome of prosthetic joint infection in patients with rheumatoid arthritis：the impact of medical and surgical therapy in 200 episodes. Clinical infectious diseases,2006,42：216-23.

28. Babayan RK. Wound Healing and Infection in Surgery：The Pathophysiological Impact of Smoking,Smoking Cessation,and Nicotine Replacement Therapy：A Systematic Review. Annals of Surgery,2012,255：1069-1079.

29. Jamsen E,Furnes O,Engesaeter LB,et al. Prevention of deep infection in joint replacement surgery. Acta orthopaedica,2010,81：660-666.

30. Brandt C,Hott U,Sohr D,et al. Operating room ventilation with laminar airflow shows no protective effect on the surgical site infection rate in orthopedic and abdominal surgery. Annals of surgery,2008,248：695.

31. Zimmerli W,Trampuz A,Ochsner PE. Prosthetic-joint infections. New England Journal of Medicine,2004,351：1645-1654.

32. Marculescu C,Berbari E,Hanssen A,et al. Outcome of prosthetic joint infections treated with debridement and retention of components. Clinical infectious diseases,2006,42：471-478.

33. Dale H,Skramm I,Lower HL,et al. Infection after primary hip arthroplasty：a comparison of 3 Norwegian health registers. Acta orthopaedica,2011,82：646-654.

第二十二章　静脉血栓栓塞症预防

第一节　髋、膝关节置换术后静脉血栓栓塞症的预防及处理原则

一、概述

VTE 是骨科大手术后发生率较高的并发症,也是病人围术期死亡及医院内非预期死亡的重要因素之一。接受关节置换术的病人,本是发生静脉血栓栓塞症(VTE)的高危病人。因此有效的围术期血栓管理、有效的术后抗凝预防措施,对于降低 VTE 的发生率及死亡率至关重要。中华医学会骨科分会、美国胸科医师协会(ACCP)及美国骨科医师协会(AAOS)均分别制定了关节置换术后 VTE 预防指南。尽管在指南的指导下,VTE 的发生率呈现明显的下降趋势,但仍常有发生,对 ERAS 的施行有着明显的阻碍作用。因此,关节外科医师需熟练掌握 VTE 的相关理论知识及预防处理原则。

二、VTE 定义

VTE 是血液在静脉内不正常的凝结,使血管完全或不完全阻塞,属静脉回流障碍性疾病。VTE 包括两种类型:深静脉血栓(deep vein thrombosis,DVT)和肺动脉血栓栓塞症(pulmonary thromboembolism,PE),两者相互关联,是 VTE 在不同部位和不同阶段的两种临床表现形式。

1. 深静脉血栓形成　约占 VTE 的 2/3,可发生于全身各部位静脉,多见于下肢深静脉,骨科大手术后常发生,一般无临床症状。根据部位,下肢 DVT 可分为:近端(腘静脉或其近侧部位,如股静脉)和远端(小腿肌肉静脉丛)。近端血管直径大,此部位栓子脱落后,易出现致命性 PE。

2. 肺动脉血栓栓塞症　指来自静脉系统或右心的血栓阻塞肺动脉主干或其分支导致的肺循环和呼吸功能障碍,是导致住院病人死亡的重要原因之一。肺栓塞血栓栓子主要来源于下肢深静脉血栓,当下肢近端存在深静脉血栓栓子时,发生 PE 的风险更高。

三、VTE 的流行病学及危险因素

骨科大手术 VTE 预防后的流行病学研究发现:欧、美洲 DVT 发生率为 2.22% ~ 3.29%,PE 发生率为 0.87% ~ 1.99%,致死性 PE 发生率为 0.30%;亚洲 DVT 发生率为 1.40%,PE

发生率为 1.10% ;中国 DVT 发生率为 1.8% ~2.9% 。华西医院骨科 3 年共 5575 余例初次髋、膝关节置换术病人中,DVT 发生率仅为 0.2% ,无 PE 发生。

根据 Virchow 三角理论,凡是引起静脉内膜损伤、静脉血流淤滞以及高凝状态三方面的因素均是 VTE 形成的高危因素。静脉内膜损伤因素:创伤、手术、化学性损伤、感染性损伤等。静脉血流淤滞:既往 VTE 病史、术中应用止血带、瘫痪、制动等。高凝状态:高龄、肥胖、全身麻醉、中心静脉插管、红细胞增多症、巨球蛋白血症、骨髓增生异常综合征、人工血管或血管腔内移植物等。

对于髋、膝关节置换术围术期血栓风险的评估需结合病人病史及危险因素。《中国骨科大手术静脉血栓栓塞症预防指南》推荐使用 Caprini 评分系统对 DVT 进行风险评估。根据 Caprini 评分情况分为低危、中危、高危和极高危四个等级,髋、膝关节置换术病人评分均在 5 分以上,属于极高危人群。而对于 PE 的风险评估,《急性肺栓塞诊断与治疗中国专家共识(2015)》推荐使用加拿大 Wells 评分和修正的 Geneva 评分系统。

四、VTE 的诊断方法

VTE 的诊断包括 DVT 与 PE 的诊断两部分,诊断依据包括临床表现及辅助检查。

DVT 的临床表现包括:肢体肿胀、疼痛、Homans 征、Neuhof 征阳性,严重时可呈现股白肿或股青肿。

PE 的临床表现包括:呼吸困难(50%)、胸膜性胸痛(39%)、咳嗽(23%)、胸骨后胸痛(15%)、发热(10%)、咯血(8%)、晕厥(6%)、单侧肢体肿胀(24%)和单侧肢体疼痛(6%)。DVT 及 PE 的临床表现均缺乏特异性,对于临床怀疑 DVT 或 PE 病人,需及时行相关辅助检查明确诊断。

(一) DVT 辅助检查方法

1. 彩色多普勒超声探查　灵敏度、特异性均较高,是 DVT 诊断的首选方法;但是对于腹部、盆腔 DVT 诊断性较差。

2. 螺旋 CT 静脉造影　可同时检查腹部、盆腔、下肢深静脉情况。

3. 血浆 D-二聚体测定　反映凝血激活及继发性纤溶的特异性分子标志物,对诊断急性 DVT 的灵敏度较高。需要说明的是,如结果阴性则可证实无血栓,而阳性则证实纤溶亢进,但并不能证明是深静脉血栓形。

4. 阻抗体积描述测定　根据下肢血流量在不同阻力下的变化判定 DVT 情况,操作简便,费用低,但对无症状的 DVT 敏感性差。

5. 放射性核素血管扫描检查　利用核素在下肢深静脉血流或血块中浓度增加,通过扫描而显像,是对 DVT 诊断有价值的无创检查。

6. 静脉造影　是 DVT 诊断的"金标准",在其他检查难以确定诊断时,如无静脉造影禁忌证,则应立即进行。

(二) PE 辅助检查方法

1. 心电图　因急性肺动脉堵塞、肺动脉高压、右心负荷增加、右心扩张均可引起心电图改变,故对诊断 PE 无特异性。

2. 胸部 X 线片　可观察到肺动脉栓塞引起的肺动脉高压或肺梗死。

3. 血气分析　是诊断 PE 的筛选指标,但其不具有特异性,约 20% 确诊为 PE 的病人血气分析结果正常。

4. 血浆 D-二聚体　在血栓栓塞时,因血栓纤维蛋白溶解而使其在血液中的浓度升高,其敏感度高,但特异性低。

5. CT 或增强 CT　可直观判断肺动脉栓塞大小及位置,但对亚段及以远端肺动脉血栓的敏感性较差。

6. 放射性核素肺通气灌注扫描　敏感度较高,与胸部 X 线片、CT 肺动脉造影相结合可提高诊断的特异度和敏感度。

7. 肺动脉造影　是诊断肺栓塞的"金标准",在其他检查难以确定诊断时,如无静脉造影禁忌证,则应立即进行。

8. 经胸多普勒超声心动图检查　对于临床中怀疑 PE 并伴有休克或低血压病人,通常无条件行肺动脉增强 CT 确诊,此时最有效的辅助检查为床旁经胸多普勒超声心动图检查,以观察右心高负荷表现,并明确诊断。

五、围术期血栓管理

(一) 髋、膝关节置换术前病人合并肢体深静脉血栓

1. 手术时机　根据 DVT 发生的时间分为:手术侧或非手术侧深静脉血栓规范化抗凝治疗 3 个月以上,血栓机化或部分再通,血栓远端无肢体肿胀者,可以行髋、膝关节置换术,但术前应桥接抗凝;深静脉血栓规范化抗凝治疗<3 个月或血栓机化不完全,无再通表现或有血栓远端肢体肿胀者暂不考虑手术,继续抗凝治疗至 3 个月以上,然后再次评估血栓是否稳定。

住院期间深静脉血栓形成者,应先行规范抗凝治疗 3 个月,待血栓机化或部分再通时,再考虑行髋、膝关节置换术。

2. 桥接抗凝治疗方案　桥接抗凝是指髋、膝关节置换术病人合并心血管疾病长期应用华法林治疗,由于髋、膝关节置换术围术期出血风险较高,术前需调整国际标准化比率(INR)接近正常水平(INR≤1.5)以降低围术期出血风险,同时又不增加病人发生血栓栓塞的风险。因此,应在术前 5 天左右停用华法林,给予短效抗凝剂,包括低分子肝素(low molecular weight heparin,LMWH)或普通肝素(unfractionated heparin,UFH)进行替代治疗,并在术前 12 ～ 24 小时内停用低分子肝素以便于手术。桥接抗凝的目的在于不增加围术期出血风险的同时,降低动脉血栓和深静脉血栓的发生风险。桥接抗凝需评估围术期出血风险,主要取决于手术的种类以及其他的危险因素,包括抗凝或抗血小板药物影响、癌症和化疗、出血史、术后 24 小时内重新开始抗凝或抗血小板治疗。具体桥接抗凝方案:依诺肝素,每天 2 次,每次 0.5 ～ 1mg/kg 或每天总量 1.5mg/kg;达肝素,每天 2 次,每次 100IU/kg;普通肝素每天总量 200IU/kg。针对特殊人群的桥接抗凝:①严重肾功能不全病人(肌酐清除率<30ml/min),应用普通肝素深部皮下注射或静脉注射,每天总用量 20 000 ～ 40 000IU;②低体重或年龄≥75 岁病人,建议评估病人的肌酐清除率,并调整用药剂量。

如术前因 DVT 正服用常见的新型口服抗凝药物包括 Xa 因子抑制剂(如利伐沙班、阿哌沙班)和直接凝血酶抑制剂(如达比加群酯),由于此类药物半衰期短,因此无需肝素桥接抗凝治疗。但同时应根据手术本身创伤的大小及出血的风险决定何时停药,以及何时恢复服用。

（二）术后 DVT 预防方案

人工关节置换术后 DVT 预防措施主要包括基本预防、物理预防、药物预防,常采用三种预防措施联合应用。

1. 基本预防措施　①手术操作规范,减少静脉内膜损伤;②正确使用止血带;③术后抬高患肢,促进静脉回流;④注重预防静脉血栓知识宣教,指导早期康复锻炼;⑤围术期适度补液,避免血液浓缩。

2. 物理预防措施　包括足底静脉泵、间歇充气加压装置及梯度压力弹力袜等。VTE 风险分度中、高危病人,推荐与药物预防联合应用。单独使用物理预防仅适用于合并凝血异常疾病、有高危出血风险的病人;待出血风险降低后,仍建议与药物预防联合应用。对患侧肢体无法或不宜采用物理预防措施的病人,可在对侧肢体实施预防。应用前宜常规筛查禁忌证。

下列情况禁用或慎用物理预防措施:①充血性心力衰竭、肺水肿或下肢严重水肿;②下肢 DVT 形成、肺栓塞发生或血栓(性)静脉炎;③间歇充气加压装置及梯度压力弹力袜不适用于下肢局部异常(如皮炎、坏疽、近期接受皮肤移植手术);④下肢血管严重动脉硬化或狭窄、其他缺血性血管病(糖尿病性等)及下肢严重畸形等。

3. 药物预防　我国现有抗凝药物包括普通肝素、低分子肝素、Xa 因子抑制剂类、维生素 K 拮抗剂、抗血小板药物。

（1）手术前 12 小时使用低分子肝素,出血风险增大。术后 12 小时以后(硬膜外腔导管拔除后 4 小时可应用依诺肝素),可皮下注射预防剂量(参见各药物说明书)的低分子肝素。

（2）磺达肝癸钠 2.5mg,皮下注射;术后 6~24 小时(硬膜外腔导管拔除后 4 小时)开始应用。

（3）利伐沙班 10mg,1 次/d,口服;术后 6~10 小时(硬膜外腔导管拔除后 6 小时)开始使用。

（4）阿哌沙班 2.5mg,2 次/d,口服;术后 12~24 小时(硬膜外腔导管拔除后 5 小时)给药。

（5）维生素 K 拮抗剂(华法林),可降低 VTE 的发生风险,但有增加出血风险趋势。其价格低廉,可用于长期下肢 DVT 预防。维生素 K 拮抗剂的不足:①治疗剂量范围窄,个体差异大,需常规监测国际标准化比值(INR),调整剂量控制 INR 在 2.0~2.5,INR>3.0 会增加出血风险;②易受药物及食物影响;③显效慢,半衰期长。需注意的是,如应用该药物,则在手术前 20 小时必须使用。

（6）抗血小板药物(阿司匹林)主要通过抑制血小板聚集,发挥抗动脉血栓作用,在 VTE 预防上有一定作用,目前的合适剂量暂无统一标准。

（三）预防 DVT 形成的开始时间和时限

1. 常规 DVT 预防的启动时间　关节置换围术期 DVT 形成的高发期是术后 24 小时内,故预防应尽早进行;而骨科大手术后初级血小板血栓形成稳定血凝块的时间约为 8 小时,术后出血趋于停止应尽早进行抗凝。同时,确定 DVT 形成的药物预防开始时间应当慎重权衡风险与获益。

2. 应用氨甲环酸后 DVT 预防的启动策略　髋、膝关节置换术围术期应用抗纤溶药氨甲环酸后序贯应用抗凝血药,既能减少出血,又不增加静脉血栓栓塞症发生风险。氨甲环酸的止血效果与其应用剂量和应用次数有关,但随着剂量或次数的增加,静脉血栓栓塞症的发生风险是否增大值得研究。理论上认为,抗凝血药物在术后应用越早、持续时间越长,病人发生静脉血栓栓塞症的风险越小,但发生出血的风险增大。为了在最大限度减少失血的同时,不增加血栓的发生,临床实践中需根据《中国髋、膝关节置换术围术期抗纤溶药序贯抗凝血药应用方案的专家共识》及《中国骨科大手术静脉血栓栓塞症预防指南》及时启动抗凝。

为了达到抗纤溶药和抗凝血药的平衡,应在髋、膝关节置换术围术期应用氨甲环酸6小时后根据引流量的变化,选择抗凝血药应用时间。大部分病人术后6~8小时内伤口出血趋于停止,如引流管无明显出血或引流管血清已分离则表明伤口出血趋于停止,应在6~8小时内应用抗凝血药;若个别病人术后6~8小时后仍有明显出血,可延后应用抗凝血药。启动抗凝时可选择伊诺肝素首剂0.2ml或利伐沙班10mg,24小时后伊诺肝素根据体重调整剂量直至出院,出院后口服利伐沙班每次10mg,每天1次,服用10~15天;高危病人用4~5周。

华西医院骨科于2012年开始采用抗纤溶药序贯抗凝平衡原则,总结华西医院2012年至2014年期间共5575余例初次髋、膝关节置换术病人,术后总输血率为5.2%,深静脉血栓发生率为0.2%,小腿肌间静脉血栓发生率为1.6%。其中,2012年初次THA 877例,输血率7.9%,无深静脉血栓发生,小腿肌间静脉血栓8例(0.9%);初次TKA 574例,输血率7.3%,深静脉血栓5例(0.8%),小腿肌间静脉血栓18例(3.1%)。2013年初次THA 1017例,输血率6.9%,无深静脉血栓发生,小腿肌间静脉血栓13例(1.3%);初次TKA 764例,输血率7.2%,深静脉血栓3例(0.4%),小腿肌间静脉血栓19例(2.5%)。2014年初次THA 1149例,输血率4.0%,无深静脉血栓发生,小腿肌间静脉血栓12例(1.1%);初次TKA 884例,输血率2.0%,深静脉血栓3例(0.3%),小腿肌间静脉血栓25例(2.83%)。

3. DVT预防持续时间 关节置换术后凝血过程持续激活可达4周,术后DVT形成的危险性可持续3个月。对施行THA、TKA的病人,药物预防时间最少10~14天,THA术后病人建议延长至35天。

(四) DVT治疗

围术期DVT的治疗需请血管外科医师共同评估,制定抗凝治疗方案,具体建议可参考《深静脉血栓形成的诊断和治疗指南(第2版)》。

(五) PE预防及治疗

1. 髋、膝关节置换术前病人合并肺栓塞 术前合并PE的病人,需根据心血管内科医师的建议规律抗凝治疗3个月以上,经肺动脉CT增强扫描证实栓子消失、血气分析结果正常时方可考虑手术。围术期需根据前述方案行桥接抗凝治疗。

2. 术后PE预防 术后预防PE的重点在于DVT的预防,对于出血风险较高或对药物和物理血栓预防具有禁忌证的病人,不建议放置下腔静脉过滤装置作为常规预防PE的措施。如术后发生PE,需根据《急性肺栓塞诊断与治疗中国专家共识(2015)》,同时紧急请心血管内科医师会诊共同制定治疗方案。

(谢锦伟 裴福兴)

第二节　髋、膝关节置换术后血栓栓塞症的预防

经过几十年的材料发展和技术进步,髋、膝关节置换术(THA/TKA)已进入相对成熟并广泛应用的阶段,疗效也越来越好。当然,手术的成功取决于对围术期每一个细节的重视,如手术方式、手术技术、假体选择、器械配合、疼痛管理、血液管理及并发症防治等。静脉血栓栓塞症(VTE)是髋、膝关节置换术后一个可能致死、但可以在一定程度预防的并发症,必须在围术期管理中引起足够的重视。

一、关节置换 VTE 发生率

VTE 由一系列临床表现组成,包括致死性肺栓塞(PE)、非致死性有症状 PE、无症状 PE、近端深静脉血栓形成(DVT)、远端 DVT 等。美国大学附属医院外科协会全国外科质量改进计划登记系统的数据显示,2008 年至 2010 年,共录入了 23 924 例 THA 及 TKA,其中 THA 的 VTE 发生率为 0.9% ,57.9% 发生于出院后,平均发病时间为术后 11 天;TKA 的 VTE 发生率是 1.9% ,38.3% 发生于出院后,平均发病时间为术后 3 天。

二、关节置换围术期 VTE 的预防

(一) 各个国家 VTE 预防指南

随着对 VTE 的日益重视,预防 VTE 的国内外指南、共识亦应运而生,如《中国骨科大手术静脉血栓栓塞症预防指南》《美国胸科医师协会(ACCP)抗栓及溶栓治疗循证医学临床实践指南》《美国骨科医师协会(AAOS)人工全髋关节或膝关节置换术病人症状性肺动脉栓塞症预防指南》《英国国家卫生与临床优化研究所(NICE)降低院内静脉血栓栓塞症风险指南》《国际血管医学联盟 IUA-VTE 预防和治疗指南》《澳大利亚住院病人 VTE 预防》《静脉血栓栓塞的预防和管理指南》《美国心脏病学会(AHA)深静脉血栓形成、肺动脉栓塞、慢性血栓栓塞性肺动脉高压专家共识》等,为我们带来了预防 VTE 的各种新理念,进一步推动了骨科医生对预防 VTE 的重视。

(二) VTE 预防措施

VTE 的三大预防措施包括基本预防、物理预防和药物预防。基本预防有术后尽早下地活动、早期功能锻炼、改善生活方式等;物理预防包括足底静脉泵、间歇充气加压装置和梯度压力弹力袜等;而药物预防主要是合理使用各种抗凝药物。

(三) 美国 VTE 预防建议

美国骨科医师协会(AAOS)的髋、膝关节置换术病人症状性肺动脉栓塞症预防指南提出了 10 点推荐:

1. 不推荐常规对术后病人行血管彩超(推荐级别:强烈推荐)。

2. 髋、膝置换均属 VTE 高危人群,应了解病人既往有无 VTE 病史,评估 VTE 风险(推荐级别:弱)。

3. 髋、膝关节置换病人均属大出血及出血相关并发症的高危人群,应了解病人有无血友病、活动性肝病等凝血功能异常性疾病(级别:未有定论)。

4. 建议术前停用抗血小板药物(推荐级别:中度)。

5. 建议使用药物预防和/或物理预防(推荐级别:中度),因目前尚无证据表明哪一措施最佳或较佳,故不能推荐或反对某一具体方案(推荐级别:未有定论);尚缺乏关于预防时长的有力证据,建议医患沟通后确定(级别:取得共识)。

6. 虽缺乏有力证据,但仍建议既往存在 VTE 病史的病人术后需药物预防和物理预防(级别:取得共识)。

7. 虽缺乏有力证据,但仍建议既往存在凝血功能异常性疾病史的病人术后需物理预防(级别:取得共识)。

8. 虽缺乏有力证据,但仍建议病人术后早期活动(级别:取得共识)。

9. 已有证据表明椎管内麻醉不影响 VTE 的发生,故推荐尽量选用椎管内麻醉以减少术中出血(推荐级别:中度)。

10. 对存在药物预防禁忌证和(或)已知残留静脉血栓的病人,目前证据不支持下腔静脉滤器可预防 PE,故不能推荐或反对 THA/TKA 术前放置下腔静脉滤器(推荐级别:未有定论)。

关于药物预防,在 ACCP 抗栓及溶栓治疗循证医学临床实践指南第 9 版(以下简称ACCP-9)中,该指南明确推荐选用低分子肝素(LMWH)、磺达肝癸钠、低剂量普通肝素、调整剂量的维生素 K 拮抗剂、阿司匹林、达比加群、阿哌沙班、利伐沙班等药物中的一种,使用时长为至少 10~14 天(推荐级别:1B),使用 35 天则比 10~14 天更好(推荐级别:2B)。

关于物理预防,该指南具体指出可考虑使用间歇式充气压力抗栓泵(IPCD)(推荐级别:1C);并建议住院期间可联合药物和 IPCD 预防(推荐级别:2C)。同时,该指南还指出,不管用不用 IPCD,不管预防时间多长,LMWH 都比其他药物更好(推荐级别:2B);但是,对出血风险较高者,使用 IPCD 或者不使用任何预防措施都比药物预防要好(推荐级别:2C)。对于不配合注射或不愿意接受 IPCD 者,选用阿哌沙班或达比加群酯(利伐沙班或调整剂量VKA)较其他药物好(推荐级别:1B)。对于出血风险高或同时有药物和物理预防禁忌者,初次预防时不推荐使用下腔静脉滤器(推荐级别:2C)。无症状者出院前无需常规行血管彩超检查(推荐级别:1B)。

那么,我们是否应该遵循 AAOS 或 ACCP-9 指南进行 VTE 预防呢? Arcelus 等认为,VTE 预防应基于外科医生各自专业、所在国家的具体国情及其临床实践经验。对比 AAOS 及 ACCP-9 指南,我们可以看出,AAOS 未推荐具体的药物预防方案及预防时长,而 ACCP-9 则推荐了具体的药物,并建议至少使用 14 天。两者均反对出院前常规行血管彩超检查,且物理预防得到了越来越多的关注,但仍需观察。从英国关节置换登记系统 2015 年的数据可以看到,关节置换术后使用物理预防的比例有逐年增长的趋势,从 2003 年的 70.9% 增加至 2011 年的 94.4%。Pavon 等对物理预防的疗效进行荟萃分析,纳入 14 项随机对照研究和 3 项随访研究共约 4400 例 THA/TKA,发现 IPCD 较药物预防的出血风险小,且 IPCD 联合药物预防较单用药物预防效果更佳。

发达国家究竟如何进行 VTE 的预防呢? 根据 Lewis 的报道,美国康涅狄格州关节置换中心的 VTE 预防方案如下:首先根据家族史、肿瘤史、既往血栓史、出血史及脑血管意外史等,对病人进行 VTE 风险评估,将其分为普通风险组和高危组,对普通风险的 TKA 术后病人,给予阿司匹林肠溶片 325mg 口服 bid×6 周;THA 则为依诺肝素钠 40mg 皮下注射 qd×10 天后改服阿司匹林肠溶片 325mg bid×4 周;高危组 THA 和 TKA 的方案均为依诺肝素钠

40mg 皮下注射 qd×28 天。所有病人术后第一天均进行主动的关节功能锻炼并使用间歇充气加压足踝泵。日本名古屋大学医学院附属医院的关节置换手术基本不使用药物预防,绝大多数都是采用物理预防,包括早期功能锻炼、弹力袜或间歇充气加压泵。

三、VTE 预防的中山大学第一医院经验

我科目前对 VTE 预防的做法是,术前、术中先根据 VTE 高危因素(包括高龄、静脉血栓史、长期制动、下肢静脉曲张、肥胖、双侧同时手术、术中出血多、止血带时间长、心功能不全、恶性肿瘤史、全身麻醉、凝血系统病变等)进行 VTE 风险评估,对合并多个高危因素者,选择性进行术前和术后静脉彩超检查。均采用综合预防措施,如药物预防、早期主动肢体活动、弹力绷带、微创理念与技术等。抗凝药物为低分子肝素(克赛、速碧林)或口服 X 因子抑制剂(利伐沙班),极高危和应用氨甲环酸手术病人术后 8～12 小时开始应用药物,多数病人术后第一天开始使用,一般持续 14～28 天,根据情况延长至 35 天甚至更长时间。术后一周出院者,继续口服抗凝药物 1～3 周。期间密切观察 VTE 和出血倾向,根据具体情况及时调整。

我们强调,预防 VTE 并非只是药物抗凝,而进行药物抗凝则更需要时刻关注出血倾向。药物抗凝还可能导致局部肿胀、不同程度淤斑、术后引流增加、伤口愈合不良、影响功能康复等;因此需要权衡利弊,在出血与 VTE 之间,追求最大的获益和最小的风险,并动态观察,根据具体出血和血栓情况进行调整。

随着了解的深入,我们认识到,髋、膝关节置换术的 VTE 预防是一个值得进一步探索的临床课题,还有一些问题亟待解决。比如,在外科技术进步和加速康复技术日益推广的今天,全球各地区的 VTE 的实际发生率究竟是多少? 是否所有髋、膝关节置换术病人都需要使用药物抗凝? 抗凝药物使用时机是什么? 如何选择适合病人的抗凝药物? 什么样的抗凝期限才是最合适的? 合并心脑血管疾病、肝肾疾病、血液疾病、糖尿病的病人该如何个体化地预防 VTE? 在应用抗凝药物期间,如何界定不同程度的出血分级和停药指征? 因此,VTE 预防之路仍还漫长。

(廖威明 张紫机)

第三节 TKA 术后肺动脉栓塞的早期判定与处理

一、概述

骨科大手术后静脉血栓栓塞症(venous thromboembolism,VTE)发生率高,是病人围术期死亡的主要原因之一,也是院内非预期死亡的重要原因。国外报道 TKA 术后急性肺栓塞(pulmonary thromboembolism,PE)致死率高达 25%～50%,90% 的病人源于四肢深静脉的栓子脱落,尤其是位于下肢深静脉的血栓形成(deep venous thrombosis,DVT)。骨科大手术VTE 预防后的流行病学研究发现:欧、美洲 DVT 发生率为 2.22%～3.29%,PE 发生率为0.87%～1.99%,致死性 PE 发生率为 0.30%;亚洲 DVT 发生率为 1.40%,PE 发生率为1.10%;中国 DVT 发生率为 1.8%～2.9%。对骨科大手术病人施以有效的抗凝预防措施,不仅可以降低 VTE 的发生率、死亡率,而且可以减轻病人痛苦,降低医疗费用。兰州军区兰州总医院关节外科 2011 年 12 月至 2015 年 12 月共 6 例膝关节骨关节炎病人发生 TKA 术后

PE。均为女性病人，年龄 58～66 岁，平均 64.2 岁。4 例一期行双侧 TKA，2 例单侧 TKA，3 例患肢下腔静脉植入滤网，5 例抢救成功，1 例死亡。本文根据"中国骨科大手术 VTE 预防指南更新"，结合本组数据，探讨 TKA 术后 PE 的预防及治疗。

二、PE 定义

肺动脉血栓栓塞症（PE）：指来自静脉系统或右心的血栓阻塞肺动脉主干或其分支导致的肺循环和呼吸功能障碍，是导致住院病人死亡的重要原因之一。肺栓塞血栓栓子主要来源于下肢深静脉血栓，当下肢近端存在深静脉血栓栓子时，发生 PE 的风险更高。

三、临床症状

PE 临床表现从无症状到猝死多样性，无特异性。常见临床症状包括：呼吸困难（89.4%）、胸闷（62.1%）、发热（10.6%）、胸痛/胸膜性胸痛（26.5/2.3%）、咳嗽（23.5%）、晕厥（22%）、发绀（9.1%）、咯血（6.8%）、头晕（18.2%）、乏力（4.5%）、黑蒙（6.8%）、出汗（22.7%）。

四、PE 的诊断与鉴别诊断

急性肺栓塞不仅临床表现缺乏特异性，常规检查如：胸片、心电图、血气分析、超声心动图等也缺乏特异性。多排螺旋 CT、放射性核素肺通气灌注扫描、肺动脉造影常能明确诊断，但费用高，且均有侵入性，许多医院尚不具备检查条件。临床工作中，可参照《2014 年欧洲心脏病学会（european society of cardiology，ESC）急性肺栓塞诊断和治疗指南》及《急性肺栓塞诊断与治疗中国专家共识（2015）》的推荐：对怀疑急性肺栓塞的患者首先进行临床可能性评估，然后进行初始危险分层，最后逐级选择检查手段以明确诊断。

鉴别诊断：冠状动脉粥样硬化性心脏病——心绞痛、心肌梗死；急性心包填塞；主动脉夹层；其他原因的肺动脉高压、晕厥；肺炎；其他原因的渗出性胸膜炎；肺不张；自发性气胸；支气管哮喘、COPD；肋软骨炎、肋骨骨折；高通气状态。

五、PE 预防及经验

PE 预防应是以 DVT 预防为基础，包括基本预防措施、物理预防措施及药物预防措施三种预防方式。具体的预防方案可参考《中国骨科大手术静脉血栓栓塞症预防指南》。

近年来随着对优化病人围术期管理观念的不断提升与重视，加速康复外科（ERAS）理念逐渐兴起并成为当前的热议话题之一。PE 是 TKA 术后最凶险的并发症，危害大、死亡率高。如何有效地进行临床预防及治疗，关节外科医师将面临极大的挑战。虽然 TKA 手术初步形成了标准化、规范化及个体化治疗的模式；围术期治疗比较规范，但在 DVT 的预防及治疗方面仍存在误区：高估了 TKA 术后规范化药物抗凝治疗的效果；高估了术后早期活动或物理预防的效果；抗凝的益处很难直接感知；DVT、PE 临床表现不典型，总体死亡率低，易被人忽视；对 DVT、PE 的后果估计不足。

结合本组病例，对早期成功诊断 TKA 术后急性 PE 最有价值的观察指标包括：术后早期（3～7 天内）出现无合理解释的胸闷不适、乏力；氧分压与术前相比有明显下降且吸氧后上升不明显;对临床怀疑 PE 的病人,早期行肺动脉 CT 扫描(PACTA)。而下腔静脉滤网可有效拦截下肢不断脱落的众多微小栓子,延迟 2~3 天治疗可使肺动脉内血栓蓄积并导致不可逆后果。PE 治疗以"重视预防、早期发现、及时治疗"为原则,做到术前精确评估、术中微创操作及术后 ERAS 治疗,减少 TKA 病人 PE 的发生率及死亡率。

(甄平 李旭升 周胜虎)

第四节 氨甲环酸应用后的静脉血栓栓塞症预防

一、概述

VTE 是继缺血性心脏病和卒中之后位列第三的最常见的心血管疾病,据统计,全美因 VTE 造成的相关死亡每年超过 29.6 万例。VTE 预后较差,2 年死亡率20%,8 年死亡率则高达 31%,10% 的院内死亡是由 PE 导致。VTE 同样也是髋、膝关节置换等大手术后的主要并发症。1996 年 Nevelsteen 等报道未采取预防措施 DVT 发病率为50%,大多发生于术中和术后早期,术后 5~9 天发病者占 10%。1996~2002 年,Liew 等报道亚洲人骨科术后发生率为 10%~63%。1998 年,由北京协和医院、上海瑞金医院和广州医学院第一附属医院联合开展的骨科大手术(以髋、膝关节置换为主)VTE 流行病学和预防多中心研究发现,中国人骨科大手术后 VTE 发生率高、与欧美等国家发病率相近。北京大学人民医院 1999 年、广州医学院第一附属医院余楠生教授 2005 年以及邱贵兴院士在 2006 年所做的研究也一致表明,骨科大手术后深静脉血栓的发生率与欧美国家接近。因此,2009 年中华医学会骨科分会制定了《中国骨科大手术静脉血栓栓塞症预防指南》,明确指出,在髋膝关节等骨科大手术后需要及时并足疗程抗凝。

二、抗凝的获益与风险

抗凝是把双刃剑,出血是所有外科手术的主要风险之一,同时也是所有抗凝药物的主要风险,即使在正常使用剂量下也会发生。VTE 的预防要考虑 VTE 风险的下降和出血风险上升之间的平衡。抗凝的出血风险一直是骨科医生关注的重要问题。如何平衡抗凝与出血的风险效益? 在病人没有抗凝禁忌证的情况下,我们来比较预防与否带来的不同结果:不预防的话,存在 DVT、PE 甚至致死的风险,导致病人生活质量下降甚至死亡,引起医疗纠纷,产生巨额的医疗费用等;而药物预防能大大降低 VTE 风险,从而降低 PE 等各种并发症的发生率,但可能会发生出血,包括皮下瘀斑、引流量增加甚至出血等;但综合管理,能减少或避免出血,较轻的出血可以不处理或者对症处理,或暂停抗凝药物即可缓解出血现象。综合分析比较,很显然,采取抗凝药物预防的获益远大于其所带来的出血风险。因此,我们不能因小失大,因为害怕出血而放弃采取抗凝药物来预防 VTE。所以,鉴于 VTE 的严重危害和抗凝获益>出血的充分证据,我们应该在积极抗凝的同时,采取正确的策略来管理病人,最大程度的避免出血并恰当管理。这一策略就是未病先防,既病防变。未病先防包括三个方面的含义:在术前及抗凝前需评估病人的出血风险;术中需要认真止血、减少止血带时间,术后需要细心监测;而既病防变的意思是,已经出血的病人,我们应该依照抗凝出血处理策略及流程

来及时诊治。围术期引起出血的原因如表22-4-1:

表22-4-1 关节置换术后出血的影响因素

术前	术中	术后
• 性别、年龄	• 麻醉方式	• 功能锻炼、肢体放置
• 身体状况	• 手术操作	• 伤口引流、伤口包扎
• 凝血因子有无缺乏	• 纤溶抑制剂应用	• 自体血回输
• 手术入路	• 人工假体选择	• 药物应用:抗凝药

减少术后出血的综合措施包括:

1. 导航 导航下膝关节置换,股骨侧不用打开髓腔,可减少开髓引起的出血。

2. 不用止血带 可看清术中出血的部位,能做到可靠止血,减轻术后肢体肿胀,也能减少术后出血。

3. 使用止血带,不驱血:便于术中止血。

4. 缩短手术时间。

5. 处理血管:①膝内、外侧动脉的分支;②PCL静脉丛。

6. 术中氨甲环酸的使用。

7. 鸡尾酒疗法。

8. 术后冰敷。

9. 术后夹闭引流管。

三、使用氨甲环酸减少围术期出血的同时如何合理抗凝

在以上诸多止血措施中,氨甲环酸是唯一的药物止血方法,它的使用是否会增加DVT或PE的发生?美国Mayo医院发表的一项纳入11 175例病人的回顾性研究结果显示氨甲环酸组VTE发生率为1.3%,对照组VTE发生率为1.5%,可见使用氨甲环酸并不会增加VTE的发生风险。

凝血是一系列酶解反应的过程,在这一过程中,各种凝血因子相继经酶解激活,由无活性前体变为活性形式,直至最终形成凝血酶,催化纤维蛋白原向纤维蛋白单体、纤维蛋白聚合体转变。纤溶是体内重要的抗凝血过程,它和凝血过程一样,也是机体的一种保护性生理反应。对体内血液保持液体状态与管道畅通起着重要的作用。凝血和纤溶系统保持动态平衡,从而保证机体的止血和血流通畅。一旦平衡发生紊乱,就会导致出血和血栓形成倾向。纤溶系统包括纤溶酶原、纤溶酶原激活物、纤溶抑制物和相关受体。纤溶过程分为2个阶段:纤溶酶原的激活和纤维蛋白的降解。凝血过程可继发性激活纤溶系统,纤溶系统的激活也可以由某些因子直接激活纤溶酶而不依赖于凝血系统的激活。纤溶系统保证了血管的完整性与功能以及组织的修复。在纤溶活化的同时,体内的抗纤溶系统调节了纤溶过程。纤溶酶原活化素抑制物(PAI)使纤溶酶原不能激活为纤溶酶。纤溶酶抑制物(α2-抗纤溶酶)以及凝血酶激活纤溶抑制物(TAFI)等也参与纤溶过程的调节。在严重损伤与各种病理性出血过程中,生理性纤溶调节机制紊乱,有可能导致纤溶亢进。手术创伤激活组

织型纤溶酶原激活物,纤溶酶原转化为纤溶酶,纤溶亢进,加速纤维蛋白裂解成纤维蛋白降解产物进程,导致出血发生;而抗纤溶药物可减少纤溶酶激活,从而抑制纤溶、稳定纤维血栓,减少出血。

那么围术期何时抗凝是最佳时期?纳入14例THA和10例TKA病人的前瞻性观察研究,其中7例THA和5例TKA者术中静脉注射TXA 15mg/kg,随后以15mg/(kg·h)持续至手术结束,手术接受后每隔4小时注射一次,持续至术后16小时,评估术后纤溶持续时间。结果显示THA、TKA术后6、18、24小时D-Dimer水平较术前均显著升高,且均在术后6小时达到高峰,持续至术后18小时。因此,应用TXA减少出血的同时,需在6小时纤溶高峰过后及时启动抗凝,具体实施细则可参考《中国髋、膝关节置换术围术期抗纤溶药序贯抗凝血药应用方案的专家共识》。

(朱庆生)

第五节 血栓弹力图在骨科中的应用

一、概述

骨科大手术后静脉血栓栓塞症(venous thromboembolism,VTE)的发生率较高,是病人围术期死亡的主要原因之一。骨科大手术本身存在静脉血流缓慢、血液高凝状态和血管内皮损伤三种与静脉血栓形成有关的因素,是VTE发生的高危人群。目前的常规凝血功能(如PT、APTT)只能检测血浆中凝血因子活性,反映凝血过程中某一阶段或某种凝血产物;血小板计数和纤维蛋白测定仅能反映数量,并不能体现其功能。在实际的凝血过程中,血小板与凝血因子相互作用,无血小板参与的凝血检测并不能反应凝血全貌。

二、血栓弹力图检测的机制与价值

凝血块在形成和溶解过程中会发生物理弹性、力度的变化,这是血栓弹力图(thrombelastograghy,TEG)检测的基本原理,检测时在体外模拟缓慢的静脉血流,通过加入激活剂诱导血凝块形成,用感受器测定血栓形成的时间和数量,并由计算机绘制凝血速度和强度曲线,借此动态反映凝血因子、纤维蛋白、血小板功能及纤溶情况。TEG检测能够全面展现从凝血因子的激活到牢固的血小板-纤维蛋白凝块形成再到纤维蛋白溶解的全过程。

TEG作为凝血检测的筛选和补充,已成为围术期监测凝血-纤溶功能的重要手段,并已广泛应用于心脏外科、肾移植、肝移植、产科疾病、创伤及术后出血的监测。近年来,TEG逐渐被应用于骨科大手术围术期病人的血栓风险评估和术后抗凝监测方面。

三、血栓弹力图的参数及意义

TEG的主要参数包括以下几项:

1. 凝血时间 凝血时间(R)是反映从凝血系统启动直到纤维蛋白凝块形成(即标本从开始检测至描记图上的描记振幅达2mm)所需的时间,反映参加凝血启动过程的凝血因子的综合作用。

2. 血块强度 血块强度(MA)即描记图上的最大幅度或最大切应力,为图形两侧最宽距离,反映血凝块最大强度和硬度。MA 值与血小板质量及纤维蛋白的量有关。影响血凝块强度的因素有两个,即纤维蛋白和血小板。其中血小板的作用约占80%。

3. K 值 K 值指描记图上从 R 时间终点至描记幅度达 20mm 所需的时间,反映血凝块形成的速率,主要反应纤维蛋白原的功能和水平。

4. Alpha 值 Alpha 值指从血凝块形成点至描记图最大曲线弧度做切线与水平线的夹角,反映凝血速度的快慢,Alpha 越大,则纤维蛋白形成越快。

5. 综合凝血指数(CI) 综合凝血指数由 R、K、Alpha、MA 推算得出,反映样本在各种条件下的凝血综合状态。>+3 为高凝;<-3 为低凝。

四、血栓弹力图的临床意义

多项研究表明 TEG 的 MA 值增高,发生血栓的概率明显增加,这一对应关系有较高的敏感性和特异性,对 MA>68mm 的病人应予以关注。TEG 的 R 值可判断抗凝药物抗凝治疗后的有效性和安全性,即病人是否存在出血或高凝血因子活性导致的血液高凝状态。

临床医师可以根据 CI 值判断病人的血液为高凝或低凝状态,或是否存在凝血功能障碍。同时根据 R 值和 MA 值可以判断病人高凝状态的类型,分为凝血因子型高凝,血小板型高凝和混合型高凝。凝血因子型高凝适合采用低分子肝素等药物纠正,血小板型高凝适合采用阿司匹林等药物治疗,从而做到个性化抗凝治疗。对于低凝病人需要谨慎使用抗凝药物,详细询问病史并密切观察,必要时可仅采用物理方式抗凝。即使经过正规抗凝治疗,有约 1/3 的骨科大手术病人在术后第 9 天仍处于高凝状态,对这些病人来说,延长抗凝治疗时间无疑是必要的。

(姚振均)

第六节 新视角:从血栓弹力图再看关节置换术后血栓预防

一、关节置换术后 VTE 预防现状:真的完美了吗

全髋关节置换(THA)和全膝关节置换(TKA)是目前治疗终末期髋、膝关节疾病的首选方案。下肢深静脉血栓(DVT)是关节置换术后最常见的并发症之一,如诊断治疗不及时,甚至继发致命性肺栓塞(PE)。1999 年吕厚山教授统计的 THA 及 TKA 术后 DVT 发生率分别达到了 40% 及 53.8%,而 2005 年邱贵兴院士统计的数据为 30.8%。可见,寻找预防关节置换术后 DVT 发生的方法势在必行。

随着《ACCP 抗栓及溶栓治疗循证医学临床实践指南》、《AAOS 全髋关节或膝关节置换术病人症状性肺动脉栓塞症预防指南》及《中国骨科大手术静脉血栓栓塞症预防指南》的陆续发布。抗凝药物成为预防围术期 VTE 的重要举措之一。

随着抗凝药物的应用,VTE 的发生率及死亡率逐渐下降并趋于平稳。我国的临床数据显示,其死亡率从 1997 年的 25.1% 下降至 2008 年的 8.7%。另一方面,随着新型抗凝药物

的研发,关节置换术后抗凝获益趋势更为明显。利伐沙班的疗效要优于华法林及低分子肝素,DVT 发生率控制在 9.6%(TKA)及 1.6%(THA)。术后虽已行血栓预防治疗,但仍有部分病人发生 DVT/PE。多中心研究发现,此种情况的发生,与缺乏有效检测手段、药物的种类及治疗效果不佳密切相关。文献报道,术后应用利伐沙班,其 DVT 发生率为 6.3%;而应用依诺肝素,DVT 发生率则高达 9.8%。围术期已经抗凝,为什么还会出现 DVT 或 PE? 我们还有什么需要进一步去认识的吗?

二、血栓弹力图:新视角再看术后抗凝

传统的出凝血试验有活化部分凝血活酶时间(APTT)、凝血酶原时间(PT)、凝血酶时间(TT)、单个凝血因子、血小板计数(PLT)等。它们只能检测出凝血机制的某一个阶段或某一种成分,而对凝血的全过程无法整体评估。APTT、PT 等反映的仅是血液凝固阶段的启动时相,此时仅生成<5% 的凝血酶。传统的出凝血试验对血小板的作用及纤溶过程无法评估。故传统的出凝血试验难以体现体内真实的凝血状态。

血栓弹力图(thromboelastography,TEG)是一种以细胞学基础,在短时间内用少量的全血模拟体内的凝血过程和纤溶过程的图像,德国 Harte 博士于 1948 年最早对其进行描述。其原理是,由置于样本中的金属探针检测血凝块从形成到溶解的动力学特征及强度变化,并通过机电转导系统将这种弹力变化转化为电信号,最终由电脑形成动态图形。TEG 可用少量的全血检测从凝血启动到纤溶的凝血-纤溶过程全貌,并可全面评估凝血因子、纤维蛋白原以及血小板在凝血过程中的相互作用。目前,TEG 作为监测围术期凝血功能的有效手段,已经广泛运用于肝移植及冠状动脉旁路手术。研究表明,相对于传统凝血实验,TEG 能更好地检测术后高凝状态,并预测血栓栓塞性并发症。

三、我们的尝试:血栓弹力图评价关节置换术围术期凝血功能变化

在我科行髋、膝关节置换术的病人,围术期行 TEG 及传统凝血实验检查。结果显示:髋、膝关节置换术后 1~3 天及 3~7 天高凝状态病人比例显著升高,术后第 7 天高凝状态病人占 86%,其中血小板高凝及混合性高凝病人占 90.5%(maximal amplitude,MA>70mm)。术后第 3 天病人血小板计数平均值较术前降低($P=0.063$),而第 3~7 天血小板计数平均值逐渐增加,至第 7 天明显高于术前水平($P=0.000$)。血小板计数与 MA 值呈正相关($r=0.508,P=0.000$)。术后第 1 天高凝状态病人比例占 65.1%大于第三天,且以凝血因子高凝为主。这可能与术后单核细胞分泌的组织因子促凝血活性在术后第 1~2 天明显升高、抗凝药物利伐沙班尚未达到有效血药浓度、血小板数量降低相关。然而,即使使用 10mg 利伐沙班抗凝治疗,术后第 3 天至第 7 天高凝状态病人比例仍由 50%增长至 86%,而在高凝病人中血小板高凝及混合性高凝占 90.5%。利伐沙班是通过选择性、直接抑制因子 Xa 从而抑制凝血酶的产生和血栓形成,但其药理作用并不影响血小板。因此,在利伐沙班作用下,术后3~7 天凝血因子高凝病人比例逐渐降低,而血小板高凝及混合性高凝比例逐渐增加,同时也提示血小板在术后高凝状态的形成中发挥了重要作用。此外,血小板计数的变化趋势与血小板高凝及混合性高凝的比例变化趋势一致,这意味着血小板计数的增加可能与高凝状态产生相关。

四、总结

关节置换围术期规范化抗凝治疗已经大大降低了 VTE 的发生,但仍有部分病人发生深静脉血栓甚至肺栓塞,严重威胁病人生命。目前,临床上尚缺乏有效的检测手段监测血栓预防治疗的效果。传统的出凝血试验无法整体评估凝血的全过程。TEG 能监测从血小板聚集、凝血到纤溶等整个动态过程,较全面地反映病人体内的凝血功能状态,为个体化的抗凝治疗提供依据。新的检测方法为我们提供了新的视角来审视关节置换术后 DVT 预防。随着研究的不断深入,相信 TEG 等新的检测技术能为关节置换术后血栓预防领域带来更多的惊喜。

（黄　伟）

参 考 文 献

1. Kester BS,Merkow RP,Ju MH,et al. Effect of post-discharge venous thromboembolism on hospital quality comparisons following hip and knee arthroplasty. J Bone Joint Surg Am,2014,96(17):1476-1484.

2. Lieberman JR,Pensak MJ. Prevention of venous thromboembolic disease after total hip and knee arthroplasty. J Bone Joint Surg Am,2013,95(19):1801-1811.

3. Falck-Ytter Y, Francis CW, Johanson NA; American College of Chest Physicians. Prevention of VTE in orthopedic surgery patients:Antithrombotic Therapy and Prevention of Thrombosis,9th ed:American College of Chest Physicians Evidence-Based Clinical Practice Guidelines. Chest,2012,141(2 Suppl):e278S-325S.

4. Arcelus JI,Villar JM,Muñoz N. Should we follow the 9th ACCP guidelines for VTE prevention in surgical patients? Thromb Res,2012,130Suppl 1:S4-6.

5. Lewis CG,Inneh IA,Schutzer SF,et al. Evaluation of the first-generation AAOS clinical guidelines on the prophylaxis of venous thromboembolic events in patients undergoing total joint arthroplasty:experience with 3289 patients from a single institution. J Bone Joint Surg Am,2014,96(16):1327-1332.

6. Falck-Ytter Y, Francis CwFau-Johanson N A, Johanson Na Fau-Curley C, et al. Prevention of VTE in orthopedic surgery patients:Antithrombotic Therapy and Prevention of Thrombosis,9th ed:American College of Chest Physicians Evidence-Based Clinical Practice Guidelines. (1931-3543 Electronic).

7. Mont M A and Jacobs J J. AAOS clinical practice guideline:preventing venous thromboembolic disease in patients undergoing elective hip and knee arthroplasty. (1067-151X (Print)).

8. Yang Y1, Liang L, Zhai Z, et al. Pulmonary embolism incidence and fatality trends in chinese hospitals from 1997 to 2008:a multicenter registration study:PLoS One,2011,6(11):e26861.

9. Kakkar AK. Extended duration rivaroxaban versus short-term enoxaparin for the prevention of venous thromboembolism after total hip arthroplasty:a double-blind,randomised controlled trial. Lancet,2008,372(9632):31-39.

10. Lassen MR. Rivaroxaban versus enoxaparin for thromboprophylaxis after total knee arthroplasty. N Engl J Med,2008,358(26):2776-2786.

11. Lieberman JR,Pensak MJ. Prevention of venous thromboembolic disease after total hip and knee arthroplasty. J Bone Joint Surg Am,2013,95(19):1801-1811.

12. Pour AE,Keshavarzi NR,Purtill JJ,Sharkey PF,Parvizi J. Is venous foot pump effective in prevention of thromboembolic disease after joint arthroplasty:a meta-analysis. J Arthroplasty,2013,28(3):410-417.

13. Tanaka K A,Szlam F,Sun H Y,et al. Thrombin generation assay and viscoelastic coagulation monitors demon-

strate differences in the mode of thrombin inhibition between unfractionated heparin and bivalirudin. Anesthesia and analgesia,2007,105(4):933-939.

14. Park M S,Martini W Z,Dubick M A,et al. Thromboelastography as a better indicator of hypercoagulable state after injury than prothrombin time or activated partial thromboplastin time. The Journal of trauma,2009,67 (2):266-275

15. Kashuk J L,Moore E E,Sabel A,et al. Rapid thrombelastography (r-TEG) identifies hypercoagulability and predicts thromboembolic events in surgical patients. Surgery,2009,146(4):764-772.

第二十三章　恶心、呕吐预防

第一节　髋、膝关节置换术后恶心、呕吐管理

一、定义及概述

手术后恶心、呕吐(postoperative nausea and vomiting,PONV)是指病人术后出现胃部不适伴强烈呕吐欲望、胃内容物强力上排的感觉。

术后恶心、呕吐(PONV)是全麻术后的常见并发症,研究表明其发生率达20%～83%。关节置换术后加速康复的关键在于早期进食,PONV直接影响病人术后饮食,减缓术后恢复。持续的PONV可导致电解质紊乱、脱水、营养不良、加重贫血、住院时间延长,甚至血肿形成、切口裂开、切口感染等。关节置换手术病人又以老年病人为主,若这些老年病人发生PONV,上述情况可能更糟,将严重影响病人主观体验,显著降低病人术后满意度,关节置换术后安全性和疗效也不能得到有效保障。

二、PONV的发生机制及危险因素

(一) PONV的发生机制

PONV是多因素综合作用的结果:①麻醉药物及手术创伤导致血液或脑脊液变化,刺激脑干内CRTZ化学感受器催吐区;②手术创伤可刺激胃肠道的机械感受器和化学感受器,经迷走传入纤维传入延髓呕吐中枢;③术后病人前庭迷路系统功能尚未恢复,体位改变时经由小脑影响延髓呕吐中枢;④术后病人视觉、味觉、嗅觉、疼痛、低血压、缺氧、颅内压增高等,可能影响高级中枢,如边缘系统和视觉皮层系等,影响延髓呕吐中枢。

(二) PONV的危险因素

诱发PONV的因素可分为两大类,一个是固定因素,如病人有此类因素,70%的可能会出现PONV;另一个是可变因素,这类因素通过影响固定因素而作用。

1. 固定因素　固定因素是指病人方面的因素,又可分为弱相关因素和强相关因素。弱相关因素包括年龄、体重和焦虑程度。就年龄而言,成人PONV发生率随着年龄增加而降低。体重与PONV的关系并不肯定,部分学者认为其同PONV发生相关。强相关因素包括性别、用药和既往史。成年女性PONV是男性的2～4倍,青春期前或老年人并没有性别差异。而女性出现PONV,同月经周期密切相关。Honkavaara发现,黄体期需要更多的镇吐药物。Beattie发现月经期PONV的发生率是其他时间的4倍,月经周期的第25天至下一周期

的第 4 天,PONV 发生率最高。Coburn 发现,血浆中雌二醇水平峰值与 PONV 有相关性。

同 PONV 发生最可能相关的因素是用药和既往史。病人使用阿片类药或者有 PONV 病史,则更容易出现 PONV。如果女性病人既往没有 PONV,也没有使用阿片类药物,则 PONV 发生率是 6.7%;如果曾有 PONV,则发生率上升 2 倍;如果术后使用阿片类药物,则上升 8 倍。对于男性,如果既往没有 PONV,也没有使用阿片类药物,则 PONV 发生率是 1%;如果曾有 PONV,则发生率上升 25 倍;术后使用阿片类药物,则发生率上升 76 倍。

其他还有腹腔病理因素、颅内压增高、咽下血液、饱胃、内环境紊乱等。

2. 可变因素　可变因素主要指医源性因素,又可分为麻醉因素和手术因素。麻醉因素包括麻醉师、麻醉方法和麻醉药物。如果麻醉师缺乏经验,术中维持麻醉较深,PONV 发生率将上升。尽量选择局部麻醉或神经阻滞,可降低 PONV;硬膜外麻醉时,低血压和麻醉平面较高,则 PONV 发生率上升;全麻时,PONV 的发生同麻醉用药相关。如果全麻前用吗啡 10mg,则 PONV 发生率比不用吗啡时上升 3 倍。如果全麻前用吗啡再加上阿托品,则 PONV 可下降一半。其他容易引起 PONV 的静脉麻醉药有依托咪酯、硫喷妥钠和氯胺酮,吸入性麻醉药有乙醚、环丙烷。异丙酚则不容易诱发 PONV。其他吸入性麻醉药异氟烷、安氟烷、氟烷、地氟烷、七氟烷等也不易出现 PONV。笑气对 PONV 的影响尚不清楚。其他如缺氧、低血压、早期进食、运动等都可能增加 PONV 发生率。

三、PONV 的评估与预测

PONV 可用视觉模拟评分法进行评估,7 ~ 10 为重度,1 ~ 4 为轻度,5 ~ 6 为中度。也可以采用“无”“轻”“中”“重”等词进行直接描述。

现有多种风险预测方法,最常用 Apfel 简化成人 PONV 风险评分,主要包括四项,即女性、非吸烟、PONV 病史或晕动症病史、术后阿片类药物使用,每项 0 分、1 分、2 分、3 分、4 分的 PONV 发病率分别为 10%、20%、40%、60%、80%。

四、PONV 的防治

(一) 常用药物

1. 糖皮质激素　常用药物包括地塞米松、甲泼尼龙。地塞米松用于预防肿瘤病人化疗后的恶心、呕吐已有 30 余年历史。糖皮质激素一般用于预防恶心、呕吐的发生,但对治疗恶心、呕吐效果不佳。糖皮质激素预防恶心、呕吐的具体机制仍不明确,可能与其抗炎作用、抑制 5-HT 表达及反馈并抑制下丘脑-垂体-肾上腺轴有关。同时,糖皮质激素的抗炎作用可减轻病人疼痛并减少阿片类药物使用量,从而减少胃肠功能不良及术后恶心、呕吐。文献报道地塞米松可降低 PONV 发生风险约 26%,与昂丹司琼、氟哌利多效果接近。

2. 5-HT3 受体阻滞剂　常用包括昂丹司琼、格拉司琼、托烷司琼。5-HT 是一种兴奋性神经递质,其受体位于细胞膜上,属于半胱氨酸环家族配体门控离子通道,广泛分布于外周神经系统及胃肠道,其中于延髓最后区及孤束核分布较密集。该受体通过迷走神经或直接作用于延髓的呕吐中枢,最终改变胃肠蠕动来调节呕吐反射。文献报道其可将术后恶心、呕吐的发生风险减少约 30%,但其副作用为降低胃肠蠕动。目前应用较广泛的是昂丹司琼,由于其有效性和低花费而成为抗呕吐药物的金标准。其半衰期约 4 小时,常见副作用有便秘、头昏、头痛等。

258

3. 促胃肠动力药 莫沙必利是一种 5-HT$_4$ 的受体激动剂,可用于治疗胃食管反流、恶心、呕吐、机械性消化不良等。研究发现莫沙必利可以减少氟伏沙明引起的恶心、呕吐。动物实验发现莫沙必利通过增加胃肠排空而减少呕吐发生。莫沙必利还可拮抗昂丹司琼及阿片类药物导致胃肠蠕动减慢,从而减少便秘及呕吐的发生。

4. 丁酰苯类 包括氟哌利多、氟哌啶醇。为多巴胺受体拮抗剂,副作用少,效果明显。研究发现 0.5mg 氟哌啶醇对于预防男性 PONV 效果强于女性,这可能由于男女代谢不同导致,但这种差异将随着氟哌啶醇剂量增加而减小。

5. 抗组胺药物 研究发现大多数术后发生呕吐的病人血清中组胺浓度明显升高,术前使用茶苯海明可减少 PONV 发生率。尽管组胺和 PONV 的联系还未阐明,系统回顾发现苯海拉明预防 PONV 的效果与 5-HT$_3$ 受体拮抗剂及氟哌利多效果相近。

6. 抗胆碱药(东莨菪碱透皮贴) 东莨菪碱属于毒蕈碱型乙酰胆碱拮抗剂,其在胃肠道吸收完全,易透过血脑屏障;但其半衰期短,且存在与剂量相关的副作用如口干、嗜睡、烦乱、幻觉、头昏等。但透皮贴可以很好地解决以上问题,它可缓慢释放东莨菪碱长达 72 小时,维持血清浓度在较安全的范围,减少副作用。

7. 吩噻嗪类 胃复安(甲氧氯普胺)是一种半衰期较短的多巴胺受体拮抗剂,可增加食管下括约肌的张力,并促进排空运动。胃复安的常用剂量为每次 10mg,但系统评价显示 10mg 用量没有显著的临床预防 PONV 作用。有研究认为 25~50mg 的胃复安用量有较显著的效果,但在较高剂量(200mg 每 4~6 小时)时,有明显的锥体外系症状,因此一般避免高剂量使用。胃复安的副作用除了锥体外系症状外,还可对病人心境产生负面影响。

8. NK-1 受体拮抗剂(阿瑞匹坦) 研究发现吗啡等阿片类药物可导致中枢神经系统 P 物质和 NK-1 受体等增加,而阿瑞匹坦是一种高亲和力的 P 物质和神经肌肽 1(NK1)受体的拮抗剂,可通过血脑屏障作用于大脑的 NK1 受体,抑制呕吐反射。已有研究显示其预防呕吐效果优于昂丹司琼。

9. 其他 丙泊酚、加巴喷丁、咪达唑仑等也具有降低 PONV 发生风险的作用,纳洛酮可竞争性拮抗阿片类药也具有一定预防 PONV 的作用。

（二）PONV 防治原则——华西医院经验

为了探明老年病人关节置换术后恶心、呕吐发生的相关危险因素并针对性制定预防策略,华西医院首先纳入 2014 年 1 月至 4 月行初次髋膝关节置换术病人 422 例,记录其 PONV 发生率、发生时间、持续时间及病人住院时间,并收集病人性别、年龄、是否吸烟及围术期镇静药物、激素、镇痛药物、镇痛泵等的使用情况,分析 PONV 发生的相关危险因素。结果表明初次髋膝关节置换术后 PONV 发生率高达 48.82%,PONV 延长了病人住院时间,影响加速康复;多因素 Logistic 回归分析发现女性、不吸烟、使用阿片类药物和镇痛泵为发生 PONV 的危险因素,而激素为保护性因素。

曾有研究表明地塞米松的抑吐效果甚至与昂丹司琼效果接近,估计与其调节炎症反应和免疫反应有关,有效抑制麻醉药物及阿片类药物等致吐物质的毒性作用,还可抑制 5-HT 表达有关。莫沙必利是一种 5-HT$_4$ 的受体激动剂,可用于治疗胃食管反流、恶心、呕吐、机械性消化不良等。有研究发现莫沙必利通过增加胃肠排空而减少呕吐发生。莫沙必利还可拮抗昂丹司琼及阿片类药物导致胃肠蠕动减慢,从而减少便秘及呕吐的发生。因此在上述研究基础上,华西医院进行地塞米松联合和不联合莫沙必利预防术后恶心、呕吐的有效性和安全性探索,纳入2015年6月至2015年11月行初次单侧全膝及全髋关节置换病人共360例。结果表明围术期应用地塞米松联合莫沙必利预防术后恶心、呕吐且效果明显,PONV发生率下降至15.52%。应用地塞米松联合莫沙必利不仅能更有效地预防术后恶心、呕吐,地塞米松还具有抗炎镇痛作用,可减少阿片类镇痛药使用,莫沙必利使病人不仅胃肠道恢复加快、增加饮食、改善营养,缩减住院时间,提高病人满意度,达到加速康复的目标。研究还发现使用三次地塞米松(共30mg)联合莫沙必利,相比于单次地塞米松(10mg)不仅可更有效地减少PONV发生,还可更有效地改善病人胃肠道功能,促进饮食恢复,提高病人满意度,缩短住院时间。未发现30mg地塞米松及10mg地塞米松增加术后感染风险,但有升高血糖风险。

在上述研究的支撑下,华西医院目前针对老年病人关节置换围术期恶心、呕吐的预防主要有如下三个方面的措施:

1. 减少麻醉和手术对病人饮食的干扰,施行个体化禁食时刻　由于全麻插管的要求,病人术晨需要禁食,但是目前国内外关节外科中心单间手术室日手术量多在4~8台之间,如果统一按照术晨禁食的标准执行,接台手术病人禁食时间往往过长,甚至可能超过24小时。因此,根据手术排程,合理预判病人开始麻醉和手术时间,施行个体化禁食时刻。

2. 多学科联合,配制不同胃排空时间的营养液,缩短术前禁食时长　联合麻醉科和营养科,根据不同食物胃排空时间的差异,合理组合,配制多种术前营养液。例如用于病人麻醉前2小时饮用的营养液,由麦芽糖和钾、钠等电解质构成,可在2小时内胃排空;用于病人麻醉前6小时饮用的半消化营养制剂,由蛋白质(短链氨基酸、短肽)、麦芽糖和钾、钠等电解质构成,由于不含纤维素,可在6小时内完全排空;如果术前等待时间达8小时及以上,病人早餐正常进食。

3. 术后早期进食　关节置换手术本身对于胃肠道影响较小,麻醉清醒后,吞咽正常,呛咳反射恢复即鼓励病人进食。术后早期病人以进食软食和流质为主。术后早期,病人从麻醉和手术打击中逐渐恢复,食欲普遍较差,联合营养科为病人配制开胃汤,根据病人口味有不同味型,主要含大量电解质和少许麦芽糖。若主动进食量持续不足,经营养科评估后进行要素饮食补充。

4. 药物预防　排除相关应用紧急前提下,于麻醉诱导时、手术结束后4~6小时分别给予静脉注射地塞米松10mg。昂丹司琼于手术结束时给予静脉注射8mg;莫沙必利于术前2~3小时服药5mg,术后进食时服药5mg,此后每天三餐时服药5mg,至少2天。

(马俊　蔡迎春　裴福兴)

第二节　髋、膝关节置换术后恶心、呕吐的防治

一、北京协和医院实践经验

(一) PONV防治的常用药

1. 首先是甲氧氯普胺,同时有中枢性和外周性的镇吐作用,手术结束时给药可预防PONV。

2. 吩噻嗪类,如异丙嗪,通过阻滞多巴胺受体而起到镇吐作用,可用于治疗麻醉后顽固性呕吐。丁酰苯类,如氟哌利多,也具有拮抗多巴胺受体的作用,预防性用药效果较好,但是

副作用发生率较高。

3. 抗胆碱能药物,如阿托品和东莨菪碱。这类药物在术前同阿片类药物联用,可产生中枢性镇吐作用,但对 PONV 效果并不明确,且老年人容易出现精神症状。

4. 抗组胺药物,如苯甲嗪(赛克利嗪),对 PONV 有效,且锥体外系反应的发生率极低。

5. 5-羟色胺受体拮抗剂,如昂丹司琼等,效果较好,可能出现便秘和头痛等。

6. 麻黄碱,间接作用的拟交感类药物,多数情况下用于脊髓麻醉后低血压产生的恶心、呕吐,对于术后活动发生的体位性恶性也有治疗效果。

7. 皮质激素类药物,地塞米松等。预防 PONV 效果好,且单次给药不会出现伤口感染或肾上腺抑制等副作用。

（二） PONV 防治的协和经验

我院逐步摸索出了自己的用药经验。在预防用药方面:麻醉诱导时给予地塞米松 5mg,麻醉诱导前和手术结束前各给予昂丹司琼 4mg。麻醉方式上,尽量选用神经阻滞+喉罩,尽量不用硬膜外或腰麻。对于术后镇痛,以神经阻滞为主,如股神经阻滞或收肌管阻滞。镇痛尽量不用阿片类药物,而选择帕瑞昔布。这样可以有效降低 PONV 的发生率。

（林　进）

二、贵州省人民医院实践经验

（一） 前言

大手术后一般人群发生术后恶心、呕吐(PONV)的概率为 30%,高风险病人可以达到为 70%。髋、膝关节置换术后恶心、呕吐发生率由于统计方法及定义的不同,发生率介于 20% ~83% 之间。近年来虽采取了许多预防措施,全身麻醉术后发生率仍高达 20% ~30%。PONV 主要发生在手术后 24 ~48 小时内,但也可能持续达 5 天之久。PONV 可导致病人术后水电解质失衡,延缓康复锻炼,增加血栓及吸入性肺炎风险,延长住院时间,降低病人满意度,应引起高度重视。

（二） 发生 PONV 的原因

1. 病人因素　女性,非吸烟病人,有 PONV 史或晕动病史,50 岁以下成年病人,术前有焦虑或有胃瘫者 PONV 发生率高。Apfel 依此设计了成人 PONV 的风险度简易评分方法:每个因素为 1 分,评分为 0,1,2,3 和 4 分者,发生 PONV 的风险性分别为 10%,20%,40%,60%,80%。

2. 麻醉因素

（1） 使用吸入麻醉药。

（2） 术中或术后使用阿片类镇痛药或氧化亚氮是麻醉导致术后恶心、呕吐的主要因素。

（3） 使用硫喷妥钠、依托咪酯或氯胺酮增加 PONV 发生率。

（4） 全麻较区域麻醉或者局麻 PONV 发生率高,髋、膝关节置换采用坐骨神经和股神经阻滞可降低 PONV 风险。

（5） 术中使用抗胆碱药物、丙泊酚麻醉和某些非药物方法(如容量充足、术中给氧),则可减低 PONV 发生率。

3. 手术因素　手术时间长(90 ~200 分钟发生率增加 10% ~46%),术中失血以及使用骨水泥增加发生 PONV 的风险。

4. 术后因素　术后使用阿片类药,术后脱水,术后疼痛以及术后头晕增加 PONV 发生率。

（三）PONV 发生机制

目前 PONV 的发生机制尚不清楚。呕吐的发生是由一系列受体、化学物质及器官系统相互作用引起的。呕吐中枢位于第四脑室腹侧面极后区化学触发带和孤束核上方。作用机制可简单归纳为:第一个部位在中枢神经系统里,也就是内耳(或者前庭器官),它参与平衡异常引起的呕吐,与这种呕吐相关的神经递质是乙酰胆碱(ACH)和组胺。第二部位是胃肠道,它们通过迷走神经与呕吐中枢联系。膨胀、牵拉刺激肠壁上的机械性受体——释放 5-羟色胺(5-HT)。第三个部位是化学受体触发区(chemoreceptor trigger zone,CTZ),它位于第四脑室的底部,与脑脊液紧密相连,有丰富的血供,没有血脑屏障的保护。CTZ 被认为可以探测药物和毒物的存在,是抗癌药物引起严重恶心、呕吐的罪魁祸首。CTZ 通过 5-HT$_3$ 受体和多巴胺 2 型受体起作用。

（四）PONV 防治原则及经验

1. 一般原则　首先应确定病人发生 PONV 的风险,对中危以上病人应给予有效的药物预防;去除基础病因,包括适当术前禁食(不少于 6 小时)。PONV 高危病人的麻醉选择包括:使用丙泊酚麻醉或区域阻滞麻醉,选用短效阿片类药物如瑞芬太尼,术中足量补液,避免脑缺氧缺血,术后使用非甾体类药物镇痛。

2. 选择抗呕吐药物及给药时间　判定 PONV 临床防治效果的标准是达到 24 小时有效和完全无恶心、呕吐。不同作用机制药物联合应用的防治效果优于单一用药,作用相加而副作用不相加。5-HT3 受体抑制药、地塞米松和氟哌利多或氟哌啶醇是预防 PONV 最有效且副作用小的药物。无 PONV 危险因素的病人,不需要预防用药。对低、中危病人可选用上述一或两种药物预防。对高危病人可用二至三种药物组合预防。如预防无效应加用不同作用机制的药物治疗。

预防用药应考虑药物起效和持续作用时间。口服药物,如昂丹司琼、多拉司琼、丙氯拉嗪、阿瑞匹坦应在麻醉诱导前 1～3 小时给予;静脉抗呕吐药则在手术结束前静注,但静脉制剂地塞米松应在麻醉诱导后给予;东莨菪碱贴剂应在手术前晚上或手术开始前 2～4 小时给予。

3. 对未预防用药或预防用药无效的 PONV 病人的补救措施　病人离开麻醉恢复室后发生持续的恶心、呕吐时,首先应进行床旁检查以除外药物刺激或机械性因素,包括用吗啡进行病人自控镇痛、沿咽喉的血液引流或腹部梗阻。在排除了药物和机械性因素后,可开始止吐治疗。

如果病人没有预防性用药,第一次出现 PONV 时,应开始小剂量 5-HT3 受体拮抗药治疗。5-HT3 受体拮抗药的治疗剂量通常约为预防剂量的 1/4,昂丹司琼 1mg、多拉司琼 12.5mg、格拉司琼 0.1mg 和托烷司琼 0.5mg。也可给予地塞米松 2～4mg,氟哌利多 0.625mg 或异丙嗪 6.25～12.5mg。病人在 PACU 内发生 PONV 时,可考虑静注丙泊酚 20mg 治疗。如果已预防性用药,则治疗时应换用其他类型药物。如果在三联疗法(如 5-HT3 受体抑制药、地塞米松和氟哌利多或氟哌啶醇)预防后病人仍发生 PONV,则在用药 6 小时内不应重复使用这三种药物,应换用其他止吐药。如果 PONV 在术后 6 小时以后发生,可考虑重复给予 5-HT3 受体拮抗药和氟哌利多或氟哌啶醇,剂量同前。不推荐重复应用地塞米松。

（田晓滨）

三、昆明医科大学第一附属医院实践经验

（一）概述

髋、膝关节置换手术通过修复、重建严重损伤、退变的髋膝关节，达到矫正病人关节畸形、减轻疼痛、提高病人生活质量的目的。对病人而言，病人既往病史、不良生活习惯、面对手术的心理状况、手术刺激、麻醉药物刺激以及术后用药等都有可能对病人中枢神经系统、胃肠道等带来损害，使病人在围术期出现恶心、呕吐症状，导致水、电解质紊乱、伤口感染，增加住院时间，影响术后病人康复。因此，如何有效防治髋、膝关节置换围术期出现恶心、呕吐对病人加速康复是十分重要的，本文就术前、术中及术后三个阶段对髋、膝关节置换围术期恶心、呕吐的防治进行经验交流。

（二）术前阶段

1. 戒烟　恶心、呕吐感受器主要位于脑干内的化学感受器催吐区（CRTZ），有研究显示，香烟中的尼古丁等有毒物质进入血液及脑脊液后可刺激 CRTZ 中的化学感受器，兴奋该区域，再加上脑血管痉挛，引发短暂性脑供血不足，进而出现恶心、头痛、头晕等症状，尤其初吸烟者脑血管对烟毒耐受差，更易在围术期出现恶心、呕吐。因此建议病人至少于术前 1~2 天严格戒烟。

2. 控制血压　多数病人面对即将进行的手术极度紧张、焦虑，这种不稳定的情绪可能导致既往有血压调节功能障碍疾病病人的术前血压急剧增高，超过血管调节血压的能力，致使过多的血流灌注脑组织将诱发颅内压增高，刺激位于脑干中部的呕吐中枢，产生恶心、呕吐症状。因此在术前务必控制血压在稳定状态。需注意的是：术前已长期罹患高血压的病人，不应该追求过度降压，血压一般不高于 150/90mmHg 即可。另外，对于高血压病人，手术当日清晨如必须口服降压药时，应尽可能以最少的水量吞服药物。

3. 控制血糖　糖尿病病人在各种诱因的作用下血糖明显增加，且难以控制。如升糖激素不适当的升高，造成糖、蛋白质、脂肪以至于水、电解质、酸碱平衡失调而导致血糖进一步升高，甚至血酮、尿酮的增加、电解质紊乱、代谢性酸中毒，进而诱发糖尿病酮症酸中毒，临床上可能导致严重的恶心、呕吐。因此术前需积极控制血糖：①血糖长期升高者术前应检测糖化血红蛋白，糖化血红蛋白≤7% 提示血糖控制满意，术前空腹血糖应控制在 10mmol/L 以下，随机或餐后 2 小时血糖应控制在 12mmol/L 以下为宜；②手术当日停用口服降糖药和非胰岛素注射剂。术后改为胰岛素治疗。

4. 术前禁食 6 小时、禁饮 6 小时　术前短时间内进食导致胃部膨胀、胃部食物残留，麻醉后（主要是全麻），人的意识和咳嗽反射会暂时消失，此时胃中的食物或水容易反流到口腔引起呕吐。术前当晚零点后若病人出现患处疼痛，避免口服给药，尽可能通过肌肉或静脉注射途径给予止痛药。

（三）术中阶段

1. 术前严格评估手术创伤及时间，选择适当的麻醉方式，尽可能避免吸入麻醉　如复合静滴普鲁卡因麻醉、单纯吸入性麻醉、吸入麻醉复合氯胺酮等全麻药易引起术后呕吐，吸入性全麻药对催吐化学受体触发区、迷走神经等的刺激会诱发呕吐。另外，下肢手术尽可能使用股神经阻滞麻醉、腰麻-硬膜外联合麻醉。

2. 尽可能在安全的前提下缩短手术时间　手术时间越长，病人接受的麻药剂量越大，

术后恶心、呕吐发生率越高。

（四）术后阶段

1. 术后禁食禁水 6 小时　防止在麻醉药未代谢完全时加重胃肠道负担，引起上消化道功能紊乱，诱发恶心、呕吐，若呕吐物污染切口，增加感染概率，影响快速康复。

2. 术后体位　去枕平卧位，头偏向一侧，原因在于：①去枕平卧位可以补充脑积液，以致清醒后不容易出现头晕、恶心、呕吐；②病人会出现嗜睡或昏睡，极易出现舌后坠引起窒息，去枕平卧保持气道通畅；③利于分泌物引流，防止误吸引起的呼吸道梗阻，及术后肺部感染和肺不张。

3. 术后常规给予保护胃肠黏膜药物　防治胃肠道功能紊乱所致恶心、呕吐。常用药物及用法为：①奥美拉唑肠溶胶囊，1 次 1 粒，1 日 1 次，服用 3 日；②蒙脱石散，3g，混入 50ml 温水中服用；③铝镁加混悬液，15ml，口服；④对于已有恶心、呕吐者，给予甲氧氯普胺 2ml 肌内注射止吐。

4. 术后镇痛　尽可能避免使用诱发呕吐或有胃肠损伤的口服药物（如吗啡、非甾体类消炎镇痛药），以及尽量避免使用自控镇痛泵，可选方法：①静脉滴注氟比洛芬酯：氟比洛芬酯 50mg+生理盐水 250ml，静滴；②地佐辛：5mg，肌内注射。此外病人自控硬膜外镇痛广泛应用于术后的镇痛，但其副作用会致恶心、呕吐。关节周围注射（PAI）方案，是一种联合应用吗啡及糖皮质激素或非甾体类抗炎药（NSAIDs）的多模式镇痛方案，旨在靶向协同阻滞各条疼痛通路。有学者认为，PAI 在减少副作用方面更具优势。对于较少接触麻醉剂及有恶心倾向的病人，推荐使用 PAI，对于慢性疼痛病人，PCEA 或更为有效。

5. 避免使用胃肠道反应重的抗生素　如莫西沙星及大环内酯类抗生素。

6. 术后饮食　术后 6~12 小时为第一阶段：如果没有恶心、呕吐反应，饮食以清淡流食为主，一般病人可进米汤、藕粉、果汁、去油肉汤、蛋花汤等，可选择少量多餐的方式。经 1 至 2 日后，病人饮食可进入第二阶段：进食牛奶、豆浆、酸奶、黄蛋羹、杏仁茶等流质；如病人进食流质后无不良反应，则饮食可进入第三阶段：进食龙须面、甩蛋花、蛋花粥、馄饨、面包、蛋糕、菜泥、肝泥等；5 至 6 日后，病人的饮食可进入第四阶段：进食软饭、肉类制作的软菜、馒头等。

7. 术后在康复医师的指导下进行有效的肌肉恢复训练　若情况允许及时地下地行走，不仅有利于防止血栓等并发症，更有利于胃肠蠕动，恢复正常饮食，在循序渐进中快速恢复正常。

（李彦林）

第三节　关节置换围术期恶心、呕吐管理

一、概述

自丹麦外科医生 Henrik Kehlet 教授在 1997 年率先提出"快速康复外科（fast track surgery，FTS）"理念以来，众多学者在其各自领域积极探索临床可行性及优越性，并取得了很大的成功。FTS 理念是采用一系列有循证医学证据支持的围术期优化措施，主要包括缩短

术前术后禁食时间、优化麻醉方式、微创手术技术、术后尽早下床活动等方面,其核心理念是减少或降低手术对病人的生理及心理创伤应激,使病人获得快速康复。目前,FTS 理念在胸外科、心外科、普外科等领域已广泛应用,近年来在骨科疾病的治疗中也逐渐获得认可。然而,FTS 方案的有效实施需要依靠外科、麻醉和护理等多学科的有效协作。

二、关节置换术后恶心、呕吐发生率

术后恶心、呕吐(postoperative nausea and vomiting,PONV)仍然是麻醉和手术后常见的并发症,可能导致病人住院时间延长和满意度下降,不仅使病人遭受痛苦,也增加了医疗花费。目前尽管临床已经应用多种预防性止吐药进行预防和治疗,但术后 24 小时 PONV 的发生率仍为 20%～30%。对于风险较高的病人 PONV 的发生率甚至高达 56%～92%,在骨科人工关节置换术后也常常发生。虽然 PONV 通常不会危及病人生命,但可以引起一系列的并发症如脱水、食管破裂、伤口裂开、出血、血肿以及误吸胃内容物等。因此,针对术后恶心、呕吐的管理对促进 FTS 理念在关节外科的实施至关重要。

三、关节置换术围术期恶心、呕吐预防与治疗

1. 麻醉药物的选择　术前医生应该评估手术病人 PONV 的风险,术中良好的麻醉管理可在不影响镇痛的同时降低 PONV 的发生率。应尽量使用局部麻醉或使用异丙酸麻醉诱导和维持麻醉,术中积极给氧,避免使用氧化亚氮和挥发性麻醉药,尽量减少使用新斯的明和阿片类药物。

2. 5-HT$_3$受体拮抗剂　5-HT$_3$受体拮抗剂如昂丹司琼、多拉司琼、格拉司琼、雷莫司琼和帕洛诺司琼等不仅是目前最常用的预防 PONV 的药物,同时也是最常用的补救治疗药物。

3. 吩噻嗪药物　吩噻嗪类代表药物奋乃静、丁酰苯类代表药物氟哌利多、苯甲酰胺类代表药物甲氧氯普胺,均为 2 型多巴胺受体拮抗剂,可用于治疗精神疾病和各种原因引起的恶心、呕吐。另外,神经激肽受体 1 拮抗药如阿瑞匹坦,卡索匹坦和罗纳匹坦等也可用于术后止吐,但临床效果和合理剂量仍需要进一步研究。

4. 糖皮质激素　糖皮质激素的止吐机制尚未完全阐明,代表药物为地塞米松和甲强龙,不仅可以有效预防 PONV,同时降低病人疼痛和嗜睡,提高了苏醒质量。

5. 抗组胺药物　目前抗组胺药物阿托品对 PONV 的研究结果相互矛盾且干扰因素多,而抗胆碱药物东莨菪碱具有明确的抗呕吐作用。

6. 其他方法　另外,物理疗法如针刺及生姜疗法,围术期充足的液体治疗也是有效降低 PONV 的策略。多模式的止吐方案联合应用在临床上可取得良好的疗效。

四、经验分享

应用关节外科快速康复理念,加强关节置换围术期管理,术前确定可能发生 PONV 的高风险病人,保持最低的基准风险,术中应用多模式麻醉方式及微创手术技术,围术期多模式镇痛及合理使用有效止吐药物,可减少 PONV 的发生率,以期达到快速康复的目标。笔者医院方案为术前禁食 12 小时禁饮 6 小时,麻醉诱导前及术中常规静脉给予地塞米松各 5mg,尽

量缩短手术时间,术中"鸡尾酒"注射及规避使用术后镇痛泵,术后立即静脉给予盐酸昂丹司琼4mg,严重者再次给予盐酸昂丹司琼8mg缓慢静滴,规范使用NSAIDS镇痛药物,常规应用胃黏膜保护剂,大大减少了PONV的发生率,缩短了住院时间,提高了病人的满意度。

(吕龙 王永成)

第四节 髋、膝关节置换术后恶心、呕吐的防治

目前,关节置换术后疼痛处理的方法涉及麻醉方式、麻醉药及镇痛药物的使用。然而,同多模式镇痛处理方法相关联的恶心、呕吐的处理却仍是一个棘手问题。

一、髋、膝关节置换术后恶心、呕吐发生率

我们对随机选择的100例人工关节置换病例进行观察分析。所有病例均采用腰麻联合持续硬膜外麻醉。100例中,包括髋关节60例,膝关节40例;男性43例,女性57例;平均年龄62.5岁(32~87岁);术后发生恶心的情况为术后6小时内发生38例(38%),持续到术后6~24小时者为38例(38%),持续至术后24~48小时为10例(10%);发生呕吐的情况为术后6小时内发生15例(15%),持续到术后6~24小时者为15例(15%),持续至术后24~48小时为3例(3%)。

二、术后恶心、呕吐发生原因

1. 颅内压降低 病人术后发生颅内压较低,可以导致恶心、呕吐的发生。一种情况是血容量不足:本组2例老年病人,心功能不全,限制液体进入量,导致血容量不足;另一种情况是麻醉穿刺后脑脊液外漏,术后出现低颅压,恶心、呕吐现象。

2. 手术末阿片类镇痛药物的使用 通常在手术末期为了达到术后镇痛目的,麻醉师给予吗啡镇痛,硬膜外1.0~2.0mg,蛛网膜下腔则是1/10的用量,常出现恶心、呕吐并发症。

3. 术后镇痛泵的使用 因为镇痛泵中药物含有阿片类镇痛药,极容易导致恶心、呕吐的发生。本组15例使用镇痛泵者,11例出现症状,发生率达73.3%。

4. 术后口服非甾体类镇痛药 病人平素患有慢性胃炎病史,服药后可能出现恶心、呕吐现象,本组发生5例。

三、术后恶心、呕吐的防治

关节置换术后恶心、呕吐发生率较高,会引起疼痛不适、精神状态差,甚至产生内心恐惧感,直接影响术后功能的快速康复。因此,对术后出现的恶心、呕吐现象需要及时处理,同时需要在围术期采取相应的措施,积极预防、减少恶心、呕吐并发症的发生。雷莫司琼、昂丹司琼等药物已经普遍应用于各种原因引起的恶心、呕吐症状,关节置换术后也不例外,但其疗效并不尽如人意。文献报道:术前1小时静注地塞米松10mg,术后立即静注0.3mg雷莫司琼,取得了较好的效果。地塞米松可以有效治疗术后早期的恶心、呕吐,但一定要在麻醉诱导前给药。昂丹司琼为强效、高度选择性的五羟色胺3(5-HT$_3$)受体拮抗药,能有效地抑制或缓解由细胞毒性化疗药物和放疗引起的恶心呕吐,但用于手术后的恶心、呕吐的作用机制

不详。昂丹司琼在止吐剂量下还能增强胃排空,有助于减轻恶心;对中枢神经系统还具有抗焦虑和地西泮作用,有利于抑制呕吐中枢的兴奋。预防手术后呕吐:一般可于麻醉前诱导的同时静脉滴注4mg。治疗手术后呕吐:可缓慢静脉滴注4mg。

哈医大附四院结合文献的报道采用了地塞米松联合昂丹司琼用药的方法预防人工关节置换术后恶心、呕吐并发症的发生。具体方法是:手术前1小时静注地塞米松10mg,术后立即静注4mg昂丹司琼;然后在术后12小时再次静注4mg昂丹司琼。发现预防性应用地塞米松结合昂丹司琼在减少术后恶心、呕吐的发生的同时,并不影响切口愈合。

(廉永云)

参 考 文 献

1. Gan TJ,Alexander R,Fennelly M,Rubin AP. Comparison of different methods of administering droperidol in patient-controlled analgesia in the prevention of postoperative nausea and vomiting. Anesth Analg,1995,80:81-85.

2. Kauste A,Tuominen M,Heikkinen H,Gordin A,Korttila K. Droperidol,alizapride and metoclopramide in the prevention and treatment of post-operative emetic sequelae,Eur J Anaesthesiol,1986,3(1):1-9.

3. Vallejo MC1,Phelps AL,Ibinson JW. Aprepitant plus ondansetron compared with ondansetron alone in reducing postoperative nausea and vomiting in ambulatory patients undergoing plastic surgery. Plast Reconstr Surg,2012,129:519-526.

4. Gan TJ1,Apfel CC,Kovac A. A randomized,double-blind comparison of the NK1 antagonist,aprepitant,versus ondansetron for the prevention of postoperative nausea and vomiting. Anesth Analg,2007,104:1082-1089.

5. Chimbira W,Sweeney BP. The effect of smoking on postoperative nausea and vomiting. Br Anaesthesia. 2000,55:540-544.

6. Stadler M,Bardiau F,Seidel L,et al. Difference in risk factors for postoperative nausea and vomiting. Anesthesiology,2003,98(1):46-52.

7. DiIorio TM,Sharkey PF,Hewitt AM,et al. Antiemesis After Total Joint Arthroplasty:Does a Single Preoperative Dose of Aprepitant Reduce Nausea and Vomiting? Clinical Orthopaedics and Related Research,2010,9:2405-2409.

8. Fujii Y,Tanaka H. Prevention of Nausea and Vomiting with Ramosetron After Total Hip Replacement. Clin Drug Investig,2003,6:405-409.

9. Schumann R, Polaner DM. Massive Subcutaneous Emphysema and Sudden Airway Compromise After Postoperative Vomiting. Anesthesia and Analgesia 1999,3:796-797.

10. Phillips C,Brookes CD,Rich J,et al. Postoperative Nausea and Vomiting Following Orthognathic Surgery. Int J Oral Maxillofac Surg,2015,6:745-751.

11. Apfel CC,Heidrich FM,Jukar-Rao S,et al. Evidence-Based Analysis of Risk Factors for Postoperative Nausea and Vomiting. Br J Anaesth,2012,5:742-753.

12. Apfel CC,Korttila K,Abdalla M,et al. A Factorial Trial of Six Interventions for the Prevention of Postoperative Nausea and Vomiting. N Engl J Med,2004,24:2441-2451.

13. Gan TJ. Postoperative nausea and vomiting-Can it be eliminated? Journal of the American Medical Association,2002,287(10):1233-1236.

14. Apfel CC,Läärä E,KoivurantaM,et al. A simplified risk score for predicting postoperative nausea and vomiting:conclusions from cross-validations between two centers. Anesthesiology,1999,91(3):693-700.

15. Apfel CC, Roewer N. Risk assessment of postoperative nausea and vomiting. International Anesthesiology Clinics. 2003;41(4):13-32.

16. Pierre S, Benais H, Poumayou J. Apfel's simplified score may favorably predict the risk of postoperative nauses and vomiting. Canadian Journal of Anesthesia,2002,49:237-242.

17. Stadler M, Bardiau F, Seidel L, et al. Difference in risk factors for postoperative nausea and vomiting. Anesthesiology,2003,98(1):46-52.

18. Kranke P, Apfel CC, Papenfuss T, et al. An increased body mass index is no risk factor for postoperative nausea and vomiting. A systematic review and results of original data. Acta Anaesthesiologica Scandinavica,2001,45(2):160-166.

19. Sinclair DR, Chung F, Mezei G. Can postoperative nausea and vomiting be predicted? Anesthesiology,1999,91(1):109-118.

20. Fernandez-Guisasola J, Gómez-Arnau JI, Cabrera Y, et al. Association between nitrous oxide and the incidence of postoperative nausea and vomiting in adults: a systematic review and meta-analysis. Anaesthesia,2010,65(4):379-387.

21. Wallenborn J, Gelbrich G, Bulst D, et al. Prevention of postoperative nausea and vomiting by metoclopramide combined with dexamethasone: randomised double blind multicentretrial. British Medical Journal,2006,333(7563):324-327.

22. Pierre M, Dunkel M, Rutherford A, et al. Does etomidateincrease postoperative nausea? A double-blind controlledcomparison of etomidate in lipid emulsion with propofolfor balanced anaesthesia. Eur J Anaesthesiol,2000,17:634-641.

23. Tramèr MR, Reynolds DJM, Moore RA, et al. Efficacy, dose-response, and safety of ondansetron in prevention of postoperative nausea and vomiting: a quantitative systematic review of randomized placebo-controlled trials. Anesthesiology,1997,87(6):1277-1289.

24. Grover VK, Mathew PJ, Hegde H. Effiacy of orally disintegrating ondansetron in preventing postoperative nausea and vomiting after laparoscopic cholecystectomy: a randomized double-blind placebo controlled study. Anaesthesia,2009,64:595-600.

25. Sanchez-Ledesma MJ, López-Olaondo L, Pueyo FJ, et al. A comparison of three antiemetic combinations for the prevention of postoperative nausea and vomiting. Anesthesia and Analgesia,2002,95(6):1590-1595.

26. Habib AS, El-Moalem HE, Gan TJ. The efficacy of the 5-HT3 receptor antagonists combined with droperidol for PONV prophylaxis is similar to their combination with dexamethasone. A meta-analysis of randomized controlled trials. Canadian Journal of Anesthesia,2004,51(4):311-319.

27. Gesztesi Z, Scuderi PE, White PF, et al. Substance P (neurokinin-1) antagonist prevents postoperative vomiting after abdominal hysterectomy procedure. Anesthesiology,2000,93(4):931-937.

28. Murphy GS, Szokol JW, Greenberg SB, et al. Preoperative dexamethasone enhances quality of recovery after laparoscopic cholecystectomy: effect on in-hospital and postdischarge recovery outcomes. Anesthesiology,2011,114:882-890.

第二十四章　预防术中血管神经损伤

第一节　全髋关节置换术中血管损伤的预防

一、概述

人工髋关节置换术中,大血管损伤的并发症相对少见(0.2%~0.3%),但一旦发生,即威胁病人的生命。根据文献报道,发生血管损伤并发症的病例大多发生在翻修术中,由于近年来翻修病例逐渐增多,血管损伤的发生率相应地也有增高趋势。髋臼螺钉的使用、结构植骨、金属钛网以及垫块的使用均是血管损伤的危险因素。临床以闭孔动脉和髂外血管损伤最多见。后期可能出现的并发症包括髂部血管栓塞、动静脉瘘假性动脉瘤等。

二、髋臼周围的血管解剖

髋臼周围血管包括髂外动、静脉、股血管、闭孔动脉、臀上血管和臀下及阴部血管。

三、损伤原因与预防

术中拉钩损伤显露髋臼前面时,如果前方拉钩尖端超过髋臼前柱,甚至穿过髂腰肌直接抵达其内缘的髂外血管处,则容易造成髂外动静脉、股动静脉及其分支的损伤。如果拉钩越过髋臼横韧带,进入闭孔上外侧,还可能伤及闭孔动脉。所以手术中前方拉钩的尖端应该采用钝性设计,放置在髋臼前柱的上方,这里有较多的腰大肌纤维来保护血管,而不允许向前方滑动。可以减少拉钩对血管造成的损伤,特别是有粥样硬化性心血管疾病更易发生血管损伤,应特别引起警惕。

非骨水泥髋臼假体使用时,可能需要使用螺钉固定,固定髋臼的螺钉如果过长,可刺伤髂外静脉,导致腹膜后大血肿,在髋臼后壁使用螺钉固定能避免损伤。如果螺钉位置不当,进入坐骨切迹,容易损伤邻近的臀上神经血管束。放置髋臼螺钉时应牢记 Wasielewski 描述的髋臼的四个象限。螺钉应放置在后上象限或后下象限,局部厚度可达 30mm,后上象限螺钉可达 35mm。术中放置后方螺钉时可触摸坐骨切迹,引导螺钉的钻孔方向。螺钉钻孔时,若出现明显的落空感,或者出现钉孔搏动性出血,应警惕出现血管损伤。

髋臼内壁穿透可能损伤附近的髂外血管和闭孔血管。当使用骨水泥假体时,若合并骨缺损,可使骨水泥进入骨盆内而引起髂总动脉和髂浅静脉损伤。骨水泥造成的血管损伤的原因包括聚合的热损伤或骨水泥边缘的直接损伤。对于翻修病人,术前应充分评估骨水泥的位置,包括应常规拍摄骨盆正侧位、双斜位片,必要时需要进行 CT 检查,以明确髋臼周围骨质缺损、髋臼假体、骨水泥的对应位置关系,了解是否有骨水泥突入骨盆的情况。翻修术中,通常无需取出骨盆内的骨水泥,因为骨水泥可能与髂外、髂内血管附着,盲目清除假体、骨水泥时,有时会伤及血管;除非对于怀疑感染的病人,需彻底清创时。

四、诊断

临床表现手术中的大量出血在外科手术野中容易被发现,一般应立即采取措施止血。很少的病例有潜在和隐蔽性的大出血,血液流入小骨盆腔内。此情况下初期易被误诊和低估,可表现血压下降和循环障碍,应密切关注。

术中血管损伤在手术后表现为局部出现增大的血肿,出现周围血容量不足、低血压休克的表现。可能因血肿压迫,病人主诉术肢的疼痛,此时若没有血压的改变,往往被忽略。若血管损伤不严重,或出血量不大,可在术后几天或几周之后发生迟缓表现,表现为肢体灌注不良或局部出现血管瘤。

辅助检查包括超声、血管造影。超声可了解血肿的情况、远端动脉灌注。同时超声可通过测定踝动脉/肱动脉比值,了解动脉缺血的情况。血管造影或者 CT 血管成像,可确定出血部位。同时血管造影也可以帮助确定合并的血管栓塞。

五、治疗

通常情况下须了解血管损伤的机制。术前对手术的困难应进行充分考虑,特别是翻修手术,由于近年来翻修病例逐渐增多,血管损伤的发生率有增高趋势。术中认真仔细操作,如小心使用髋臼拉钩,在分离髋臼前方关节囊时,需特别仔细,避免损伤髋前方血管束。手术过程中,如遇到大出血,应优先考虑控制出血,包括压迫或钳夹止血,然后再做动脉的修补或重建。对于怀疑髂血管的出血,必要时需要通过后腹膜显露髂总血管,暂时阻断出血处血管,然后进行修复。

（冯　宾）

第二节　全髋关节置换术中神经损伤的预防

一、概述

人工全髋关节置换术引起的神经损伤较为少见,其发生率为 1%~2%。坐骨神经、股神经、闭孔神经和腓总神经均可受损,其中以坐骨神经、股神经受损多见。文献报道,THA 神经损伤中,坐骨神经占 79%,股神经占 13%,坐骨神经、股神经合并损伤 6%,闭孔神经占 1.6%。通常在损伤后一年之内能基本恢复。

二、损伤机制及危险因素

THA 术中神经损伤的主要原因包括牵拉(20%)、挫伤(19%)、血肿压迫(11%)、脱位(2%)或直接损伤(1%)。牵拉性损伤多发生在术后患肢延长时,或手术过程中肢体位置放置不当,通常肢体延长 4cm 以上可能导致神经损伤。术中拉钩位置放置不当、术中电凝操作造成神经灼伤、骨水泥固化过程中的热灼伤均可能导致神经损伤。

神经损伤术中的危险因素包括，既往外伤病史，尤其是既往接受过髋臼内固定的病人，合并髋臼后壁缺损，切除坐骨神经周围的异位骨化操作时。

三、坐骨神经损伤

坐骨神经自梨状肌下缘出骨盆后，位于臀大肌的深面，经髋臼后柱的后外侧，沿股骨大转子与坐骨结节之间下行，并在股二头肌与半腱肌、半膜肌之间下行至腘窝。坐骨神经纤维中，腓总神经成分斜行排列在表面，容易首先受损。胫神经周围有较多的结缔组织包绕，腓总神经周围只有稀疏的结缔组织，因此，其抗牵拉强度低。

坐骨神经损伤，多数是由外科操作不当所致。后侧入路或前外侧入路中，勿需常规显露坐骨神经。但当髋关节解剖变异、既往髋臼骨折畸形愈合、翻修手术等，显露神经是必要的。因坐骨神经可以从它的正常部位发生移位，埋藏在髋臼后侧的瘢痕组织内，神经损伤的机会大大增加，因此切除髋臼后关节束时，需十分小心，可先在正常的解剖组织内分离和显露坐骨神经组织，加以保护。术中及术后采取术中采取屈膝体位减少神经张力，可减少神经损伤。术中肌电图对减少神经损伤的意义目前有争议，通常对神经延长 3cm 以上，或者术前坐骨神经被瘢痕包绕的高危病人可考虑进行术中肌电图监测。

也有报道术后髋关节脱位，在整复时并发坐骨神经损伤。髋关节脱位病人，应常规检查坐骨神经功能。髋关节复位稳定后，再次仔细检查神经功能。脱位导致神经受压的损伤程度与神经受压程度及持续时间呈正相关，因此尽快复位可防止和减少神经的损伤程度。

臀下血肿压迫也是经常引起术后坐骨神经和腓总神经损伤的原因之一，重视对血肿的早期诊断，必要时行血肿清除减压，从而有利于神经功能恢复。对于螺钉、钢丝等位置异常导致的神经压迫，应尽快进行神经探查，解除神经压迫。通常 85% 的坐骨神经损伤均可有一定程度的恢复，对于运动功能早期部分恢复的病人，通常提示预后良好。

四、股神经损伤

股神经损伤相对少见。股神经发自腰丛的腰神经，经腹股沟韧带，在髂前上棘和耻骨联合线的中点外侧处，进入大腿部，其主干在走行较短的距离后，即分出许多分支，主要支配大腿前部的肌肉。股神经位于髋关节前方的股三角内，因股三角空间狭窄，少量出血即可压迫股神经。股神经损伤原因包括拉钩或切除粘连的前关节囊时导致的直接损伤，其中以髋臼前板拉钩使用不当造成的股神经损伤最为多见。尤其是目前直接前方入路髋关节置换手术的开展与推广，使股神经损伤的发生率可能升高。术中在放置髋臼前板拉钩时务必小心，保持 45°的倾斜角，避免拉钩深入到内侧。

股神经损伤的危险因素包括：既往前路手术、髂腰肌肌腱松弛、髋臼前方骨缺损、髋关节屈曲畸形等。THA 术后股神经损伤的处理包括观察、神经营养治疗、髋关节屈曲位固定。对于股四头肌无力的病人，早期可采用下肢支具制动，辅助下地行走及功能锻炼。

全髋关节置换术后股神经损伤的预后通常好于坐骨神经。股神经直接损伤或骨水泥损伤者，预后较差。对于血肿、内固定压迫所致的损伤，在手术血肿清除、去除刺激物及神经松解后，预防较好。

五、其他

臀上皮神经损伤常发生在直接外侧入路或前外侧入路,臀上皮神经自坐骨切迹穿出骨盆,行经臀中肌与臀小肌之间。当选择外侧入路时,大粗隆近端 3 ~ 4cm 的范围为臀上皮神经的安全区域。向该安全区域的近端显露时可能出现臀上皮神经损伤,导致臀中肌无力。

（冯　宾）

第三节　全膝关节置换术中血管损伤的预防

一、概述

虽然膝关节周围与血管关系紧密,实际人工膝关节置换术中造成的较大的动静脉损伤现象很少见。临床以腘窝内血管较易受损。Rand 等学者回顾了 9022 例 TKA 病例,动脉损伤的发生率为 0.03%。文献报道 TKA 术后动脉栓塞的发生率为 0.11% ~ 0.5%。通常间接损伤导致腘动脉栓塞的发生率高于腘动脉的直接损伤。

人工膝关节置换术中血管损伤的危险因素包括既往下肢缺血病史,术前足背搏动消失或双侧不对称,术前存在缺血性静息疼痛,术前股动脉/腘动脉钙化,既往血管手术病史。对于既往下肢缺血病史病人,TKA 术中采用止血带后出现血管损伤的发生率可达 25%。

二、膝关节周围血管解剖

膝关节动脉网:此网由股深动脉发出的旋股外侧动脉降支,股动脉发出的膝最上动脉,腘动脉发出的膝上、中、下动脉,及胫前动脉上端发出的胫前返动脉等支组成。

腘动脉及其分支:腘动脉为股动脉的延续,始自大收肌裂孔,在股骨干腘面之后斜向外,经股骨髁间窝及膝关节囊之后垂直下降,越腘肌表面至其下缘,分为胫前及胫后动脉。腘动脉在腘窝内发出肌支至大收肌、腘绳肌及腓肠肌,对膝关节发出五条分支并参与膝周动脉网。包括在股骨髁上缘水平发自腘动脉两侧的内外膝关节上动脉,在膝关节水平发出的膝关节中动脉,在腘肌上缘发出的内、外侧膝关节下动脉。

膝关节动脉网的存在,保证了膝关节在任何活动状态下都可有足够的血液供给,但动脉外伤时,膝以下虽有部分血运,但血量一般不足以营养小腿组织,故小腿组织因缺血坏死。腘动脉紧贴股骨下端及胫骨上端后面,且有关节支固定。

三、损伤原因

TKA 术中直接血管损伤相对较少,主要发生在截骨时,包括完全或部分断裂、假性动脉瘤形成、动静脉瘘形成。我院曾有一例因右膝关节强直行右膝关节置换的病人,术中因髌间软组织与胫骨平台粘连,胫骨截骨时,虽然术中使用了止血带,仍出现了膝关节后方活动性出血。经血管外科探查,证实为腘动脉撕裂,术中进行了腘动脉修补。

其他血管损伤多发生在松解后关节囊、切除后交叉韧带、内外侧半月板摘除或长螺钉固定胫骨平台时。在治疗严重固定性屈膝畸形的病例,需横行切断后关节囊,此时务必小心。切除后交叉韧带时,有时为避免伤及血管神经,可适当保留韧带附着处的部分骨残端。在切除半月板时应将其向前牵拉,使之与后方主要神经血管分离,并尽可能保持手术刀刃走向与胫骨后缘平行,注意使用髁间拉钩保护腘窝并注意放置的正确位置。

TKA 术中的血管受压的原因以血管栓塞发生率最高,文献报道血管栓塞占 TKA 血管并发症的 65.9% ~71% 。血管栓塞有多种原因。比如:严重屈曲畸形矫形后可导致血管牵拉、痉挛或血栓形成。既往腘动脉瘤可出现血栓形成。既往接受周围血管搭桥的病人出现血管栓塞的发生率可达 20% 。

四、术前评估

术前评估应关注病人是否有下肢缺血病史、静息疼痛、下肢溃疡或既往血管手术病史。当病人存在下肢毛发缺乏、皮肤色素沉着的情况时,常提示有下肢缺血。既往若存在腘窝动脉瘤,可导致动脉血栓栓塞。若查体发现腘窝处有搏动性包块,应进一步检查。术前平片提示腘动脉钙化常提示合并动脉硬化。若术前查体发现双侧足背动脉不对称,应进一步测试踝肱指数(ankle-brachial index,ABI),ABI 正常应大于 0.9。对于 ABI 小于 0.9 的病人,或者既往有动脉搭桥病史,临床查体提示下肢缺血的病人,行关节置换之前应请血管外科医生进行评估。

五、预防和治疗

预防血管直接损伤时,在最终植入假体前应检查血管状况,有怀疑时,可松解止血带进一步观察。如腘窝出现迅速增大的肿块,局部持续性大量出血,足背动脉搏动明显减弱、消失,应警惕血管损伤。小的血管通透性损伤只需修补缝合即可。对血管横断伤,如张力不大可考虑直接缝合;如张力较大,则需血管移植。晚期出现搏动性、疼痛性肿块则要考虑到假性动脉瘤的可能性,需进行血管造影,修复损伤的血管。

对于有明显血管疾病的病人,如有血管钙化、既往血管搭桥、下肢 ABI<0.9 的病人,应进行认真的术前检查,做出下肢血管情况的评估。术中不要使用止血带,术后避免压迫肢体,尤其是留置硬膜外止疼管的病人,因为后者可能掩盖血管损伤的症状。若必须使用止血带,在充气之前,可静脉给予 2500IU 的肝素进行治疗。

（冯 宾）

第四节 全膝关节置换术中的神经并发症的预防

一、概述

人工膝关节置换的神经并发症主要为腓总神经损伤。其发生率可达 0.3% ~0.9% 。多见于纠正严重的膝外翻或严重的屈膝挛缩畸形的矫正过程,糖尿病、类风湿关节炎、腰椎手术后、胫骨截骨术后和术后硬膜外置管者均为发生神经损伤的高危因素。

二、损伤原因及机制

1. 直接损伤 术中拉钩对神经的直接牵拉挤压。
2. 牵拉损伤 术中过度的下肢牵拉、延长或畸形矫正。

3. 压迫损伤　术后局部敷料、石膏、血肿的压迫。

有文献报道术后留置硬膜外麻醉插管进行术后镇痛会增加术后发生腓总神经麻痹的发生率。因为在留置硬膜外麻醉插管进行术后镇痛的同时,肢体的本体感觉和触觉继续受到阻滞,术后病人无法感知神经受压、缺血症状,失去正常下肢肢体保护反射,神经容易受损。所以,临床上应特别重视术后采用硬膜外留置插管镇痛病人的下肢体位。止血带使用不当也是引起术后腓总神经麻痹的可能原因。

三、腓总神经的解剖

坐骨神经穿坐骨大孔到股后,下行到股后下分为胫神经和腓总神经,但也可在其上的任何水平分为两支下行。胫神经和腓总神经在腘窝顶部即分道行走。胫神经自腘窝顶部,沿深筋膜底面下行至腘窝下部分支至跖肌、腓肠肌内外侧头及腘肌。胫神经在腘窝上方发出分支沿膝上内、膝下内及膝中动脉至关节囊后内侧。腓总神经沿股二头肌内后缘下行,经股二头肌腱与腓肠肌外侧头间绕腓骨颈,在腓骨长肌与腓骨间分为浅深两支。腓总神经在腘窝分出两关节支沿膝上外及膝下外动脉至关节,在分为两末梢支之前发出腓返神经与胫前返动脉伴行,分支到髌下关节囊、胫腓上关节及胫骨前外侧。

四、临床表现及诊断

人工膝关节置换术后腓总神经损伤,症状多出现在术后 1 ~ 3 天。一般表现为胫前肌和长伸肌功能障碍,出现腓骨长肌乏力,病人表现为第一趾蹼区感觉障碍。

五、处理及预后

人工膝关节置换时防治腓总神经损伤的措施有:①腓总神经与胫骨平台后外缘的间距约 8.7mm,故放置拉钩,软组织松解剥离时要紧贴骨面。在对严重膝外翻畸形,或严重屈膝挛缩病例施行 TKA 时,在外侧松解时,必要时可暴露腓总神经,并妥善保护;②术后防止敷料包扎过紧或石膏压迫;③术后一旦出现腓总神经症状,所有敷料应立刻完全解除,膝关节屈曲位,以减少对神经的牵拉;④使用踝足支架,保持踝关节中立位,对足部应有支托。经常进行踝关节被动背伸锻炼,防止继发性的马蹄内翻足;⑤积极使用神经营养药物。持续 6 个月以上无神经功能恢复者,可行腓总神经探查术。多数病例功能丧失是暂时的,经一段时日可自行缓解。一般部分神经麻痹者预后较好,完全麻痹者康复程度有所差异(多在半年内开始恢复,以感觉神经恢复最早,其次是运动神经,完全恢复者很少)。

北京协和医院自 2002 年至 2015 年,共 9 例发生了腓总神经损伤,7 例得到随访,具体原因包括:术中拉钩位置不当,术后血肿压迫,神经阻滞麻醉过程针刺伤,止血带时间过长,术后加压包扎过紧,严重膝外翻屈曲畸形矫形。9 例病人中仅 1 例接受了神经探查手术,其余病例均采用保守治疗。共 7 例得到随访,腓总神经恢复率为 71.4%(5/7)。总的来说,处理原则首要是去除加压包扎,保持膝关节屈曲 20° ~ 30°位,使用营养神经药物、理疗、针灸等方法。

（冯　宾）

第二十五章　预防术中骨折

第一节　髋关节置换术中假体周围骨折的预防

一、概述

随着人口老龄化的进展,接受人工髋关节置换手术治疗的病人数量显著上升,假体周围骨折在髋关节置换手术中的发生率呈增加趋势,主要分为髋臼假体周围骨折与股骨假体周围骨折 PFF(periprosthetie femoral fracture)。

据文献报告,髋臼侧假体周围骨折的发生率相对较低,一般并不会涉及髋臼柱的结构稳定性,因而对于假体的整体稳定性影响不大,预后相对良好。而与其相比,PFF 在骨水泥型 THA 术中发生率为 0.1% ~ 1.0% ,在非骨水泥型 THA 中发生率更高。Berry 报道了梅奥诊所行初次 THA 病人 23 980 例,其中骨水泥型 20 859 例,非骨水泥型 3121 例,术中 PFF 发生率分别为 0.3% 与 5.4% 。而在翻修 THA 中,PFF 发生率更高,在骨水泥型与非骨水泥型术中分别为 3.6% 与 20.9% 。除此之外,PFF 处理相对困难,不当的治疗措施将导致骨折不愈合、假体松动、肢体功能障碍等严重并发症。

近年来,随着 ERAS 概念的推广,假体周围骨折无疑会给快速康复的实施造成一定的困难,不仅延长住院时间,还会影响病人的预后,甚至最终导致关节置换失败等灾难性后果。所以,术中对假体周围骨折的预防及处理显得极为关键。

二、危险因素

纵观髋关节置换术中发生 PFF 的危险因素,各文献报道不一,大致分为手术因素与非手术因素,各种危险因素导致的最终结果是假体周围局部应力增加以及骨质强度降低而造成骨折。在非手术因素中,高龄、骨质疏松、女性、高 BMI、既往手术史、严重软组织挛缩、股骨畸形、骨溶解等为发生 PFF 的主要原因。而在手术因素当中,包括翻修手术、非骨水泥型假体、直接前方手术入路、小手术切口、显露不充分、软组织松解不充分、截骨平面过高、使用长颈假体、术中操作不当等与 PFF 的发生都有一定的关系。

三、PFF 的预防措施

(一)术前规划

大多行髋关节置换的病人为中老年人,普遍高龄,有一定程度的骨质疏松,若病人为老年女性或者是患有系统性红斑狼疮、类风湿关节炎等基础疾病,绝经后骨质疏松与激素的长期影响将会使骨量丢失进一步加重,骨脆性增高、强度减弱等因素将会使术中发生 PFF 的概率大大增加。因此对于此类病人,特殊的术前准备措施对于预防 PFF 的发生以及术后的快速康复可起到决定性作用。主要分为以下几个方面:

1. 对于怀疑有骨质疏松的病人,常规进行骨密度测定,并仔细阅片,了解病人骨量情况,充分做好术前准备,必要时可经过一定疗程的规律抗骨质疏松、待骨质条件有所好转,再择期手术治疗。

2. 全身骨质条件较差的病人,其本身的骨强度和骨量均无法保证与假体形成严密的压配,为了达到足够的固定强度,应选择骨水泥型假体进行置换,来保证植入假体更加精确的匹配。由于骨水泥固化时间短,固化后即刻达到稳定,术后可早期下地负重活动。并且有文献报道,骨质疏松病人行髋关节置换,采用骨水泥型假体能降低病人术后疼痛 VAS 评分,提高病人满意度及髋关节 Harris 评分,在一定程度上可防止围术期假体周围骨折的发生,从另一方面促进了康复过程。并且骨水泥经离心后能提高表面抗剪能力,易形成交织结构,与疏松的骨质相互嵌插,强化及修复骨小梁结构,防止假体松动与下沉,已有研究证明骨水泥假体置换,其松动及移位的概率较生物型假体大大降低,进而降低了假体周围骨折的发生率。

3. 进行规律的抗骨质疏松药物治疗可有效地增加骨密度、降低 PFF 发生率。所有抗骨质疏松药物必须是在骨质疏松症的基础治疗的基础上使用的,钙剂及维生素 D 是骨质疏松症的基础治疗用药,推荐剂量为钙剂 500~600mg/d,以及剂量为 800~1000IU 的维生素 D。除此之外,联合双膦酸盐、鲑鱼降钙素等抑制破骨细胞活性,同时刺激成骨细胞形成等药物的应用可起到增加骨量、降低骨折发生率的作用。

据文献报道,大多数发生 PFF 的病人,其股骨解剖结构都会有一定程度的畸形。因此术前细致的体格检查对于了解患肢的畸形程度、活动度、有无关节挛缩等情况是必不可少的;常规拍摄髋关节正侧位 X 线片(包括髂前上棘及股骨中上段),术前仔细阅片,了解股骨有无畸形以及股骨髓腔、弧度等情况;除此之外,重视术前计划以及模板测量,假体选择不当也是造成术中 PFF 的原因之一,所以应选择术者熟悉且与股骨髓腔直径相匹配的假体型号,必要时需联系厂家,使用个性化假体,如对于股骨颈前倾角大的病人,可调整前倾角的特殊假体是比较合适的选择,切不可在准备不充分的情况下进行手术,造成 PFF 的发生。

随着加速康复概念在外科学领域的扩散,直接前方入路髋关节置换逐渐成为关节外科医生所追求的手术入路。但多数文献报告,采用 DAA 髋关节置换发生 PFF 的概率较其他入路增高,主要原因大致可分为学习曲线与手术器械不配套两个因素。所以,如关节外科医生选择 DAA 入路,除了做好详细的术前模板规划外,还要准备与 DAA 配套的手术器械(如弧形的扩髓器等等),在刚开始学习此种入路的情况下,必要时在有经验医生的指导下进行手术以降低术中 PFF 发生的概率。

(二) 术中操作

在关节置换手术中,首先要做到充分的视野显露与充分的软组织松解,一方面便于外科医生的操作,使手术更加顺畅,假体安放的位置更加精确;另一方面也可使术中发生 PFF 等并发症概率大大降低,特别是对于一些既往手术史的病人,股骨周围的软组织挛缩严重,如若松解不够,暴力牵拉扭转股骨,可引起股骨的骨折,另外,暴露充分也可早期发现骨折的发生。近年来随着微创手术的发展,一些外科医生盲目的追求小切口或者 DAA 入路等对病人

创伤小的手术方式,不可避免的因为操作不当而造成松解、暴露不充分等结果,最终导致假体周围骨折的发生。

首先,因种种原因导致的髋关节周围软组织挛缩,在脱位过程中极其困难,必须做到对周围软组织的充分松解与关节囊的切除,避免脱位过程中造成股骨干骨折;此外,大多数老年病人,髋臼周围骨赘增生明显,若合并关节内的严重粘连,亦或是先天性髋关节发育不良等髋关节强直的病人,在脱位过程中也会导致 PFF 的发生,必要时可先行股骨颈截骨再做脱位处理。

髋臼假体周围骨折相较于 PFF 的发生少见,主要可见于髋臼磨锉及髋臼假体置入过程。除了骨缺损、骨质疏松等原因导致髋臼骨质欠佳造成骨折发生外,对于解剖畸形的病人,骨赘增生等原因往往造成显露不充分,从而导致磨锉不均匀,在打入假体时易造成骨折现象。因此术中良好的显露髋臼,避免盲目、暴力操作是预防髋臼骨折的主要措施。众所周知,临床中使用的髋臼假体直径常大于髋臼锉来取得压配的稳定性,但对于骨质硬化病人,因其髋臼骨质弹性差,这样的措施常导致髋臼假体周围骨折的发生,因此需采用与压配臼同号的髋臼锉,避免大的臼杯打入小的髋臼中导致骨折的发生;而对于骨质疏松病人,为了达到满意的目标直径,操作者往往会造成过度锉磨的现象,甚至造成髋臼的磨穿,对于这种情况,可以通过反锉来压实周围的松质骨,再以大一号的髋臼来获得满意的压配。此外,在最终打入假体时,为了增加初始稳定性来加大打压力量也是造成髋臼周围骨折的原因之一。因此可在髋臼杯底充分植入颗粒松质骨后再植入生物型假体或者辅助臼底螺钉固定来增加初始稳定性,也可考虑使用骨水泥型假体。

大多数文献报道,在股骨侧进行扩髓时发生 PFF 概率较高,如在扩髓过程中遇到困难,特别是骨质疏松病人,可预防性钢丝环扎,之后再取出钢丝;而对于股骨解剖结构畸形者,如股骨颈细而短且伴有显著的前倾,股骨髓腔变窄,股骨近段前弓增加等。因股骨颈前倾角显著增大,打入髓腔锉时需调整好假体前倾角,髓腔锉与股骨颈常形成夹角,此时股骨颈与髓腔锉之间的扭转应力、细颈与髓腔锉间的箍应力以及因成角产生的髓腔锉对股骨距的直接撞击易导致小转子及股骨距区域的骨折。当某些病人因基础疾病导致股骨颈前倾角增加时,需使用组配式假体来适应过大的前倾角,必要时可考虑转子下截骨进行纠正。随髓腔锉的打入,因股骨前弓大、远端髓腔直径小、髓腔锉与髓腔解剖形状不匹配,特别是与峡部不匹配,易导致股骨骨折,尤其是假体柄从股骨前侧骨皮质的穿出,因此其扩髓入点应尽量偏后,进锉方向对准膝关节中心来避免 PFF 的发生。

多数研究表明,非骨水泥型假体较易发生 PFF,其原因主要是为了追求假体与股骨的紧密压配而使用过粗的股骨柄,在强行打入髓腔锉或扩髓不充分的情况下植入股骨假体导致骨折;在采用骨水泥型股骨假体时,应保留 2~3mm 骨松质,从而利于骨水泥的进入,加强假体柄稳定性,也在一定程度上来避免广泛股骨干骨折的发生。另外,当术者在扩髓时考虑是否应用更大一号假体时,应常规行 X 线透视,了解髓腔情况,必要时行钢丝环扎,避免追求假体与髓腔的完美匹配而造成股骨的劈裂;同时,时刻保持髓腔锉与股骨髓腔方向一致,防止股骨的穿透,特别是在采取 DAA 入路的情况下,在近段暴露不充分的情况下,扩髓时髓腔锉与骨髓腔方向不同,是导致 PFF 发生的重要因素。

在翻修手术中,因为强行打出假体,骨水泥取出不彻底,导致髓腔相对狭窄,致假体匹配度减小,加上假体周围的骨溶解致股骨局部皮质变薄等,都是发生 PFF 的主要因素。

在复位过程中,如若出现困难,切不可强行将股骨头纳入髋臼,需探查找明复位困难的原因,再行下一步处理。

如若术中出现以下情况,应怀疑发生 PFF,需扩大显露范围或者行透视检查,如:①髓腔锉或假体打入困难时,在同样打击力度下,打击声音变化,假体进入幅度突然加大;②打入假体深度大于髓腔锉深度;③使用直径较小的髓腔锉勉强打人,拔出时注意髓腔锉是否变形,如有变形说明髓腔与假体匹配差,打入假体时极易骨折。

（三）术后康复

术后尽早拍摄髋关节正侧位 X 线片,若假体位置良好,即可让病人下地活动,主要是因为可避免长期卧床导致的失用性骨质疏松,导致术后 PFF 发生概率的增加;另外,早期的下地功能锻炼还可加速病人的康复过程,降低心肺等并发症的发生率。继续规律地进行骨质疏松的治疗对于预防 PFF 的发生也有一定的意义,虽然二膦酸盐等药物可抑制破骨细胞活性导致骨愈合速度减慢,对其手术后开始使用的时间有着较大的争议,但目前多数研究表面其对此的影响可忽略不计,所以在术后应根据病人情况尽早使用此类药物。有研究表明,髋关节置换术后,由于应力遮挡等种种原因,假体周围的骨密度都会有不同程度的降低。有学者将二膦酸盐类药物用于关节置换术后,发现其可降低假体周围的骨量丢失,并大大提高了假体的生存率。

四、PFF 的分型及处理措施

目前针对 PFF 大多按 Vancouver 分型进行处理,该分型方法首先由 Duncan 等于 1995 年提出,A 型:骨折位于假体近端,大多位于转子区;B 型:假体柄周围骨折;C 型:假体柄尖端较远部位的骨折。Brady 等于 2000 年综合骨折的部位、假体的稳定性和股骨的情况将 A、B 型又分为亚型,A 型分为大转子骨折(AG 型)和小转子骨折(AL 型);B 型又分为三个亚型,B1型:假体固定牢固,无明显骨量丢失;B2:假体出现松动,股骨质量尚可;B3 型:假体松动,股骨有严重的骨丢失如骨溶解或粉碎(表 25-1-1)。Vancouver 分型方法不仅参考了骨折的部位,还参考了原假体的稳定性和病人股骨的骨量,对术中和术后治疗方案的选择及制定具有一定的指导意义,是目前针对 PFF 应用最为广泛的一种分型方法。

表 25-1-1　股骨假体周围 Vancouver 分型

类型	亚型	部　　位
A	AL	小粗隆
	G	大粗隆
B	B1	假体固定牢固,无明显骨量丢失
	B2	假体松动,无明显骨量丢失
	B3	假体松动,骨量丢失明显
C		假体柄尖端较远处

PFF 的治疗措施,主要以 Vancouver 分型作为依据。A 型尚属稳定骨折,对假体稳定性影响较小,理论上可采取卧床保守治疗,但大多数学者主张根据病人具体情况予以钢丝环扎

联合异体骨移植,增加假体稳定性,争取早日下地负重活动,避免长期卧床导致严重并发症的发生。B1 型骨折由于骨折不影响假体稳定性,因此只需进行骨折的内固定即可,可选用普通钢板、记忆合金环抱器或者专门用于治疗 B1 型骨折的带缆绳钢板。B2 型骨折由于假体松动,在处理骨折的同时需行翻修术,目前大多数学者采用多孔涂层广泛覆盖的非骨水泥型股骨假体,假体超过骨折线,到达远端骨干部位,超过原先的 4~6cm 以获得假体的紧配。此外,组配型锥形股骨假体、长股骨干骨水泥型假体、异体皮质骨结构支撑等针对某些病例均可取得较好的效果。B3 型骨折由于股骨骨折、假体松动且骨质缺损三方面均存在,因此处理起来较为棘手,此时需要使用异体皮质骨支撑植骨或者是嵌压植骨,或者是异体植骨假体复合体(APC)或者肿瘤假体。C 型骨折骨折线在假体较远端,假体稳定性一般不受影响,只需按照普通骨折处理原则即可。

五、总结

随着髋关节置换手术的增多,假体周围骨折的发生率呈逐年上升趋势,对 PFF 的预防显得极为重要。而作为关节外科医生,充分的术前准备、术中细致的操作在一定程度上会减少PFF 的发生,从另一方面加速了病人的快速康复过程。此外,PFF 发生后合理的治疗措施将会弥补其带来的灾难性后果。

(钱文伟)

第二节　膝关节置换术中假体周围骨折的预防

一、概述

TKA 术中假体周围骨折是指 TKA 手术在显露、截骨、试模以及假体安装的过程中发生的骨折事件,可能影响到假体安装的稳定性,其对病人的术后康复过程及对手术的满意程度将产生严重的不良影响,与目前所提倡的快速康复理念相悖。据报道,初次 TKA 术中的假体周围骨折发生率为 0.39% ,在膝关节翻修术中的假体周围骨折发生率可高达 38% ,而初次 TKA 围术期的假体周围骨发生率在 0.1%~.5% 之间。虽然全膝关节置换术中发生的假体周围骨折是一种少见的手术并发症,但由于其给病人关节功能康复带来的不利影响巨大,如何避免术中假体周围骨折的发生是 TKA 手术中不可忽略的难点。

二、膝关节假体周围骨折发生的危险因素

TKA 术中假体周围骨折的发生有许多危险因素。骨质疏松被认为是导致假体周围骨折的最重要影响因素。此外,女性、高龄、长期使用皮质皮质激素药物、免疫性疾病(类风湿关节炎)等都与术中假体周围骨折的发生有关,而这些危险因素都可引起病人出现骨质疏松的问题。骨质疏松与骨质量水平直接相关,决定了术中骨的抗打击的程度。老年女性、长期激素使用或类风湿关节炎的病人更易出现骨质疏松,因为骨质量的下降,术中发生假体周围骨折的风险相应增高。严重软组织挛缩、骨畸形或既往手术史也是术中假体周围骨折的重要影响因素。骨畸形导致的关节发育异常或既往关节手术史可引起关节周围软组织挛缩的情况,软组织松解困难将增加间隙平衡的难度。进行试模或假体安装的过程中,软组织松解不

充分或过于暴力的操作可能导致韧带附着点撕脱骨折的发生。在翻修 TKA 中，假体周围骨折的发生率明显升高，这与术中取下假体或清除骨水泥等相关操作更容易导致骨量丢失有关系。

术中假体周围骨折的发生部位主要包括股骨侧、胫骨侧以及髌骨侧，不同的部位，其术中假体周围骨折的发生危险因素有所差异。股骨侧假体周围骨折常见发生于截骨的过程中，此时的操作不仅对骨本身的打击强度大，而且影响后期假体的安装过程。股骨开髓点通常选择在股骨髁间窝切迹上方 5～10mm 处，目的是为了尽可能地适应股骨干的解剖特点。如果开髓点偏向后方，将可能导致髓腔定位杆的撞击股骨皮质，或后期引起股骨假体安装出现成角畸形，增加骨折的发生风险。开髓点偏后可增加股骨前髁截骨的厚度，影响髁上残留骨的抗打击强度。此外，股骨前髁截骨时若向股骨后方成角，

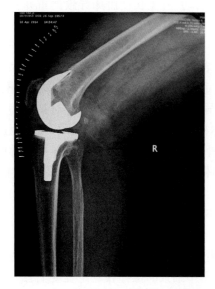

图 25-2-1　股骨侧前方截骨向后成角导致 nothing 改变

可出现 notching 表现（图 25-2-1），导致股骨侧出现受力不均的情况。使用 PS 膝关节假体时需要进行髁间截骨，此时盒式截骨刀的位置过于偏内或偏外，可导致内外侧髁的不平衡，在截骨、试模或假体安装过程中可因其中一侧的受力过大而导致骨折的发生。假体安装过程中，采用的假体型号不合适（如使用髓内杆过大）或打击力量过大时，也可引起股骨侧劈裂骨折（图 25-2-2）。在试模或假体安装后复位关节时，股骨侧可能发生韧带附着点撕脱骨折，主要与软组织的挛缩而术中松解不够充分有关。

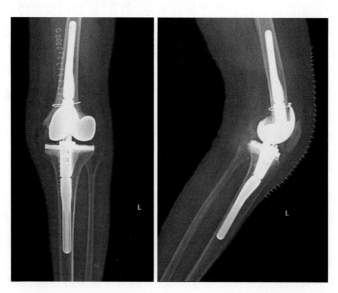

图 25-2-2　翻修 TKA 手术使用延长杆，打击过程中造成股骨侧骨折，术中钢丝环扎加固

胫骨侧假体周围骨折可发生于胫骨结节、胫骨平台以及胫骨皮质。在关节切开显露时，可因外翻髌骨的张力过大却强行外翻而引起胫骨结节撕脱骨折。胫骨侧假体周围骨折的危险因素除了骨质疏松外，手术操作过程的轴向打击力超过了平台骨质的承受极限是主要的影响因素，主要发生于使用髓内定位杆、胫骨骨槽开凿以及假体安装时。使用髓内定位杆时，如果选择的开髓点偏向内侧或者外侧，不仅增加髓内杆进入的难度，且有可能在敲击的过程中出现定位杆穿透远端皮质的骨折发生。而选择的胫骨平台柄或髓内定位杆直径超过髓腔，也可造成假体周围骨折的发生（图25-2-3）。内翻膝关节的内侧胫骨平台由于长期受力而出现骨质硬化改变，从而增加胫骨骨槽准备的难度，而过大的打击力度将可能引起骨折发生。Suart等认为TKA术中胫骨平台骨折的发生与术中胫骨平台假体放置的位置有关。在胫骨侧假体安装的打压过程中，如果打器没有平整地贴合假体或者胫骨没有垂直于手术台面，将引起胫骨平台区域性的压力过于集中，增加骨折发生的风险。

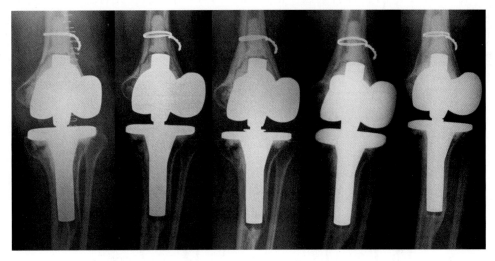

图25-2-3　胫骨平台远端柄过大，术中打击过程中发生假体周围骨折，术后2周、6个月、1年、2年以及4年时随访改变

TKA术中髌骨骨折的发生与是否进行髌骨置换、髌骨厚度以及股骨侧假体的位置密切相关。髌骨置换除了需要对髌骨进行骨赘修整外，还需要进行截骨，此时截骨使用的电锯产生的震动可能会引起骨裂。而在截骨后的髌骨强度变低后，骨槽的开凿以及假体的安装都可能因为髌骨强度不足而出现骨折。股骨假体安装的位置影响着髌骨轨迹，如股骨侧假体后倾可增加髌骨活动过程中的压力，增加髌骨骨折发生风险。对于严重组织挛缩的僵直膝关节，在外翻髌骨的时候就可能因过大的张力引起髌骨骨折的发生。

三、膝关节假体周围骨折的分型

TKA术中假体周围骨折根据解剖部位的不同，可分为股骨侧假体周围骨折、胫骨侧假体周围骨折以及髌骨假体周围骨折。

股骨侧假体周围骨折的发生率常高于胫骨侧，有回顾研究发现术中股骨侧假体周围骨折占了术中假体周围骨折发生率的73.1%。常见的骨折发生部位有股骨内侧髁、股骨外侧髁、股骨髁上以及股骨内（外）上髁，其中股骨髁上骨折是常见的膝关节假体周围骨折类型,现有的假体周围骨折分型也主要针对股骨髁上骨折。Neer 于 1976 年提出的分型法是根据股骨髁上骨折移位和粉碎程度进行分型的:Ⅰ型骨折断端无移位;Ⅱ型骨折断端有移位,Ⅱ型又分为ⅡA 和ⅡB。ⅡA 是骨折断端向内侧移位,ⅡB 是断端向外侧移位;Ⅲ型股骨干和股骨髁均发生骨折,移位超过 5mm,成角大于 5°。Rorabeck 等提出的分型是针对股骨髁以上骨折的,在注意骨折移位情况的同时也考虑到假体的稳定程度:Ⅰ型是骨折无移位,假体稳定;Ⅱ型是骨折有移位(移位大于 5mm 或成角大于 5°),但假体稳定;Ⅲ型是无论骨折有无移位,假体出现松动。Insall 等提出的分型方法也是依据骨折和假体的稳定程度。Ⅰ型是假体稳定、骨折无移位;Ⅱ型是假体稳定、骨折有移位;Ⅲ型是假体松动,无论骨折有无移位。

术中胫骨骨折可发生在外侧平台、胫前骨皮质、内侧平台、外侧骨皮质及内侧骨皮质等。Felix 分型是较为公认的分型方法(图 25-2-4)。该方法主要依据 3 个因素:①骨折发生的部位;②骨折发生的时间;③假体是否稳定。Felix 分类法首先将胫骨假体周围骨折分为 4 个主要类型:Ⅰ型是涉及胫骨平台,并延伸至假体的界面;Ⅱ型是假体柄周围骨折;Ⅲ型是假体远端骨折;Ⅳ型是胫骨结节骨折。每个类型又分为 3 个亚型:A 亚型代表假体稳定;B 亚型代表假体松动;C 亚型代表术中骨折。

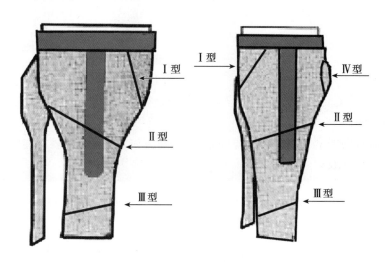

图 25-2-4　胫骨假体周围骨折 felix 分型(正侧位示意图)

术中髌骨骨折常见发生于翻修 TKA,由于骨溶解、缺血性坏死的原因,或者并发骨质疏松或类风湿关节炎的原因,均可成为术中髌骨骨折的潜在危险因素。Goldberg 分型法依据伸膝装置的完整性、髌骨假体的固定情况和骨折的解剖部位将髌骨假体周围骨折分为四型:Ⅰ型是髌骨周围撕脱骨折所致,伸膝装置完整,假体和髌骨间界面完整;Ⅱ型是伸膝装置断裂,骨折线延伸至假体和髌骨间界面,髌骨和假体间界面松动;Ⅲ型是髌骨下极骨折,其中髌韧带断裂者为ⅢA 型骨折,髌韧带未受累者为ⅢB 型骨折;Ⅳ型是髌骨骨折伴有脱位。

根据发生时机,术中假体周围骨折主要发生在显露及骨准备过程、试模过程、垫片安装过程等,有报道提示前者是骨折发生的主要时间窗。

四、膝关节假体周围骨折的预防

TKA 术中假体周围骨折的预防主要是针对相关的危险因素,在围术期采取相应的准备措施根除或控制危险因素的存在,从而减少术中假体周围骨折的发生。

术前病人管理。骨质疏松是术中假体周围骨折发生的主要危险因素,决定了病人骨床的质量水平,因而术前需要充分评估病人的骨密度情况,并可在情况允许的情况下先治疗严重的骨质疏松,再考虑择期手术治疗。高龄、女性病人更容易出现骨质疏松的情况,既往患有免疫性疾病,如类风湿关节炎,或有长期服用皮质皮质激素药物的病人,往往也伴有骨质量不佳的情况,这些都是 TKA 术中假体周围骨折发生的危险因素。综合以上,术前病人管理主要是评估病人有无发生假体周围骨折的高危风险,重点是评估病人骨质疏松水平,并提前治疗以准备良好的骨质量,从基础上预防术中骨折。骨质疏松的治疗主要是可针对病因治疗,并补钙及维生素 D,以促进钙盐的沉积,增加骨的强度。

选择术者熟悉的手术入路不仅减少软组织损伤,且利于充分显露术野,有研究显示术中假体周围骨折主要发生在 TKA 的显露与骨准备过程,并主要发生在股骨侧。针对病人的个体情况,手术入路的选择应适当调整。如对于内翻或者轻度外翻的膝关节进行 TKA 手术,通常可采用常见的内侧入路切开关节囊;而对于严重外翻膝关节畸形伴有软组织挛缩的病人,采用外侧入路切开关节囊更有利于软组织松解及关节间隙平衡,从而减少因软组织张力过大导致的术中假体周围骨折。关节周围软组织挛缩严重的病人,术中显露的难度加大将增加术中韧带附着点撕脱骨折的发生风险,如胫骨结节撕脱骨折、股骨侧副韧带附着点撕脱骨折、髌骨骨折等。此时选择更有利于显露的入路是关键,如对于膝关节伸直畸形的病人,可采用股直肌切断、V-Y 型股四头肌成形等方法进行显露,以较少软组织的张力。

根据病人股骨的解剖特点,选择适宜的股骨开髓点利于髓内定位杆的准确定位,不仅可减少髓内定位杆穿透股骨皮质的发生,还可减少因定位不良而引起股骨侧假体后倾或偏向内侧,股骨侧假体过度后倾可能在打压假体时引起周围骨折,假体的偏向内侧可能导致髌骨轨迹不良而发生骨折。股骨前髁截骨前采用前参考测量的方法可以有效避免 notching 的发生,若选择后参考测量的方法,若测量值介于两个假体型号之间,此时应选择大号的截骨模块以较好地避免 notching 现象。严格按照截骨模块的限制方向截骨,避免弯曲锯片有利于减少截骨 notching 的发生。术前规划采用假体的类型对于术中截骨的有重要影响,有文献报道采用后稳定型假体的 TKA 术中更易发生股骨侧假体周围骨折。Lombardi 等人认为股骨侧髁间盒式截骨偏向外侧(内侧)定位,都可能导致相应的股骨髁变弱,增加骨折发生的风险。这可能与截骨后两侧股骨髁的残留骨量不等,在试模或假体安装时,骨量少的一侧股骨髁受力超过承受极限有关。术中截骨前进行准确的定位,有利于避免因股骨侧截骨后引起内外侧髁的不平衡而发生的假体周围骨折。因此,在病人情况允许的情况下,采用 CR 假体可能是更好的选择。

胫骨侧假体周围骨折主要是由于术者操作过程中的暴力打击所致。髓内定位杆存在放置过程中发生远端骨折的风险,而在熟悉胫骨侧髓外定位后,两者定位效果并无明显差异,故可采用髓外定位的方法可以避免髓内定位杆所带来的骨折风险。胫骨骨槽开槽前,采用电锯预处理骨质硬化严重的胫骨平台,有利于减轻打击力度。安装胫骨平台的时候,使用打器均匀接触假体,扶正胫骨垂直于地面,并垂直向下进行打击,利于力量在胫骨平台上均匀分布。以上两点均有利于减少胫骨假体周围骨折的发生风险。

术中评估是否适合进行髌骨置换对预防髌骨假体周围骨折尤为重要,髌骨厚度不足20mm是进行髌骨置换的禁忌,因菲薄的髌骨极容易在截骨过程中发生骨折。由于操作可能带来髌骨骨折风险的增高,而髌骨置换与否一直存有争议,所以可考虑尽量进行髌骨表面的修整,而不是进行髌骨置换操作,可减少髌骨骨折发生的危险因素。此外,髌骨轨迹受股骨侧假体旋转程度及内外侧位置的影响,所以良好的股骨侧假体位置也有利于避免髌骨因过大的压力而发生假体周围骨折。

在关节试模的过程中,如果间隙过窄或者软组织过度紧张,将增加试模过程的难度,此时若暴力复位关节,韧带附着点撕脱骨折的发生风险将大大增加。因而,术中充分的松解,避免暴力的关节复位也有利于预防术中骨折的发生。

综上所述,严格的病人筛选及手术指征把握,充分的术前准备及手术规划,规范而温和的手术操作,符合病人解剖特点的假体安装位置等都是手术成功的重要保证。

五、膝关节假体周围骨折的治疗

术中假体周围骨折的治疗主要分为保守治疗及手术治疗,其处理必须遵循以下原则:①采取适当的方法使骨折获得良好的复位与固定,防止骨不愈合与畸形愈合的发生,便于功能锻炼,防止关节功能受损;②对合并有假体周围骨丢失与骨缺损的病人,必要时可行骨移植以重建假体周围骨量、稳定假体和防止再骨折发生;③髌骨假体周围骨折应考虑维持伸膝装置的完整性。

对于术中稳定型并且假体周围骨量丢失较少的股骨假体周围骨折,如 Rorabeck Ⅰ 型股骨髁上骨折,应适当推迟术后下地锻炼,防止负重活动时造成假体移位或松动,而术后的 Ⅰ 型假体周围骨折可采用石膏外固定、支具以及牵引保守治疗。保守治疗优点主要在于减少操作带来的软组织、骨膜损伤风险,缺点是不利于术后功能恢复锻炼。对骨折已移位而假体未松动的 Rorabeck Ⅱ 型股骨髁上骨折,可行内固定治疗。如为假体已松动的 Rorabeck Ⅲ 型骨折则应采用长柄假体行关节置换术,并根据需要行不同形式的骨移植手术。对于移位较大、不稳定的骨折应采用手术治疗,主要有内固定术和外固定术。内固定术可以根据骨折的类型不同使用支撑钢板、95°动力髁螺钉等钢板螺钉系统、髓内钉、微侵入固定系统和锁定加压接骨板。

胫骨假体周围骨折的治疗目的是维持满意的肢体力线,保证膝关节的稳定,促进骨折愈合,获得关节功能良好恢复。当发生胫骨假体周围骨折时应特别注意是否影响假体固定的稳定性。Felix Ⅰ 型骨折以非手术治疗为主,若假体稳定性受影响,可采用拉力螺钉固定;若伴有骨缺损,可以行骨移植、使用骨水泥、定制假体等方法处理骨缺损。Felix Ⅱ 型骨折可术中使用钢丝加压的方法维持骨折的稳定性。Felix Ⅲ 型骨折关键在于维持下肢力线,恢复关节功能,术中应进行骨折复位固定。Felix Ⅳ 型骨折治疗方法主要根据伸膝装置的完整性进行制定。如果骨折移位少,主动伸膝功能存在并且没有明显的伸膝功能滞后,可以选择保守治疗。反之,必须使用螺钉固定、半腱肌转位加强固定等手术治疗重建伸膝装置。

髌骨骨折一旦发生,常常很难做到解剖复位,并获得确切的内固定效果,骨量的丢失也使髌骨假体的再固定变得尤为困难,难以取得满意的疗效,且并发症较多。因此,当前对髌骨假体周围骨折的处理多倾向保守治疗。对 Ⅰ 型和Ⅲ B 型骨折,即髌骨横形骨折或上下极撕脱骨折移位<2cm,伸膝装置与假体-骨质界面均完好者,可采用保守治疗。而对Ⅱ型、ⅢA型和Ⅳ型骨折则采用手术治疗。髌骨假体周围骨折复位困难,常用的钢丝张力带固定有时也会因严重的骨丢失而难以发挥作用。因此,骨折一旦获得可接受的复位,即可用传统的钢丝环扎维持固定。

六、总结

应用有循证医学证据支持的围术期处理优化措施,以减少骨关节外科手术病人的生理及心理创伤,达到加速病人康复的快速康复理念正变得日益普及。TKA术中假体周围骨折的发生率虽然不高,但会严重影响病人术后康复的速度及关节功能的恢复锻炼,与所倡导的快速康复理念相悖。TKA术中假体周围骨折受多种危险因素的影响,骨质疏松是影响假体周围骨折的主要病人因素,术中操作技巧则是影响骨折发生的主要术者因素。术中假体周围骨折的分型主要是指导治疗方案,以期减少术后假体松动等并发症发生,获得良好的关节功能恢复。

（钱文伟）

参 考 文 献

1. Sánchez-Sotelo J,Mcgrory B J,Berry D J. Acute periprosthetic fracture of the acetabulum associated with osteolytic pelvic lesions:a report of 3 cases. Journal of Arthroplasty,2000,15(1):126-130.

2. Kavanagh B F. Femoral fractures associated with total hip arthroplasty. Orthopedic Clinics of North America,1992,23(2):249-257.

3. Berry D J. Periprosthetic fractures associated with osteolysis-A problem on the rise. Journal of Arthroplasty,2003,18(3 Suppl 1):107-111.

4. Lindahl H. Epidemiology of periprosthetic femur fracture around a total hip arthroplasty. Injury,2007,38(6):651-654.

5. 邰振武,吴斗,郭军政,等.骨质疏松性股骨侧假体周围骨折的治疗及策略.中华关节外科杂志:电子版,2015,(5):680-684.

6. 楼险峰,胡霄,林向进.股骨骨质疏松对骨水泥非骨水泥髋假体置换近期疗效之影响的临床对比研究.中国骨与关节损伤杂志,2007,22(1):20-22.

7. 沈国平,王正,罗从风,等.老年骨质疏松症对人工髋关节置换影响的实验研究.中国骨与关节损伤杂志,2005,20(7):462-464.

8. 邱贵兴,裴福兴,胡侦明,等.中国骨质疏松性骨折诊疗指南(骨质疏松性骨折诊断及治疗原则).中华骨与关节外科杂志,2015,(5):371-374.

9. Marconi D,Lee G C. Complications Following Direct Anterior Hip Procedures:Costs to Both Patients and Surgeons. Journal of Arthroplasty,2015,30(9 Suppl):98-101.

10. 宋立明,张铁良,于建华,等.初次人工全髋关节置换术中髋臼骨折的原因及处理.中国修复重建外科杂志,2011,(8):968-971.

11. Engh C A,Mcgovern T F,Bobyn J D,et al. A quantitative evaluation of periprosthetic bone-remodeling after cementless total hip arthroplasty. Journal of Bone & Joint Surgery,1992,74(7):1009-1020.

12. Schmidt R,Mueller L,Nowak T E,et al. Clinical outcome and periprosthetic bone remodelling of an uncemented femoral component with taper design. International Orthopaedics,2003,27(4):204-207.

13. Prietoalhambra D,Javaid M K,Judge A,et al. Association between bisphosphonate use and implant survival

after primary total arthroplasty of the knee or hip:population based retrospective cohort study. Bmj,2011,343（dec06 1）:173-191.

14. Duncan C P,Masri B A. Fractures of the femur after hip replacement. Instructional Course Lectures,1995,44（44）:293-304.

15. Brady O H,Garbuz D S,Masri B A,et al. The reliability of validity of the Vancouver classification of femoral fractures after hip replacemen. Journal of Arthroplasty,2000,15（1）:59-62.

16. Kris J,William H,Robert T,et al. Trousdale MD,Intraoperative Fracture During Primary Total Knee Arthroplasty. Clin Orthop Relat Res,2010,468:90-95.

17. Whitehouse MR1,Mehendale S. Periprosthetic fractures around the knee:current concepts and advances in management. Curr Rev Musculoskelet Med,2014,7:136-144.

18. Gelinas JJ,Ries MD. Treatment of an intraoperative patellar fracture during revision total knee arthroplasty. J Arthroplasty,2002,17:1066-1069.

19. Lombardi AV Jr1,Mallory TH,Waterman RA,Eberle RW. Intercondylar distal femoral fracture. An unreported complication of posterior-stabilized total knee arthroplasty. J Arthroplasty,1995,10（5）:643-650.

20. Della Rocca G. Periprosthetic fractures about the knee—an overview. Discusses the risk factors for these fractures,including the role of notching and peri-implant fractures. J Knee Surg,2013,26:3-8.

21. Stuart MJ,Hanssen AD. Total knee arthroplasty:periprosthetic tibial fractures. Orthop Clin North Am,1999,30:279-286.

22. Su ET1,DeWal H,Di Cesare PE. Periprosthetic femoral fractures above total knee replacements. J Am Acad Orthop Surg,2004,12（1）:12-20.

23. Felix NA,Stuart MJ,Hanssen AD. Periprosthetic fractures of the tibia associated with total knee arthroplasty. Clin Orthop Relat Res,1997,（345）:113-124.

24. Goldberg VM,Figgie HE,Inglis AE,et al. Patellar fracture type and prognosis in condylar total knee arthroplasty. Clin Orthop,1988,（236）:115-122.

25. Rorabeck CH1,Taylor JW. Periprosthetic fractures of the femur complicating total knee arthroplasty. Orthop Clin North Am,1999,30（2）:265-277.

26. McAuley JP,Sanchez FL. Knee:role and results of allografts. Orthop Clin North Am,1999,30:293-303.

第二十六章 术中双下肢等长平衡或肢体合理延长

一、概述

下肢长度是决定步态的重要环节,THA 术中由于髋臼假体、股骨假体及摩擦界面假体所选择的型号、假体放置的位置及相应的骨重建均会对下肢长度造成影响。术中双下肢不等长(leg length discrepancy,LLD)是指由于以上因素造成双下肢长度不等的现象。在 20 世纪 80 年代,Love 和 Wright 等就曾报道术后 18% 的病人 LLD 达到或超过 1.5cm,而其中约 6% 的病人最终需要使用矫形鞋;Woo 和 Morry 等人也报道了 333 例 THA 病人 LLD 平均为 1cm。随着人工关节技术的进步,LLD 的现象仍未被完全克服。Iversen 等人于 2011 年报告了 638 例病人中 32% 的病人存在 LLD,后者相对于没有 LLD 病人的 Harris 评分(83 vs 92)和满意度(92% vs 100%)均显著降低。因此,时至今日,LLD 的问题依然存在,并且对病人的术后体验带来负面影响。

二、影响因素

LLD 的产生受到髋臼侧因素和股骨侧因素的影响。

髋臼假体的纵向偏距是影响下肢长度的主要髋臼侧因素,其次还受到髋臼大小的轻微影响,其核心就是髋臼旋转中心的位置。对于髋臼解剖正常的病人,例如股骨颈骨折、骨关节炎(OA)、类风湿性关节炎(RA)等,髋臼不存在解剖变异,在锉磨和植入髋臼假体时参照病人自身髋臼位置和解剖标志进行手术即可,不会认为造成髋臼旋转中心的改变。而对于可能造成髋臼解剖变异的疾病,例如髋关节发育不良(DDH)、既往曾接受髋臼截骨手术(TAO)等情况,其髋臼位置及结构可能被改变、垂直偏距与健侧不一样。

在股骨侧,因为术毕会将人工髋关节复位,因此不存在脱位产生的下肢短缩效果,但颈干角大小、股骨颈假体长度、股骨柄的大小及植入深度等因素也会影响术后下肢长度。一般来讲,股骨颈干角越大、股骨颈越长、股骨柄型号越大、股骨假体植入深度越浅,越容易增加术后下肢长度。反之,会造成病人的缩短。

三、LLD 的预防

术前设计和术中测量是预防和纠正 LLD 的主要方法。

(一)术前设计

需要拍摄双髋正位。在双髋正位上找出健侧和患侧的股骨头/髋臼/髋关节旋转中心、髋臼上缘、泪滴下缘、大粗隆尖端、小粗隆及坐骨结节。分别以直线连接双侧髋臼上缘、泪滴下缘、坐骨结节下缘。正常解剖结构下，这些直线作为骨盆标志线应为相互平行关系，可以作为基准线。如某部分结构存在发育或继发畸形，则会与其他直线不平行，如图26-1-1。

在设计和植入髋臼时，应使旋转中心尽量与健侧对称，如图26-1-2。

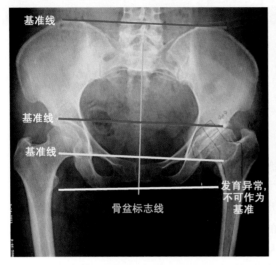

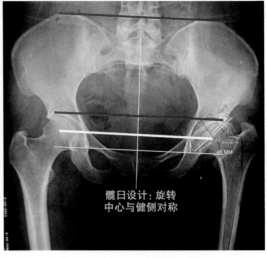

图26-1-1　骨盆标志线　　　　图26-1-2　尽量使人工髋臼杯假体的旋转中心与健侧对称

双侧小粗隆上缘的连线是一个比较可靠的股骨标志线，正常情况下此直线应与各个骨盆标志线平行，如果不平行，则说明由于股骨因素导致下肢不等长，如图26-1-3。

术前设计时确定了术中可能使用的髋臼假体和股骨假体型号，按照标准原则放置假体的话，即可预估出术后患肢延长的长度，如图26-1-4。

术后延长长度-术前短缩长度=术后患肢被延长的长度。而这一目标需与术前查体 LLD

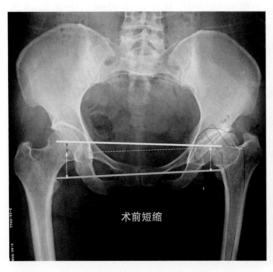

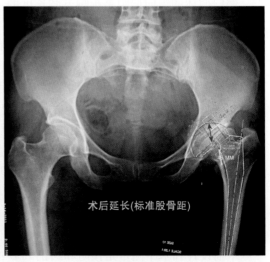

图26-1-3　图中红色箭头处即为下肢长度差异　　　图26-1-4　标准股骨距和适当的髋臼、股骨假体型号和位置，确定了术后病人被延长的长度

结果相对照,以实现术后下肢等长。术中可采取的措施包括选择合适型号的假体颈干角、颈长度,适当调整股骨柄假体植入深度等。

对于术前不存在 LLD 的病人,即可按照标准的解剖位置植入髋臼及股骨假体,以确保术后不改变患肢长度造成术后 LLD,如图 26-1-5。

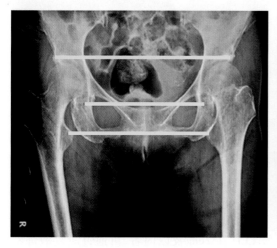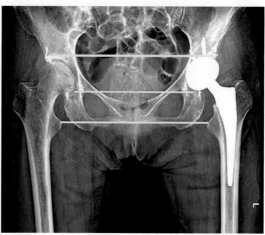

图 26-1-5 术前若不存在 LLD,术中按照标准流程植入假体,术后也可实现双下肢长度均衡

(二) 术中测量

为了实现双下肢等长,除了要使髋臼杯的旋转中心与健侧对称外,还可测量健侧股骨的偏距,并与术中测量值对照。因为 THA 术中仅显露股骨近端,因此可测量大粗隆与小粗隆与股骨柄旋转中心的位置关系来确定股骨偏距,如图 26-1-6、图 26-1-7。

术中植入髋臼杯假体后,还可暂不安装内衬,仅适用内衬试模。锉磨股骨髓腔结束后,将最终型号的髓腔锉留置在股骨髓腔内,并安装股骨头试模,将髋关节复位后,测量实际双

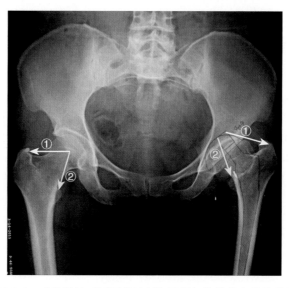

图 26-1-6 术前设计时测量的健侧与股骨柄的①线和②线的长度

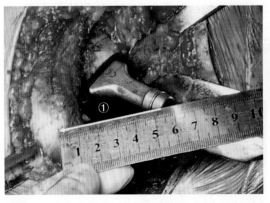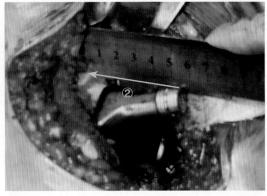

图 26-1-7 术中实际测量到的①线和②线长度

下肢长度差。方法是:病人侧卧位时,使跟骨对齐,测量髌骨是否在同一垂线上;或髌骨对齐时,跟骨是否在同一垂线上。

四、LLD 的处理

1. 康复锻炼及观察 病人 THA 术后双下肢 LLD 在 2cm 及以内者,可通过康复锻炼特别是下地行走过程中的步态训练来纠正。需要注意的是,对于一些术前患肢短缩的病人,即使术后双下肢等长,也会感到患肢长度超过健肢,这是因为长期疾病造成的本体感觉偏差,通过步态训练通常可以纠正。

2. 矫形鞋垫或翻修 对于 LLD 超过 2cm 的病人,特别是术前患肢短缩而术后患肢比健肢长的情况下,病人的步态很难通过康复锻炼来纠正,这时需要使用矫形鞋垫,即在较短的肢体侧穿增厚的鞋跟,或在鞋跟上钉橡胶垫,每隔 2 周更换比原来橡胶垫薄约 2mm 的新橡胶垫,逐步过渡到完全去除橡胶垫。如果这种方法无法纠正病人的步态,例如固定的腰骶段侧弯,则病人可能需要永久使用增高鞋垫了。

对于 LLD 同时合并假体松动、感染、假体周围骨折、不稳/脱位等并发症,需要翻修手术者,可在翻修手术时进一步调整下肢长度。

（王 炜）

参 考 文 献

1. Love BT,Wright K. Leg length discrepancy after total hip replacement. J Bone Joint Surg Br,1983,65:103.

2. Woo RYG,Morrey BF. Dislocation after total hip arthroplasty. J Bone Joint Surg Br,1982,64:1295-1306.

3. Iversen & Chudasama. Influence of self reported leg length discrepancy on function and satisfaction 6 years after total hip replacement. J Geriatr Phys Ther,2011,34(3):148-152.

第二十七章　预防髋关节术后脱位措施

一、概述

我国乃至世界都进入了人口老龄化的时代,THA 手术的例数均不断增长,其并发症也不断增多。THA 术后脱位即为其中一个令人棘手的问题。

很多国家的关节外科医生均报道了人工髋关节置换术后脱位的发病率,从 20 世纪 80 年代到 2013 年,从亚洲、欧洲、澳洲到美洲,脱位率在 1.5% ~6.5% 之间。

而在我国,由于缺乏统一的关节置换数据登记系统,所以能够查询到的仅为零散的各中心数据,脱位率介于 1% ~5% 之间。其中总病例数超过 500 例的医院多为国内较知名的骨科中心,包括但不限于北上广、各省立大学医学院、解放军及武警总医院等,另有一些其他大型医院的数据病例数多未达到 500 例。

二、髋关节的生理防脱位机制

1. 骨性结构　髋关节的骨性结构是由髋臼和股骨头构成的球臼关节。髋臼在冠状位呈约 45°外展角,在矢状位呈约 20°前倾角。股骨近端包括股骨头及股骨颈在内,在冠状位呈约 135°颈干角,在矢状位呈约 15°前倾角,使股骨头结构被髋臼半包容。

2. 软组织结构　髋关节周围软组织结构是预防髋关节脱位的重要机制。由内而外分为多个层次:最内层的髋臼圆韧带位于关节腔内;在其外有关节囊,且关节囊上附着了多组韧带;在关节囊外的稳定结构主要是与髋关节活动相关的各组肌群,包括外展肌群、内收肌群、外旋肌群、内旋肌群、屈肌群和伸肌群。由以上多层软组织构成的软组织套并维持足够的张力,从而使髋关节达到生理活动范围内的静态和动态稳定性。

三、THA 术后脱位的危险因素及预防措施

关于 THA 术后脱位,有很多学者研究了其发生的高危人群和危险因素,大致可分为非手术因素和手术因素。非手术因素包括高龄、女性、神经/精神功能异常、特殊的原发病(DDH、自身免疫性疾病)以及假体设计。手术因素包括假体选择、假体植入、手术入路选择、软组织处理和康复锻炼,后者是我们关节外科医生主要的注意目标。

THA 脱位的预防措施包括术中措施和术后措施。术中措施主要是改进手术技术,术后措施主要是进行必要的康复和生活指导。

（一）假体选择

随着人工关节外科的发展,特别是医学工业和生物力学新技术的开发和应用,新的假体不断面世。很多学者认识到随着股骨头直径的增大,其脱位所需跃出距离也增大(图 27-1-1),因此大直径股骨头有利于降低术后脱位的发生率。新一代金属-金属摩擦界面的理论优势之一就是有助于降低术后脱位率,如图 27-1-2。

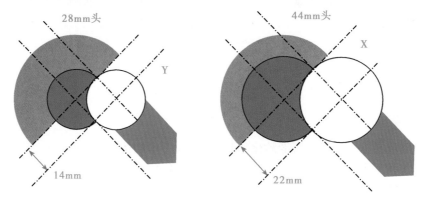

图 27-1-1 在同等髋臼直径的条件下,大直径股骨头脱位的跃出距离 X 大于小股骨头的脱位跃出距离 Y

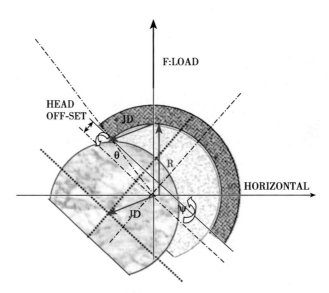

图 27-1-2 金属-金属摩擦界面 THA 的示意图,图中 JD 所示红色线段即为此股骨头的脱位跃出距离

在假体选择上需要注意的另一方面是维持足够的软组织张力,特别是臀中肌。众所周知,臀中肌是维持 THA 术后髋关节稳定的重要结构,包括臀中肌在内的髋关节软组织套张力不足,将缺乏足够的拉力,从而使股骨头不能紧密地座落于髋臼杯假体内,也就是容易产生脱位。在 THA 术中,我们在选择不同颈干角的股骨柄假体和股骨颈长度时,除了考虑其对下肢长度的影响,也/更应当考虑其对关节张力的作用。笔者的经验是在植入髋臼假体后,安装内衬试模、股骨柄试模、股骨头试模,复位髋关节并保持髋关节中立位,牵引患肢,若

股骨头与内衬的间隙在 2～5mm 之间,考虑到麻醉的肌肉松弛作用和切开显露关节的作用,此时关节张力是较适中的。若关节间隙张开小于 2mm 或超过 5mm,有可能是牵引着力量变化导致,也可能是关节张力不合适。特别是当关节间隙张开超过 1cm 时,要高度警惕关节张力过于松弛,这意味着术后 THA 脱位的风险增高。为了增加髋关节的张力而不过多改变下肢长度,可选择缩小颈干角和延长股骨颈长度,必要时选择组配式假体。

（二）选择合适的入路

目前 THA 较经典的入路包括前侧、前外侧、外侧和后外侧入路。其中使用最广泛的是后外侧入路。近年来,随着加速康复理念的流行,直接前侧入路也越来越得到大家的重视,具体手术方法可参考本书第十四章相关内容。

不同的作者对于入路与关节脱位的关系有不同的看法。笔者认为入路本身各有利弊,但最终决定关节稳定性的更重要的因素是术者对于入路的熟悉程度和病人的选择。

（三）正确的植入髋臼假体和股骨假体

髋臼假体和股骨假体的位置和角度一直是业内人士关注和讨论的热点。

对于髋臼假体来说,术者应尽量实现理想的髋臼前倾角和外展角,但由于术中操作的误差,因此很难精确地实现术前设计的角度,因此有学者认为髋臼角度在安全区(图 27-1-3)的范围内,就是可以接受的。

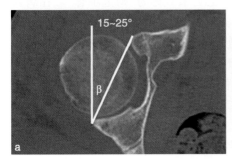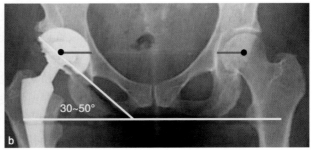

图 27-1-3
a. 髋臼前倾角的安全区;b. 髋臼外展角的安全区

对于股骨假体来讲,合理的前倾角也有助于降低 THA 术后脱位风险。而股骨和髋臼假体的前倾角均不是独立发生作用的,有很多学者观察到髋臼前倾角、髋臼外展角和股骨前倾角的组合具有不同的预防脱位的效果,因此有人报道了联合角的概念,即将髋臼(α)和股骨前倾角(β)以及髋臼外展角(A)综合考虑,使其组合具有最佳的稳定性,其计算公式为 $\alpha+0.77\beta=45～50°$,$A+\alpha+0.77\beta=85～90°$。

（四）进行必要的软组织重建

对于大多数入路来讲,都会产生一定的髋关节周围软组织结构的破坏,从而造成髋关节稳定性下降,容易出现脱位。因此大多数学者的研究都表明,全部假体植入完毕以后,必要的软组织修复有助于增加关节的稳定性,使脱位发生率从 2.8%～6.4% 降低到 0.3%～0.9%。

软组织重建主要目的是修复因为切开显露造成的软组织稳定结构丧失。以后外侧入路为例,显露时必然会切开/切除后关节囊,通常会切断外旋肌群,有可能会切断/部分切断伸肌群。因此,后外侧入路的 THA 术后需要重建外旋肌群、伸肌群的止点,有时也有术者习惯于缝合关节囊。

（五）康复和生活指导

顺利而完美地完成 THA 后,并不代表病人术后不出现脱位,与 TKA 手术不同,THA 术后的康复难度不在于关节活动度的增加,而在于关节稳定性的保持。因此,必要的康复指导,特别是生活指导就具有更加重要的意义。这一结论已经得到了关节外科医生和康复科医生研究的证实。

为了避免 THA 术后脱位,我们需要先熟悉脱位发生的典型体位。前脱位的体位通常是髋关节伸直/过伸位、同时患肢外旋,而后脱位的典型体位是髋关节屈曲内收内旋。在术中,我们在完成试模测试和（或）假体植入后,可以在直视下进行髋关节稳定性的测试,认为模拟前脱位和后脱位的下肢体位,观察达到脱位所需的各向活动角度,作为术后康复和生活指导的参考。

一般来讲,THA 术后康复需要经历床上锻炼、坐床边、下地、如厕等几个阶段。在卧床期间,许多术者喜欢在病人双下肢间加用体位垫/枕头,使双下肢保持外展中立位,以避免脱位,特别是后脱位的发生。但也有术者认为髋关节伸直位时发生后脱位的风险不高,即使病人不小心使患肢轻微内旋,因此不建议使用腿间体位垫,以免造成外展肌（特别是髂胫束）的挛缩,后者可能造成病人下地后的分足行走步态,这种步态曾被戏称为"痔疮步态"。在病人从卧床转换至坐起、坐床边和下地时,是发生脱位的最高位时刻,因为在体位变换过程中,病人注意力可能被分散,从而关注引流、输液管道、监护连线等方面,而忽视了髋关节的位置和角度,造成脱位。因此,在病人术后第一次坐起、下地时,最好有医务工作者的指导和监护。病人下地后,无论是站立还是行走,通常不容易出现脱位,唯一例外的情况是打滑/跌倒。在这些意外情况下,病人同样无法将注意力集中到髋关节的稳定上,从而容易出现脱位伸直骨折。

关于术后康复和生活指导,需要宣教的方面比较多,因此需要采取较系统和通俗易懂的方式来将信息传递给病人。很多医院采取了画册的形式,取得了不错的效果。

总之,THA 术后脱位是一个需要医生、护士、康复师乃至病人及其家属均给予高度重视的问题,我们应从术前、术中、术后各方面着手,通过各方的努力避免这一并发症的出现。

（王　炜）

参 考 文 献

1. Fackler CD,Poss R. Dislocation in total hip arthroplasties. Clin Orthop Relat Res,1980,(151):169-178.

2. Morrey BF. Difficult complications after hip joint replacement. Clin Orthop Relat Res,1997,(344):179187.

3. Woo RY,Morrey BF. Dislocations after total hip arthroplasty. J Bone Joint Surg Am,1982,64:1295-1306.

4. Beaulé PE,et al. Jumbo femoral head for the treatment of recurrent dislocation following total hip replacement. J Bone Joint Surg Am,2002,84:256-263.

5. Inari Kostensalo,et al. Effect of femoral head size on risk of revision for dislocation after total hip arthroplasty. A population-based analysis of 42,379 primary procedures from the Finnish Arthroplasty Register. Acta Orthopaedica,2013,84（4）:342-347.

6. Ritter MA,et al. A clinical comparison of the anterolateral and posterolateral approaches to the hip. Clin Orthop,2001,385:95.

7. Kwon MS,et al. Does surgical approach affect total hip arthroplasty dislocation rates? Clin Orthop,2006,447:34-38.

8. LEWINNEK G E,et al. Dislocations after tot al hip-replacement arthroplasties. J Bone Joint Surg (Am),1978,60(2):217-220.

9. MORREY. Instability after total hip arthroplasty. Orthop Clin North Am,1992,23:237-248.

10. WIDMER K H,et al. Compliant positioning of tot al hip components for optimal range of mot ion. J Orthop Res,2004,22(4):815-821.

11. YOSH IMINE F. The safe-zones for combined cup and neck anteversions that fulfil ill the ess ent ial range of motion and their optimum combination in tot al hip replacements. J Biomech,2006,39(7):1315-1323.

12. SIOEN W,et al. Posterior transosseous capsulotendinous repair in total hip arthroplasty:a cadaver study. J Bone Joint Surg (Am),2002,84(10):1793-1798.

13. ASAYAMA I,et al. Reconstructed hip joint position and abductor muscle strength after total hip arthroplasty. J Arthroplasty,2005,20(4):414-420.

14. Bourne RB. Soft tissue balancing:the hip. J Arthroplasty,2002,17(4):17.

15. Suh KT,et al. A posterior approach to primary total hip arthroplasty with soft tissue repair. Clin Orthop Relat Res,2004,(418):162-167.

16. Lubbeke A,et al. Influence of preoperative patient education on the risk of dislocation after primary total hip ar-throplasty. Arthritis Rheumm,2009,61(4):552-558.

第六篇

关节置换术加速康复护理管理

第二十八章 关节置换术加速康复病房护理管理

第一节 环境介绍与入科宣教

1. 病人入院 入院服务中心根据病房情况提前一天通知病人入院并与病人沟通信息。询问病人有无感冒、咳嗽、发热、腹泻,如有以上症状,暂不入院,并指导其处理,女性病人月经期暂缓入院。符合条件病人告知其携带办理入院相关资料、办理入院地址与注意事项及病房位置,嘱其注意交通安全,便于病人办理入院。病人入院后由主管护士负责接待并根据病人的具体情况给予相应的指导与处理。

2. 环境介绍 良好的沟通与充分的环境介绍是减轻甚至消除新入院病人紧张、焦虑情绪的有效方法。主管护士在作自我介绍与主管医师介绍后进行环境介绍,包括护士长办公室位置、医生办公室位置,电梯与安全通道位置等。

3. 入科宣教 有效的入科宣教是病室安全管理与正常运行的基础。主管护士告知病人:①医院为公众场合请妥善保管个人财务,避免遗失;②外出检查均有中央运输工人前来带领;③医院有营养科提供床旁订餐,同时提供特殊饮食,如糖尿病餐;④嘱病人预防感冒、避免皮肤破损;⑤发放并讲解髋关节康复手册、膝关节康复手册、关节置换术疼痛管理手册与关节置换睡眠关爱手册等。

（蒲兴翠　侯晓玲　宁宁）

第二节 术前评估与处理

对病人进行全面评估才能掌握其各个系统情况,并根据评估结果进行个体化干预,促进病人快速康复。各项评估在病人入院 4 小时内完成,评估内容如下:

1. 心理状态 根据华西心情指数问卷,对病人进行评估。该问卷由四川大学华西医院精神卫生中心自主编制 9 个条目,采用 5 级评分,量表包括 4 个维度(抑郁症状,焦虑症状,急性焦虑,自杀相关),总分为 36 分。心理问题程度按照正常、轻度、中度以及重度分为 4 级,评分 0~16 分病人由病房负责心理干预护士(阳光天使)进行干预;≥17 分的重度病人,电话告知主管医师危急值,主管医生进行处理或请心理卫生中心会诊处理。

2. 自理能力 根据病人自理能力评定表,对病人进行自理能力评估。自理能力分为四级即无需依赖、轻度依赖、中度依赖以及重度依赖,对应相应级别的自理能力评价为无需照

299

顾、少部分需要照顾、大部分需要照顾以及完全需要照顾,根据病人病情变化与护理级别的变化进行动态评估,同时给予二级护理、一级护理、特级护理等相应护理措施。

3. 营养状态　关节外科病人年龄均在 18 岁以上,根据 NRS2002 营养评估量表对病人进行评估,总分为 8 分,分数≥3:说明病人存在营养风险,请营养科会诊,制定营养干预方案并执行;分数<3:病人需要每周重测。关节病人老年人居多,常规指导病人合理膳食,如摄入含蛋白质高的食物,鸡蛋 1~2 个、瘦肉 100g/d,素食主义者每天 2~4 个鸡蛋;含膳食纤维素高又易于消化的食物如麦片、马铃薯、南瓜、苹果等。

4. 皮肤　对外科手术病人进行皮肤管理是避免术后感染的有效途径。主管护士对病人皮肤进行评估,查看病人皮肤有无破损、湿疹、过敏等情况。如有足癣病人可用稀释后的艾力克浸泡也可用艾力克直接擦拭患处;同时,根据 Braden 压疮评估表对病人进行压疮评分,主要评估点为感知能力、潮湿度、活动能力、移动能力、营养摄取能力以及摩擦力与剪切力。评分≤9 分为极高危,需每天评估;10~12 分为高危,需隔日评估;13~14 分为中度高危,需每周评估 2 次;15~18 分为低度高危,需每周评估一次。如病人院外带入压疮,则由伤口护士进行评估并给予相应处理;如为不可分期、复杂疑难压疮,可请压疮管理委员会护士、国际伤口治疗师与医师共同进行处理。

5. 疼痛　骨科为疼痛关爱病房,提倡预防性镇痛,病人入院后口服西乐葆 200mg,Bid;对磺胺类过敏者改用对乙酰氨基酚 0.5g,Tid。同时由主管护士教会病人使用 VAS 评估法,对疼痛进行评估。评估时间为上午 10:00 点与下午 16:00,疼痛小于 3 分,常采用物理疗法、音乐疗法、安慰等;评分大于 3 分,给予镇痛,常用选择性 COX-2 抑制剂,如西乐葆 200mg,bid。给予相应措施 30min 后应再一次进行评估与处理。

6. 睡眠　使用匹兹堡睡眠量表(Pittsburgh Sleep Quality Index,PSQI)进行筛查,评分>7 分,进行干预,并且使用睡眠日记进行每天过程评价。对睡眠障碍病人采取认知行为疗法(心理疏导、健康教育)、放松训练以及药物干预,如地西泮 10mg 或艾司唑仑 1mg,qn;有焦虑症状者用奥氮平 2.5~5mg,qn 或舍曲林、帕罗西汀。

7. 心肺功能　关节置换术病人多为老年病人,对心肺功能进行评估与锻炼,对预防术后肺部感染有着重要意义。骨科常用心肺功能锻炼方法为:病人早期下床活动、遮挡咳嗽、爬楼梯与步行训练法。

(1) 遮挡咳嗽法:具体操作如下:病人在静息状态下,取一张卫生纸,沿两角折成圆锥状,口部面对圆锥内部,病人先深吸气,停顿 1~2 秒,然后经胸腔用力咳出。无肺部感染病人咳嗽 5~10 次/小时,有感染病人使用遮挡咳嗽法(每天 20 次/小时)+雾化吸入疗法,雾化吸入 4~6 小时/次。

(2) 爬楼梯训练法:教会病人每天爬 2 层楼梯,每天 3 次;上下楼梯困难的病人,进行平地步行训练,每天 3~4 次,每次 30 分钟,尽量一口气走 15 分钟。

(3) 6 分钟步行试验:步行试验方法为在平坦的地面划出一段长达 30.5m(100 英尺)的直线距离,两端各置一椅作为标志。病人在其间往返走动,步履缓急由病人根据自己的体能决定。在旁监测的人员每 2 分钟报时一次,并记录病人可能发生的气促、胸痛等不适。如病人体力难支可暂时休息或中止试验。6 分钟后试验结束,监护人员统计病人步行距离进行结果评估。美国较早进行这项试验的专家将病人步行的距离划为 4 个等级:1 级少于 300m,2 级为 300~374.9m,3 级为 375~449.5m,4 级超过 450m。级别越低心肺功能越差。达到 3

级与 4 级者,可视心肺功能接近或已达到正常。

8. **并存疾病** 关节病人并存疾病以高血压、糖尿病、类风湿关节炎居多。①高血压病人,监测血压 qid,在病人床头张贴四川大学华西医院骨科血糖、血压合并监控观察记录表,包含血糖、血压的监测时间点、处理药物与处理结果。护理人员将每次监测结果填入观察记录表,便于医师掌握病人血糖、血压动态变化情况与用药情况。高血压病人常规监测 4 次,病人常使用波依定 5mg,qd,高血压合并降心率药物倍他乐克 47.5mg,qd,降压利尿药物氢氯噻嗪 25mg,qd。指导病人进行低盐低脂饮食并加强活动。术前使用降压药物,使收缩压维持在 140mmhg 以下可手术;糖尿病病人每天监测空腹及三餐后血糖 4 次,根据病人血糖情况,使用短效胰岛素/优碧林/诺和锐等。指导病人订糖尿病餐,并加强活动锻炼。餐后血糖控制在 10mmol/L 以下;同时治好体内其他感染病灶(如鼻窦炎、牙龈炎、手足癣)等可进行手术。

9. **关节活动度与肌力** 根据病人关节活动、肌力情况与手术方式,指导病人直腿抬高、伸、屈膝锻炼、踝泵运动、屈髋、髋外展。

主管护士在完成各项评估的同时,对病人进行入院须知、防跌倒、防压疮、护理侵入性操作、离院责任书等知情同意告知后,主管护士与病人共同签字。

(蒲兴翠 侯晓玲 宁宁)

第三节 术前宣教与准备

为保证病人手术顺利进行,术后能够早期进行功能锻炼,加强术前沟通与宣教非常必要。

1. **病人术前预康复锻炼** ①增强下肢肌力:病人入院后负责康复锻炼护士至床旁指导病人进行术前肌力预康复,根据病人术式教会病人相应的康复锻炼方法。预康复主要是加强下肢肌力锻炼,如髋关节锻炼、腰肌、臀中肌和股四头肌膝关节锻炼、腓肠肌和腓前肌锻炼。肌力的增强有利于病人的术后康复,要点是使病人掌握康复的具体方法,如双上肢撑住坐起、踝关节背伸跖屈、伸膝屈膝锻炼、直腿抬高、屈髋、髋外展、助行器的使用、拐杖的使用等;②心肺功能预康复、肺预康复中主管护士指导病人练习深呼吸、咳嗽、咳痰,10~20 次/小时。术前关节疼痛病人在良好镇痛治疗下,鼓励病人爬楼梯或走廊步行,提升心肺功能。

2. **病人术前准备** ①备干净病员服,告知病人术前清洁皮肤后,不穿内衣裤,只穿病员服,清洁皮肤时避免皮肤破损,避免抓、挠等使皮肤破损的方式,同时避免感冒;②询问病人是否有义牙、体内内植物等,有义牙病人将义牙取出用清水浸泡;③嘱病人取下佩戴的项链、手镯、戒指等首饰与金属物品;④告知病人在进手术室前排空膀胱;⑤备膝支具、梯形枕至床旁。

3. **病人术前饮食指导** 关节手术病人为非胃肠道手术,在保证病人手术安全的基础上,加入快速康复理念,依据营养师指导意见,根据病人手术时间,对病人进行特殊营养支持。内容如下:①告知病人术前一天常规饮食,睡前给予高能量餐,主要营养成分:蛋白质、脂肪、麦芽糖、K、Na、Ca、膳食纤维;能量:1318kJ/袋,用 250ml 温开水冲服 1 袋饮用;②手术当天,根据手术台次嘱病人在术前 6~8 小时进食稀饭、馒头;③术前 4~6 小时用进食全营养均衡餐,主要成分:蛋白质、脂肪、麦芽糖、K、Na、Ca、膳食纤维,能量:1255kJ/袋,250ml 温开水冲服 1 袋饮用;④术前 2 小时给予麦芽糖水,主要营养成分:麦芽糖能量:837kJ/袋,用

200ml 温开水冲服 1 袋饮用。主管护士在术前各个时间点询问并提醒病人进餐,以保障病人术中机体所需能量、降低术中胰岛素抵抗、减少手术应激。

4. 心理护理　主管护士评估病人心理,对病人提出的疑问进行解答,满足病人合理的需求;组织病人观看健康宣讲视频,内容包括手术方式介绍、功能锻炼以及病人预后;鼓励病人与同房间已手术病人进行沟通交流,树立信心,控制焦虑或抑郁症状。

5. 术前一天主管护士准备　①根据医嘱备好术中带药;②为术前第一台手术病人,在关节置换同侧上肢打好 18 号留置针;③查看术侧肢体标记,如未标记通知医生,标记后再次确认手术部位与标记是否一致;④备好影像学检查资料;⑤备好病历本等。

6. 用药指导　术前晚口服艾司唑仑或肌注地西泮 10mg,保证病人睡眠;术晨有高血压病人嘱其少量水服下降压药。

7. 接手术　在手术室工人接病人入手术室时,确认病人已排空膀胱;确认留置针备用状态后,为病人输入乐加/平衡液,约 30 滴/分,缓慢滴注维持;主管护士与手术室工人共同核实病人并交接术中带药、影像学资料、梯形枕、病历等。在打印的手术交接单上签字,送病人入手术室。

（蒲兴翠　侯晓玲　宁宁）

第四节　术后护理

病人麻醉清醒回病房,根据麻醉复苏室(PACU)观察记录单进行评估与交接,交接内容主要包括:身份确认、生命体征、意识、呼吸、循环、氧饱和度、病人肢体活动度、口唇颜色、输液、尿管、用药、引流与伤口敷料、皮肤等情况。

1. 体位　髋关节病人需保持外展中立位,置梯形枕于两大腿之间,大腿下垫软枕,摇高床头 60°,床尾 30°;膝关节病人保持膝关节伸直,夜间佩戴伸膝支具,在小腿处垫枕头抬高患肢,腘窝悬空,摇高床头 60°,床尾 30°,促进血液回流,预防肿胀。

2. 心电监护　病人回病房后,监测病人心率、血压、氧饱和度等指标,有异常者及时进行处理。随后根据病人具体情况停用心电监护。

3. 伤口情况　观察伤口局部有无肿胀、有无渗血与瘀斑等,膝关节置换有瘀斑者停用抗凝药物。

4. 留置管道　①无引流管者检查伤口周围有无肿胀和炎性反应;②留置尿管病人进行尿管护理,一天两次,于第二日晨拔出。拔尿管前嘱病人一次性饮 500ml 水后不夹闭尿管,直接拔出。观察病人尿液颜色、性状和量,要求 2H 内至少排出尿液 200ml;③无尿管病人,嘱病人 2~4 小时床上解小便,大于 4 小时无法解出者,评估病人膀胱充盈程度,膀胱充盈达脐下 2 横指不能解出者应导尿。

5. 冰敷　髋关节病人在切口处放置 1 个冰袋,持续冰敷,冰袋不冰时及时更换。冰袋需用塑料袋包裹后再用枕头包裹,避免渗湿敷料,保护切口;膝关节病人在膝关节内、外侧各置 1 个冰袋,持续冰敷,冰袋不冰时及时更换。冰袋准备同上。

6. 间歇式充气压力泵　病人回病房后,主管护士遵医嘱给病人使用间歇充气压力泵,直至病人第二天下床时停用。使用期间随时观察病人皮肤温度、颜色、肢端血液循环等情况,并告知病人及家属注意事项。有静脉血栓病人慎用。

7. 饮食指导　病人麻醉清醒后,给予漱口,进食少量温开水无呛咳后即可饮我院自制开胃汤 250ml,该汤为绿色时令蔬菜熬制的流质,主要营养成分为电解质(K、Na),有促进胃肠蠕动的作用;如无恶心、呕吐、腹胀等不适,可进食粥等流质饮食;若有恶心、呕吐等根据医嘱使用胃复安 10mg 肌注或欧贝 4mg/韦迪 40mg/洛赛克 40mg 静脉输注,口服加斯清 10mg,tid。术后第一餐饮食应稍咸,刺激病人味蕾,避免进食产气食物,如:豆类、甜食。饮食无异常者改为普食。

8. 抗菌药物使用　主管护士根据术中抗菌药物使用时间,术后 8 小时使用第二剂,如西力欣 750mg。

9. 功能锻炼　病人清醒后即可半坐卧位,多做深呼吸、咳嗽、咳痰,预防肺部感染;同时开始做踝泵运动、伸膝练习等,具体方法详见本章第五节内容。术后第二天及以后锻炼方式同前并加大活动度。病人怕痛、依从性差、活动度欠佳者,使用下肢关节康复器(CPM 机)辅助行膝关节屈伸锻炼,每天 2～3 次,每次 30 分钟。活动度起始 90°到 120°止。

下床活动:术后第一天,病人生命体征平稳、伤口无明显渗血、睡眠良好、无头晕、恶心、心慌等情况下可穿合适的鞋袜、衣裤(有跟、防滑鞋、长短与大小合适衣裤)下床活动;首次下床均有护理人员从旁协助,教导病人如何使用拐杖和助行器行走。根据病人身高调节拐杖、助行器,每天行走 2～3 次。

注意事项:髋关节置换病人禁止旋转身体、内收、内旋、弯腰、跷二郎腿、深蹲等,教会病人盘腿穿鞋、穿袜。

10. 抗凝药物　根据病人术后引流情况,术后 6～8 小时首剂克赛 0.2ml 或者利伐沙班10mg 每天一次。第二剂克赛 0.4ml 严格按照首剂使用时间,间隔 24 小时使用至出院。若病人连续 3 小时,每小时引流量大于 50ml,抗凝药物使用时间延后或者不用。

11. 疼痛　手术回病房后采用超前镇痛模式和多模式联合镇痛。方式如下:

术后可选择 COX2 抑制剂肌内注射或口服或使用传统的 NSAIDS 类抗炎镇痛。疼痛明显,VAS>3 分时可加用弱阿片类药物如盐酸羟考酮等。

12. 液体管理　术后病人常规使用一剂抗菌药物加入盐水 100ml,根据医嘱定时输入第二组或第三组组氨甲环酸,总液体量不超过 500ml。病人年龄大于 80 岁、心肺功能差者需20～30 滴/分,缓慢滴入。

13. 其他并发症　腹胀病人进行腹部环形按摩,无缓解者可给予超导治疗,一天 3 次,每次 30 分钟。

14. 其他指导　指导病人床上翻身、抬臀,预防压疮;告知病人输液管、尿管、引流管、吸氧管等避免折叠、防止脱落等注意事项;嘱病人多饮水预防泌尿系统感染。

15. 各项评估　睡眠、饮食、心理、自理能力等评估与处理方式同术前。

(蒲兴翠　侯晓玲　宁宁)

第五节　术后康复锻炼

一、膝关节屈伸锻炼

1. 踝泵运动　手术清醒后即可开始踝关节活动,最大角度屈伸踝关节,维持 5 秒,放松

5 秒,每小时做 10 次。

2. 伸膝锻炼　伸膝的目的是加强股四头肌力量,股四头肌肌力好才能更好的行走。卧位屈膝锻炼:仰卧位,双手(十指交叉)抱住大腿下 1/3 处,绷紧脚尖,用力向下弯曲膝关节,达到最大忍耐限度后维持 5 秒,再缓慢伸直膝关节,休息 5 秒后重复,每小时 10 ~ 20 次,不限制膝关节屈曲度。

3. 直腿抬高锻炼　下肢伸直并尽量向上抬高,维持 5 秒后再缓慢放下,每小时做 10 次。

4. 坐位伸屈膝关节锻炼　坐于床沿或椅子上,健侧足跟放于患侧足踝前方,健腿缓慢下压使膝关节尽量弯曲,达到最大忍耐限度后维持 5 秒,再缓慢伸直膝关节,休息 5 秒后重复,每小时 10 ~ 20 次。

二、髋关节康复锻炼

1. 屈髋锻炼　膝关节屈曲,足跟尽量靠近大腿根部,再逐渐伸直,每天锻炼 3 ~ 4 组,每组 10 次,不限制膝关节屈曲度。

2. 髋外展锻炼　平躺,将患腿伸直抬高,尽可能向外展开,维持 5 秒,再缓慢收回,每天锻炼 3 ~ 4 组,每组 10 次。

3. 伸膝锻炼　平卧床上,屈曲踝关节用力绷紧腿部肌肉,使膝关节尽量向下压,维持 5 秒,放松 5 秒,每小时做 10 次。

三、术后康复锻炼流程

1. 术后回到病房　病人回病房后,由 2 ~ 3 人移至病床,取中凹卧位(髋关节病人取外展中立位)给予心电监护、吸氧 3L/分,观察病人伤口、肢端血液循环/足背动脉搏动情况及血浆引流情况,伤口冰敷并抬高患肢,给予间歇式充气压力泵,有静脉血栓病人慎用。鼓励病人咳嗽并进行饮食、功能锻炼、排便等健康宣教。

2. 术后 2 ~ 4 小时　鼓励病人咳嗽、进行踝泵运动、床上抬臀锻炼、起卧变换体位训练。

3. 术后 6 小时及以后　术后 6 小时病人情况良好,可床旁站立训练,床上进行卧位伸膝、屈髋、屈膝等锻炼。

4. 术后第一天　继续上述锻炼并辅以助行器下床行走,每天 2 ~ 3 次/天,30 分钟一次;床上锻炼动作强度与频率均增加,以病人自感不劳累即可。

5. 术后第二天　锻炼同前,活动度增加、强度增加。最终至膝关节屈膝>100°,伸膝 0 ~ 5°;屈髋>100°,髋外展>35°,出院后继续锻炼。

(蒲兴翠　侯晓玲　宁宁)

第六节　出院标准与出院指导

一、出院标准

病人生命体征平稳,精神饮食良好,伤口无感染征象,血常规、白细胞及分类正常,屈膝>100°,伸膝 0 ~ 5°;屈髋>100°,髋外展>35°。

二、出院指导

全面的出院指导是促进病人快速康复的重要组成部分,能够避免病人因缺乏关节置换术后相关健康教育知识导致的术后恢复不良、关节感染、脱位等并发症。

术后当天,出院后3、5、7、10天电话与病人联系,指导其康复相关事项。

（一）髋关节置换病人出院指导

1. 手术的第3天后,伤口愈合良好者可沐浴;术后2~3周拆线;若出现伤口疼痛、红肿等情况需立即至门诊复诊。

2. 出院带药　出院后继续使用抗凝药物预防VTE;抗炎镇痛药物预防疼痛;镇静催眠药物保证睡眠。

3. 出院后需要继续使用助行器或拐杖等辅助器1.5个月来保持平衡和辅助活动。避免跌倒,跌倒会损伤置换的髋关节,甚至会再次导致手术治疗。女性尽量不穿高跟鞋。

4. 出院后继续行屈髋、伸膝、外展髋练习,锻炼病人的肌肉力量,保持关节活动度。

5. 出院后若有感冒、拔牙、肠镜检查等任何可能引起感染的情况,需口服抗生素3天。

6. 手术后不要交叉双腿、不跷二郎腿,不侧身拿取物品,解便使用坐便器,以防止髋关节脱位。

7. 教会病人正确上下车,车程大于3小时,服务区下车活动,禁止长时间静坐,避免血栓形成。

8. 术后第1、3、6、12个月来院复诊,以后每年复诊1次。

（二）膝关节置换病人出院指导

1. 从手术日开始计算,约两周后至门诊拆线,拆线后可沐浴,以淋浴为宜;若出现伤口疼痛,红肿等情况需立即复诊。

2. 出院带药　指导病人服用拜瑞妥10mg,Qd;凝血功能差、有出血倾向者与瘦弱者减量,5mg,Qd。常规服用10~15天。

3. 出院后需要继续使用助行器或拐杖等辅助器1.5个月来保持平衡和辅助活动。避免跌倒,跌倒会损伤置换的膝关节,甚至会再次导致手术治疗。女性尽量不穿高跟鞋。

4. 出院后继续行膝关节屈伸功能锻炼,坚持晚间使用伸膝支具1.5个月。

5. 如行走后膝关节出现肿胀,可冰敷膝关节,每天3次,每次30分钟。

6. 出院后若有感冒、拔牙、肠镜检查等任何可能引起感染的情况,需口服抗生素3天。

7. 注意控制体重,均衡饮食,术后3个月内避免跑步、跳跃、爬山或提重物。

8. 术后第1、3、6、12个月来院复诊,以后每年复诊1次。

（蒲兴翠　侯晓玲　宁宁）

第二十九章 关节置换术加速康复的手术室管理

将加速康复护理措施运用于关节置换术手术室护理中,以促进病人功能的早期恢复,减少并发症和缩短住院时间。

第一节 术 前 准 备

一、术前访视

手术前一天访视者带访视工具到病房进行访视,提前与病人建立良好的护患关系并了解病人的基本情况。术前访视作为手术室护士与病人交流的开始,和病人及家属进行有效地沟通并进行充分地健康宣教,可以有效地建立病人对手术室护理人员的信任,帮助病人建立手术信心,减少其对手术的担忧和恐惧,缓解病人紧张的情绪。另外,对于外科医生而言,护理的有效配合很大程度上提高了手术效率和手术安全性。访视者通常由负责该手术的巡回护士或者器械护士担任。

（一）访视的方法

采用手术病人术前访视登记表、访视本和温馨提示卡及健康宣教手册对病人访视状态进行资料收集,包括病人失访原因、术前准备完善度、特殊情况登记备忘等。

（二）访视的目的

评估病人术前准备和并存疾病控制情况、对病人进行手术相关健康宣教、与外科医生沟通手术配合要点。

1. 评估内容 包括按术前访视登记表逐项评估病人的各项基本信息,包括过敏史、手术史、是否有义牙及体内植入物、实验室检查阳性指标及是否完成手术切口标识等。

2. 手术相关健康宣教的内容

（1）告知病人及家属术前的准备和注意事项:由于关节外科手术非消化道手术,术前禁食禁饮的要求应以保证手术病人体液平衡、保证麻醉安全为前提。我院关节外科自开展加速康复外科流程以来,术前依据营养师的指导意见,根据手术排程的顺序予病人术前特殊营养支持:术前 4 小时和术前 2 小时分别口服我院营养科专门配置的 11 号、1 号营养制剂。术前病房护士会再次督促确认病人服用营养制剂的时间及剂量。术前皮肤准备:嘱病人术前一天全身沐浴并用肥皂清洗术区皮肤 3 次。

（2）告知病人及家属手术的流程:届时会有工作人员到病房接他们去手术室,手术结束后转去麻醉复苏室,待生命体征平稳后护送他们回病房。

(3)根据病人的心理素质、行业及文化背景、术前准备、手术类型、麻醉方式的配合等使用通俗易懂的语言回答病人的疑问,解除病人的焦虑,使其保持积极、平稳、乐观的心态接受手术。

3. 与外科手术医生沟通内容 手术方式、手术体位、人工关节假体及配备情况,术中手术器械及耗材、其他特殊器械配备情况等。

二、手术开始前准备

(一)心理护理

保证接台手术衔接得当,适时接送病人可缩短病人在手术室外的等待时间,病人在手术间外等待区时对病人实施心理护理,告知病人大致的手术流程及等待时间以缓解病人的心理焦虑。病人进入手术室后护理人员询问病人是否存在恶心、头晕等不适,采用激励性以及温柔的语言来对病人进行安慰和鼓励,指导病人通过放松、深呼吸等方式来使病人的注意力转移,并注意保护病人的隐私。

(二)出入量通道准备

常规准备18G留置针,手术开始30分钟前遵医嘱预防性使用抗菌药物,使用氨甲环酸氯化钠注射液按照15~20mg/kg剂量标准静脉滴注。随着麻醉技术及关节置换手术技术的发展,术前禁饮时间缩短至2小时,大部分病人术中生命体征平稳,手术时间大大缩短,术中的出血量控制在100~200ml,控制术中液体入量,降低了术中监测尿量的必要性,麻醉前嘱病人解小便一次,术中常规不留置尿管。

(三)防止病人出现术中低体温

多项研究成果表示:手术病人特别是老年病人在麻醉后体温自身调节系统受到抑制,术中机体产热减少、散热增加,热量丢失的途径增加,再加上手术创面大,容易受到低体温的影响。轻度的低温,能使伤口感染发生率增加2~3倍,增加病人术中的失血量,增加心血管系统并发症和机体分解代谢,使病人的不适感明显增加,所以为病人保温有着重要意义。接送病人时保温,提高室温、确保手术间室温为22~24℃,为病人盖好保温被。摆好体位后也可使用充气式保温毯覆盖病人脐以上躯干部及上肢,启动电源后选择所需的温度档位在40~42℃,暖风经导气管进入保温毯,再经内层小孔流出,在病人体表形成暖流达到保温效果。术中大量冲洗时,选用加温冲洗液防止病人体温丢失。若术中需要大量输液或者输血,采用加温输液输血装置,防止大量低温液体进入体内引起血管痉挛,导致心血管意外事件发生。

三、严格控制手术间的参观人员,减少术中感染的发生

关节置换术后感染一直被认为是灾难性的并发症,一旦发生,会给病人造成极大的伤害,更甚会导致手术失败。因此,针对术后感染的预防要引起极大的重视。要尽量减少除了工作人员以外的人员流动、开关手术间门,以免影响手术间层流及对手术间和手术台造成看不见的污染。严格控制参观人数,一个手术间不得超过2人,禁止随意走动且距手术人员应大于30cm,有条件的可以使用术中视频传播系统进行手术转播,如此可让更多的同仁参观学习并且控制术中感染的发生。

四、提高手术效率，缩短手术时间

保证手术的顺利开展，保质保量的前提下缩短手术时间，对预防病人出现术后感染有着重要意义，可以从以下几个方面来实现。

1. 设置专科护士，划分关节组亚专业　专科护士是指在某一特殊或者专门的护理领域具有较高水平和专长的专家型临床护士。培养专科护士，设置关节亚专业组，重点学习关节外科的相关理论知识，包括疾病诊断、手术方式、常用的体位和特殊体位架的使用、常规器械和特殊器械的使用和保养、术前准备、手术配合的过程和要点等。经过定期的学习与培训，手术间人员相对固定，使亚专业组的成员能高效地完成手术配合。

2. 固定手术间，固定物资　固定的手术间和物资摆放位置能够让参与手术人员在熟悉的环境下快速地摆放好体位及找到所需要的物资。

3. 设置骨科手术室二级库房　由于手术室使用医用耗材的品种和数量越来越多，在手术室内部设置二级库房，并由专人负责管理能使手术室护理人员正确合理快速地取用各种手术材料，保证巡回护士手术间的在岗率，减少避免拿错或错开高值耗材而造成手术时间的延长。

4. 外来工具和内植物的管理　外来器械是由经销商提供给手术室临时使用的手术器械，这类器械具有手术针对性强、组织创伤小、省时高效等特点。由于器械更新快，价格高，一般医院不作为常规备用。手术前1天器械公司将次日所需的手术器械和内植物准备齐全，送本院消毒供应中心，由专职人员进行检查、交接、登记，专人负责进行消毒灭菌并填写消毒灭菌登记单，内容包括：日期、病人姓名、住院号、器械公司名称、器械数量、手术者、供应室技术员姓名等信息，消毒灭菌完成后术晨送至手术室无菌间由手术室护士验收取用，实行无缝链接。

5. 保证舒适的环境　舒适的温度和整洁的环境能让手术医生身心愉悦，提高手术效率。在保证不影响病人的前提下根据医生需求调节手术间温度。合理有序摆放治疗车、麻醉机、手术床、高频电刀等手术间内物品，尽量给手术医生留足操作空间。有条件的可以播放轻柔的背景音乐，缓解医生及病人的紧张情绪。

（安晶晶）

第二节　术中配合

一、全膝关节置换术

（一）巡回护士的配合

1. 安全核查　与手术医生、麻醉医生三方按照手术三方核查表共同逐项核对病人信息，并在安全核查表上签名。

2. 安放体位　全麻下病人取仰卧位，骶尾部和足跟部等受压部位用棉垫或者硅胶体位垫保护，使用膝关节置换体位支具使患肢可伸直亦可屈曲90°。双手固定约束在床旁。巡回护士和医生共同完成摆放体位，避免手术中途因体位不满意而重新调整体位，安置好体位后，再次评估皮肤情况，确保体位安全舒适，预防并发症。术毕协助医生用膝关节支具将术肢固定于伸直位。

3. 皮肤准备 安放好体位后用含4%氯己定的消毒液刷洗术区皮肤2次,清洗干净后用75%医用酒精脱脂,准备好聚维酮碘溶液消毒病人皮肤。

4. 手术物品清点 手术开始前和器械护士严格清点器械物品,保证消毒灭菌合格,并检查器械的完整性。

5. 连接仪器设备 认真检查高频电刀,负压吸引等仪器设备是否处于工作状态,选择健侧肢体肌肉发达血流丰富且毛发较少的地方张贴负极板,待手术台上准备好后进行安装连接。

6. 电动气囊止血带的应用 对于膝关节畸形重、手术时间长、凝血机制异常者需使用气囊止血带。评估病人后,为病人选择尺寸合适的袖带,检查气囊是否漏气。止血带扎在术肢中上1/3近腹股沟处,扎止血带前使用棉衬垫平整环绕肢体1~2周,宽度超出止血带边缘3~5cm并反折包住止血带的边缘,防止皮肤受压。待手术医生将术肢抬高并驱血后设置电动止血仪的压力及时间。根据病人的收缩压设定电动气囊止血仪的压力,通常为大于收缩压100mmHg左右,单次时间设定为60分钟,最长不超过90分钟。

7. 不阻断血流手术 传统全膝关节置换术使用电动止血仪可以最大限度地制止创面出血,让整个术野干净,便于识别各种组织。但是使用电动止血仪也有诸多不良反应,如:充气压力过大、时间过久,病人术后术肢的不适感会增加,特别是麻醉作用不够完全时,易出现止血带疼痛,绝大多数病人难以忍受,因而烦躁不安,及时使用镇静和镇痛药也难以控制,偶尔还会引起皮肤的水泡,因此我院关节外科除前述特殊情况以外,不再使用电动止血仪,收到良好的效果。非止血带下手术需控制好血压,减少出血。为了保证有效止血,减少出血,术中巡回护士应准备好医生术中会用到的止血材料,如止血纱布等,随时查看高频电刀,负压吸引是否处于工作状态,负极板是否脱落,保证输液管道通畅,以便药物能迅速进入体内。随时观测生命体征的变化,发现异常应及时通知医生。特别是在安装假体填充骨水泥时要注意血压的变化。

8. 术中保温 所有的输入液体及血液经加温输液器加温至36.5~37.5℃输入,术中用冲洗液经由电子恒温水温箱加温至38℃用脉冲反复冲洗术区。随时查看保温毯电源线及导气管是否有脱落。

9. 完善相关文书 认真填写手术病人交接单、手术安全核查单、手术护理器械清点单等,植入假体的合格证贴在各个记录单相应的位置,术毕持手术护理器械清点单与器械护士逐项进行清点。

(二) 器械护士的配合

1. 清点器械物品 器械护士提前15~20分钟洗手上台,打开各手术包和巡回护士共同清点器械、敷料并确保其消毒灭菌合格,安装电锯、电钻电池并检查性能,将全膝关节置换术特殊器械按使用先后顺序摆放,每个型号有序排放,术毕也应和巡回护士共同清点。

2. 消毒铺巾,手术配合 协助医师严格做好消毒、铺巾单,治疗巾环形遮挡、患肢用无菌手术膜全部包裹,不能太厚,有条件的,可使用一次性防水套包。连接好电刀和吸引器。协助医生做好各手术进程,密切配合,按照手术进展情况及时将所需器械传递给手术医生,共同完成皮肤切开、定位打孔、切割截骨、安装试模等手术步骤,检查各试模的适合度,冲洗关节腔。根据医师通知和手术间温度调配骨水泥,使骨水泥处于待用状态,安装合适的假体,准备盐水湿纱布擦干净假体上的骨水泥。根据术中情况决定是否放置引流管,清点器械、敷料等用物,协助医生缝合切口并用大棉垫和弹力绷带加压包扎。

3. 协助有效止血　切开皮肤前,用空针抽吸氨甲环酸氯化钠注射液20ml交由医生注射进关节囊以减少出血;及时清理电刀头上的焦痂,保证有效的电切电凝;将事先准备好的止血纱布按1/3、2/3分为两部分,股骨截骨后将2/3张止血纱布覆盖于股骨截骨面,胫骨截骨后将剩余的1/3张覆盖于胫骨截骨面以减少骨面渗血。及时用湿纱布擦拭器械上的血迹,保持器械的清洁,减少感染的发生。

4. 协助术中止痛　局部使用止痛药联合麻醉医生的股神经阻滞止痛能有效缓解疼痛,此举会降低病人因术后肿痛带来的心理障碍,帮助病人按计划接受功能锻炼,实现无痛康复和早期康复。协助医生局部麻醉方法如下:器械护士抽取罗哌卡因200mg加80ml生理盐水稀释,安放假体前交由医生分别浸润注射在膝关节内外侧关节囊、和股四头肌腱周围,尽量达到松解时剥离处,关闭切口前将剩余的稀释液注射在切口入路周缘。

5. 留送标本　认真核对标本信息,遵医嘱将所切标本送检,标本用10%甲醛溶液固定好并在病理标本登记本上做好登记。

二、全髋关节置换术

(一) 巡回护士的配合

1. 安全核查　与手术医生、麻醉医生三方按照手术三方核查表共同逐项核对病人信息,并在安全核查表上签名。

2. 安放体位　病人睡侧卧位体位板,全麻下由护士、麻醉医生、外科医生共同摆放健侧卧位,头下垫头圈,腋下垫10cm厚软垫,两腿间膝部处垫软枕,健侧下肢摆直,患侧下肢屈膝90°,前后用4根挡板分别固定于胸骨柄、肩胛下角、骶骨及耻骨联合,并用棉垫保护,妥善固定骨盆,避免术中盆骨移动。纱布覆盖会阴,薄膜封闭会阴,双层托手板放置双手避免牵拉腋神经。腋下、髂前上棘、健侧外踝等受压部位用棉垫或硅胶垫体位垫保护。

3. 皮肤准备　安放好体位后用含4%氯己定的消毒液刷洗术区皮肤2次,清洗干净后用75%医用酒精脱脂,准备好聚维酮碘溶液消毒病人皮肤。

4. 手术物品清点　手术开始前和器械护士严格清点器械物品,保证消毒灭菌合格,并检查器械的完整性。

5. 连接仪器设备　认真检查高频电刀,负压吸引等仪器设备是否处于工作状态,选择健侧肢体肌肉发达血流丰富且毛发较少的地方张贴负极板,待手术台上准备好后进行安装连接。

6. 关注术中出血情况和生命体征的变化　为了保证有效止血,减少出血,术中巡回护士应准备好医生术中会用到的止血材料,随时查看高频电刀,负压吸引是否处于工作状态,负极板是否脱落,保证输液管道通畅,以便药物能迅速进入体内。随时观测生命体征的变化,发现异常应及时通知医生。

7. 术中保温　所有的输入液体及血液经加温输液器加温至36.5～37.5℃输入,术中用冲洗液经由电子恒温水温箱加温至38℃用脉冲反复冲洗术区。随时查看保温毯电源线及导气管是否有脱落。

8. 完善相关文书　认真填写手术病人交接单、手术安全核查单、手术护理器械清点单等,植入假体的合格证贴在各个记录单相应的位置,术毕持手术护理器械清点单与器械护士逐项进行清点。

9. 预防再脱位　全髋关节置换术后,置换的关节脱位是主要并发症之一,因此术后保持外展中立位很重要。将梯形枕放于病人两腿之间并固定好,病人术肢处于被迫外展中立位,可以有效地预防术后脱位。

（二）器械护士的配合

1. 清点器械物品　器械护士提前15~20分钟洗手上台,打开各手术包和巡回护士共同清点器械、敷料并确保其消毒灭菌合格,安装电锯、电钻电池并检查性能,将髋臼锉、髓腔锉等全髋关节置换术特殊器械按使用先后顺序摆放,每个型号有序排放,术毕和巡回护士共同清点。

2. 消毒铺巾,手术配合　协助医师严格做好消毒、铺巾单,治疗巾环形遮挡、患肢用无菌手术膜全部包裹,膝关节以下用治疗巾包裹,绷带缠绕,但不能太厚。连接好电刀和吸引器。协助医生做好各手术进程,密切配合,按照手术进展情况及时将所需器械传递给手术医生,共同完成皮肤切开、暴露关节腔、暴露切断股骨头、显露髋臼、安置髋臼假体及相匹配的内衬、股骨假体植入、止血缝合等手术步骤,根据术中情况决定是否放置引流管,协助医生清洗伤口周围血迹,包扎切口。

3. 协助有效止血　及时清理电刀头上的焦痂,保证有效的电切电凝,及时用湿纱布擦拭器械上的血迹,保持器械的清洁,减少感染的发生。安置好髋臼假体后,用氨甲环酸氯化钠注射液浸湿纱布填充,既可以起到保护假体的作用,也可以减少髋臼的出血。

4. 协助术中止痛　局部使用止痛药会降低病人因术后肿痛带来的心理障碍,帮助病人接受早期功能锻炼,实现快速康复。协助医生局部麻醉方法如下:器械护士抽取罗哌卡因200mg加80ml生理盐水稀释,关闭切口前浸润注射在切口入路周缘。

5. 严格执行无菌操作　术中不断使用生理盐冲洗伤口,器械以无菌纱布覆盖;及时擦干器械血迹,患肢复位时不可移动手术铺巾。

6. 留送标本　认真核对标本信息,遵医嘱将所切股骨头标本送检,由于股骨头尖锐,可用双层标本袋保护,标本用10%甲醛溶液固定好并在病理标本登记本上做好登记。

（安晶晶）

第三节　术后护理

一、专人看护

妥善固定病人于推床上,并用约束带固定,专人看护防止坠床。推送病人时注意病人的头、手、脚不能超出平车以外,拉起护栏。

二、防管道脱落

妥善固定输液,引流等管道,做好管道标识和固定。再次检查输液管道无渗漏,输液部位无红肿、无硬结。

三、体位安全舒适

术毕将病员平翻到推床上,为病人穿上患侧开边骨折裤。开边骨折裤专门针对下肢骨折病人牵引制动、排便、伤肢观察、伤口换药而设计,病人只需轻抬臀部及微侧,就能顺利地穿上。一方面保护了病人的隐私,避免病人出现心理负担,另一方面,方便换药,对预防术后的感染也有积极意义,还可以避免因病人频繁脱裤引起的疼痛。检查病人皮肤的完整性,如发现有压红、硬结或水泡等症状,应立即采用措施防止该部位继续受压,促进血运及皮肤恢复,并做好记录和交接班。随时查看支具是否移位,防止出现术后再脱位。

四、血管、神经肌肉功能检查

病人全麻清醒后协助医生查看术肢皮肤颜色、温度、足背动脉搏动情况以判断病人血管情况和加压包扎松紧是否合适,嘱病人足尖上翘并活动足趾,检查肌力,以判断神经肌肉功能。待血管神经肌腱功能均检查无误后方能将病人送出手术室。

五、病人情况交接

手术结束后,病人被送至麻醉恢复室进行复苏,手术室护士应与下一站护士之间就病人手术方式、术中情况、术后各种管路、敷料、皮肤及剩余液体、物资进行交接。双方当面交接后在《病人转运交接单》上签字备忘。

(安晶晶)

附件1 中国髋、膝关节置换术加速康复——围术期管理策略专家共识

国家卫生计生委公益性行业科研专项《关节置换术安全性与效果评价》项目组 中华医学会骨科学分会关节外科学组 中国医疗保健国际交流促进会骨科分会关节外科委员会

周宗科 翁习生 曲铁兵 张先龙 严世贵 曹 力 朱振安 廖威明
钱齐荣 杨 柳 朱庆生 吴海山 史占军 黄 伟 赵建宁 钱文伟
廖 刃 刘 斌 孙学礼 王坤正 邱贵兴 裴福兴

【摘要】 加速康复外科(enhanced recovery after surgery,ERAS)是采用有循证医学证据证明有效的围术期处理措施,降低手术创伤的应激反应、减少并发症、提高手术安全性和患者满意度,从而达到加速康复的目的。ERAS 在髋、膝关节置换术 (total hip/knee arthroplasty,THA/TKA)中的重点在于提高手术操作技术和优化围术期管理,包括减少创伤和出血、优化疼痛与睡眠管理、预防感染、预防静脉血栓栓塞症(venous thromboembolism,VTE),以及优化引流管、尿管和止血带的应用等。通过查阅文献,基于国家卫生计生委公益性行业科研专项《关节置换术安全性与效果评价》项目组数据库大样本数据分析,遵循循证医学原则,经过全国专家组反复讨论,编辑整理完成本共识,供广大骨科医师在临床工作中参考应用。本共识主要内容包括:患者教育、营养支持、麻醉管理、微创操作理念、围术期血液管理、预防感染、预防 VTE、优化镇痛方案、睡眠管理、优化止血带应用、伤口管理、优化尿管应用、预防术后恶心呕吐(postoperative nau-sea and vomiting,PONV)、功能锻炼、出院后管理和随访管理。

【关键词】 加速康复;全髋关节置换术;全膝关节置换术;围术期管理

Expert consensus in enhanced recovery after total hip and knee arthroplasty in China: perioperative management

Project group for the National Health and Family Planning Commission's public-benefit project: the safety and effect assessment of joint arthroplasty　Joint Surgery Society of Chinese Orthopaedic Association　Joint Surgery Committee of Orthopedics Branch of China International Exchange and Promotive Association for Medical and Health Care

ZHOU Zongke　WENG Xisheng　QU Tiebing　ZHANG Xianlong
YAN Shigui　CAO Li　ZHU Zhen'an　LIAO Weiming　QIAN Qirong
YANG Liu　ZHU Qingsheng　WU Haishan　SHI Zhanjun　HUANG Wei
ZHAO Jianning　QIAN Wenwei　LIAO Ren　LIU Bin　SUN Xueli
WANG Kunzheng　QIU Guixing　PEI Fuxing

(1. Orthopedics Department, West China Hospital, Sichuan University, Chengdu 610041; 2. Orthopedics Department, Peking Union Medical College Hospital, CAMS & PUMC, Beijing 100730; 3. Orthopedics Department, Beijing Chaoyang Hospital, Beijing 100020; 4. Orthopedics Department, Shanghai Sixth People's Hospital, Shanghai 200233; 5. Orthopedics Depart-ment, Second Affiliated Hospital, Zhejiang University, Hangzhou 310009; 6. Orthopedics Department, First Affiliated Hospital, Xinjiang Medical University, Urumchi 830054; 7. Orthopedics Department, Shanghai Ninth People's Hospital, Shanghai Jiao Tong University School of Medicine, Shanghai 200011; 8. Orthopedics Department, First Affiliated Hospital, Sun Yat-Sen University, Guangzhou 510080; 9. Orthopedics Department, Shanghai Changzheng Hospital, Shanghai 200003; 10. Or-thopedics Department, Southwest Hospital, Third Military Medical University, Chongqing 400038; 11. Orthopedics Department, Xijing Hospital, Fourth Military Medical University, Xi'an 710032; 12. Orthopedics Department, Nanfang Hospital, Southern Medical University, Guangzhou 510515; 13. Orthopedics Department, First Affiliated Hospital, Chongqing Medical University, Chongqing 400016; 14. Orthopedics Department, General Hospital of Nanjing Military Region, Nanjing 210002; 15. Department of Anesthesiology, West China Hospital, Sichuan University, Chengdu 610041; 16. Department of Psy-chiatric, West China Hospital, Sichuan University, Chengdu 610041; 17. Orthopedics Department, Second Affiliated Hospital, Xi'an Jiao Tong University School of Medicine, Xi'an 710004)

【Abstract】　Enhanced recovery after surgery(ERAS) is defined that effective perioperative management therapies proved by evidence-based medicine is applied to reduce the stress reaction and complications caused by surgery and improve the operation safety and patients' satisfaction. Enhanced recovery after total hip/knee arthroplasty(THA/TKA) focus on the improve-ment of surgical techniques and optimization of perioperative management, including reducing surgical trauma and blood loss, managing pain, preventing infection and venous thromboembolism(VTE), optimizing the use of drainage tube, catheter and tourniquet. By means of reading literatures and expert group discussion, based on the database of the project group for the "National Health and Family Planning Commission's public-benefit project: the safety and effect assessment of joint arthro-plasty" and evidence-based medicine, we compile this consensus which mainly contains patients' education, nutritional sup-port, anesthetic management, concept of minimally invasive operation, perioperative blood management, prevetion of infec-tion, VTE and postoperative nausea and vomiting(PONV), optimization of analgesia, sleep management, wound manage-ment, functional exercise and postoperative follow-up management. We hope that this consensus wound give some help to or-thopedic surgeon.

【Key words】 Enhanced Recovery After Surgery(ERAS); Total Hip Arthroplasty(THA); Total Knee Arthroplasty(TKA); Perioperative Management

加速康复外科(enhanced recovery after surgery, ERAS)是采用有循证医学证据证明有效的围术期处理措施,降低手术创伤的应激反应、减少并发症、提高手术安全性和患者满意度,从而达到加速康复的目的[1-3]。ERAS 在髋、膝关节置换术(total hip/knee ar-throplasty, THA/TKA)中的重点在于提高手术操作技术和优化围术期管理,包括减少创伤和出血、优化疼痛与睡眠管理、预防感染、预防静脉血栓栓塞症(ve-nousthromboembolism, VTE),以及优化引流管、尿管和止血带的应用等,以降低手术风险、提高手术安全性和患者满意度。

国家卫生计生委公益性行业科研专项《关节置换术安全性与效果评价》项目组(以下简称"项目组",项目编号:201302007)和《中华骨与关节外科杂志》联合中华医学会骨科学分会关节外科学组和中国医疗保健国际交流促进会骨科分会关节外科委员会共同邀请国内共78 位专家,复习国内外24 篇 meta 分析,350 多篇论著,结合26 家项目组医院和50 家推广医院数据库共 20 308 例 THA、TKA 和股骨头置换术病例数据,遵循循证医学原则,编辑整理完成本共识,供广大骨科医师在临床工作中根据医院条件和患者情况参考和应用。

一、患者教育

患者教育可以缩短住院时间,降低手术并发症[4,5],同时缓解患者的术前焦虑和抑郁症状,增强信心,并提高患者满意度[5,6]。

【推荐】 ①向患者及其家属介绍手术方案和加速康复措施,达到良好沟通,取得患者及家属的积极合作;②强调主动功能锻炼的重要性,增强肌力和增加关节活动度;③鼓励吹气球、咳嗽或行走锻炼,提升心肺功能。

二、营养支持

低蛋白血症易导致切口延迟愈合,增加感染风险[7,8]。Berend 等[9]证实白蛋白水平低是延长术后住院时间的独立危险因素。THA 和 TKA 患者中27% 存在不同程度的低蛋白血症,其程度与年龄呈正相关(>60 岁)[10,11]。围术期给予高蛋白饮食,提高白蛋白水平,可明显降低手术风险、减少并发症[11,12]。

【推荐】 ①纠正低蛋白血症,鼓励患者进食高蛋白食物(鸡蛋、肉类),必要时输注白蛋白,以纠正低蛋白血症;②食欲欠佳者可使用胃肠动力药及助消化药。

三、麻 醉 管 理

1. 麻醉方式的选择 尽管 THA 和 TKA 的麻醉方法不是影响患者术后早期运动和并发症发生率的决定因素,但仍应根据每位患者的具体情况,拟定精准的麻醉管理和治疗方案。目前临床常用于 THA 和 TKA 的麻醉方法有椎管内麻醉、神经丛(干)阻滞和全身麻醉等,单一或联合应用均安全有效,两种或两种以上麻醉方法联合应用可增加患者的舒适性,减少术中或术后的并发症,并可克服单一麻醉方法给术后康复锻炼带来的不便。

如全身麻醉(喉罩或气管插管)联合局部浸润麻醉或椎管内麻醉(较低局部麻醉药浓度)使患者术中更为舒适,增加术后的镇痛效果,减少麻醉性镇痛药的用量和并发症,且对术后运动功能影响小。

2. 手术日饮食及输液管理 术前 2 小时可饮用含糖的清亮液体,而不影响术后血糖及胰岛素敏感性,不增加麻醉风险[13]。全身麻醉清醒后开始进饮和进食可以减少术后低钾血症的发生,加快肠道功能恢复,减少便秘,促进加速康复[13,14]。Boldt[15]报道限制性输液(<1500ml)可以避免大量液体进入组织间隙,降低心肺并发症。

【推荐】 ①麻醉前 6 小时禁食蛋白质类流质(牛奶、肉汤);麻醉前 4 小时禁食碳水化合物(稀饭、馒头),麻醉前 2 小时禁饮清亮液体;②采用全身麻醉者,清醒后先进饮再进食;③采用细针腰麻或硬膜外麻醉者,返病房后可进饮和进食;④尽量控制输液。

四、微创操作理念

微创 THA 和 TKA 的组织损伤小、出血少、疼痛轻、康复快[16,17]。微创操作理念贯穿手术全程,熟悉血管走向、从组织间隙入路、提高手术操作的精确性及缩短手术时间均可减少术中出血。THA 和 TKA 具体使用何种微创切口、小切口或传统切口应根据实际情况而定,不应盲目过分追求形式上的小切口,而应坚持微创操作理念。

【推荐】 ①微创不仅是小切口,应将微创操作理念贯穿于手术全过程,即使是常规手术入路也应做到微创操作;②根据术者习惯和熟练程度,以及患者具体情况选择合适的手术入路,坚持微创化操作技术,以缩短手术时间和减少术中出血。

五、围术期血液管理

1. 术前贫血处理 Spahn[18]报道,THA 和 TKA 术前有 24% 的患者存在贫血,术后贫血发生率为 51%,术后 45% 的患者需要进行异体输血。本项目组数据库 20 308 例患者的术前贫血发生率 THA 为 26.1%,TKA 为 25.5%,股骨头置换为 43.9%。贫血状态容易发生并发症并影响患者预后[19]。

若贫血患者有慢性出血性疾病,应先治疗原发性疾病,同时治疗贫血[20]。大细胞性贫血补充叶酸及维生素 B_{12} 可以明显改善贫血症状[21]。铁剂和促红细胞生成素(erythropoietin,EPO)是纠正 THA 和 TKA 术前缺铁性贫血和减少术后异体输血安全有效的治疗手段[22,23]。

【推荐】 围术期贫血患者应参照《中国髋、膝关节置换术加速康复——围术期贫血诊

316

治专家共识》[24]进行贫血治疗。①有慢性出血性原发性疾病者应治疗原发性疾病;②均衡营养饮食:a. 增加蛋白质摄入;b. 进食富含铁、叶酸、维生素 B₁₂、维生素 C、维生素 A 的食物;c. 避免食用妨碍铁吸收的食物;③药物治疗:a. 巨细胞性贫血:叶酸,每次 5 ～ 10mg,每日 3 次;维生素 B₁₂,每次 0.5mg,肌内注射,每周 3 次。b. 缺铁性贫血:分为门诊治疗和住院治疗。门诊治疗:术前 21、14、7 天以及手术当日 EPO 4 万 IU/d,皮下注射;口服铁剂 300mg/d,每日 1 次。住院治疗:术前 5 ～ 7 天至术后 3 ～ 5 天 EPO 1 万 IU/d,连用 8 ～ 12 天,皮下注射;经门诊口服铁剂治疗未达正常值或入院后诊断为缺铁性贫血者,继续口服铁剂或静脉注射铁剂治疗。

2. 术中血液管理　术中控制出血有利于改善预后,从而加快 THA 和 TKA 患者的术后康复进程。术中控制出血主要包括控制性降压、微创化手术操作技术、血液回输、药物控制出血等[25]。

THA 和 TKA 术中维持平均动脉压(mean arterial pressure,MAP)在 60 ～ 70mmHg 可明显减少术野出血,而不影响患者认知功能及脑氧代谢平衡,不造成重要器官的缺血缺氧损害[26]。微创化操作技术、缩短手术时间无疑会减少术中出血。若手术时间长、术中出血量多,可采用术中血液回输,以降低异体输血率及术后贫血发生率[27]。

氨甲环酸是一种抗纤溶药,其与纤溶酶原的赖氨酸结合位点具有高亲和性,封闭该位点可使纤溶酶原失去与纤维蛋白结合的能力,导致纤溶活性降低而发挥止血作用[28]。氨甲环酸在 THA 和 TKA 围术期静脉滴注联合局部应用比单纯静脉滴注或局部应用能更有效减少出血及降低输血率[29,30]。

推荐:①控制性降压:术中 MAP 降至基础血压的 70%(60 ～ 70mmHg),或收缩压控制在 90 ～ 110mmHg 可以减少术中出血;②微创化操作:将微创理念贯穿于手术全过程,以缩短手术时间、减少术中出血;③术中血液回输:预计术中出血量达全身血容量的 10% 或者 400ml 以上,或失血可能导致输血者建议采用术中血液回输;④应用抗纤溶药物减少出血:参照《中国髋、膝关节置换术围术期抗纤溶药序贯抗凝血药应用方案的专家共识》[31]。a. THA:切开皮肤前 5 ～ 10 分钟氨甲环酸 15 ～ 20mg/kg 静脉滴注完毕,关闭切口时氨甲环酸 1 ～ 2g 局部应用;b. TKA:松止血带前或切开皮肤前(不用止血带者)5 ～ 10 分钟氨甲环酸 15 ～ 20mg/kg 或 1g 静脉滴注完毕,关闭切口时以氨甲环酸 1 ～ 2g 局部应用。

3. 术后贫血处理　THA 和 TKA 手术创伤大、失血多,易导致术后贫血[32]。本项目组数据库 20 308 例患者的术后贫血发生率 THA 为 89.1%,TKA 为 83.9%,股骨头置换术为 81.9%[19]。术后贫血状态得不到纠正会严重影响患者预后[33]。术后采用冰敷、加压包扎等多种形式可减少术后出血。临床应用 EPO 联合铁剂均可有效降低 TKA 和 THA 患者术后贫血发生率和输血率[32,34]。

【推荐】 ①减少出血:术后冰敷、加压包扎;②药物及输血治疗:针对于术前诊断为缺铁性贫血或术后急性失血性贫血者:a. 铁剂治疗:Hb<95g/L 者可先选择铁剂静脉滴注,Hb≥95g/L 者可口服铁剂;b. EPO 治疗:Hb<95g/L 者 EPO 1 万 IU/d,皮下注射,术后第 1 日开始连用 5 ～ 7 天;c. 输血:按照《围术期输血的专家共识》[35]掌握指征。

六、预 防 感 染

感染是 THA 和 TKA 的灾难性并发症,假体周围感染增加患者痛苦和经济负担,造成患者肢体功能障碍,甚至威胁生命。Namba 等[36] 报道 56 216 例 THA 和 TKA 患者术后深部感染率为 0.72%。2 篇 meta 分析显示 THA 和 TKA 患者术后浅表感染及深部感染发生率分别为 2.5% 和 0.9%,感染危险因素包括肥胖(BMI>35)、糖尿病、高血压、激素治疗、类风湿关节炎及切口周围细菌定植[37,38]。

【推荐】 ①排除体内潜在感染灶及皮肤黏膜破损;②百级层流手术室进行手术;③控制手术参观人数,避免人员走动;④严格消毒与铺巾;⑤缩短手术时间,减少手术创伤;⑥手术过程中反复冲洗术野;⑦按卫生部 38 号文件(2009)附抗菌药物临床应用指导原则和常见手术预防用抗菌药物表选择抗菌药物。

七、预防 VTE

THA 和 TKA 术后血液高凝状态、血液淤滞及血管内膜损伤是术后 VTE 发生的高危风险[39]。Januel 等[40] 报道 44 844 例 THA 和 TKA 患者的术后症状性静脉血栓发生率为 TKA (0.63%) 和 THA(0.26%),肺栓塞发生率分别为 TKA(0.27%) 和 THA(0.14%)。VTE 是 THA 和 TKA 术后严重并发症,影响关节功能恢复,甚至威胁生命[39]。

目前,部分 THA 和 TKA 患者应用氨甲环酸[40] 之后及时、有效地序贯应用抗凝血药,使抗纤溶和抗凝血达到平衡,在不增加 VTE 形成的基础上最大限度地减少出血和降低输血比例[29,30,39,41]。为了达到 THA 和 TKA 患者应用氨甲环酸后序贯应用抗凝血药的平衡,THA 和 TKA 术后 6 小时以后根据患者引流量的变化来应用抗凝血药[31]。

【推荐】 THA 和 TKA 患者不使用氨甲环酸的 VTE 预防措施:根据《中国骨科大手术预防静脉血栓栓塞指南》[39] 中抗凝血药的使用原则:①术前 12 小时内不使用低分子肝素,术后 12~24 小时硬膜外腔导管拔除后 4~6 小时)皮下给予常规剂量低分子肝素;②术后 6~10 小时(硬膜外腔导管拔除后 6~10 小时)开始使用利伐沙班 10mg/d,口服,每日 1 次;③术前或术后当晚开始应用维生素 K 拮抗剂(华法林),监测用药剂量,维持 INR 在 2.0~2.5,切勿超过 3.0。THA 和 TKA 患者应用氨甲环酸后的 VTE 预防措施:参照《中国髋、膝关节置换术围术期抗纤溶药序贯抗凝血药应用方案的专家共识》[31],THA 和 TKA 术后 6 小时以后观察患者引流量的变化,引流管无明显出血或引流管血清已分离、伤口出血趋于停止时开始应用抗凝血药,大部分患者术后 6~12 小时出血趋于停止,应在术后 6~12 小时应用抗凝血药;若个别患者术后 12 小时以后仍有明显出血可酌情延后应用抗凝血药。

八、优化镇痛方案

1. 术前镇痛 患者教育对于术后疼痛控制尤为重要[42]。THA 和 TKA 患者常伴有焦虑、紧张情绪,需要重视对患者的术前教育,与患者充分沟通,同时配合物理治疗及自我行为疗法,以达到理想的疼痛控制[5,6]。推荐:①非药物治疗:a. 疼痛宣教:介绍手术方法、可能发生的疼痛和疼痛评估方法及处理措施,消除患者对疼痛的恐惧;b. 行为疗法:分散注意力、放松疗法及自我行为疗法;②药物治疗:术前关节疼痛者应给予镇痛治疗,选择不影响血小板功能的药物,如对乙酰氨基酚、塞来昔布等;对失眠或焦虑患者选择镇静催眠或抗焦虑药物,如苯二氮䓬类药物(地西泮或氯硝西泮),或非苯二氮䓬类药物(唑吡坦或扎来普隆)等。

2. 术中镇痛方案 术中镇痛的目的在于预防术后疼痛,提高 THA 和 TKA 患者的术后舒适度,增加康复信心,加速康复进程[43,44]。外周神经阻滞通过在神经鞘膜内注入局部麻醉药物,从而阻断疼痛信号传导,达到神经分布区域内的镇痛效果[45]。TKA 患者可选择股神经阻滞、隐神经阻滞[46,47],隐神经阻滞的关节功能恢复速度及疼痛控制优于股神经阻滞[48]。

Busch 等[49]和 Mullaji 等[50]报道采用罗哌卡因为主的混合制剂进行切口周围注射镇痛,显著降低术后疼痛程度,增加膝关节活动度,减少口服镇痛剂使用量。切口周围注射镇痛可以明显降低术后疼痛,且更易于实施[44]。

【推荐】　术中预防性镇痛根据创伤程度和医院情况选择不同的麻醉镇痛方式:①椎管内镇痛;②TKA 可选择股神经或收肌管隐神经阻滞;③术中切口周围注射镇痛,可选择下列方案:a. 罗哌卡因 200mg+80ml 盐水,关节囊及皮下细针多点注射;b. 罗哌卡因 200mg 加芬太尼、肾上腺素等药物注射。④选择性 COX-2 抑制剂静脉或肌肉注射。根据创伤程度和患者对疼痛的耐受性,可选择多种模式。

3. 术后镇痛　THA 和 TKA 患者术后疼痛严重影响术后功能锻炼,镇痛管理对于关节功能的加速恢复尤为重要[51]。THA 和 TKA 术后采用冰敷、抬高患肢、早期下地活动等措施可以减轻术后关节肿胀,促进功能康复[52]。术后选择起效快的 NSAIDs 类药物可以明显缓解患者疼痛[53]。

自控式镇痛泵(patient controlled analgesia,PCA)联合塞来昔布缓解术后疼痛,加快早期关节功能恢复,缩短住院时间[54]。镇静催眠药和抗焦虑药可改善睡眠、缓解焦虑,提高镇痛药的效果[55]。

【推荐】　住院期间预防性镇痛:①冰敷、抬高患肢以减轻关节肿胀和炎性反应,早期下地活动以减轻患者心理负担;②NSAIDs 类药物,包括口服药物(塞来昔布、双氯芬酸钠、洛索洛芬钠等)或注射用药(帕瑞昔布、氟比洛芬酯等);③根据情况选择 PCA 镇痛;④疼痛严重时应调整镇痛药物或加用弱阿片类药物,包括曲马多、羟考酮;⑤镇静催眠药物:如氯硝西泮、地西泮、唑吡坦等。在术中和术后预防性镇痛措施下,术后定时评估患者静息痛和运动痛的程度,及时给予镇痛药物控制疼痛,以达到耐受程度。

出院后镇痛:口服药物为主,主要选择包括 NSAIDs 类药物、或联合镇静催眠药、或联合弱阿片类药物。

九、睡　眠　管　理

失眠是围术期患者最主要的睡眠障碍,根据 WHO 制定的国际疾病分类(international classification of diseases,ICD)-10 标准,按照失眠形成原因的不同分为境遇性失眠、慢性失眠、抑郁障碍性失眠、焦虑障碍性失眠、重性精神障碍性失眠等。

根据不同的失眠类型,参照《中国髋、膝关节置换术加速康复——围术期疼痛与睡眠管理专家共识》[56]中围术期患者失眠用药原则进行治疗。失眠症状的改善可以明显缓解术后疼痛,促进早期下地活动及功能锻炼,提高患者舒适度及满意度,加速康复[56]。

推荐:①环境因素导致的单纯性失眠者,推荐使用镇静催眠药物,如苯二氮䓬类药物(氯硝西泮或阿普唑仑)或非苯二氮䓬类药物(唑吡坦或扎来普隆);②习惯性失眠或伴明显焦虑情绪者,推荐使用选择性 5 羟色胺再摄取抑制剂(SSRIs)类药物(帕罗西汀、舍曲林、艾司西酞普兰)及苯二氮䓬类药物(地西泮、氯硝地泮、阿普唑仑);③既往有其他精神疾病病史者,推荐按原专科方案用药或请专科会诊或转诊。

十、优化止血带应用

TKA 应用止血带可以有效止血、使术野清晰、方便术者操作等[57]，但应用止血带引起的缺血再灌注损伤常引起肿胀疼痛，不用止血带可以减少缺血再灌注损害[58]。术中不用止血带可以减轻 TKA 术后大腿肌肉疼痛、加快膝关节功能恢复、缩短住院时间，且不会增加围术期总失血量和 VTE[59]。

【推荐】 使用止血带指征：①关节畸形严重，需要清除大量骨赘及广泛软组织松解；②手术时间长，出血多；③有轻度凝血功能障碍。

不使用止血带指征：①手术时间<1.5 小时；②术中控制性降压稳定；③出血量<200ml；④合并下肢动脉粥样硬化，尤其是狭窄、闭塞的患者。

十一、优化引流管应用

THA 和 TKA 患者术后安置引流管可以减轻关节周围的肿胀及瘀斑，缓解疼痛[60]。但安置引流管会加重患者的心理负担，造成患者行动不便以及增加意外脱落的风险，不利于患者的早期功能锻炼，降低患者的舒适度及满意度[61]。不安置引流或于手术当天拔除引流管明显有利于术后的加速康复[62,63]。Meta 分析表明，THA 和 TKA 术后安置引流管并不能缓解疼痛和减少局部炎症反应，还会影响关节早期功能锻炼和增加感染风险[61,63]。

【推荐】 不安置引流管指征：①采用微创操作技术及关节囊内操作，无严重畸形矫正；②出血少。

安置引流管指征：①严重关节畸形矫正者；②创面渗血明显。

拔除引流管指征：出血趋于停止（引流管无明显出血或引流管血清分离）时尽早拔除引流管，可于手术当日或第 2 日拔除。

十二、伤 口 管 理

伤口渗液、出血影响伤口愈合，易致术后伤口感染[64]。TKA 不使用止血带可以减轻缺血再灌注损伤引起的肿胀疼痛[65]。肥胖患者 THA 和 TKA 关闭切口前行皮下脂肪颗粒清创有利于伤口愈合和减少渗液[25]。应用氨甲环酸可以减少伤口内出血，减少伤口周围瘀斑，抑制炎症反应，促进伤口愈合[41]。

【推荐】 ①清除皮下脂肪颗粒，使切口边缘呈渗血良好的纤维间隔，以利于伤口愈合；②使用氨甲环酸减少伤口内出血，同时抑制炎症反应。

十三、优化尿管应用

术后留置尿管可以缓解 THA 和 TKA 术后尿潴留等并发症，促进膀胱功能恢复[66]。但术后留置尿管明显增加尿路感染的发生率、不利于早期功能锻炼、降低患者满意度、延长住院时间，因此不推荐常规安置尿管[67,68]。手术时间长、术中出血量多、同期双侧 THA 和 TKA 术后发生尿潴留的风险高，应安置尿管预防尿潴留，但不应超过 24 小时[69]。

【推荐】 安置尿管指征：①手术时间>1.5 小时，手术失血超过 5% 或>300ml；②同期双侧 THA 和 TKA。

不安置尿管指征：手术时间短，术中出血少。

十四、预防术后恶心呕吐

全身麻醉患者预防术后恶心呕吐(postoperative nausea and vomiting,PONV)的发生率为20%～30%,高危患者发生率为70%～80%,PONV降低THA和TKA患者术后的舒适度和满意度,影响早期功能锻炼,减慢康复进程[70,71]。

预防体位(垫高枕头、脚抬高)可以减少PONV的发生[70]。术中使用地塞米松、术后使用莫沙比利能有效降低PONV的发生率,且不增加消化道并发症及其他并发症[70-74]。

【推荐】　①术后保持头高40°～50°、脚高30°的预防体位;②术前2～3小时口服莫沙必利5mg,以及术后每次5mg,每日3次;③术中静脉注射地塞米松10mg,术后4～6小时及次日清晨8点再次给予地塞米松10mg或联合昂丹司琼。

十五、功　能　锻　炼

术前积极功能锻炼可以增加肌肉力量,减轻术后疼痛,缩短术后恢复时间,减少住院时间及费用[75]。积极功能锻炼有利于关节功能的早期恢复,减少相关并发症[76]。良好的疼痛控制有利于早期功能锻炼,增强肌肉力量和增加关节活动度[42]。

推荐:①患者教育与功能锻炼,增加肌肉力量;②手术当天即可床上及下床功能锻炼;③良好的疼痛控制措施下,进行积极主动功能康复,尽早达到术前制定目标。

十六、出院后管理

THA和TKA患者出院后继续进行有效的镇痛、VTE预防、功能锻炼可促进加速康复[77]。THA和TKA患者术后可以选择到康复医院、社区医院或回家进行康复锻炼[78]。研究表明,THA和TKA患者术后回家进行康复锻炼对关节功能的恢复尤为重要,且减少医疗费用[79]。出院后的DVT发生率与住院期间相当,出院后继续应用抗凝血药对预防出院后DVT尤为重要[77]。

【推荐】　根据患者情况选择到康复医院、社区医院或回家进行功能康复。①出院后继续应用抗凝血药预防VTE;②出院后有疼痛者应继续口服镇痛药,睡眠障碍者服用镇静催眠药;③继续功能锻炼。

十七、随　访　管　理

术后定期随访便于评价患者功能恢复程度,督促患者积极进行功能康复,及时发现并处理并发症[78]。

【推荐】　①术后2～3周随访:检查切口,拆线,评价关节功能状况,治疗疼痛、睡眠障碍及预防VTE等;②定期随访、指导康复,进行效果评价。

附:《中国髋、膝关节置换术加速康复——围术期管理策略专家共识》专家组成员
骨科专家组成员(按姓氏笔划排序):

马　俊　王万春　王坤正　王英振　王浩洋　王　端　尹宗生　卢伟杰　叶树楠　田　华
史占军　白希壮　包倪荣　曲铁兵　吕　龙　吕松岑　吕德成　朱庆生　朱振安　朱锦宇
刘安庆　刘　军　刘　巍　许　鹏　严世贵　杨卫良　杨育晖　杨　柳　杨胜武　肖涟波

肖德明　吴立东　吴海山　邱贵兴　余楠生　沈　彬　张文明　张先龙　张　伟　张志强
张怡元　张剑君　张敬东　林剑浩　尚希福　岳　辰　周　军　周宗科　周勇刚　庞清江
郑连杰　赵建宁　胡钦胜　姚振钧　夏　春　钱文伟　钱齐荣　徐卫东　翁习生　高　鹏
高忠礼　郭万首　郭　艾　黄　伟　曹　力　康鹏德　梁庆威　彭慧明　童培建　曾　羿
蔡道章　裴福兴　廖威明　阚金庆

麻醉科专家组成员(按姓氏笔划排序)：刘　斌　廖　刃
精神科专家组成员(按姓氏笔划排序)：孙学礼　郭　菁

参 考 文 献

[1] Rahman L, Oussedik S. Patient preparation for total knee ar-throplasty：reducing blood loss, thromboprophylaxis and re-ducing infection risk//Total Knee Arthroplasty. Germany：Springer, 2015：57-67.

[2] Chiung-Jui Su D, Yuan KS, Weng SF, et al. Can early rehabil-itation after total hip arthroplasty reduce its major complica-tions and medical xxpenses? Report from a nationally repre-sentative cohort. Biomed ResInt, 2015, 2015：641958.

[3] Van Egmond JC, Verburg H, Mathijssen NM. The first 6 weeks of recovery after total knee arthroplasty with fast track：A diary study of 30 patients. Acta orthop, 2015, 86(6)：708-713.

[4] D'Lima DD, Colwell CWJr, Morris BA, et al. The effect of preoperative exercise on total knee replacement out-comes. Clin Orthop Relat Res, 1996, (326)：174-182.

[5] McDonald S, Page MJ, Beringer K, et al. Preoperative education for hip or knee replacement. Cochrane Database Syst Rev, 2014, 5：Cd003526.

[6] Jordan RW, Smith NA, Chahal GS, et al. Enhanced education and physiotherapy before knee replacement；is it worth it? A systematic review. Physiotherapy, 2014, 100(4)：305-312.

[7] Ibrahim MS, Khan MA, Nizam I, et al. Peri-operative inter-ventions producing better functional outcomes and enhanced recovery following total hip and knee arthroplasty：an evi-dence-based review. BMC Med, 2013, 11：37.

[8] Inacio MC, Kritz-Silverstein D, Raman R, et al. The impact of pre-operative weight loss on incidence of surgical site in-fection and readmission rates after total joint arthroplasty. J Arthroplasty, 2014, 29(3)：458-464.

[9] Berend KR, Lombardi AV Jr, Mallory TH. Rapid recovery protocol for peri-operative care of total hip and total knee ar-throplasty patients. Surg Technol Int, 2004, 13：239-247.

[10] Moon MS, Kim SS, Lee SY, et al. Preoperative nutritional status of the surgical patients in Jeju. Clin Orthop Surg, 2014, 6(3)：350-357.

[11] Schwarzkopf R, Russell TA, Shea M, et al. Correlation be-tween nutritional status and Staphylococcus coloni-zation in hip and knee replacement patients. Bull NYU Hosp Jt Dis, 2011, 69(4)：308-311.

[12] Alfargieny R, Bodalal Z, Bendardaf R, et al. Nutritional sta-tus as a predictive marker for surgical site infection in total joint arthroplasty. Avicenna J Med, 2015, 5(4)：117-122.

[13] Smith MD, McCall J, Plank L, et al. Preoperative carbohy-drate treatment for enhancing recovery after elective surgery. Cochrane Database Syst Rev, 2014, 8：Cd009161.

[14] Aronsson A, Al-Ani NA, Brismar K, et al. A carbohydrate-rich drink shortly before surgery affected IGF-I bio-availability after a total hip replacement. A double-blind placebo con-trolled study on 29 patients. Aging Clin Exp Res, 2009, 21(2)：97-101.

[15] Boldt J. Fluid management of patients undergoing abdominal surgery—more questions than answers. Eur J

Anaesthesiol,2006,23(8):631-640.

[16] 曾建伟,沈彬,杨静,等.微创切口与传统切口对全膝关节置换后切口外侧皮肤感觉障碍影响的对比研究.中华解剖与临床杂志,2015,20(1):1-6.

[17] Huang Z,Shen B,Ma J,et al. Mini-midvastus versus medial parapatellar approach in TKA:muscle damage and inflammation markers. Orthopedics,2012,35(7):e1038-1045.

[18] Spahn DR. Anemia and patient blood management in hip and knee surgery:a systematic review of the literature. Anesthesi-ology,2010,113(2):482-495.

[19] Musallam KM,Tamim HM,Richards T,et al. Preoperative anaemia and postoperative outcomes in noncardiac surgery:a retrospective cohort study. Lancet,2011,378(9800):1396-1407.

[20] Beattie WS,Karkouti K,Wijeysundera DN,et al. Risk associ-ated with preoperative anemia in noncardiac surgery:a single-center cohort study. Anesthesiology,2009,110(3):574-581.

[21] Rojas Hernandez CM,Oo TH. Advances in mechanisms,di-agnosis,and treatment of pernicious anemia. Discov Med,2015,19(104):159-168.

[22] Alsaleh K,Alotaibi GS,Almodaimegh HS,et al. The use of preoperative erythropoiesis-stimulating agents (ESAs) in pa-tients who underwent knee or hip arthroplasty:a meta-analy-sis of randomized clinical trials. J Arthroplasty,2013,28(9):1463-1472.

[23] Yang Y,Li H,Li B,et al. Efficacy and safety of iron supple-mentation for the elderly patients undergoing hip or knee sur-gery:a meta-analysis of randomized controlled trials. J Surg Res,2011,171(2):e201-207.

[24] 周宗科,翁习生,向兵,等.中国髋、膝关节置换术加速康复——围术期贫血诊治专家共识.中华骨与关节外科杂志,2016,9(1):10-15.

[25] Ma J,Huang Z,Shen B,et al. Blood management of staged bilateral total knee arthroplasty in a single hospi-talization pe-riod. J Orthop Surg Res,2014,9:116.

[26] Yun SH,Kim JH,Kim HJ. Comparison of the hemodynamic effects of nitroprusside and remifentanil for con-trolled hypo-tension during endoscopic sinus surgery. J Anesth,2015,29(1):35-39.

[27] 周宗科,裴福兴,杨静,等.预存自体输血在全髋关节置换手术中的应用.中国矫形外科杂志,2002,10(10):947-949.

[28] Hoylaerts M,Lijnen HR,Collen D. Studies on the mecha-nism of the antifibrinolytic action of tranexamic acid. Bio-chim Biophys Acta,1981,673(1):75-85.

[29] Xie J,Ma J,Yue C,et al. Combined use of intravenous and topical tranexamic acid following cementless total hip arthro-plasty:a randomised clinical trial. Hip Int,2016,26(1):36-42.

[30] Huang Z,Ma J,Shen B,et al. Combination of intravenous and topical application of tranexamic acid in prima-ry total knee arthroplasty:a prospective randomized controlled trial. J Arthroplasty, 2014, 29 (12): 2342-2346.

[31] 岳辰,周宗科,裴福兴,等.中国髋、膝关节置换术围术期抗纤溶药序贯抗凝血药应用方案的专家共识.中华骨与关节外科杂志,2015,8(4):281-285.

[32] Sehat KR,Evans R,Newman JH. How much blood is really lost in total knee arthroplasty?. Correct blood loss manage-ment should take hidden loss into account. Knee,2000,7(3):151-155.

[33] World Health Organization. Iron deficiency anaemia assess-ment,prevention and control:a guide for pro-gramme manag-ers. 2001.

[34] Lin DM,Lin ES,Tran MH. Efficacy and safety of erythropoi-etin and intravenous iron in perioperative blood manage-ment:a systematic review. Transfus Med Rev,2013,27(4):221-234.

[35] 中华医学会麻醉学分会.围术期输血的专家共识.临床麻醉学杂志,2009,25(3):189-191.

[36] Namba RS,Inacio MC,Paxton EW. Risk factors associated with deep surgical site infections after primary

total knee ar-throplasty:an analysis of 56,216 knees. J Bone Joint Surg Am,2013,95(9):775-782.

[37] Chen J,Cui Y,Li X,et al. Risk factors for deep infection af-ter total knee arthroplasty:a meta-analysis. Arch Orthop Trauma Surg,2013,133(5):675-687.

[38] Lindeque B,Hartman Z,NoshchenkoA,et al. Infection after pri-mary total hip arthroplasty. Orthopedics,2014,37(4):257-265.

[39] 中华医学会骨科学分会.中国骨科大手术静脉血栓栓塞症预防指南.中华骨科杂志,2009,29(6):602-604.

[40] Januel JM, Chen G, Ruffieux C, et al. Symptomatic in-hospi-tal deep vein thrombosis and pulmonary embolism following hip and knee arthroplasty among patients receiving recom-mended prophylaxis:a system-atic review. JAMA,2012,307(3):294-303.

[41] 王浩洋,康鹏德,裴福兴,等.氨甲环酸减少全髋关节置换术围手术期失血的有效性及安全性研究.中国骨与关节杂志,2015,(8):649-654.

[42] Lewis GN,Rice DA,McNair PJ,et al. Predictors of persis-tent pain after total knee arthroplasty:a systematic review and meta-analysis. Br J Anaesth,2015,114(4):551-561.

[43] 康鹏德,王浩洋,沈彬,等.加入局部浸润镇痛的多模式镇痛在全膝关节置换中的应用.中华骨科杂志,2013,33(3):246-251.

[44] 谭振,康鹏德,裴福兴,等.多模式镇痛下收肌管与股神经阻滞在全膝关节置换术后初期镇痛及早期康复中的作用.中华骨科杂志,2015,35(9):914-920.

[45] Bourne MH. Analgesics for orthopedic postoperative pain. Am J Orthop(Belle Mead NJ),2004,33(3):128-135.

[46] Richman JM,Liu SS,Courpas G,et al. Does continuous pe-ripheral nerve block provide superior pain control to opi-oids? A meta-analysis. Anesth Analg,2006,102(1):248-257.

[47] Fowler SJ,Symons J,Sabato S,et al. Epidural analgesia com-pared with peripheral nerve blockade after major knee sur-gery:a systematic review and meta-analysis of randomized trials. Br J Anaesth,2008,100(2):154-164.

[48] Li D,Yang Z,Xie X,et al. Adductor canal block provides better performance after total knee arthroplasty compared with femoral nerve block:a systematic review and meta-anal-ysis. Int Orthop,2015 Oct 10.[Epub ahead of print].

[49] Busch CA,Shore BJ,Bhandari R,et al. Efficacy of periarticu-lar multimodal drug injection in total knee ar-throplasty. A ran-domized trial. J Bone Joint Surg Am,2006,88(5):959-963.

[50] Mullaji A,Kanna R,Shetty GM,et al. Efficacy of periarticu-lar injection of bupivacaine,fentanyl,and methyl-predniso-lone in total knee arthroplasty:a prospective,randomized tri-al. J Arthroplasty,2010,25(6):851-857.

[51] Chan EY,Blyth FM,Nairn L,et al. Acute postoperative pain following hospital discharge after total knee ar-throplasty. Os-teoarthritis Cartilage,2013,21(9):1257-1263.

[52] Su EP,Perna M,Boettner F,et al. A prospective,multi-cen-ter,randomised trial to evaluate the efficacy of a cryopneu-matic device on total knee arthroplasty recovery. J Bone Joint Surg Br,2012,94(11 Suppl A):153-156.

[53] Buvanendran A,Kroin JS,Tuman KJ,et al. Effects of periop-erative administration of a selective cyclooxygen-ase 2 inhibi-tor on pain management and recovery of function after knee replacement:a randomized controlled trial. JAMA,2003,290(18):2411-2418.

[54] Song MH,Kim BH,Ahn SJ,et al. Peri-articular injections of local anaesthesia can replace patient-controlled analgesia af-ter total knee arthroplasty:a randomised controlled study. Int Orthop,2016,40(2):295-299.

［55］ Louie GH, Tektonidou MG, Caban-Martinez AJ, et al. Sleep disturbances in adults with arthritis: prevalence, mediators, and subgroups at greatest risk. Data from the 2007 National Health Interview Survey. Arthritis Care Res(Hoboken), 2011, 63(2): 247-260.

［56］ 中国髋、膝关节置换术加速康复——围术期疼痛与睡眠管理专家共识. 中华骨与关节外科杂志, http://www.cnki.net/ kcms/detail/10.1316. R. 20160308. 1252. 002. html

［57］ Alcelik I, Pollock RD, Sukeik M, et al. A comparison of out-comes with and without a tourniquet in total knee arthroplas-ty: a systematic review and meta-analysis of randomized con-trolled trials. J Arthroplasty, 2012, 27(3): 331-340.

［58］ Huang ZY, Pei FX, Ma J, et al. Comparison of three different tourniquet application strategies for minimally invasive total knee arthroplasty: a prospective non-randomized clinical tri-al. Arch Orthop Trauma Surg, 2014, 134(4): 561-570.

［59］ Zhang W, Li N, Chen S, et al. The effects of a tourniquet used in total knee arthroplasty: a meta-analysis. J Orthop Surg Res, 2014, 9(1): 13.

［60］ Zeng WN, Zhou K, Zhou ZK, et al. Comparison between drainage and non-drainage after total hip arthroplasty in Chi-nese subjects. Orthop Surg, 2014, 6(1): 28-32.

［61］ Quinn M, Bowe A, Galvin R, et al. The use of postoperative suction drainage in total knee arthroplasty: a sys-tematic re-view. Int Orthop, 2015, 39(4): 653-658.

［62］ Huang Z, Ma J, Pei F, et al. Meta-analysis of temporary ver-sus no clamping in TKA. Orthopedics, 2013, 36(7): 543-550.

［63］ Zhang QD, Guo WS, Zhang Q, et al. Comparison between closed suction drainage and nondrainage in total knee arthro-plasty: a meta-analysis. J Arthroplasty, 2011, 26(8): 1265-1272.

［64］ Dumville JC, McFarlane E, Edwards P, et al. Preoperative skin antiseptics for preventing surgical wound in-fections af-ter clean surgery. Cochrane Database Syst Rev, 2015, 4: Cd003949.

［65］ Parvizi J, Diaz-Ledezma C. Total knee replacement with the use of a tourniquet: more pros than cons. Bone Joint J, 2013, 95-b(11 Suppl A): 133-134.

［66］ Griesdale DE, Neufeld J, Dhillon D, et al. Risk factors for urinary retention after hip or knee replacement: a cohort study. Can J Anaesth, 2011, 58(12): 1097-1104.

［67］ Huang Z, Ma J1, Shen B, et al. General anesthesia: to cathe-terize or not? A prospective randomized controlled study of patients undergoing total knee arthroplasty. J Arthroplasty, 2015, 30(3): 502-506.

［68］ Karason S, Olafsson TA. Avoiding bladder catheterisation in total knee arthroplasty: patient selection criteria and low-dose spinal anaesthesia. Acta Anaesthesiol Scand, 2013, 57(5): 639-645.

［69］ Wald HL, Ma A, Bratzler DW, et al. Indwelling urinary cathe-ter use in the postoperative period: analysis of the national surgical infection prevention project data. Arch Surg, 2008, 143(6): 551-557.

［70］ Fujii Y. Current review of ramosetron in the prevention of postoperative nausea and vomiting. Curr Drug Saf, 2011, 6(2): 122-127.

［71］ Harsten A, Hjartarson H, Toksvig-Larsen S. Total hip arthro-plasty and perioperative oral carbohydrate treat-ment: a ran-domised, double-blind, controlled trial. Eur J Anaesthesiol, 2012, 29(6): 271-274.

［72］ DiIorio TM, Sharkey PF, Hewitt AM, et al. Antiemesis after total joint arthroplasty: does a single preoperative dose of aprepitant reduce nausea and vomiting? Clin Orthop Relat Res, 2010, 468(9): 2405-2409.

［73］ Ittichaikulthol W, Prachanpanich N, Kositchaiwat C, et al. The post-operative analgesic efficacy of celecoxib compared with placebo and parecoxib after total hip or knee arthroplas-ty. J Med Assoc Thai, 2010, 93(8): 937-942.

［74］ Miyagawa Y, Ejiri M, Kuzuya T, et al. Methylprednisolone reduces postoperative nausea in total knee and hip arthroplas-ty. J Clin Pharm Ther,2010,35(6):679-684.

[75] Gill SD,McBurney H. Does exercise reduce pain and improve physical function before hip or knee replacement surgery? A systematic review and meta-analysis of randomized con-trolled trials. Arch Phys Med Rehabil,2013,94(1):164-176.

[76] Shan L,Shan B,Suzuki A,et al. Intermediate and long-term quality of life after total knee replacement:a systematic re-view and meta-analysis. J Bone Joint Surg Am,2015,97(2):156-168.

[77] Kester BS,Merkow RP,Ju MH,et al. Effect of post-dis-charge venous thromboembolism on hospital quality compar-isons following hip and knee arthroplasty. J Bone Joint Surg Am,2014,96(17):1476-1484.

[78] Winther SB,Foss OA,Wik TS,et al. 1-year follow-up of 920 hip and knee arthroplasty patients after implementing fast-track. Acta Orthop,2015,86(1):78-85.

[79] Tousignant M,Boissy P,Moffet H,et al. Patients' satisfaction of healthcare services and perception with in-home telereha-bilitation and physiotherapists' satisfaction toward technolo-gy for post-knee arthroplasty:an embedded study in a ran-domized trial. Telemed J E Health,2011,17(5):376-382.

国家卫生计生委公益性行业科研专项《关节置换术
安全性与效果评价》项目组

岳　辰　周宗科　裴福兴　翁习生　邱贵兴　阮长耿

　　髋、膝关节置换术常可伴随大量失血。根据文献报道,髋、膝关节置换术围术期总失血量多在1000ml以上,输血率高达30%~60%[1,2]。大量失血可增加患者的围术期风险和经济负担[3]。髋、膝关节置换术围术期失血除手术切口直接出血外,由手术创伤引起的纤溶反应增强所致的失血约占总失血量的60%[4]。而且,膝关节置换术中应用止血带引起的组织缺血再灌注损伤可进一步增强纤溶反应[5],增加出血量。

　　氨甲环酸(tranexamic acid,TXA)是一种抗纤溶药,其与纤溶酶原的赖氨酸结合位点具有高亲和性,可封闭纤溶酶原的赖氨酸结合位点,使纤溶酶原失去与纤维蛋白结合的能力,导致纤溶活性降低,从而发挥止血作用[6]。目前,大量研究均已证实氨甲环酸能有效减少髋、膝关节置换术围术期的失血量并降低输血率,且不增加术后静脉血栓栓塞症的发生风险[5-8]。

　　髋、膝关节置换术患者是静脉血栓栓塞症的高发人群,应用抗凝血药物能有效降低静脉血栓栓塞症的发生率。为了在髋、膝关节置换术围术期更好地平衡抗纤溶药与抗凝血药的应用,既可减少患者的出血量、降低输血率,又不增加患者发生静脉血栓栓塞症的风险,保障医疗安全。国家卫生计生委公益性行业科研专项《关节置换术安全性与效果评价》项目组(项目编号:201302007)和《中华骨与关节外科杂志》编辑部邀请国内专家,复习国内外27篇meta分析和260多篇论著,结合项目组26家大型医院数据库和50家推广医院数据库共13 300髋、膝关节置换术病例中8426例氨甲环酸应用经验以及全国12场氨甲环酸临床应用区域会议征求意见结果,遵循循证医学原则,达成髋、膝关节置换术围术期抗纤溶药序贯抗凝血药应用的专家共识,供广大骨科医师在临床工作中参考应用。但在应用氨甲环酸前应结合患者的全身情况,参照氨甲环酸药物说明书或《中国药典》,遇有不良反应及时处理。

一、髋关节置换术围术期的氨甲环酸应用

　　1. 静脉应用　11篇meta分析[8-18]及19篇前瞻性随机对照研究[19-37]报道氨甲环酸给药方式主要为单次静脉滴注或二次间隔静脉滴注,二次给药间隔时间为3小时。单次给药剂量为15~20mg/kg或总量1g;二次间隔给药剂量为每次10~20mg/kg或每次总量1g。

【推荐】　①单次给药法：髋关节置换术切开皮肤前 5～10 分钟氨甲环酸 15～20mg/kg 或总量 1g 静脉滴注完毕；②二次间隔给药法：首次给药同单次给药法，3 小时后根据引流情况再次给药，剂量同前。

2. 局部应用　研究表明，氨甲环酸局部应用能够提高局部药物浓度，减少全身吸收[38]。1 篇 meta 分析[39]及 4 篇前瞻性随机对照研究[38,40-42]报道氨甲环酸 2～3g 局部应用可以有效减少出血、降低输血率。目前，有关氨甲环酸的局部应用尚无统一标准，特别是对于术后是否放置引流管及引流管夹闭后何时开放仍存在争议，各报道中术后引流管夹闭时间为 30 分钟至 2 小时不等。因此，氨甲环酸在髋关节置换术中局部应用的具体方法及术后引流管夹闭时间有待进一步研究。

【推荐】　氨甲环酸在髋关节置换术中局部应用的推荐剂量为 2～3g。

3. 静脉和局部联合应用　研究报道，氨甲环酸在髋关节置换术围术期静脉滴注联合局部应用相比单纯静脉滴注或局部应用能更有效减少出血、降低输血率[43]。具体方法为髋关节置换术切开皮肤前 5～10 分钟氨甲环酸 15～20mg/kg 静脉滴注完毕，同时关闭切口前以总量 1～2g 氨甲环酸局部应用。

【推荐】　髋关节置换术切开皮肤前 5～10 分钟氨甲环酸 15～20mg/kg 静脉滴注完毕，同时关闭切口前氨甲环酸 1～2g 局部应用。

二、膝关节置换术围术期的氨甲环酸应用

1. 静脉应用　13 篇 meta 分析[7,9,44-54]及 16 篇前瞻随机对照研究[5,19,55-68]报道，氨甲环酸给药方式主要为单次静脉滴注或二次间隔静脉滴注，二次给药间隔为 3 小时。单次给药时间应在手术开始前（不用止血带者）或松止血带前 5～10 分钟，剂量为 10～20mg/kg 或总量 1g；二次给药时间为首次给药后 3 小时再次给药，剂量为每次 10～20mg/kg 或每次总量 1g。

【推荐】　①单次给药法：膝关节置换术切开皮肤前（不用止血带者）或松止血带前 5～10 分钟氨甲环酸 10～20mg/kg 或 1g 静脉滴注完毕；②二次间隔给药法：首次给药同单次给药法，3 小时后根据引流情况再次给药，剂量相同。

2. 局部应用　4 篇 meta 分析[69-72]及 12 篇前瞻随机对照研究[73-84]报道氨甲环酸局部应用的最低有效剂量≥2g[70]、最低有效浓度≥20mg/ml[71]，大剂量（≥2g）和高浓度（≥20mg/ml）氨甲环酸局部应用能有效减少膝关节置换术围术期出血、降低输血率。局部应用方法为关闭切口前关节腔灌注，或关闭切口后通过引流管逆行注入，或通过注射器关节腔内注射。各报道中术后引流管夹闭时间为 30 分钟至 2 小时不等，仍存在争议，有待进一步研究。

【推荐】　氨甲环酸在膝关节置换术中的局部应用应在关闭切口前后，局部应用的剂量≥2g 或浓度≥20mg/ml。

3. 静脉和局部联合应用　联合给药方法为松开止血带 5～10 分钟前氨甲环酸 15～20mg/kg 或 1g 静脉滴注，同时关闭切口前氨甲环酸 1～2g 局部注入。联合用药能有效减少膝关节置换术围术期出血、降低输血率[85]。

【推荐】　膝关节置换术切开皮肤前（不用止血带者）或松止血带前 5～10 分钟氨甲环酸 15～20mg/kg 或 1g 静脉滴注完毕，同时关闭切口前氨甲环酸 1～2g 局部应用。

三、髋、膝关节置换术围术期抗纤溶药序贯抗凝血药应用

髋、膝关节置换术围术期应用抗纤溶药氨甲环酸后序贯应用抗凝血药,既能减少出血,又不增加静脉血栓栓塞症发生风险。氨甲环酸的止血效果与其应用剂量和应用次数有关,但随着剂量或次数的增加,静脉血栓栓塞症的发生风险也可能增大。理论上认为,抗凝血药物在术后应用越早、持续时间越长,患者发生静脉血栓栓塞症的风险越小,但发生出血的风险增大。为了达到抗纤溶药和抗凝血药的平衡,应在髋、膝关节置换术围术期应用氨甲环酸6小时后根据引流量的变化,选择抗凝血药应用时间。大部分患者术后6~12小时内伤口出血趋于停止,如引流管无明显出血或引流管血清已分离则表明伤口出血趋于停止,应在12小时内应用抗凝血药;若个别患者术后12小时仍有明显出血,可延后应用抗凝血药。

髋、膝关节置换术后抗凝血药物预防持续时间应根据《中国骨科大手术静脉血栓栓塞症预防指南》,推荐预防时间最短为10天,可延长至11~35天[86]。在应用时应注意抗凝血药物的有效性和安全性,当患者出现凝血功能异常或出血事件时,应综合评价出血与血栓的风险,及时调整药物剂量或停用。

本共识制定专家和项目组专家共54人,各位专家在共识制定过程中贡献了自己的宝贵经验和建议,才使得共识达到了更高的学术水平和应用价值,特向各位专家致以衷心地感谢!

（以姓氏笔画为序）

马信龙　王万春　王兆钺　王坤正　王浩洋　左建林　田　伟　史占军　包倪荣　邢　欣
朱庆生　朱振安　朱锦宇　刘　军　阮长耿　孙俊刚　孙　维　严广斌　严世贵　杨　柳
李　庭　吴　俣　吴海山　邱贵兴　余楠生　沈　彬　张先龙　张　伟　张　克　张英泽
张耀南　尚希福　易　群　岳　辰　周宗科　赵永强　赵建宁　胡永成　胡　豫　姜保国
胥伯勇　袁　宏　钱齐荣　徐海东　翁习生　高忠礼　高　鹏　梅　恒　曹　力　堪武生
谢锦伟　裴福兴　廖威明　薛庆云

参 考 文 献

[1] Bierbaum BE,Callaghan JJ,Galante JO,et al. An analysis of blood management in patients having a total hip or knee arthroplasty. J Bone Joint Surg Am,1999,81(1):2-10.

[2] Lemaire R. Strategies for blood management in orthopaedic and trauma surgery. J Bone Joint Surg Br,2008,90 (9):1128-1136.

[3] Vamvakas EC,Blajchman MA. Transfusion-related mortali-ty:the ongoing risks of allogeneic blood transfusion and the available strategies for their prevention. Blood,2009,113(15):3406-3417.

[4] Liu X,Zhang X,Chen Y,et al. Hidden blood loss after total hip arthroplasty. J Arthroplasty,2011,26(7): 1100-1105. e1.

[5] Engel JM,Hohaus T,Ruwoldt R,et al. Regional hemostatic status and blood requirements after total knee arthroplasty with and without tranexamic acid or aprotinin. Anesth Analg,2011,92(3):775-780.

[6] Hoylaerts M,Lijnen HR,Collen D. Studies on the mecha-nism of antifibrinolytic action of tranexamic acid. Biochim-Biophys Acta,1981,673(1):75-85.

[7] Poeran J,Rasul R,Suzuki S,et al. Tranexamic acid use and postoperative outcomes in patients undergoing total

hip or knee arthroplasty in the United States：retrospective analy-sis of effectiveness and safety. BMJ，2014，349：g4829.

［8］ Gandhi R，Evans HM，Mahomed SR，et al. Tranexamic acid and the reduction of blood loss in total knee and hip arthro-plasty：a meta-analysis. BMC Res Notes，2013，6：184.

［9］ Ho KM，Ismail H. Use of intravenous tranexamic acid to re-duce allogeneic blood transfusion in total hip and knee ar-throplasty：a meta-analysis. Anaesth Intensive Care，2003，31（5）：529-537.

［10］ Sukeik M，Alshryda S，Haddad FS，et al. Systematic review and meta-analysis of the use of tranexamic acid in total hip replacement. J Bone Joint Surg Br，2011，93（1）：39-46.

［11］ Pinzón-Florez CE，VélezCañas KM，DíazQuijano DM. Effi-ciency of tranexamic acid in perioperative blood loss in hip arthroplasty：a systematic literature review and meta-analy-sis. Rev Esp Anestesiol Reanim，2015，62（5）：253-264.

［12］ Zhou XD，Tao LJ，Li J，et al. Do we really need tranexamic acid in total hip arthroplasty? A meta-analysis of nineteen randomized controlled trials. Arch Orthop Trauma Surg，2013，133（7）：1017-1027.

［13］ Gill JB，Rosenstein A. The use of antifibrinolytic agents in total hip arthroplasty：a meta-analysis. J Arthro-plasty，2006，21（6）：869-873.

［14］ 岳辰，康鹏德，沈彬，等.氨甲环酸用于首次髋关节置换术的系统评价和 Meta 分析.中国矫形外科杂志，2013，21（12）：1167-1172.

［15］ 周磊，李涛，翁习生，等.氨甲环酸在全髋关节置换术围手术期疗效与安全性的 meta 分析.中国骨与关节外科，2013，6（5）：421-426.

［16］ 尹勇，马广文，黄斐，等.氨甲环酸减少全髋关节置换失血量的 Meta 分析.中国组织工程研究，2014，18（17）：2752-2757.

［17］ 刘丙根，庞清江.氨甲环酸用于全髋关节置换有效性与安全性的 Meta 分析.中国组织工程研究.2014，18（35）：5699-5706.

［18］ 付鑫，李稚君，马信龙，等.全髋关节置换术使用氨甲环酸有效性及安全性的 Meta 分析.中华关节外科杂志（电子版），2014，8（1）：84-90.

［19］ Ido K，Neo M，Asada Y，et al. Reduction of blood loss using tranexamic acid in total knee and hip arthroplas-ties. Arch Orthop Trauma Surg，2000，120（9）：518-520.

［20］ Benoni G，Fredin H，Knebel R，et al. Blood conservation with tranexamic acid in total hip arthroplasty：a ran-dom-ized，double-blind study in 40 primary operations. Acta Or-thop Scand，2001，72（5）：442-448.

［21］ Benoni G，Lethagen S，Nilsson P，et al. Tranexamic acid，given at the end of the operation，does not reduce postopera-tive blood loss in hip arthroplasty. Acta Orthop Scand，2000，71（3）：250-254.

［22］ Ekbäck G，Axelsson K，Ryttberg L，et al. Tranexamic acid reduces blood loss in total hip replacement surgery. Anesth-Analg，2000，91（5）：1124-1130.

［23］ Husted H，Blønd L，Sonne-Holm S，et al. Tranexamic acid reduces blood loss and blood transfusions in prima-ry total hip arthroplasty：a prospective randomized double-blind study in 40 patients. Acta Orthop Scand，2003，74（6）：665-669.

［24］ Lemay E，Guay J，Côté C，et al. Tranexamic acid reduces the need for allogenic red blood cell transfusions in patients undergoing total hip replacement. Can J Anaesth，2004，51（1）：31-37.

［25］ Garneti N，Field J. Bone bleeding during total hip arthro-plasty after administration of tranexamic acid. J Ar-throplas-ty，2004，19（4）：488-492.

［26］ Yamasaki S，Masuhara K，Fuji T. Tranexamic acid reduces blood loss after cementless total hip arthroplasty-prospec-tive randomized study in 40 cases. Int Orthop，2004，28（2）：69-73.

［27］ Johansson T，Pettersson LG，Lisander B. Tranexamic acid in total hip arthroplasty saves blood and money：a random-ized, double-blind study in 100 patients. Acta Orthop, 2005, 76(3):314-319.

[28] Niskanen RO, Korkala OL. Tranexamic acid reduces blood loss in cemented hip arthroplasty: a randomized, double-blind study of 39 patients with osteoarthritis. Acta Orthop, 2005, 76(6):829-832.

[29] Claeys MA, Vermeersch N, Haentjens P. Reduction of blood loss with tranexamic acids in primary total hip re-placement surgery. Acta Chir Belg, 2007, 107(4):397-401.

[30] Rajesparan K, Biant LC, Ahmad M, et al. The effect of an in-travenous bolus of tranexamic acid on blood loss in total hip replacement. J Bone Joint Surg Br, 2009, 91(6):776-783.

[31] Kazemi SM, Mosaffa F, Eajazi A, et al. The effect of tranexamic acid on reducing blood loss in cementless total hip arthroplasty under epidural anesthesia. Orthopedics, 2010, 33(1):17.

[32] Singh J, Ballal MS, Mitchell P, et al. Effects of tranexamic acid on blood loss during total hip arthroplasty. J Orthop-Surg(Hong Kong), 2010, 18(3):282-286.

[33] McConnell JS, Shewale S, Munro NA, et al. Reduction of blood loss in primary hip arthroplasty with tranexam-ic acid or fibrin spray. Acta Orthop, 2011, 82(6):660-663.

[34] Rajesh, Malhotra, Vijay Kumar, et al. The use of tranexam-ic acid to reduce blood loss in primary cementless total hip arthroplasty. Eur J Orthop Surg Traumatol, 2011, 21:101-104.

[35] Clavé A, Fazilleau F, Dumser D, et al. Efficacy of tranexam-ic acid on blood loss after primary cementless total hip re-placement with rivaroxaban thromboprophylaxis: A case-control study in 70 patients. Orthop Trau-matol Surg Res, 2012, 98(5):484-490.

[36] 傅峥, 张健, 姚海. 氨甲环酸对全髋关节置换术隐性失血的影响. 重庆医科大学学报, 2012, 37(4):359-361.

[37] ImaiN, Dohmae Y, Suda K, et al. Tranexamic acid for reduc-tion of blood loss during total hip arthroplasty. J Arthroplas-ty, 2012, 27(10):1838-1843.

[38] Alshryda S, Mason J, Sarda P, et al. Topical(intra-articular) tranexamic acid reduces blood loss and transfu-sion rates fol-lowing total hip replacement: a randomized controlled trial(TRANX-H). J Bone Joint Surg Am, 2013, 95(21):1969-1974.

[39] Wang C, Xu GJ, Han Z, et al. Topical application of tranexamic acid in primary total hip arthroplasty: a sys-tem-ic review and meta-analysis. Int J Surg, 2015, 15:134-139.

[40] Van Elst C, Vanbiervliet J, Simon JP, et al. The effect of top-ical application of tranexamic acid in total hip arthroplasty through the direct anterior approach. American Academy of Orthopaedic Surgeons Annual Meet-ing, March, 2013.

[41] Martin JG, Cassatt KB, Kincaid-Cinnamon KA, et al. Topi-cal administration of tranexamic acid in primary to-tal hip and total knee arthroplasty. J Arthroplasty, 2014, 29(5):889-894.

[42] Yue C, Kang P, Yang P, et al. Topical application of tranexamic acid in primary total hip arthroplasty: a ran-dom-ized double-blind controlled trial. J Arthroplasty, 2014, 29(12):2452-2456.

[43] 岳辰, 谢锦伟, 蔡东峰, 等. 静脉联合局部应用氨甲环酸减少初次全髋关节置换术围手术期失血的有效性及安全性研究. 中华骨与关节外科杂志, 2015, 8(1):44-48.

[44] Chen X, Zhu X, Yang S, et al. Tranexamic acid treatment decreases hidden blood loss in total knee arthro-plasty. Am J Ther, 2015 Mar 12, [Epub ahead of print].

[45] Wu Q, Zhang HA, Liu SL, et al. Istranexamic acid clinical-ly effective and safe to prevent blood loss in total knee ar-throplasty? A meta-analysis of 34 randomized controlled tri-als. Eur J Orthop Surg Traumatol, 2015, 25(3):525-541.

[46] Tan J, Chen H, Liu Q, et al. A meta-analysis of the effective-ness and safety of using tranexamic acid in pri-mary unilater-al total knee arthroplasty. J Surg Res, 2013, 184(2):880-887.

[47] Fu DJ, Chen C, Guo L, et al. Use of intravenous tranexamic acid in total knee arthroplasty: a meta-analysis of random-ized controlled trials. Chin J Traumatol, 2013, 16(2): 67-76.

[48] Yang ZG, Chen WP, Wu LD. Effectiveness and safety of tranexamic acid in reducing blood loss in total knee arthro-plasty: a meta-analysis. J Bone Joint Surg Am, 2012, 94(13): 1153-1159.

[49] Alshryda S, Sarda P, Sukeik M, et al. Tranexamic acid in to-tal knee replacement: a systematic review and meta-analy-sis. J Bone Joint Surg Br, 2011, 93(12): 1577-1585.

[50] Zhang H, Chen J, Chen F, et al. The effect of tranexamic ac-id on blood loss and use of blood products in total knee ar-throplasty: a meta-analysis. Knee Surg Sports Traumatol Ar-throsc, 2012, 20(9): 1742-1752.

[51] Cid J, Lozano M. Tranexamic acid reduces allogeneic red cell transfusions in patients undergoing total knee arthro-plasty: results of a meta-analysis of randomized controlled trials. Transfusion, 2005, 45(8): 1302-1307.

[52] 张阳, 钱齐荣, 吴海山, 等. 氨甲环酸减少全膝关节置换术失血量的 Meta 分析. 中华骨科杂志, 2009, 29(6): 524-529.

[53] 傅德杰, 陈凯宁, 杨柳. 氨甲环酸对全膝关节置换术失血量影响的系统评价. 中国矫形外科杂志, 2012, 20(13): 1172-1177.

[54] 方志辉, 杨华清, 李兵奎, 等. 氨甲环酸应用于膝关节置换术随机对照安慰剂试验的 Meta 分析. 中华临床医师杂志(电子版), 2012, 6(24): 8173-8179.

[55] Benoni G, Fredin H. Fibrinolytic inhibition with tranexamic acid reduces blood loss and blood transfusion after knee ar-throplasty: a prospective, randomised, double-blind study of 86 patients. J Bone Joint Surg Br, 1996, 78(3): 434-440.

[56] Camarasa MA, Ollé G, Serra-Prat M, et al. Efficacy of ami-nocaproic, tranexamic acids in the control of bleed-ing dur-ing total knee replacement: a randomized clinical trial. Br J Anaesth, 2006, 96(5): 576-582.

[57] Dhillon MS, Bali K, Prabhakar S. Tranexamic acid forcon-trol of blood loss in bilateral total knee replacement in a sin-glestage. Indian J Orthop, 2011, 45: 148-152.

[58] Ellis MH, Fredman B, Zohar E, et al. The effect of tourni-quet application, tranexamic acid, and desmopressin on the procoagulant and fibrinolytic systems during total knee re-placement. J Clin Anesth, 2001, 13(7): 509-513.

[59] Good L, Peterson E, Lisander B. Tranexamic acid decreases external blood loss but not hidden blood loss in total knee replacement. Br J Anaesth, 2003, 90(5): 596-599.

[60] Hiippala S, Strid L, Wennestrand M, et al. Tranexamic acid(Cyklokapron) reduces perioperative blood loss associated with total knee arthroplasty. Br J Anaesth, 1995, 74(5): 534-537.

[61] Hiippala ST, Strid LJ, Wennerstrand MI, et al. Tranexamic acid radically decreases blood loss and transfusions associ-ated with total knee arthroplasty. Anesth Analg, 1997, 84: 839-844.

[62] Jansen AJ, Andreica S, Claeys M, et al. Use of tranexamic acid for an effective blood conservation strategy af-ter total knee arthroplasty. Br J Anaesth, 1999, 83(4): 596-601.

[63] Kakar PN, Gupta N, Govil P, et al. Efficacy and safety oftranexamic acid in control of bleeding following TKR: a randomized clinical trial. Indian J Anaesth, 2009, 53(6): 667-671.

[64] MacGillivray RG, Tarabichi SB, Hawari MF, et al. Tranexam-ic acid to reduce blood loss after bilateral total knee arthro-plasty: a prospective, randomized double blind study. J Ar-throplasty, 2011, 26(1): 24-28.

[65] Orpen NM, Little C, Walker G, et al. Tranexamic acid re-duces early post-operative blood loss after total knee arthro-plasty: a prospective randomized controlled trial of 29 pa-tients. Knee, 2006, 13(2): 106-110.

[66] Tanaka N, Sakahashi H, Sato E, et al. Timing of the admin-istration of tranexamic acid for maximum reduction in blood loss in arthroplasty of the knee. J Bone Joint Surg Br, 2001, 83(5): 702-705.

［67］ Veien M, Sørensen JV, Madsen F, et al. Tranexamic acid given intraoperatively reduces blood loss after total knee re-placement: a randomized, controlled study. Acta Anaesthesi-ol Scand, 2002, 46(10): 1206-1211.

［68］ 胡旭栋, 周宗科, 裴福兴, 等. 全膝关节置换围手术期氨甲环酸不同使用方法的有效性和安全性. 中华骨科杂志, 2014, 34(6): 599-604.

［69］ Panteli M, Papakostidis C, Dahabreh Z, et al. Topicaltranexam-ic acid in total knee replacement: a systematic review and meta-analysis. Knee, 2013, 20(5): 300-309.

［70］ Zhao-yu C, Yan G, Wei C, et al. Reduced blood loss after in-tra-articular tranexamic acid injection during total knee ar-throplasty: a meta-analysis of the literature. Knee Surg Sports Traumatol Arthrosc, 2014, 22 (12): 3181-3190.

［71］ Yue C, Pei F, Yang P, et al. Effect of topical tranexamic ac-id in reducing bleeding and transfusions in TKA. Orthope-dics, 2015, 38(5): 315-324.

［72］ 高福强, 孙伟, 郭万首, 等. 局部应用氨甲环酸减少全膝关节置换术后失血量的系统评价. 中国骨与关节损伤杂志, 2014, 29(8): 772-775.

［73］ Alshryda S, Mason J, Vaghela M, et al. Topical(intra-articu-lar) tranexamicacid reduces blood loss and trans-fusion rates following total knee replacement: a randomized controlled trial(TRANX-K). J Bone Joint Surg Am, 2013, 95(21): 1961-1968.

［74］ Sa-Ngasoongsong P, Wongsak S, Chanplakorn P, et al. Effi-cacy of low-dose intra-articular tranexamic acid in total knee replacement: a prospective triple-blinded randomized controlled trial. BMC Musculoskelet Disord, 2013, 14: 340.

［75］ Martin JG, Cassatt KB, Kincaid-Cinnamon KA, et al. Topi-cal administration of tranexamic acid in primary to-tal hipand total knee arthroplasty. J Arthroplasty. 2014, 29(5): 889-894.

［76］ Konig G, Hamlin BR, Waters JH. Topical tranexamic acid reduces blood loss and transfusion rates in total hip and to-tal knee arthroplasty. J Arthroplasty, 2013, 28(9): 1473-1476.

［77］ Georgiadis AG, Muh SJ, Silverton CD, et al. A prospective double-blind placebo controlled trial of topical tranexamic acid in total knee arthroplasty. J Arthroplasty, 2013, 28(8 Suppl): 78-82.

［78］ Roy SP, Tanki UF, Dutta A, et al. Efficacy of intra-articular tranexamic acid in blood loss reduction following primary unilateral total knee arthroplasty. Knee Surg Sports Trauma-tol Arthrosc, 2012, 20(12): 2494-2501.

［79］ Ishida K, Tsumura N, Kitagawa A, et al. Intra-articular in-jection of tranexamic acid reduces not only blood loss but also knee joint swelling after total knee arthroplasty. Int Orthop, 2011, 35(11): 1639-1645.

［80］ Maniar RN, Kumar G, Singhi T, et al. Most effective regi-men of tranexamicacid in knee arthroplasty: aprospective randomized controlled study in 240 patients. Clin Orthop Relat Res, 2012, 470(9): 2605-2612.

［81］ Onodera T, Majima T, Sawaguchi N, et al. Risk of deep ve-nous thrombosis in drain clamping with tranexami-cacid and carbazochromesodium sulfonate hydrate in total knee ar-throplasty. J Arthroplasty, 2012, 27(1): 105-108.

［82］ Wong J, Abrishami A, El Beheiry H, et al. Topical applica-tion of tranexamic acid reduces postoperative blood loss in total knee arthroplasty: arandomized, controlled trial. J Bone Joint Surg Am, 2010, 92(15): 2503-2513.

［83］ Sa-Ngasoongsong P, Channoom T, Kawinwonggowit V, et al. Postoperative blood loss reduction in computer-assisted surgery total knee replacement by low dose intra-articular tranexamic acid injection together with 2-hour clamp drain: a prospective triple-blinded randomized controlled trial. Orthop Rev(Pavia), 2011, 3 (2): e12.

［84］ Seo JG, Moon YW, Park SH, et al. The comparative effica-cies of intra-articular and IV tranexamic acid for reducing blood loss during total knee arthroplasty. Knee Surg Sports Traumatol Arthrosc, 2013, 21(8):

1869-1874.

［85］Huang Z,Ma J,Shen B,et al. Combination of intravenous and topical application of tranexamic acid in primary total knee arthroplasty：a prospective randomized controlled tri-al. J Arthroplasty, 2014, 29（12）：2342-2346.

［86］中华医学会骨科分会. 中国骨科大手术静脉血栓栓塞症预防指南. 中华骨科杂志,2009,29（6）：602-604.

附件3 中国髋、膝关节置换术加速康复——围术期贫血诊治专家共识

国家卫生和计划生育委员会(以下简称"国家卫生计生委")公益性行业科研专项《关节置换术安全性与效果评价》项目组 中华医学会骨科学分会关节外科学组 中国医疗保健国际交流促进会骨科分会关节外科委员会

周宗科 翁习生 向 兵 曲铁兵 张先龙 唐佩福 吴海山 朱振安 廖威明
钱齐荣 邵宗鸿 钱申贤 蒋 青 牛 挺 王坤正 王兆钺 邱贵兴 裴福兴

【摘要】 髋、膝关节置换术(total hip/knee athroplasty,THA/TKA)患者中相当一部分存在术前贫血,加之手术创伤大、出血多,容易导致术后贫血或贫血加重,故术后异体输血率高。如果贫血得不到纠正会严重影响患者的预后,如增加感染风险、延缓术后康复、延长住院时间、增加致残率及死亡风险。通过查阅文献,基于国家卫生计生委公益性行业科研专项《关节置换术安全性与效果评价》项目组数据库大样本数据分析,遵循循证医学原则,经过全国专家组反复讨论,编辑整理完成本共识,供广大骨科医师在临床工作中参考应用。本共识主要内容包括:关节置换术围术期贫血发生的原因、诊断及分型和治疗,关节置换术围术期贫血的治疗主要包括治疗起始值、原发疾病的治疗、均衡膳食、促红细胞生成素及铁剂的补充原则及方法。

【关键词】 加速康复;全髋关节置换术;全膝关节置换术;围手术期医护;贫血

Expert consensus in enhanced recovery after total hip and knee arthroplasty in China:diagnosis and treatment of perioperative anemia

Project group for the National Health and Family Planning Commission's public-benefit project:the safety and effect assessment of joint arthroplasty Joint Surgery Society of Chinese Orthopaedic Association Joint Surgery Committee of Orthopedics Branch of China International Exchange and Promotive Association for Medical and Health Care

ZHOU Zongke WENG Xisheng XIANG Bing QU Tiebing ZHANG Xianlong

TANG Peifu WU Haishan ZHU Zhen'an LIAO Weiming QIAN Qirong
SHAO Zonghong QIAN Shenxian JIANG Qing NIU Ting WANG Kunzheng
WANG Zhaoyue QIU Guixing PEI Fuxing

【Abstract】 A certain amount of patients suffered from anemia before total hip/total knee arthroplasty(THA/TKA). Surgical trauma and blood loss during the operation will result in or exacerbate postoperative anemia, which will increase blood transfusion. The anemia will increase the infection, delay the recovery, prolong the length of hospital stay and increase the disability and mortality. By means of reading literatures and expert group discussion, based on the database of the project group for the "National Health and Family Planning Commission's public-benefit project: the safety and effect assessment of joint arthroplasty" and evidence-based medicine, we compile this consensus which mainly involves pathogenesis, diagnosis, treatment and types of anemia during perioperative period of THA/TKA. The treatment of anemia contains the treatment of underlying diseases, balanced diet and the use of erythropoietin and intravenous iron. We hope that this consensus would give some help to orthopedists.

【Key words】 Enhanced Recovery After Surgery(ERAS); Total Hip Arthroplasty(THA); Total Knee Arthroplasty(TKA); Perioperative Care; Anemia

目前,髋、膝关节置换术(total hip/knee athroplas-ty,THA/TKA)已在国内普遍开展,由于 THA 和 TKA 患者中相当一部分存在术前贫血,加之手术创伤大、出血多,容易导致术后贫血或贫血加重,故术后异体输血率高[1-3]。如果贫血得不到纠正会严重影响患者的预后,如增加感染风险、延缓术后康复、延长住院时间、增加致残率及死亡风险[4,5]。因此,THA 和 TKA 患者围术期贫血的诊断与治疗尤为重要。

国家卫生计生委公益性行业科研专项《关节置换术安全性与效果评价》项目组(以下简称"项目组",项目号:201302007)和《中华骨与关节外科杂志》联合中华医学会骨科学分会关节外科学组、中国医疗保健国际交流促进会骨科分会关节外科委员会共同邀请国内共 66 位专家,复习国内外 3 篇 meta 分析、100 多篇论著,结合 26 家项目组医院和 50 家推广医院数据库共 20 308 例 THA、TKA 和股骨头置换术病例数据,遵循循证医学原则,编辑整理完成本共识,供广大骨科医师在临床工作中参考和应用。

一、概　　述

(一) 关节置换术围术期贫血的发生率

THA 和 TKA 患者围术期贫血十分常见,Spahn[2]纳入 19 项前瞻性或回顾性研究,结果显示 29 068 例 THA 和 TKA 患者术前贫血发生率为 24%,术后贫血发生率为 51%,术后血红蛋白(hemoglobin,Hb)平均下降 30g/L,输血率达 45%。本项目组数据库 20308 例患者的术前贫血发生率 THA 为 26.1%,TKA 为 25.5%,股骨头置换术为 43.9%;术后贫血发生率 THA 为 89.1%,TKA 为 83.9%,股骨头置换术为 81.9%。

(二) 关节置换术围术期贫血的病理生理原因

1. 术前贫血原因[6]　THA 和 TKA 患者多为中老年人,贫血发生率高。第三届国际健康与营养学会(NHANES Ⅲ)调查显示老年贫血主要有3种原因:①营养缺乏性贫血(约占34%):属于造血原料缺乏所致贫血,以缺铁性贫血(iron-deficiency anemia,IDA)最为常见,叶酸、维生素B_{12}缺乏导致的巨幼细胞性贫血较少见;②慢性疾病性贫血(约占32%):指在一些慢性疾病过程中出现的以铁代谢紊乱为特征的贫血。常见于慢性感染、炎症、肿瘤等慢性疾病合并的贫血;③原因不明性贫血(约占34%):可能涉及多种复杂致病机制及共病状态。

2. 术后贫血原因　①失血:髋、膝关节置换术创伤大、失血多,老年患者常患有高血压、血管硬化等疾病,血管弹力降低,手术损伤后断裂血管不能正常回缩,术后更易出血,造成术后贫血[3]。特别是术前Hb在正常值较低水平者或术前存在贫血者,术后更易发生贫血或贫血加重;②中老年患者贫血恢复能力减退:中老年患者身体各器官功能均有不同程度的减退,骨髓造血能力减退,手术更使机体的修复能力受到影响,造成红细胞、Hb的再生减慢[6];③其他原因:术后抗凝、抗感染等多种药物使用干扰造血等[6,7]。

(三) 关节置换术围术期贫血的危害

①增加术后感染率:Rasouli等[8]纳入6111例THA和TKA患者,术前Hb≤100g/L患者手术部位的感染率最高(4.23%),术前Hb为120～130g/L患者手术部位的感染率最低(0.84%);②延长住院时间:围术期贫血状态可延长患者的住院时间,无论是入院时贫血还是术后贫血均明显延长住院时间[2,9,10];③增加术后死亡率:研究发现术前贫血[4]和术后贫血[2]均显著增加术后死亡率;④影响患者术后活动和功能恢复:骨科手术后较高Hb水平有助于患者的功能恢复[11],贫血是影响术后功能活动和正常行走的独立危险因素[10];⑤术后Hb水平与患者生活质量(quality of life,QOL)呈正相关:研究发现出院时的Hb水平与术后2个月时的QOL评分存在正相关[12]。

二、关节置换术围术期贫血的诊断及分型

(一) 关节置换术围术期贫血的诊断标准

贫血是指外周血中单位体积内Hb浓度减低或红细胞数量减少,致使机体不能对组织细胞充分供氧的疾病。临床常用的贫血诊断标准有WHO标准[13]和中国标准[14](表1),结合关节置换术围术期出血多、输血率高的特点,本共识推荐采用WHO贫血诊断标准。

表1　临床常用的贫血诊断指标(Hb,g/L)

WHO[13]	中国[14]
男性<130	男性<120
女性<120	女性<110

(二) 关节置换术围术期贫血的分型[14]诊断

临床常用的贫血分型方法是根据红细胞指数来确定的,即根据患者的平均红细胞体积(mean cell vol-ume,MCV)、平均红细胞血红蛋白量(mean corpuscular hemoglobin,MCH)及平均红细胞血红蛋白浓度(mean corpusular hemoglobin concentration,MCHC)将贫血分为三型:

1. 小细胞低色素性贫血　MCV<80fl,MCH<27pg,MCHC<320g/L,为低色素型贫血。主要见于IDA、铁幼粒红细胞性贫血、珠蛋白生成障碍性贫血及慢性疾病性贫血等。其中以IDA最为常见,IDA的诊断流程见图1。

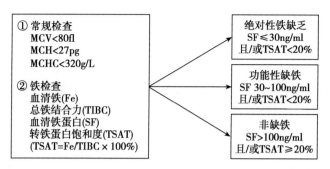

图 1　IDA 的诊断流程图[15]

2. 正细胞正色素性贫血　MCV 正常（80 ~ 100fl），MCH 正常（27 ~ 34pg），MCHC 正常（320 ~ 360g/L），Hb、红细胞数量平衡下降，为正色素型贫血。主要见于再生障碍性贫血、急性失血性贫血（包括术后失血性贫血）、某些溶血性贫血及正常幼红细胞大细胞性贫血等。此型贫血的诊断和治疗最为复杂，小细胞低色素性贫血及大细胞性贫血的早期均可表现为正细胞正色素性贫血。

3. 大细胞性贫血　MCV>100fl，MCH>34pg，MCHC 正常（320 ~ 360g/L），大多为正色素型贫血。主要见于叶酸和（或）维生素 B_{12} 缺乏引起的营养性巨幼细胞性贫血。

三、关节置换术围术期贫血的治疗

（一）关节置换术围术期贫血的治疗起始值

THA 和 TKA 是失血量较大的手术，国内外临床研究均证实 THA 和 TKA 患者术后 3 ~ 5天 Hb 达到最低值，平均下降 40g/L[16-18]。患者的术前 Hb 水平是围术期输血的独立预测因素：THA 和 TKA 患者术前 Hb 为 130 ~ 150g/L 的异体输血风险<10%[18,19]，而术前 Hb<130g/L 的异体输血风险是前者的 4 倍[20]。结合 THA 和 TKA 患者的临床实际情况，同时参考 WHO 的贫血诊断标准、国外 THA 和 TKA 围术期贫血管理指南建议[15]，本共识推荐 THA 和 TKA 患者围术期贫血的治疗起始值为 Hb：男性<130g/L、女性<120g/L（WHO 贫血诊断标准）。

（二）关节置换术围术期贫血的一般治疗措施

贫血的病因和种类复杂，诊断与治疗常需要多学科共同合作，本共识的主要目的在于帮助骨科医师更好地管理 THA 和 TKA 患者围术期贫血的具体问题，侧重于骨科临床实践的可行性，简要介绍出血性原发疾病的诊断与治疗，针对 IDA、营养性贫血及术后失血性贫血的患者要早介入，纠正贫血，减少输血，提高手术安全性，对于复杂病因的贫血则需与血液科专家共同协商诊治。

1. 治疗出血性原发疾病　贫血患者有慢性出血性疾病如胃出血、肠息肉出血或痔疮出血等，应先治疗出血性原发疾病，同时纠正贫血[21]。

2. 营养指导与均衡膳食　根据患者贫血程度和患者饮食习惯等进行个体化营养指导和均衡膳食，促进造血原料的吸收和利用[22,23]。

3. 输血治疗　输血是治疗中重度贫血的有效方法，可有效改善微循环、维持组织供氧。建议根据《围术期输血的专家共识》[24]掌握输注红细胞制剂的指征：①Hb>100g/L，可以不输血;②Hb<70g/L,应考虑输血;③Hb 为 70～100g/L,根据患者的贫血程度、心肺代偿功能、有无代谢率增高以及年龄等因素决定是否输血。

输血的相关副作用及危害[22,25,26]:①输血反应;②病毒感染;③住院费用增加;④溶血反应;⑤过敏反应。

（三）关节置换术围术期贫血的药物治疗

1. 巨幼细胞性贫血的药物治疗　建议同时应用叶酸与维生素 B_{12}[15],具体用法:①叶酸,每次 5～10mg,口服,每日 3 次,口服不耐受者改用甲酰氢叶酸钙,每次 3mg,肌内注射,每日 1 次;②维生素 B_{12} 每次 0.5mg,肌内或静脉注射,每周 3 次。

2. IDA 及术后失血性贫血的药物治疗　主要包括促红细胞生成素(erythropoietin,EPO)和铁剂。

（1）EPO:研究显示,术前应用 EPO 门诊 28 天和住院 5～7 天,可分别产生相当于 5IU 和 1IU 红细胞的血量,且其促红细胞生成作用不受年龄、性别影响[27,28]。此外,EPO 也可以纠正术后炎性因子释放引起的炎症性贫血[29]。Meta 分析和临床研究显示临床单用 EPO 或 EPO 联合铁剂均可有效改善 TKA 和 THA 患者的术前与术后贫血状况、降低输血率,同时不良事件发生率与对照组无明显差异,安全性较好[29-31]。

EPO 的应用指征:围术期诊断为贫血的患者。EPO 的用法用量及疗程推荐:①术前贫血:a. 门诊治疗:术前 21、14、7 天以及手术当日应用 EPO 4 万 IU/d,皮下注射或静脉注射[32,33];b. 住院治疗:术前 5～7 天至术后 3～5 天应用 EPO 1 万 IU/d,连用 8～12 天,皮下注射或静脉注射[25,34];②术后贫血:术后贫血患者继续使用 EPO 治疗可有效改善贫血[33]。建议术后 Hb<95g/L 患者于术后第 1 日开始应用 EPO 1 万 IU/d,连用 5～7 天,皮下注射或静脉注射[34,35],同时联合铁剂。

（2）铁剂:IDA 是 THA 和 TKA 患者围术期贫血的最常见病因,属于造血原料缺乏型贫血,对铁剂补充治疗有较好的临床反应,可使 Hb 在短期内快速恢复[25,36]。术前诊断为 IDA 的患者,以及铁摄入不足、丢失过多的患者,恰当补充铁剂可以提高患者的手术耐受性,减少输血率[37];手术急性失血导致的贫血患者,补充铁剂可以加快提升 Hb、纠正贫血,且有助于患者术后恢复、缩短住院时间[38,39]。铁剂的选择、用法用量及疗程推荐:①术前贫血:a. 门诊治疗:IDA 患者宜选择口服铁剂,常用口服铁剂的用法用量及疗程见表2[37,40]。IDA 患者等待手术期间应选择铁剂静脉滴注,术前根据总缺铁量计算公式:所需补铁量(mg)= 体重(kg)×(Hb 目标值－Hb 实际值)(g/L)×0.24＋贮存铁量(mg)[41]。通常采用铁剂 100～200mg/d 静脉滴注,以补足所需铁量。b. 住院治疗:采用铁剂静脉滴注治疗,其应用指征包括:IDA 经门诊口服铁剂治疗未达正常者,或入院后贫血相关检查诊断为 IDA 而短期内又需要施行手术的患者[40];不耐受口服铁剂、胃肠吸收障碍者[15];中重度贫血患者[25];铁缺乏严重[41],术前时限较短,需快速改善贫血的患者[40];②术后贫血:术前诊断为 IDA 而术后仍有贫血应序贯治疗者,可选择铁剂静脉滴注,根据前述公式计算所需补铁量,铁剂 100～200mg/d 静脉滴注,直至补足铁量[41],同时联合 EPO 皮下注射;术后急性失血造成贫血者,住院期间以铁剂 100～200mg/d 静脉滴注,术后贫血经治疗 Hb 达 10g/L 以上者,可出院后继续口服铁剂治疗或联合 EPO 皮下注射[34,42]。

表 2   常用口服铁剂的用法用量及疗程

常用口服铁剂	每片规格(mg)	每片含铁量(mg)	用法用量
多糖铁复合物	150	150	每次 1~2 片,每日 1 次
硫酸亚铁	300	60	每次 1 片,每日 3 次
硫酸亚铁控释片	525	100	每次 1 片,每日 1 次
富马酸亚铁	200	60	每次 1~2 片,每日 3 次
葡萄糖酸亚铁	300	36	每次 1-2 片,每日 3 次
琥珀酸亚铁	100	30	每次 2 片,每日 3 次(<400mg/d)

铁剂应用的注意事项:①口服铁剂:口服铁剂与维生素 C 共同服用可增加铁剂的吸收率[13,40];餐后服用可减少胃肠道刺激。口服铁剂应避免与其他药物同时服用;不宜与抗酸药物、碱性药物等联用;不能与静脉铁剂同时使用。血色素沉着症及含铁血黄素沉着症患者禁用口服铁剂。口服铁剂常见的不良反应是胃肠道刺激、便秘和黑便[13];②静脉铁剂:常用静脉铁剂有蔗糖铁和右旋糖酐铁,蔗糖铁的不良反应发生率低[43,44]。建议在使用静脉铁剂过程中严密观察,首次使用时应给予小剂量测试,缓慢输注,避免滴速过快。与静脉铁剂有关的常见不良反应包括:一过性味觉改变、低血压、发热和寒颤、恶心和注射部位反应[45]。

本共识仅适用于髋、膝关节置换术围术期诊断明确的巨幼细胞性贫血、IDA 和术后急性失血所造成的贫血,对于原因不明性贫血或地中海贫血患者应请血液科会诊。应用 EPO 或铁剂时应参照药物说明书,若遇不良反应立即停药并处理,不良反应严重时应请相关科室会诊。

附:《中国髋、膝关节置换术围术期贫血诊治专家共识》专家组成员
骨科专家组成员(按姓氏笔划排序):
卫东 马俊 王坤正 王英振 王浩洋 尹宗生 卢伟杰 田华 曲铁兵 吕龙
吕德成 朱庆生 朱振安 朱锦宇 许鹏 齐荣徐 杨柳 杨卫良 杨育晖 杨胜武
肖涟波 肖德明 吴立东 吴海山 邱贵兴 余楠生 沈彬 张文明 张先龙 张怡元
张剑君 张敬东 林剑浩 尚希福 周军 周宗科 周勇刚 庞清江 郑连杰 赵建宁
胡钦胜 姚振钧 夏春钱 翁习生 高鹏 高忠礼 郭艾 郭万首 康鹏德 梁庆威
彭慧明 蒋青 童培建 曾羿 蔡道章 裴福兴 廖威明 阚金庆
血液科专家组成员(按姓氏笔划排序):
王兆钺 牛挺 向兵 刘澎 宋献民 邵宗鸿 钱申贤
麻醉科专家组成员(按姓氏笔划排序):
刘斌 纪宏文

参 考 文 献

[1] Evans S,O'Loughlin E,Bruce J. Retrospective audit of blood transfusion and comparison with haemoglobin concentration in patients undergoingelective primary and revision lower limb arthroplasty. Anaesth Intensive Care,2011,39(3):480-485.

［2］ Spahn DR. Anemia and patient blood management in hip and knee surgery：a systematic review of the literature. Anesthesiology,2010,113（2）:482-495.

［3］ Sehat KR,Evans R,Newman JH. How much blood is really lost in total knee arthroplasty? Correct blood loss management should take hidden loss into account. Knee,2000,7（3）:151-155.

［4］ Beattie WS,Karkouti K,Wijeysundera DN,et al. Risk associated with preoperative anemia in noncardiac surgery：a singlecenter Cohort Study. Anesthesiology,2009,110（3）:574-581.

［5］ Musallam KM,Tamim HM,Richards T,et al. Preoperative anaemia and postoperative outcomes in noncardiac surgery：a retrospective cohort study. Lancet,2011,378（9800）:1396-1407.

［6］ Pang WW,Schrier SL. Anemia in the elderly. Curr Opin Hematol,2012,19（3）:133-140.

［7］ Fowler AJ,Ahmad T,Phull MK,et al. Meta-analysis of the association between preoperative anaemia and mortality after surgery. Br J Surg,2015,102（11）:1314-1324.

［8］ Rasouli MR,Restrepo C,Maltenfort MG,et al. Risk factors for surgical site infection following total joint arthroplasty. J Bone Joint Surg Am,2014,96（18）:e158.

［9］ Gruson KI,Aharonoff GB,Egol KA,et al. The relationship between admission hemoglobin level and outcome after hip fracture. J Orthop Trauma,2002,16（1）:39-44.

［10］ Foss NB,Kristensen MT,Kehlet H. Anaemia impedes functional mobility after hip fracture surgery. Age Ageing,2008,37（2）:173-178.

［11］ Lawrence VA,Silverstein JH,Cornell JE,et al. Higher Hb level is associated with better earlyfunctional recovery after hip fracture repair. Transfusion,2003,43（12）:1717-1722.

［12］ Conlon NP, Bale EP, Herbison GP, et al. Postoperative anemia and quality of life after primary hip arthroplasty in patients over 65 years old. Anesth Analg,2008,106（4）:1056-1061.

［13］ World Health Organization. Iron deficiency anaemia assessment, prevention and control：a guide for programme managers. 2001.

［14］ 陈灏珠. 实用内科学. 第 14 版. 北京：人民卫生出版社,2013:2308-2312.

［15］ Goodnough LT,Maniatis A,Earnshaw P,et al. Detection,evaluation,and management of preoperative anaemia in the elective orthopaedic surgical patient：NATA guidelines. Br J Anaesth,2011,106（1）:13-22.

［16］ Zhou Q,Zhou Y,Wu H,et al. Changes of hemoglobin and hematocrit in elderly patients receiving lower joint arthroplasty without allogeneic blood transfusion. Chin Med J（Engl）,2015,128（1）:75-78.

［17］ Bisbe E,Moltó L,Arroyo R,et al. Randomized trial comparing ferric carboxymaltose vs oral ferrous glycine sulphate for postoperative anaemia after total knee arthroplasty. Br J Anaesth,2014,113（3）:402-409.

［18］ Keating EM,Ritter MA. Transfusion options in total joint arthroplasty. J Arthroplasty,2002,17（4 Suppl 1）: 125-128.

［19］ Noticewala MS,Nyce JD,Wang W,et al. Predicting need for allogeneic transfusion after total knee arthroplasty. J Ar throplasty,2012,27（6）:961-967.

［20］ Salido JA,Marín LA,Gómez LA,et al. Preoperative hemoglobin levels and the need for transfusion after prosthetic hip 14 and knee surgery: analysis of predictive factors. J Bone Joint Surg Am, 2002,84-A（2）: 216-220.

［21］ Bull Henry K,AlKawas FH. Evaluation of occult gastrointestinal bleeding. Am Fam Physician,2013,87（6）: 430-436.

［22］ American Society of Anesthesiologists Task Force on Perioperative Blood Management. Practice guidelines for perioperative blood management an updated report by the American Society of Anesthesiologists Task Force on Perioperative Blood Management. Anesthesiology,2015,122（2）:241-275.

［23］ 中华医学会围产医学分会. 妊娠期铁缺乏和缺铁性贫血诊治指南. 中华围产医学杂志,2014,17（7）:

451-454.

[24] 中华医学会麻醉学分会. 围术期输血的专家共识. 临床麻醉学杂志,2009,25(3):189-191.

[25] Kourtzis N,Pafilas D,Kasimatis G. Blood saving protocol in elective total knee arthroplasty. American journal of surgery,2004,187(2):261-267.

[26] Clevenger B,Mallett SV,Klein AA,et al. Patient blood management to reduce surgical risk. Br J Surg,2015, 102(11):1325-1337.

[27] Crawford J,Robert F,Perry MC,et al. A randomized trial comparing immediate versus delayed treatment of anemia with once-weekly epoetin alfa in patients with non-small cell lung cancer scheduled to receive firstline chemotherapy. J Thorac Oncol,2007,2(3):210-220.

[28] Goodnough LT,Skikne B,Brugnara C. Erythropoietin,iron,and erythropoiesis. Blood. 2000,96(3):823-833.

[29] Lin DM,Lin ES,Tran MH. Efficacy and Safety of Erythropoietin and Intravenous Iron in Perioperative Blood Management:A Systematic Review. Transfus Med Rev,2013,27(4):221-234.

[30] Alsaleh K,Alotaibi GS,Almodaimegh HS,et al. The use of preoperative erythropoiesis-stimulating agents (ESAs) in patients who underwent knee or hip arthroplasty:a meta-analysis of randomized clinical trials. J Arthroplasty,2013,28(9):1463-1472.

[31] 沈彬,裴福兴,杨静,等. 重组人红细胞生成素在全髋关节置换中的应用. 中国矫形外科杂志,2002,10 (14):1359-1362.

[32] SoOsman C,Nelissen RG,Koopman-van Gemert AW,et al. Patient blood management in elective total hipand knee-replacement surgery(Part 1):a randomized controlled trial on erythropoietin and blood salvage as transfusion alternatives using a restrictive transfusion policy in erythropoietineligible patients. Anesthesiology, 2014,120(4):839-851.

[33] Weber EW,Slappendel R,Hémon Y,et al. Effects of epoetin alfa on blood transfusions and postoperative recovery in orthopaedic surgery:the European Epoetin Alfa Surgery Trial(EEST). Eur J Anaesthesiol,2005,22 (4):249-257.

[34] Kateros K,Sakellariou VI,Sofianos IP,et al. Epoetin alfa reduces blood transfusion requirements in patients with intertrochanteric fracture. J Crit Care,2010,25(2):348-353.

[35] 毕文志,娄思权,谭军,等. 重组人红细胞生成素在外科围手术期红细胞动员中的作用. 中华医学杂志,2001,81(5):303-305.

[36] Muñoz M,García Erce JA,Díez Lobo AI,et al. Usefulness of the administration of intravenous iron sucrose for the correction of preoperative anemia in major surgery patients. Med Clin(Barc),2009,132(8):303-306.

[37] Andrews CM,Lane DW,Bradley JG. Iron preload for major joint replacement. Transfus Med,1997,7(4): 281-286.

[38] Beris P,Muñoz M,García-Erce JA,et al. Perioperative anaemia management:consensus statement on the role of intravenous iron. Br J Anaesth,2008,100(5):599-604.

[39] Serrano-Trenas JA,Ugalde PF,Cabello LM,et al. Role of perioperative intravenous iron therapy in elderly hip fracture patients:a singlecenter randomized controlled trial. Transfusion,2011,51(1):97-104.

[40] Cuenca J,García-Erce JA,Martínez F,et al. Preoperative haematinics and transfusion protocol reduce the need for transfusion after total knee replacement. Int J Surg,2007,5(2):89-94.

[41] Theusinger OM,Leyvraz PF,Schanz U,et al. Treatment of iron deficiency anemia in orthopedic surgery with intrave-nous iron:efficacy and limits:a prospective study. Anesthesiology,2007,107(6):923-927.

[42] Basora M,Colomina MJ,Tio M,et al. Optimizing preoperative haemoglobin in major orthopaedic surgery using intravenous iron with or without erythropoietin. Rev Esp Anestesiol Reanim,2015,62(6):313-321.

[43] Milman N. Prepartum anaemia:prevention and treatment. Ann Hematol,2008,87(12):949-959.

[44] Faich G, Strobos J. Sodium ferric gluconate complex in sucrose: safer intravenous iron therapy than iron dextrans. Am J Kidney Dis, 1999, 33(3):464-470.

[45] Pavord S, Myers B, Robinson S, et al. UK guidelines on the management of iron deficiency in pregnancy. Br J Haematol, 2012, 156(5):588-600.

附件4 中国髋、膝关节置换术加速康复——围术期疼痛与睡眠管理专家共识

国家卫生和计划生育委员会公益性行业科研专项《关节置换术安全与效果评价》项目组 中华医学会骨科学分会关节外科学组 中国医疗保健国际交流促进会骨科分会关节外科委员会

沈　彬　翁习生　廖　刃　曲铁兵　张先龙　曹　力　严世贵
廖威明　钱齐荣　朱振安　田　华　钱文伟　袁红斌　刘　斌
黄宇光　王坤正　孙学礼　邱贵兴　裴福兴

【摘要】 加速康复外科(enhanced recovery after surgery, ERAS)理念的核心是在围术期应用已证实有效的方法减少手术应激,降低疼痛与并发症的发生率,加快功能康复,提高患者满意度。而疼痛和睡眠障碍是影响患者加速康复的重要原因。基于国家卫生和计划生育委员会(简称"国家卫计委")公益性行业科研专项《关节置换术安全性与效果评价》项目组数据库大样本数据分析,遵循循证医学原则,经全国专家组反复讨论,编辑整理完成本共识,供广大骨科医师在临床工作中参考。本共识主要分为两大部分,前一部分为髋、膝关节置换术围术期疼痛的管理,重点包括疼痛的评估,疼痛管理的目的、原则和疼痛管理的常用方法以及疼痛管理流程;后一部分介绍围术期睡眠障碍的分类、原因、临床表现和境遇性失眠、慢性失眠及焦虑型失眠的诊断和处理。

【关键词】 加速康复;全髋关节置换术;全膝关节置换术;疼痛;睡眠

Expert consensus in enhanced recovery after total hip and knee arthroplasty in China:pain and sleep management

Project group for the National Health and Family Planning Commission's public-benefit project:the safety and effect assessment of joint arthroplasty　Joint Surgery Society of Chinese Orthopaedic Association　Joint Surgery Committee of Orthopedics Branch of China International Exchange and Promotive Association for Medical and Health Care

SHEN Bin,WENG Xisheng,LIAO Ren,QU Tiebing,ZHANG Xianlong,

CAO Li，YAN Shigui，LIAO Weiming，QIAN Qirong，ZHU Zhen'an，

TIAN Hua，QIAN Wenwei，YUAN Hongbin，LIU Bin，HUANG Yuguang，

WANG Kunzhen，SUN Xueli，QIU Guixing，PEI Fuxing

【Abstract】　The enhanced recovery after surgery(ERAS) aims to reduce surgical stress and incidences of pain and complications，enhance functional rehabilitation，and improve patients' satisfaction by using approved efficient methods in perioperative period. Pain and insomnia are obstacles for enhanced recovery. Based on the database of the project group for the "National Health and Family Planning Commission's public-benefit project：the safety and effect assessment of joint arthroplasty" and evidence-based medicine，we compile this consensus and hope it can give some help to orthopedists. This consensus contains two parts. The first part is about pain management during perioperative period of TKA and THA，which mainly discuss pain evaluation，goal，principle，common method and procedure of pain management. The second part introduces perioperative insomnia classification，reason，clinical manifestation and the diagnosis and treatment for conditioned insomnia，chronic insomnia and anxiety insomnia.

【Key words】　Enhangced Recovery After Surgery(ERAS)；Total Hip Arthroplasty(THA)；Total Knee Arthroplasty(TKA)；Pain；Sleep

　　世界卫生组织(WHO，1979 年)和国际疼痛研究协会(IASP，1986 年)将疼痛定义为：组织损伤或潜在组织损伤引起的不愉快感觉和情感体验[1]。疼痛既是机体对创伤或疾病的反应机制，也是疾病的症状。1995 年，美国疼痛学会(American Pain Society，APS)主席 James Campell 提出将疼痛列为除脉搏、呼吸、体温、血压以外的"第五大生命体征"，并认为疼痛是手术患者最原始的恐惧之一[2]。加速康复外科(enhanced recovery after surgery，ERAS)理念的核心是在围术期应用已证实有效的方法减少手术应激，降低疼痛与并发症的发生率，加快功能康复，提高患者满意度，减少住院费用。疼痛是影响患者加速康复的重要因素之一，术后持续疼痛可引起中枢神经系统发生病理重构，进而影响患者关节功能的恢复、延长住院时间、增加医疗费用，甚至可能发展为难以控制的慢性疼痛，使患者无法参与正常的日常生活和社交活动。疼痛与睡眠相互影响，疼痛影响睡眠，而睡眠障碍加重疼痛，两者互为因果。

　　优化镇痛是指采用有效的方法对可能发生的或已发生的疼痛进行评估，根据评估结果采取相应的预防性镇痛和(或)多模式镇痛进行充分镇痛，达到预防疼痛或缓解疼痛的目的。由于疼痛与睡眠密切相关，在优化镇痛方案时应评估患者围术期的睡眠障碍，同时进行必要的催眠抗焦虑治疗，达到帮助睡眠和缓解疼痛的目的。因此，处理好关节置换患者在围术期的疼痛与睡眠障碍是提高患者满意度和加速康复成功的基础，是骨科医师亟待解决的问题。本共识所涉及的优化镇痛与催眠抗焦虑方案仅针对关节置换术患者围手术期疼痛与睡眠的管理，且应首先明确原发疾病的诊断和处理方案，再对疼痛和睡眠进行优化管理。

一、围术期疼痛的管理

(一) 围术期疼痛的分类和评估

根据疼痛发生的方式和持续时间的长短，可分为急性疼痛和慢性疼痛；根据疼痛的病理

学机制,可分为伤害感受性疼痛、神经病理性疼痛和混合性疼痛。疼痛的评估有两种常用方法:数字评价量表法(numerical ratings scale,NRS)和视觉模拟评分(visual analogue scale,VAS)。数字评价量表法用 0~10 代表不同程度的疼痛:0 为无痛,1~3 为轻度疼痛(疼痛尚不影响睡眠),4~6 为中度疼痛,7~9 为重度疼痛(不能入睡或睡眠中痛醒),10 为剧烈疼痛;视觉模拟评分采用一条 10cm 长线,一端代表无痛,另外一端代表剧烈疼痛。患者在线上划叉,评价自己疼痛程度的位置。医生测量标记的位置,得出患者的疼痛评分(具体参见骨科常见疼痛的处理专家建议)[3]。关节置换术围术期加速康复中疼痛管理尤其重要,将 VAS 评分或 NRS 评估方法作为患者术后常规查房和护理记录的检测指标。

(二)关节置换术后疼痛管理的目的

关节置换术围术期疼痛主要包括两个方面,即术前由原发关节疾病引起的疼痛和术后由于手术创伤引起的疼痛。疼痛处理的目的在于:①术前缓解由原发性关节疾病带来的疼痛,增加患者手术耐受力;②减轻术后疼痛,更早地开展康复训练,改善关节功能;③降低术后并发症,缩短住院时间;④提高患者对手术质量的满意度,加速康复。

(三)关节置换术后疼痛管理的原则

1. 重视健康宣教　患者术前常伴有焦虑、紧张情绪,因此需要给患者介绍手术过程、可能发生的疼痛和对疼痛采取的预防措施,消除患者的焦虑,以得到患者的配合,达到理想的减轻疼痛的效果。

2. 选择合理的疼痛评估方法　对围术期疼痛评估,通常采用 VAS 或 NRS 评估方法。

3. 预防性镇痛　预防性镇痛是在疼痛发生之前采取有效的措施,并在围术期全程给予适当的预防性措施,以减轻围术期有害刺激造成的外周和中枢敏化,降低术后疼痛强度,减少镇痛药物的需求。预防和抑制中枢敏化是预防性镇痛的核心。推荐在伤害性刺激(手术刺激)发生前使用快速通过血脑屏障抑制中枢敏化的药物,有利于打断疼痛链,降低术后疼痛程度。

4. 多模式镇痛　将作用机制不同的镇痛药物和镇痛方法组合在一起,发挥镇痛的协同或相加作用,降低单一用药的剂量和不良反应,同时可以提高对药物的耐受性,加快起效时间和延长镇痛时间[4]。目前,关节置换术围术期多模式镇痛一般包括药物口服或注射+神经阻滞+关节切口周围注射,必要时联合椎管内麻醉和患者自控镇痛[5]。应注意避免重复使用同类药物。

5. 个体化镇痛　不同患者对疼痛和镇痛药物的反应存在个体差异,因此镇痛方法应因人而异,应在患者应用预防性镇痛药物后,按时评估疗效,调整药物。个体化镇痛的最终目标是应用最小的剂量达到最佳的镇痛效果。

(四)关节置换术围术期疼痛管理的常用方法

1. 非药物治疗　患者教育、物理治疗(冷敷、热敷、针灸)、分散注意力、放松疗法及自我行为疗法等是基本的疼痛处理方法。

2. 药物治疗　主要分为全身作用类药物和局部作用类药物。镇痛药物的应用分为治疗性镇痛和预防性镇痛。在使用任何药物之前,请参阅其使用说明书。

NSAIDs 类药物:包括对乙酰氨基酚、传统 NSAIDs 类药物和选择性 COX-2 抑制剂[6],其中传统 NSAIDs 类药物主要包括双氯芬酸、布洛芬、洛索洛芬钠、氟比洛芬酯等,选择性 COX-2 抑制剂主要包括塞来昔布、帕瑞昔布等。术前预防性镇痛应选择对乙酰氨基酚或选择性

COX-2 抑制剂,避免影响血小板功能。Buvanendran、Huang、沈彬等的研究发现,关节置换术前使用选择性 COX-2 抑制剂具有预防性镇痛作用,较单纯术后镇痛可明显减轻术后疼痛、减少镇痛药用量、加快康复[7-9]。选择性 COX-2 抑制剂及传统 NSAIDs 均可用于关节置换术后预防性镇痛或疼痛的治疗。传统 NSAIDs 会抑制血小板的功能,增加术后出血风险,并存在较高的胃肠道副作用,在既往有消化性溃疡史、长期服用糖皮质激素、阿司匹林的患者中,慎用传统 NSAIDs 类药物,建议选用选择性 COX-2 抑制剂。对于心脑血管疾病高危患者及肝肾功能损害患者应权衡疗效及安全性谨慎选择选择性 COX-2 抑制剂或传统 NSAIDs。

阿片类镇痛药物:主要通过作用于中枢或外周的阿片类受体发挥镇痛作用,包括可待因、曲马多、羟考酮、吗啡、芬太尼、地佐辛等,给药方式以口服和注射为主。主要用于术后急性疼痛,最常见的不良反应主要涉及消化道和中枢系统,包括:恶心、呕吐、便秘、嗜睡及过度镇静、呼吸抑制等[10]。阿片类镇痛药用于治疗术后慢性疼痛时,应及时监测患者疼痛程度,以调整其剂量,避免药物依赖。

催眠抗焦虑药物:虽然不具备直接的镇痛作用,但可以发挥抗焦虑、帮助睡眠、缓解肌肉张力等作用,间接地提高镇痛效果。

外用药物:主要包括各种局部作用的 NSAIDs 乳胶剂、贴剂和全身作用的阿片类贴剂等。局部起效的外用药物主要用于治疗术后软组织炎症反应引起的局部疼痛,可降低口服药物的全身不良反应。而全身起效的外用药物主要用于有需要阿片类镇痛药治疗的中度到重度慢性疼痛。

3. 椎管内镇痛　通过麻醉导管一次性或持续性在椎管内给予阿片类药物和(或)麻醉药,使之作用于脊髓背侧胶质中的受体,阻止疼痛信号传导,可有效缓解术后疼痛,尤其是在术后 4~6 小时的早期阶段。椎管内镇痛药物的选择各家医院不一致,包括吗啡、芬太尼、利多卡因、罗哌卡因和布比卡因的单独使用或联合使用,持续时间可长达 72 小时[11-13]。其不良反应主要包括皮肤瘙痒、尿潴留和低血压。

4. 外周神经阻滞　通过外周神经鞘膜注入麻醉药物,阻断疼痛信号在外周神经的传导,达到镇痛效果。对于髋关节置换,可以选择腰丛神经阻滞。对于膝关节置换,可以选择股神经阻滞、隐神经阻滞或坐骨神经阻滞,现在多选择内收肌管阻滞。麻醉药物的注入可以是一次性,也可以是持续性。麻醉药物主要为罗哌卡因或布比卡因[14]。Meta 分析显示,神经阻滞在关节置换术围术期有良好镇痛效果,效果优于单纯口服药物镇痛,且降低药物的副作用[15,16]。神经阻滞的不足之处在于局麻药物可能会同时阻断支配关节活动的运动神经元,从而影响术后康复锻炼。

5. 切口周围注射"鸡尾酒"疗法　切口周围注射多种药物混合制剂,以达到术后预防性镇痛的目的,类似于含有多种成分的鸡尾酒,故又称为"鸡尾酒"疗法[17]。"鸡尾酒"主要以罗哌卡因为主,可联合肾上腺素和糖皮质激素。罗哌卡因由于其产生感觉和运动阻滞的分离程度强于布比卡因,小剂量时主要阻滞感觉神经,而不阻滞运动。肾上腺素主要起到收缩血管、延长药物达峰时间的作用。糖皮质激素主要提供强大的局部抗炎作用,可以减轻手术创伤引起的局部炎性反应,起到间接镇痛的效果。Busch、Mullaji、康鹏德等的随机对照研究均采用以罗哌卡因为主的混合制剂进行切口周围注射镇痛,术后镇痛效果优于对照组,且不增加伤口愈合和感染等并发症发生率[18-20]。对于膝关节置换术"鸡尾酒"切口周围注射一般选择植入假体前后的时间,假体植入前于膝关节后方的关节囊和内外侧副韧带起止点进行注射,植入后于股四头肌伸膝装置、髌韧带、骨膜、关节周围皮下组织肌肉等进行区域注射。对于髋关节置换术,可以在假体植入后于深筋膜的深层、浅层、皮下组织进行注射。

6. 患者自控镇痛　患者自控镇痛(patient controlled analgesia,PCA)主要分为静脉 PCA(patient controlled intravenous analgesia,PCIA)、硬膜外 PCA(patient controlled epidural analgesia,PCEA)和皮下 PCA(patient controlled subcutaneous analgesia,PC-SA)三大类。PCA 的主要优势在于镇痛药物的剂量由患者控制,患者可根据自身疼痛耐受情况调整药物剂量。PCA 使用方法简便,起效快,尤其适用于四肢关节的术后镇痛。PCA 的药物选择一般以不同作用强度的阿片类药物为主,包括吗啡和芬太尼的联合使用。PCA 的缺点在于阿片类药物所带来的胃肠道反应和中枢神经系统抑制。

(五) 关节置换术围术期镇痛的流程选择

依据预防性镇痛、多模式镇痛和个体化镇痛的理念,在关节置换术前、术中和术后三个阶段,根据术前疼痛评估做出预防性镇痛和治疗性镇痛方案,并同时进行疼痛评估和调整镇痛方案。尽可能地降低关节置换术患者围术期疼痛。

1. 术前疼痛评估　根据患者病史、手术创伤的程度和患者对疼痛的耐受程度,结合患者既往药物使用史,对患者的关节疼痛程度及患者对疼痛的耐受度进行评估。

2. 制定围术期镇痛方案　根据术前患者疼痛程度、患者对疼痛的耐受程度、手术方式及复杂程度和心血管、胃肠道、肝肾并存疾病的风险等参考因素,并综合考虑各种镇痛方式的利益风险,制定合理的围术期镇痛方案。镇痛方案需要遵循预防性镇痛和治疗性镇痛、多模式镇痛、个体化镇痛的原则。

3. 术前疼痛管理　术前镇痛的目的在于治疗术前由关节疾病引起的疼痛;同时也降低术中和术后由手术刺激引起的疼痛,达到预防性镇痛作用。主要包括:①选择可快速透过血脑屏障抑制中枢敏化,同时不影响凝血功能的镇痛药物,如对乙酰氨基酚、塞来昔布、帕瑞昔布;②催眠或抗焦虑药物,催眠药物可采用苯二氮䓬类药物氯硝西泮、地西泮或阿普唑仑、艾司唑仑等,或非苯二氮䓬类药物唑吡坦、扎来普隆等;抗焦虑药物可采用帕罗西汀、舍曲林、西肽普兰等;③对患者及家属进行健康教育,包括行为疼痛控制技巧等。

4. 术中疼痛管理　患者在手术中虽然因麻醉状态感知不到疼痛,但仍应采取预防性镇痛措施,以减轻术后疼痛。术中预防性镇痛包括:①根据手术创伤程度和患者对疼痛的敏感程度,决定是否选择椎管内麻醉以及术后是否采用持续性椎管内镇痛;②外周神经阻滞:膝关节置换可选择股神经或隐神经阻滞,现多选择内收肌管阻滞;③切口周围注射"鸡尾酒"法;④尽量缩短手术时间,减少术后由创伤引起的炎症反应;⑤手术结束后,根据麻醉清醒后患者疼痛情况,可予以阿片类镇痛药或选择性 COX-2 抑制剂或 NSAIDs 类静脉注射或肌内注射镇痛。

5. 术后疼痛管理　术后疼痛管理包括术后预防性镇痛和术后疼痛治疗两部分,首先应采取预防性镇痛,若术后疼痛 VAS 评分≥3 分,则立刻转为疼痛治疗。术后疼痛管理的具体措施包括:①冰敷、抬高患肢、减轻炎症反应;②传统 NSAIDs 类药物或选择性 COX-2 抑制剂药物镇痛,包括口服给药(双氯芬酸钠、塞来昔布、洛索洛芬钠等)、静脉或肌内注射(帕瑞昔布、氟比洛芬酯等);③根据情况选择 PCA 镇痛;④催眠抗焦虑药物,催眠药如氯硝西泮、地西泮、阿普唑仑、艾司唑仑或唑吡坦;抗焦虑药在精神科医师指导下应用如帕罗西汀、舍曲林、西肽普兰、复方制剂黛力新等;⑤疼痛重时联合阿片类药物镇痛,包括曲马多、羟考酮口服或吗啡肌内注射;⑥其他围术期处理:加强肌力锻炼,早期下地活动,减轻患者心理负担等。

6. 出院后疼痛管理　出院以后应继续予以镇痛治疗,直至功能康复良好,避免出现关节慢性疼痛。镇痛主要以口服药物为主,主要选择选择性 COX-2 抑制剂,或 NSAIDs 类药物,或联合阿片类药物和催眠抗焦虑药。

二、围术期睡眠障碍的诊断与处理

(一) 睡眠障碍的定义

根据睡眠障碍的国际分类标准(international classification of sleep disorders,ICSD),睡眠障碍主要包括睡眠的发动与维持障碍、过度睡眠障碍、睡眠节律障碍以及特定睡眠阶段的睡眠障碍四大类型。临床上最常见的睡眠障碍为睡眠的发动与维持障碍,即"失眠"。失眠也是围术期患者最主要的睡眠障碍类型,它的实质是个体对睡眠需求量的相对/绝对增加以及对睡眠状态的焦虑。失眠类型分为:境遇性失眠、慢性失眠、焦虑障碍型失眠、抑郁障碍型失眠、重性精神障碍型失眠、精神活性物质型失眠。围术期失眠以境遇性失眠最为常见。

(二) 围术期患者失眠的常见原因

1. 人文心理因素　①患者缺乏医学知识,对麻醉和手术过程及预后担心担忧;②家庭支持系统和社会支持系统的影响:如家庭生活是否和谐,亲属关注恰当与否,社保是否完善等;③医患关系和同病室病友关系是否和谐。

2. 环境因素　住院环境的舒适度、安静度、拥挤程度等。

3. 生物学因素　①术前原发疾病疼痛及术后伤口疼痛或手术后体位不舒适;②手术麻醉药物的使用导致术后头晕、口干、腹胀、尿潴留或饥饿等躯体不适;③合并有其他躯体疾病的患者;④既往或现在合并有焦虑、抑郁、精神活性物质有害使用病史等精神疾病的患者。

(三) 失眠的临床表现

失眠的常见临床表现主要有以下 7 种表现,但表现的最核心强调患者个体的主观感受及患者过去与现在睡眠状态的比较。

1. 入睡困难　入睡时间延迟 30 分钟或以上;也可与过去常态相比较,个体主观感受有入睡困难,且伴有对此感受的担心或影响社会功能。

2. 入睡后觉醒次数增加　平均每晚觉醒次数≥2 次;也可与过去常态相比较,个体主观感受到夜里易醒,并且此体验给自身带来影响。

3. 多梦　个体主观体验到梦境造成了对自身心情、精神状态影响。

4. 早醒　觉醒时间提早 60 分钟或以上;也可与过去常态相比较,个体主观感受有早醒,且伴有对此感受的担心或影响社会功能。

5. 睡眠浅　个体主观体验到睡眠不深,且对自己心情/精神状态影响。

6. 缺乏睡眠感　个体体验到的睡眠时间和实际睡眠时间存在明显差异的情况。极端案例可表现为"自己感到一夜未眠,而其鼾声吵得别人整夜不能入睡"。

7. 醒后不适感、疲乏或白天困倦。

(四) 常见的境遇性、慢性和焦虑型失眠的诊断

1. 境遇性失眠

(1) 境遇性失眠的定义:指主要由环境因素所导致的失眠。这里的环境包括自然环境

和社会人文环境。术前及术后医院环境、术前紧张、药物不良反应等均可成为"境遇"的因素。

（2）境遇性失眠的诊断：①临床表现符合以上"失眠"症状的任意一条或多条；②持续时间小于7天；③使患者苦恼或社会功能受到影响。

2. 慢性失眠

（1）慢性失眠的定义：主要指睡眠的质/量是患者的唯一或基本的主诉，且持续相当长的一段时间。此种情况可在患者手术应激时候加重或复发。

（2）慢性失眠的诊断：①临床表现符合以上"失眠"症状的任意一条；②持续时间1个月以上；③明显引起患者苦恼和社会功能的影响；④症状再次出现或出现的频率更高，或对患者的日常生活影响更大，或导致患者生命体征异常（如血压增高、心率增快）。

3. 焦虑障碍型失眠

（1）焦虑障碍型失眠的定义：是以焦虑情绪为其主要临床特征的一种疾病。可分为慢性焦虑和发作性焦虑障碍。焦虑障碍的患者失眠症状以"入睡困难"和"易醒"为最常见表现。

（2）焦虑障碍型失眠的诊断：①根据精神专科医师的诊断和既往焦虑病史；②既往未在精神专科就诊及被识别焦虑障碍的失眠患者，初步识别如下（符合以下条件之一，并由此影响患者的日常生活，应考虑为焦虑障碍型失眠）：灾难性思维；发作或持续出现心慌、坐立不安或烦躁等体验；发作或持续出现出汗、肢体振颤、肌紧张、尿频、夜尿增多、心悸、呼吸急促等症状；③关于疼痛的心身解读：疼痛是预警信号，所谓预警主要应解读为个体警觉性增高，这便是焦虑的另一种说法。疾病及手术创伤会是患者产生疼痛，即产生合理"预警"的重要原因，但患者对疾病损伤和手术创伤的差异性反应仍然和前面所提及的"境遇"因素关系密切。因此，消除疼痛症状除进行镇痛处理外，抗焦虑治疗对疼痛应是更重要的方法。

（五）围术期失眠患者的处理原则

1. 心理行为干预原则　失眠患者加强知情沟通，改善环境和服务，增加患者的安全感，提升患者的愉悦感。

2. 境遇性失眠患者推荐使用催眠药物，如苯二氮䓬类药物：氯硝西泮、地西泮、阿普唑仑、艾司唑仑片，或非苯二氮䓬类药物：唑吡坦、扎来普隆等，推荐用药7天无效者应请专科会诊。

3. 慢性失眠或焦虑障碍型失眠以抗焦虑治疗为主，催眠药物为辅。抗焦虑药物推荐使用5-羟色胺再摄取抑制剂（SSRIs），推荐使用帕罗西汀、西酞普兰、舍曲林或复方制剂黛力新，抗焦虑药物应用可遵照以下具体用药指导或在精神科医师指导下应用或会诊后应用；催眠药物推荐使用苯二氮䓬类药物，包括氯硝西泮、地西泮、阿普唑仑、艾司唑仑片。用药7天无效应请专科会诊。

4. 既往诊断有抑郁障碍型失眠、重性精神障碍型失眠或精神活性物质型失眠的患者建议应用原有用药方案，若既往用药无效或此次用药无效，需请精神科会诊或转科治疗。

5. 既往有其他重性精神疾病病史的患者，应请精神科会诊，先处理精神疾病后，再进行手术。

（六）具体用药指导

1. 催眠药

（1）长半衰期苯二氮䓬类药物：①具体药物和治疗剂量为：氯硝西泮1～2mg，睡前半小时内服用或地西泮5mg，睡前半小时内服用；②术前1天开始使用，使用时间为3～7天；③药物特点为催眠作用强，持续较长，成瘾性低；④使用时应观察并避免呼吸抑制和过度镇静。

（2）中长半衰期苯二氮䓬类药物：①具体药物和治疗剂量为：阿普唑仑0.4～0.8mg，睡前半小时内服用或艾司唑仑片1～2mg，睡前半小时内服用；②术前1天开始使用，使用3～7天；③药物成瘾性低；④呼吸抑制和过度镇静发生少于长半衰期苯二氮䓬类药物。

（3）非苯二氮䓬类催眠药物：①具体药物和治疗剂量为：酒石酸唑吡坦片，5～10mg，睡前半小时内服用或扎来普隆5～10mg，睡前半小时内服用；②术前3天开始使用，使用3～7天；③镇静及呼吸抑制作用小于苯二氮䓬类药物，无依赖性。

2. 抗焦虑药

（1）SSRIs类药物：①具体药物和治疗剂量为：帕罗西汀20mg，早上饭后服用或西酞普兰10mg，早上饭后服用或舍曲林50mg，早上饭后服用或氢溴酸西酞普兰20mg，早上饭后服用；②术前14天至1个月开始使用，术后7～14天停止；③药物起效时间为服药后7天，初始服用会出现一过性头昏、胃肠道不适等，禁止与单胺氧化酶抑制剂、三环类抗抑郁药物合用；④推荐方案：上述任一种SSRIs类药物同时配伍一种长效苯二氮䓬类药物，苯二氮䓬类药物使用7～14天后可先于SSRIs类药物停止使用，如舍曲林50mg+氯硝安定1mg，每日1次。

（2）复方制剂黛力新：每片含0.5mg氟哌噻吨和10mg美利曲辛，药物优点是有抗焦虑和帮助睡眠的双重作用。①治疗剂量和用法：每次1片，每日2次（早、中饭后）；②术前10～14天开始使用，术后7～14天停止；③药物起效时间为3～5天，禁止与单胺氧化酶抑制剂同时使用；④必要时可加苯二氮䓬类药物。

本共识所涉及的优化镇痛和睡眠管理方案应根据患者具体情况进行评估，选择合适的方案。应用药物前应参考药物说明书，评估药物的效果和不良反应。如有不良反应，应及时停药或请相关科室会诊。

附：《中国髋、膝关节置换术加速康复——围术期疼痛与睡眠管理专家共识》专家组成员

骨科专家组成员（按姓氏笔划排序）：

马建军　马建兵　王万春　王　晶　左　建　宁田华　史占军　朱庆生　朱振安　朱锦宇
刘安庆　刘效仿　刘　锋　齐　欣　孙相祥　严世贵　李　奇　李玲利　李　晔　杨　柳
肖德明　邱贵兴　何　伟　辛　峰　沈　彬　张卫国　张志强　张树栋　林　宁　林博文
施培华　钱文伟　钱齐荣　徐卫东　翁习生　黄　伟　曹　力　章军辉　蒋　青　童培建
曾　羿　曾　晖　裴福兴　廖威明

麻醉科专家组成员（按姓氏笔划排序）：

刘　斌　袁红斌　徐海涛　黄宇光　廖　刃

精神科专家组成员（按姓氏笔划排序）：

孙学礼　郭　菁

药剂科专家组成员：刘世霆

参 考 文 献

[1]　Foley KM, Posner JB. Pain and its management. In: Wyngaarden JB, Smith LH. Cecil textbook of medicine.

18th ed. Philadelphia：WB Saunders Company,1988：104-112.

［2］ Philips WJ,Currier BL. Analgesic pharmacology：I. Neurophysiology. J Am Acad Orthop Surg,2004,12（4）：213-220.

［3］ 中华医学会骨科学分会.骨科常见疼痛的处理专家建议.中华骨科杂志,2008,28（1）：78-81.

［4］ Parvizi J,Miller AG,Gandhi K. Multimodal pain management after total joint arthroplasty. J Bone Joint Surg Am,2011,93（11）：1075-1084.

［5］ 王浩洋,康鹏德,裴福兴,等.全髋关节置换后多模式镇痛的有效性及安全性.中国矫形外科杂志,2013,21（10）：976-980.

［6］ McCartney CJ,Nelligan K. Postoperative pain management after total knee arthroplasty in elderly patients：treatment options. Drugs Aging,2014,31（2）：83-91.

［7］ Buvanendran A,Kroin JS,Tuman KJ,et al. Effects of perioperative administration of a selective cyclooxygenase 2 inhibitor on pain management and recovery of function after knee replacement：a randomized controlled trial. JAMA,2003,290（18）：2411-2418.

［8］ Huang YM,Wang CM,Wang CT,et al. Perioperativecele-coxib administration for pain management after total knee arthroplasty-a randomized,controlled study. BMC Musculo-skelet Disord,2008,9：77.

［9］ 沈彬,唐新,杨静,等.围术期口服塞来昔布对全膝关节置换术后疼痛和功能康复的近期影响和安全性观察.中华外科杂志,2009,47（2）：116-119.

［10］ Bourne MH. Analgesics for ortho pedic postoperative pain. Am J Orthop（Belle Mead NJ）,2004,33（3）：128-135.

［11］ Casati A,Ostroff R,Casimiro C,et al. 72-hour epidural infusion of 0.125% levobupivacaine following total knee replacement：a prospective,randomized,controlled,multicenter evaluation. Acta Biomed,2008,79（1）：28-35.

［12］ Förster JG,Rosenberg PH. Small dose of clonidine mixed with low-dose ropivacaine and fentanyl for epidural analgesia after total knee arthroplasty. Br J Anaesth,2004,93（5）：670-677.

［13］ Choi PT,Bhandari M,Scott J,et al. Epidural analgesia for pain relief following hip or knee replacement. Cochrane Database Syst Rev,2003,（3）：CD003071.

［14］ de Lima E Souza R,Correa CH,Henrigues MD,et al. Singleinjection femoral nerve block with 0.25% ropivacaine or 0.25% bupivacaine for postoperative analgesia after total knee replacement or anterior cruciate ligament reconstruction. J Clin Anesth,2008,20（7）：521-527.

［15］ Richman JM,Liu SS,Courpas G,et al. Does continuous peripheral nerve block provide superior pain control to opioids? A metaanalysis. Anesth Analg,2006,102（1）：248-257.

［16］ Fowler SJ,Symons J,Sabato S,et al. Epidural analgesia compared with peripheral nerve blockade after major knee surgery：a systematic review and meta-analysis of randomize trials. Br J Anaesth, 2008, 100（2）：154-164.

［17］ Fu P,Wu Y,Wu H,et al. Efficacy of intra-articular cocktail analgesic injection in total knee arthroplasty-a randomized controlled trial. Knee,2009,16（4）：280-284.

［18］ Busch CA,Shore BJ,Bhandari R,et al. Efficacy of periarticular multimodal drug injection in total knee arthroplasty. A randomized trial. J Bone Joint Surg Am,2006,88（5）：959-963.

［19］ Mullaji A,Kanna R,Shetty GM,et al. Efficacy of periarticular injection of bupivacaine,fentanyl,and methylprednisolone in total knee arthroplasty：a prospective, randomized trial. J Arthroplasty, 2010, 25（6）：851-857.

［20］ 康鹏德,王浩洋,沈彬,等.加入局部浸润镇痛的多模式镇痛在全膝关节置换中的应用.中华骨科杂志,2013,33（3）：246-251.

附件5 中国髋、膝关节置换术加速康复——合并心血管疾病患者围术期血栓管理专家共识

国家卫生和计划生育委员会公益性行业科研专项《关节置换术安全与效果评价》项目组 中华医学会骨科学分会关节外科学组 中国医疗保健国际交流促进会骨科分会关节学组

康鹏德 翁习生 刘震宇 祝 烨 曲铁兵 廖威明 田红燕 朱庆生 姚振钧
王浩洋 张抒杨 赵纪春 陈 茂 王坤正 邱贵兴 裴福兴

【摘要】 髋、膝关节置换术患者合并心血管疾病时是发生动静脉血栓栓塞的高危因素，部分合并心血管疾病患者已用华法林，术中出血风险增加。为提高髋、膝关节置换术患者合并心血管疾病时围术期的安全性，多学科专家对临床上髋、膝关节置换术患者合并心血管疾病的桥接抗凝和术前、术后的抗凝处理达成共识，供临床医师参考。

【关键词】 加速康复;全髋关节置换术;全膝关节置换术;心血管疾病;桥接抗凝

Expert consensus on enhanced recovery after total hip and knee arthroplasty in China: perioperative thrombus management in patients with cardiovascular diseases

Project group for the National Health and Family Planning Commission's public-benefit project: the safety and effect assessment of jointarthroplasty Joint Surgery Society of Chinese Orthopaedic Association Joint Surgery Committee of Orthopedics Branch of China International Exchange and Promotive Association for Medical and Health Care

KANG Pengde, WENG Xisheng, LIU Zhenyu, ZHU Ye, QU Tiebing,
LIAO Weiming, TIAN Hongyan, ZHU Qingsheng, YAO Zhenjun,
WANG Haoyang, ZHANG Shuyang, ZHAO Jichun, CHEN Mao,
WANG Kunzheng, QIU Guixing, PEI Fuxing

【Abstract】 Cardiovascular diseases are the high risk factor of artery and vein thrombosis for patients who are going to receive the total hip arthroplasty (THA) and total knee arthroplasty

（TKA）. Some patients with cardiovascular diseases already receive drugs such as warfarin to treat their diseases before the surgery. These drugs will increase intraoperative blood loss. In order to guarantee the safety of patients with cardiovascular diseases, experts from different disciplines make this consensus on bridging anticoagulation and anticoagulation program in the perioperative period of THA and TKA. And we hope this consensus will help clinicians.

【Key words】　Enhanced Recovery After Surgery（ERAS）; Total Hip Arthroplasty（THA）; Total Knee Arthroplasty（TKA）; cardiovascular disease; bridging anticoagulation

随着人口老龄化的日益加剧,心血管疾病的发病率呈上升趋势。冠心病、心房颤动、冠状动脉支架植入术或心脏瓣膜置换术后等心脏疾病和动脉粥样硬化狭窄、节段闭塞或深静脉血栓形成等周围血管疾病患者在接受抗凝或抗血小板药物治疗的同时如需行髋、膝关节置换术,如何平衡围术期的血栓栓塞和出血风险是值得重视的问题。

北美每年约有25万长期服用维生素K拮抗剂或抗血小板药物的患者需接受外科手术[1]。因心房颤动使用华法林的患者中约1/6因为手术或侵入性操作需要中断抗凝药物治疗[2-4]。在美国和欧洲,每年约100万例冠心病患者行经皮冠状动脉介入（percutaneous coronary intervention, PCI）治疗[5],在PCI治疗后1年内需要行非心脏手术者约占全部PCI患者的4%[6]。PCI术后停用氯吡格雷是发生支架内血栓的最强预测因素之一[7]。我国每年已经接受冠状动脉支架植入术或心脏瓣膜置换术的患者>200万,心房颤动患者>800万,且每年新增病例约300万[8]。每年服用抗凝药物的患者中约10%接受外科或其他侵入性操作,需短期停用抗凝治疗[9]。对于合并心血管疾病的髋、膝关节置换术患者,术前应进行凝血功能评估或采用短期更换抗凝药物,改为桥接抗凝,以平衡血栓栓塞和出血风险,是提高手术安全性的重要环节。

桥接抗凝是指髋、膝关节置换术患者合并心血管疾病长期应用华法林或抗血小板药物治疗,由于髋、膝关节置换术围术期出血风险较高,术前需调整国际标准化比率（international normalized ratio, INR）接近正常水平（INR≤1.5）以降低围术期出血风险,同时又不增加患者发生血栓栓塞的风险。因此,应在术前5天左右停用华法林或抗血小板药物,给予短效抗凝剂,包括低分子肝素（low molecular weight heparin, LMWH）或普通肝素（unfractionated heparin, UFH）进行替代治疗,并在术前12~24小时内停止低分子肝素以便于手术。桥接抗凝的目的在于降低围手术期出血风险的同时,不增加动脉血栓栓塞和深静脉血栓的发生风险。

桥接抗凝需评估围手术期出血风险,主要取决于手术的种类以及其他的危险因素,包括抗凝或抗血小板药物影响、癌症和化疗、出血史、术后24小时内重新开始抗凝或抗血小板治疗。具体桥接抗凝方案:依诺肝素,每日2次,每次0.5~1.0mg/kg或每日总量1.5mg/kg;达肝素,每日2次,每次100IU/kg;普通肝素每日总量200IU/kg。针对特殊人群的桥接抗凝:①严重肾功能不全患者（肌酐清除率<30ml/min）,应用普通肝素深部皮下注射或静脉注射,每日总用量20 000~40 000IU;②低体重或年龄≥75岁患者,建议评估患者的肌酐清除率,并调整用药剂量。

基于国家卫生和计划生育委员会（简称"国家卫计委"）公益性行业科研专项《关节置换术安全性与效果评价》项目组数据库数据,遵循循证医学原则,经全国专家组反复讨论,编辑整理完成本共识,供广大骨科医师在临床工作中参考。本共识主要分为五部分,针对髋、膝关节置换术患者合并心血管疾病围术期的血栓和出血风险评估及血栓管理提出处理原则。

一、髋、膝关节置换术患者合并心脏疾病的围术期血栓管理

(一) 手术时机

Gill 等[10]报道3048 例膝关节置换术患者,其中合并心脏疾病术后死亡病例占全因死亡的42%,膝关节置换术患者合并心脏疾病的围术期死亡风险是正常的 16 倍。

髋、膝关节置换术患者合并心脏病急性发作或慢性心脏病,需经内科治疗一段时间控制症状后,待心肌损害恢复、心房颤动患者心率控制在 80 ~ 90 次/分、心脏功能 I 级或 II 级或心脏射血分数达60% 以上,才能考虑行髋、膝关节置换术。

具体手术时机为:冠心病发生心梗、心绞痛经内科治疗病情稳定 6 个月以上,心脏金属裸支架植入术后 6 周以上,药物洗脱支架植入术后 1 年以上。

(二) 术前应用华法林的桥接抗凝方法

髋、膝关节置换术患者合并心房颤动、心脏瓣膜置换术或其他心脏病术前应用华法林治疗,具体桥接抗凝方法:①在髋、膝关节置换术前需暂时停药至凝血功能接近于正常。若非急诊手术,建议术前 5 天停用华法林,术前 1 天检测 INR 值,使术前 INR 降低至 1.5 以下。②停用华法林期间推荐给予治疗剂量的低分子肝素或普通肝素皮下或静脉注射进行桥接抗凝,并于停用华法林后第 2 日启用。桥接抗凝首选低分子肝素皮下注射。③髋、膝关节置换术前接受低分子肝素治疗的患者,术前最后 1 次注射低分子肝素应在术前 12 ~ 24 小时进行;接受普通肝素治疗的患者,术前最后 1 次注射应在术前 4 小时进行。术后继续应用治疗剂量的低分子肝素或普通肝素 1 ~ 2 天。④接受桥接抗凝的患者,术后切口出血停止,可在24 ~ 48 小时后重启华法林治疗(一般在术后第 1 日);对于手术创伤大、出血风险高的大手术,术后给予肝素的时间可延后至术后27 ~ 48 小时或患者凝血状态稳定后。当 INR≥2 时,停用低分子肝素或普通肝素。

(三) 术前接受抗血小板药物治疗的处理原则

髋、膝关节置换术患者合并冠心病、冠状动脉支架植入等术前接受抗血小板药物治疗,具体处理原则如下:

1. 服用抗血小板单药患者的处理　①服用阿司匹林单药的患者:心血管事件低危者,术前5 ~ 7 天停用,术后24 小时恢复;心血管事件中高危者,可不停药,但需注意出血风险;术中创面大、血流动力学很难控制者,术前可考虑暂时停用 3 ~ 5 天;②服用 P2Y12 受体阻滞剂单药的患者:如不伴严重心血管缺血风险,可考虑停用氯吡格雷或替格瑞洛 5 天后再手术,或停用普拉格雷 7 天后再手术,停药期间可选用桥接抗凝。

2. 服用双联抗血小板药物的冠状动脉支架植入患者的处理　服用阿司匹林和氯吡格雷,或阿司匹林和普拉格雷的患者,术前应停氯吡格雷功普拉格雷 7 天以上、阿司匹林 5 ~ 7 天,并改用桥接抗凝。术后 24 小时可加用氯吡格雷和阿司匹林。

(四) 术前检查发现心房颤动或冠心病的处理原则

1. 髋、膝关节置换术患者术前检查发现心房颤动　应请心内科会诊,心室率控制在80 ~ 90 次/分,心功 I ~ II 级可行关节置换术,术前应用低分子肝素。术后转换为阿司匹林、氯吡格雷或利伐沙班。

2. 髋、膝关节置换术患者术前检查发现冠心病 应请心内科会诊,决定是否采用药物治疗、安放支架或冠状动脉搭桥。药物治疗后可以行髋、膝关节置换术患者术前用低分子肝素,术后按心内科会诊用药。

（五）术前服用新型口服抗凝药的处理原则

常见的新型口服抗凝药物包括Xa因子抑制剂(如利伐沙班、阿哌沙班)和直接凝血酶抑制剂(如达比加群酯)。①由于此类药物半衰期短,因此无需肝素桥接抗凝;②正在服用新型口服抗凝药的患者如果接受择期手术,应根据手术本身创伤大小及出血风险决定何时停药,以及何时恢复服用。

二、髋、膝关节置换术患者合并肢体周围血管疾病的围术期血栓管理

（一）髋、膝关节置换术患者合并肢体动脉疾病

1. 手术时机 肢体动脉狭窄和(或)节段性闭塞,经血管外科治疗后,肢体远端无缺血症状者可以行髋、膝关节置换术。

2. 肢体动脉粥样硬化、狭窄和(或)节段性闭塞患者应用抗血小板药物的处理 对于存在肢体动脉疾病的患者在接受髋、膝关节置换术时,是否停用阿司匹林尚无中国人群的数据资料,一般可停用3~5天以减少术中出血;术前使用氯吡格雷者需停药7天,噻氯匹定需停药10~14天。阿司匹林和氯吡格雷联合抗血小板者,术前需停药7天,血栓风险高者停药后可进行桥接抗凝,必要时请血管外科医师会诊。

3. 住院检查发现肢体动脉粥样硬化、狭窄和(或)节段性闭塞的髋、膝关节置换术患者:有缺血症状者应请血管外科会诊;无肢体缺血症状者术前可以应用低分子肝素,术后可转换为阿司匹林。

（二）髋、膝关节置换术患者合并肢体深静脉血栓

1. 手术时机 根据深静脉血栓发生的时间或部位分为手术侧或非手术侧肢体:深静脉血栓规范化抗凝治疗3个月以上,血栓稳定(机化)或部分再通,血栓远端无肢体肿胀者,可以行髋、膝关节置换术,但术前应桥接抗凝;深静脉血栓规范化抗凝治疗<3个月或血栓纤维化不完全,无再通表现或有血栓远端肢体肿胀者暂不考虑手术,继续抗凝治疗至3个月以上再次评估后手术。

住院期间深静脉血栓形成者,应先行规范抗凝治疗3个月,待血栓稳定(机化)或部分再通时,再考虑行髋、膝关节置换术。

2. 预防 所有关节置换术患者均为深静脉血栓形成的高危患者,应参照《中国骨科大手术静脉血栓栓塞症预防指南》[11]或ACCP 9 骨科大手术 VTE 预防指南[12]的建议。

三、抗凝治疗过程中出血事件的处理

抗凝药物治疗过程中患者出现出血或需要紧急处理者均应先停止抗凝药物,并根据围术期抗凝药物使用情况,选择以下措施:①肝素类抗凝药:可用鱼精蛋白中和,鱼精蛋白中和肝素可用1:1~1.5:1,也就是说鱼精蛋白1.0~1.5mg可中和肝素或低分子肝素1mg;②新型口服抗凝药:可用凝血酶原复合物和(或)冷沉淀或输注新鲜血浆。

肝素诱导的血小板减少症(heparin induced thrombocytopenia, HIT):对于拟接受普通肝素类药物抗凝治疗的患者,须常规检查血小板计数。在开始肝素治疗后,应定时监测血小板

计数,直至术后14天或停用肝素。如血小板计数下降超过30%或者出现静脉内血栓时,则应考虑HIT。一旦出现HIT应立即停用肝素,改用非肝素类抗凝药物。

四、抗凝治疗患者接受髋、膝关节置换术的麻醉方式选择

如果患者术前接受抗凝治疗应采用全身麻醉,采用硬膜外穿刺至少在停用普通肝素6小时以上,低分子肝素12小时以上;术后用药,普通肝素至少在硬膜外导管拔出6小时以上,低分子肝素在硬膜外导管拔出12小时以上。

五、抗凝药物应用中注意事项

①前评估患者出血与血栓形成的风险,是否可计划实施围术期抗凝方案。②应用华法林的患者需要进行LMWH桥接时,应根据监测INR调整低分子肝素的剂量和时间。③评估术后出血情况,最好在手术当日和术后第1日进行,以方便抗凝药物的调整。④采取各种预防及治疗措施前,应参阅药物及医疗器械制造商提供的产品说明书。⑤应用抗凝药物后,如出现严重出血倾向,应根据具体情况做相应的检查,或请血液科等相关科室会诊,及时处理。

附:《中国髋膝关节置换术加速康复-合并心血管疾病患者围术期血栓管理专家共识》专家组成员
骨科专家组成员(按姓氏笔划排序):
马若凡　马保安　王坤正　王　晶　王浩洋　王韶进　王黎明　冯　宾　石小军　刘　军
吕　龙　曲铁兵　朱庆生　余楠生　吴立东　张先龙　张剑君　肖德明　邱贵兴　郑秋坚
姚振钧　翁习生　高忠礼　康鹏德　梁　熙　廖威明　裴福兴
心内科专家组成员(按姓氏笔划排序):
刘震宇　张抒杨　陈　茂　祝　烨
血管外科专家组成员(按姓氏笔划排序):
叶　炜　田红燕　赵纪春　黄　斌
血液科专家组成员:向　兵

参 考 文 献

[1] Douketis JD, Spyropoulos AC, Spencer FA, et al. Perioperative management of antithrombotic therapy: Antithrombotic therapy and prevention of thrombosis: American college of chest physicians evidence-based clinical practice guidelines. Chest, 2012, 141(2 suppl): e326S-e350S.

[2] Douketis JD, Spyropoulos AC, Kaatz S, et al. Perioperative bridging anticoagulation in patients with atrial fibrillation. N Engl J Med, 2015, 373(9): 823-833.

[3] Healey JS, Eikelboom J, Douketis J, et al. Periprocedural bleeding and thromboembolic events with dabigatran compared with warfarin: results from the Randomized Evaluation of Long-Term Anticoagulation Therapy(RELY) ran-domized trial. Circulation, 2012, 126(3): 343-348.

[4] Garcia D, Alexander JH, Wallentin L, et al. Management and clinical outcomes in patients treated with apixaban versus warfarin undergoing procedures. Blood, 2014, 124(25): 3692-3698.

[5] Lloyd-Jones D, Adams R, Carnethon M, et al. Heart disease and stroke statistics 2009 update a report from the american heart association statistics committee and stroke statistics subcommittee. Circulation, 2009, 119(3):

e21-e181.

［6］Berger PB,Kleiman NS,Pencina MJ,et al. Frequency of major noncardiac surgery and subsequent adverse events in the year after drugeluting stent placement：Results from the event（evaluation of drugeluting stents and ischemic events）registry. JACC Cardiovasc Int,2010,3（9）:920-927.

［7］van Werkum JW,Heestermans AA,Zomer AC,et al. Predictors of coronary stent thrombosis：The dutch stent thrombosis registry. JAm Coll Cardiol,2009,53（16）:1399-1409.

［8］董力,石应康,付博,等. 中国人心脏瓣膜置换术后低强度抗凝治疗的系统评价及文献分析. 中华医学杂志,2014,94（34）:2673-2676.

［9］Douketis JD,Berger PB,Dunn AS,et al. The perioperative management of antithrombotic therapy：American college of chest physicians evidencebased clinical practice guidelines. Chest,2008,133（6 suppl）:299S-339S.

［10］Gill GS,Mills D,Joshi AB. Mortality following primary total knee arthroplasty. The Journal of Bone & Joint Surgery,2003,85（3）:432-435.

［11］中华医学会骨科学分会. 中国骨科大手术静脉血栓栓塞症预防指南. 中华骨科杂志,2016,36（2）:65-71.

［12］Falck-Ytter Y,Francis CW,Johanson NA,et al. Prevention of VTE in orthopedic surgery patients：antithrombotic therapy and prevention of thrombosis,9th ed：American college of chest physicians evidencebased clinical practice guidelines. Chest,2012,141（2 suppl）:e278S-e325S.